KLEINE SCHRIFTEN

VON

DR. MISES

Elibron Classics
www.elibron.com

Elibron Classics series.

ISBN 1-4212-3982-5 (paperback)
ISBN 1-4212-3981-7 (hardcover)

This Elibron Classics Replica Edition is an unabridged facsimile of the edition published in 1875 by Breitkopf und Härtel, Leipzig.

Kleine Schriften.

Kleine Schriften

von

Dr. Mises.

Leipzig.

Druck und Verlag von Breitkopf und Härtel.

1875.

Vorwort.

Von den unter dem Namen des Dr. Mises erschienenen Schriften sind in diese Sammlung folgende aufgenommen und hier nach der Zeitfolge ihres ersten Erscheinens, die jedoch in der Sammlung selbst nicht beibehalten ist, aufgeführt

1) Beweis, daß der Mond aus Jodine besteht. 1. Aufl. Germanien. 1821. — 2. Aufl. Lpz. Voß. 1832.
2) Panegyrikus der jetzigen Medicin und Naturgeschichte. Lpz. Hartmann. 1822.
3) Stapelia Mixta. Lpz. Voß. 1824.
4) Vergleichende Anatomie der Engel. Lpz. Baumgärtner. 1825.
5) Schutzmittel für die Cholera. Lpz. Voß. 1. Aufl. 1832. — 2 Aufl. 1837.
6) Ueber einige Bilder der 2. Leipziger Kunstausstellung. Lpz. Voß. 1839.
7) Vier Paradoxa. Lpz. Voß. 1846.

Nicht mit aufgenommen sind:

1) Gedichte. Lpz. Breitkopf und Härtel. 1841.
2) Räthselbüchlein. Lpz. 1. Aufl. G. Wigand. 1850. — 4. Aufl. Schlicke. 1876.
3) Das nur in erster Auflage unter dem Namen Mises (bei Grimmer in Dresden 1836), in zweiter unter dem Namen Fechner (in Lpz. bei Voß 1866) erschienene Büchlein „Vom Leben nach dem Tode“.

Vom Panegyrikus ist der letzte Theil, der sich auf die Naturgeschichte bezieht, und von der Stapelia mixta, einer Sammlung vermischter Aufsätze, sind die meisten Aufsätze als gar zu unreife Erzeugnisse einer früheren Zeit beiseitegelassen, hiefür in letzter Schrift die in den Bl. f. lit. Unterh. erschienenen Aufsätze über Rückert und Heine, und einiges Wenige bisher Ungedruckte (Nr. 6 und 8) aufgenommen, ohne damit den ersten Charakter dieser Sammlung ganz wiederherzustellen. Im Uebrigen sind die hier aufgenommenen Schriftchen dem Hauptbestande nach in der Originalfassung wiedergegeben; nur hie und da Längen gekürzt und Einzelnheiten abgeändert.

Inhalt.

I.

Beweis

daß

der Mond aus Jodine bestehe.

1821.

Vorbemerkung.

Die erste Auflage dieses Schriftchens, des ersten, womit der Verfasser überhaupt in die Oeffentlichkeit getreten ist, erschien zu einer Zeit (1821), wo die im J. 1813 entdeckte Jodine, jetzt gewöhnlicher Jod genannt, anfieng als Heilmittel Aufsehen zu machen, und die Schelling-Oken'sche Naturphilosophie in medicinischen und selbst physikalischen Kreisen noch ihre Herrschaft übte. Der Verf. besuchte zur Zeit als zwanzigjähriger Student der Medicin das Leipziger Clinicum und hieran knüpfte sich die Entstehung des Schriftchens.

Die Iodine ist ein Heilmittel von außerordentlicher Wirksamkeit. Sehr natürlich. Es ist noch kein Jahr, daß sie angefangen hat gegen den Kropf wirksam zu sein, und somit hat sie durch das Alter noch nichts von ihrer ersten Kraft verloren. Denn wir finden bei jedem Heilmittel, daß es zu Anfange seines Gebrauchs unübertreffliche Wirkungen zeigt und alle früher gegen dieselbe Krankheit angewandten Mittel ganz und gar entbehrlich macht; sobald es aber eine Zeit lang im Medicinkasten der **Materia medica** gelegen hat, zur verlegenen und kraftlosen Waare wird, gerade so wie Kinder, an denen man in ihren frühern Jahren einen ausgezeichneten Verstand bemerkte, im spätern Alter gewöhnlich Dummköpfe werden. Wir haben an der Ratanhiawurzel vor einigen Jahren ein auffallendes Beispiel dieser Art gesehen. Drohte sie nicht in ihrem Uebermuthe, alle unsere **Tonica** und **Adstringentia** aus den Apothekerkasten zu werfen, und beschämte sie nicht selbst die China, die sich doch sonst immer in Respect zu erhalten weiß, durch die Wundercuren, die sie von sich erzählte? Jetzt möchte die Ratanhia sich selber mit Ratanhia curiren, da sie, wie es den Aerzten zu gehen pflegt, die von den Krankheiten, die sie am häufigsten heilen, am leichtesten angesteckt werden, an einer so chronischen Schwäche leidet, daß sie alle Prahlereien vergißt und sich ganz ruhig zur Tormentille und Columbo hinsetzt, über die sie sonst mit einer so vornehmen Miene hinwegsah; und wenn sonst kein Schleim- und Blutfluß war, der nicht vor dem bloßen Namen Ratanhia gezittert hätte, so sehen wir jetzt diese ungezogenen Krankheiten häufig eine Widerspenstigkeit gegen sie zeigen, von der sie zu Anfange ihrer Praxis laut allen Nachrichten nie eine Spur erfahren hatte. Man kann nach diesem Allen den Aerzten nicht genug rathen, die Jodine jetzt, da sie noch in ihrer ersten Jugendkraft ist, so oft als möglich zu benutzen, ehe auch sie der **Marasmus senilis** unbrauchbar macht.

Jetzt in der That dürfte es wohl kaum einen Kropf geben, den die Jodine nicht von Grund aus heilte; und dieß nicht allein. Ein neues Mittel greift den Menschen erst bei einem schwachen Puncte an; aber es frißt um sich, wie ein Krebs; und so hat denn die Jodine auch schon die Skropheln und Krankheiten des Uterus angegriffen; und kein Zweifel, daß sie von da aus noch weiter greifen wird. Es geht den Mitteln wie gescheuten Leuten. Lange Jahre können verfließen, ehe Jemand daran denkt, sie zu brauchen; man weiß kaum daß sie da sind; haben sie aber erst Geschick in einer Sache gezeigt, so häuft man nach und nach so viel Functionen, Ehren und Würden, mögen sie dazu taugen oder auch nicht taugen, auf sie, daß sie, weil sie doch nicht Alles zugleich leisten können, nun gar nichts mehr leisten und blos von ihrem alten Rufe zehren. Die Jodine hat es allerdings noch nicht so weit gebracht; sie muß noch rüstig sein und sich rühren, ehe sie sich ihrerseits wird zur Ruhe setzen können. Unterstütze man sie darin; man wird desto eher das Vergnügen haben, zu einem andern Mittel übergehen zu können. Indeß ist es unnöthig, hiezu noch besonders zu ermahnen, da ohnehin in neuerer Zeit schon das Mögliche geschieht, ein Mittel durch alle Krankheiten hindurch zu jagen, bis es zuletzt todtmüde absteht. Man hat überdieß jetzt den Vortheil, doppelt so schnell als früher zu Stande zu kommen, weil, während ein Mittel gegen die eine Hälfte der Krankheiten von der Allopathie verordnet wird, es stets zugleich gegen alle Krankheiten von direct entgegengesetzter Natur von der Homöopathie gebraucht wird, so daß ihr keine Krankheit so leicht entgehen kann. So werden wir gewiß nächstens erleben, daß die Einen die Jodine gegen die Fettsucht empfehlen, weil sie die Leute mager macht, und die Andern gegen die Schwindsucht, auch, weil sie die Leute mager macht: und da mithin die Jodine vermöge dieses Grundes zwei geradezu entgegengesetzte Wirkungen zu leisten vermag, so wüßte ich nicht, was im Himmel und auf Erden die Jodine nicht sollte zu bewirken vermögen, blos aus dem Grunde, weil sie die Leute mager macht.

Uebrigens sollte es mich freuen, wenn sich die Jodine nun zunächst gegen die Schwindsucht wendete. Es ist wirklich schon zu lange her, daß Herz in Hufeland's

Journal dem **Phellandrium aquaticum** an den Recepttafeln am Krankenbette seinen Platz als Symptom der Schwindsucht anwies, die man manchmal daran erkennen kann, auch wenn die übrigen Symptome derselben fehlen (in welchem Falle besonders glückliche Curen damit vorkommen); es mag der Jodine immerhin nun seinen Platz abtreten; und diese wird ihm gern eine andere Krankheit dafür ablassen. Gewiß, es bedarf nur dieser Anregung, einen Arzt zu vermögen, die Sache zu veranstalten.

Freilich aber bleiben diese und ähnliche Vorschläge nur **pia vota**, wenn wir nicht einen Weg aufzufinden wissen, die Jodine in reichlicherem Maße zu gewinnen, als dieses bisher möglich war. Bei der Homöopathie zwar besteht die Verlegenheit nicht sowohl darin, wie sie recht viel Jodine, sondern, wie sie recht wenig bekommen soll, da, wenn wir allen Homöopathen zusammen einen Gran schenken, sie darum wie die Ameisen um den Chimborasso, in Verzweiflung, ihn je abtragen und klein machen zu können, herumlaufen werden; allein die Allopathen, die minder genügsam sind, wollen doch auch curiren. Für diese wäre in der That sehr zu wünschen, daß nun auch ein Bergwerk von Jodine entdeckt würde, welches die nöthige Quantität von Zentnern lieferte, die die jährliche Consumtion erfodern dürfte. Denn schon jetzt wollen alle Fucusarten des Weltmeeres nicht mehr zureichen, den nöthigen Bedarf von Jodine zu verschaffen, da man doch von derselben noch weiter nichts hat, als die Tinctur. Wie soll es dann werden, wenn sie erst eine ganze Nachkommenschaft von Salben, Pflastern,

Pillen und andern Compositionen in der Polygamie mit andern Mitteln wird erzeugt haben, die einem so kräftigen Heilmittel gar nicht fehlen kann. Ich thue daher, da sich bis jetzt von einer solchen Fundgrube noch keine Spur gezeigt hat, folgenden Vorschlag zur Auffindung derselben. Man lasse künftig blos mit Kröpfen und Skropheln behaftete Bergleute in den Gruben arbeiten. Findet man nun, daß hier ein Kropf einsinkt, dort eine angelaufene Drüse verschwindet, so hat man eo ipso den Beweis, daß diese Grube Jodine enthalten müsse, und kann nun keck die Erde aus derselben als jodinehaltig in schicklichen Verbindungen gegen die genannten Krankheiten anwenden. Auf ähnliche Weise wurde ja auch die Wirksamkeit des Braunsteins gegen die Krätze entdeckt, da man fand, daß Bergleute, die an der Krätze litten, durch Arbeiten in Braunsteingruben davon befreit wurden; nur daß ich hier den Schluß umdrehe, womit ich zum Voraus ein Beispiel der Methode gebe, die man im Folgenden so glücklich angewandt findet.

Ich bahne mir nun den Weg zu der Hauptaufgabe dieses Büchleins dadurch, daß ich die gewöhnlichen Wege, auf denen man bisher die Gegenwart der Jodine auszuforschen und zu erweisen pflegte, kürzlich beleuchte und zugleich zeige, in wie fern sie brauchbare Resultate geben konnten, oder nicht.

Ein Apotheker Courtois entdeckte die Jodine zuerst in der Asche des Tangs, eines Meergewächses. Sogleich faßte man den Verdacht gegen alle Meerbewohner, daß sie dieß Heilmittel verheimlichten; durch das ganze

Meer wurde sogleich die strengste Haussuchung angestellt, und die golddurstigen Spanier können den armen Indianern nicht ärger mitgespielt haben, als wir es den Seegeschöpfen thaten: denn welche Marter, welche Wasser- oder Feuerprobe wurde wohl in unsern chemischen Laboratorien unversucht gelassen, um den armen Meerproducten das Geständniß auszupressen, daß sie Jodine versteckt hielten; und als solches sah man denn allgemein einen rothen Dampf an, den man durch siedende Schwefelsäure von ihnen zu erzwingen pflegte. Ein solcher rother Dampf war hinreichend, gerade wie sonst die rothen Augen eine Hexe, alle Individuen der Art zum Scheiterhaufen zu verdammen, die man nun mit unerbittlicher Strenge aus ihren Schlupfwinkeln hervorzog, um aus ihrer Asche die Jodine zu gewinnen. Dieß ist auch jetzt noch die gewöhnlichste Art, die Jodine aufzusuchen und darzustellen, und jedes Meerproduct kann daher Gott danken, das sich von dieser gefährlichen Waare frei weiß. Freilich bemerkte man bald, daß man auf diesem Wege nur eine sehr spärliche Ausbeute erhielt, und voll Unmuth darüber, daß den Kindern des Oceans so wenig abzugewinnen war, packte man nun sogar den alten Oceanus selber an, schüttete ihn in eine Destillirblase[1]) und suchte durch Sieden und Schmoren ihn zum Geständnisse seiner Reichthümer zu zwingen; aber bis jetzt hat er standhaft die Folter ausgehalten.

---

1) In der That untersuchte man das Meerwasser auf Jodine.

Was nun zu thun? Jodine mußten die Aerzte haben, und die Apotheker schafften keine. Sie geriethen also auf eine weit sinnreichere Art, die Gegenwart der Jodine auszuforschen, als bisher Statt gefunden hatte, und waren auch wirklich so glücklich, auf solche Weise dieselbe in Substanzen zu finden, in denen der Chemiker mit seinen Reagentien freilich keine Spur entdecken konnte. Und wie fingen die Leute denn dieses an? Je nun, sie dankten die Chemie ab und machten die Logik zum Hüttenknechte. Diese warf die ganzen Retorten und Blasen der Chemie zum Fenster hinaus, setzte sich an den Blasebalg, heizte eine Weile mit Syllogismen und Soriten ein, und siehe da, in kurzem lag aus einer Menge Substanzen ein schönes braunes Jodinekorn da, wie man es sich nicht schöner hätte wünschen können. Freilich stand nun die Chemie, die Ignorantin, dabei und wußte vor Verwunderung über die Entdeckung von Schätzen, die sie auf ihrem eignen Gebiete doch billig hätte zuerst finden sollen, gar nicht, was sie dazu sagen sollte. So geht es freilich den realen Wissenschaften mit den Entdeckungen unsrer heutigen großen Geister überhaupt, sie wissen nicht, was sie dazu sagen sollen, daß das, was sie selbst auf mühseligen Wegen umsonst suchen, von diesen spielend gefunden und bewiesen wird. Aber die Methode macht's. Man ist endlich glücklich dahinter gekommen, daß das Verfahren, was die realen Wissenschaften einschlagen, gerade umzukehren ist, um fix und sicher zu etwas zu kommen. Während diese die Pyramide des Wissens auf einer breiten Grundlage aufbauen und im spitzigsten Theile gipfeln lassen, kehren unsre großen Geister es um, indem sie solche auf der Nadelspitze eines Grundsatzes ins Blaue hinein construiren, balanciren, auch wohl darum pirouettiren lassen. Und jedermann wird zugestehn müssen, daß diese Art, das Gebäude aufrecht zu erhalten, nicht nur weit kunstvoller, sondern auch die ganze Bauart insofern weit bequemer sei, als man hienach nicht erst zur Spitze mühsam hinaufklettern muß, sondern gleich dabei steht.

Aber sehen wir doch näher zu, welches der oberste oder in vorigem Sinne unterste Grundsatz war, mittelst dessen die logische Chemie oder chemische Logik die Scheidung, um die es uns hier zu thun, verrichtet hat, und versuchen dann, ob wir ihn nicht noch fruchtbarer machen können. Wohlan: die Aerzte hatten die Bemerkung gemacht, daß die Jodine die Kröpfe heilt; was war also natürlicher als der Schluß:

Die Jodine heilt Kröpfe, ergo ein Mittel, was den Kropf heilt, enthält Jodine.

Hier haben wir, was wir brauchen. Halten wir diesen Fund fest und theilen zunächst, um vor Allem einen practischen Beleg seiner gelungenen Anwendung zu geben, die mittelst desselben bewirkte Analyse des Göhlis'schen Kinderpulvers oder **Pulvis antihectico-scrophulosus** mit, wodurch ein Arzt von hohem Rufe bewiesen hat, daß dasselbe einzig durch seinen Gehalt an Jodine die Skropheln heilt. Für die rohe Beobachtung besteht es aus gebranntem Hirschhorn, **nux moschata** und **baccis lauri**. Aber es galt Jodine darin zu finden, und hiezu haben folgende Reagentien gedient, die ich hier nur zu klarerer Einsicht etwas aus der kunstvollen Verwicklung löse, in der sie, um dem Zweck zu entsprechen, gebraucht wurden.

1) Der Hauptgrundsatz: was den Kropf heilt, enthält Iodine.

2) Mittel, die den Kropf heilen, heilen häufig auch die Skropheln, also heilt die Iodine die Skropheln.

3) Aus dem Vorigen folgt wiederum, daß, was die Skropheln heilt, Iodine enthalten müsse.

4) Ergo, da das genannte Pulver die Skropheln heilt, muß es nothwendig auch Iodine enthalten.

Wie schön folgt hier ein Glied aus dem andern, und diese Sätze sind wahrlich mehr als hinreichend, die Gegenwart der Iodine in diesem Pulver ganz außer Zweifel zu setzen. Um aber alle Zweifel vollends niederzuschlagen, wurden noch folgende Reagentien hinzugesetzt, die die Sache nun klarer als das Licht machen.

1) Das Göhlis'sche Kinderpulver enthält gebranntes Hirschhorn, eine thierische Kohle.

2) Der gebrannte Schwamm ist nach Einigen auch eine thierische Kohle und enthält Iodine, denn er heilt den Kropf.

3) Ergo, da der gebrannte Schwamm vielleicht eine thierische Kohle ist und Iodine enthält: so enthalten alle thierischen Kohlen, sie seien auf dem Lande oder im Meere gewachsen, Iodine.

4) Also enthält auch das gebrannte Hirschhorn Iodine.

Und in der That, nach diesem schönen Kettenschlusse sieht man sie nun nicht gleichsam vor den Augen da liegen, und muß man nicht den Geist des Mannes bewundern, der auf einem so schwierigen Wege zuerst die Jodine in diesem so bekannten und beliebten Mittel darzustellen wußte? Ich wenigstens kann ihm meine höchste Bewunderung nicht versagen und gestehe, nie von einer ähnlichen, in jeder Hinsicht so merkwürdigen und genialen Analyse etwas gehört zu haben; und obwohl ich mir dieselbe bei meiner nachfolgenden Untersuchung mit zum Muster genommen habe: so gebe ich doch gern zu, daß ich unendlich weit hinter dem Scharfsinne zurückgeblieben bin, mit dem sie angestellt worden ist.

Man glaube übrigens ja nicht, daß die hier angegebene Zerlegungsweise sich blos eigne, die Gegenwart der Jodine zu erforschen. Nach den in den Braunsteinbergwerken gemachten Erfahrungen wird man nun auch schließen können, daß der Schwefel, da er die Krätze heilt, Braunstein enthält. Jedenfalls erfuhr man auf solche Weise vor einiger Zeit, daß die Blausäure das Princip aller narkotischen Substanzen sei, denn da sie selbst narkotische Wirkungen zeigt, so folgte klar, daß alle narkotischen Substanzen Blausäure enthalten; und wenn man davon wieder abgekommen ist, so rührt das nur daher, daß man in der Medicin überhaupt immer einmal von dem wieder abkommt, was man vorher angenommen hat; woran freilich die Mittel zum Theil wohl selbst Schuld sind, da sie ihre Wirkung immer von Zeit zu Zeit ändern. Ich erinnere hier nur an das Opium. Welches heftig reizende Mittel war dieses zu Brown's Zeiten, wie ganz geeignet für die damals asthenischen Nervenfieber, in denen es seinen Ruhm auch in der That so begründete, daß selbst tausend Fälle, wo die Kranken davon starben, ihm diesen Ruhm nicht streitig machen konnten; und wie sehr änderte es nach kurzer Zeit in allen Stücken sein Betragen. Als man das Brown'sche System zu Grabe getragen hatte, mochte das Opium es sich zu Herzen genommen haben, es wurde nun ein ganz ruhiges Mittel, das die Menschen schläfrig machte, und sich gegen Nervenfieber und Gehirnaffectionen durchaus nicht mehr brauchen ließ. Jetzt bekommt es manchmal wieder seine alte Laune und reizt und beruhigt nun wechselsweise, wie es ihm gerade einfällt. Eben so ist bekannt, daß das Opium sonst immer nur Verstopfung erregte; aber seit Hahnemann fängt es an zu laxiren. Doch dieß nur einschaltungsweise, und nun rasch auf unser letztes Ziel los.

Da wir den Grundsatz zur Basis unsrer Untersuchung aufgestellt haben, daß jede Substanz Jodine enthalte, die den Kropf heile: so wollen wir jetzt die Mittel aufzählen, die dieses Vermögen in vorzüglichem Grade besitzen sollen. Dieß sind folgende: Gebrannter Schwamm, von dem schon oben die Rede gewesen ist, **Extractum Cicutae, Digitalis, Antimonium crudum, Mercurius dulcis**, gebrannte Eierschalen, Juchten und Tuchlappen. Nun ist gar kein Zweifel, daß alle diese Mittel wirklich Jodine enthalten, die sich auch nach unsrer Zerlegungsmethode sehr leicht würde daraus darstellen lassen; und selbst das Messer, welches die Exstirpation des Kropfes verrichtet, kann dieß nicht anders, als durch seinen Gehalt an Jodine bewirken; indeß steht doch zu befürchten, daß bei unserm immer skrophulöser werdenden Zeitalter am Ende alle diese Mittel nicht mehr ausreichen werden, und ich habe daher, um diesem Mangel im Voraus vorzubeugen, darüber nachgedacht, ob sich nicht ein anderer Körper entdecken ließe, der die Jodine in noch reichlicherem Maße enthielte, und siehe, da bin ich auf eine herrliche Entdeckung gerathen, von der sich nie ein Arzt, nie ein Chemiker noch Physiker je etwas hat träumen lassen, und die, ich kann es mit Stolz sagen, als ein glänzendes Meteor in den Jahrbüchern der Wissenschaft dastehen wird. Hört es und staunt! Der Mond, ja der Mond ist nichts weiter, als ein großer Klumpen Jodine. Als ächtes Meeresproduct schwimmt er dort im blauen Himmelsocean herum, um, wie selbst jedem alten Weibe bekannt ist, die Kröpfe auf dieser Erde zu vertreiben, und beurkundet hiedurch so schön, daß nichts ohne Nutzen und Zweck an seinen Ort gestellt ist. Man könnte zwar dann fragen, wozu die kleinen Jodinekleckse, die Sterne, da wären? Je nun, doch wohl um die Warzen zu curiren, als kleinere Verkröpfungen der Hände und des Gesichts, deren Vertreibung man sonst fälschlich mit auf Rechnung des Mondes setzte. Welch reichhaltige Quelle von Jodine ist uns durch diese Ansicht auf einmal geöffnet; wie schön lassen sich alle Erscheinungen an und im Monde damit in Uebereinstimmung bringen, und zu welchen glänzenden Resultaten wird sie uns noch weiter führen; so daß ich behaupten kann, das ganze Jahrhundert habe keine folgenreichere und für die Wissenschaft wichtigere Entdeckung aufzuweisen.

Ich hätte übrigens nun nicht nöthig, noch weitere Beweise für die Jodinität des Mondes anzuführen, da, wenn man den Mond auf den Probirstein unsers oben angeführten Grundsatzes legt, er die Probe so schön aushält; aber ich will der Welt zeigen, daß ich auch eine nähere Beleuchtung meines Fundes nicht zu scheuen brauche, und zugleich mit auf die wichtigen sich sonst daraus ergebenden Folgerungen aufmerksam machen.

Jetzt erst sind wir im Stande, auf eine ganz genügende Weise das periodische Abnehmen des Mondes zu erklären; denn da wir finden, daß der Mond blos, wenn er im Abnehmen begriffen ist, den Kropf heilt: folgt daraus nicht sehr natürlich, daß eben diese große Consumtion für Kropfkranke den Substanzverlust am Monde hervorbringt, der sich alle Monate auf eine uns noch unbekannte Weise wieder reproducirt, was wir allerdings eben so wenig erklären können, als warum der Krebs seine Scheeren wiederbekommt.

Durch diese unsre Ansicht gewinnt auch die schon alte Meinung wieder sehr an Wahrscheinlichkeit, daß der Mond ein Excrement und quasi sputum der Erde sei, das sie, wahrscheinlich nach einer Ueberladung, ausvomirt habe. Wenigstens erklärt sich daraus sehr genüglich, warum jetzt nur noch so wenig Jodine auf der Erde angetroffen wird, denn wenn man viel Galle weggebrochen hat, wird der Magen rein.

Ferner kommen wir nun endlich auch aufs Reine

über den Ursprung der sogenannten Mondsteine. Man hat sie bisher häufig für eine Art Deserteurs und Ueberläufer von dem Monde zur Erde gehalten. Allein, wenn sie wirklich von dem Fleisch und Bein des Mondes entstanden wären, so müßte sich nothwendig Jodine in ihnen nachweisen lassen, oder vielmehr, sie müßten ganz aus Jodine bestehen. Da nun beides von den Vertheidigern ihres selenitischen Ursprungs noch nicht dargethan worden ist: so ist mir allerdings eine von den folgenden beiden Meinungen viel wahrscheinlicher: entweder, daß sie als eine Art Gichtconcremente zu betrachten seien, die sich in der Atmosphäre, dem Gelenkwasser zwischen zwei Weltkörpern, die man nicht übel mit Knochen des Weltalls vergleicht, erzeugen; oder daß sie ein käseartiges Gerinnsel des Aethers seien, der, wie die Milch, durch elektrische und galvanische Processe zusammenschlickert.

Weiter: Wäre die alte Ansicht richtig, daß der Mond nichts weiter sei, als ein gewöhnlicher Weltkörper, und das Mondlicht mithin ein wahres Licht: wie wollte man denn daraus erklären, daß nach glaubwürdigen Beobachtungen das Mondlicht keine Wärme erzeugt, sondern vielmehr Kälte? [1]) Es werden doch Jedem die neuesten naturphilosophischen Untersuchungen über die Wärme und das Licht bekannt sein, nach welchen die Wärme blos der Körper des Lichts ist, die Breitefunction desselben, vermöge deren es sich auch nach rechts und links umsehen kann, da es sonst nur

---

[1]) So war es zur Zeit des Erscheinens dieser Schrift noch angenommen; jetzt weiß man, daß das Mondlicht in der That eine Spur Wärme erzeugt.

der Nase nach zu laufen pflegt. Ja man kann — denn solche Vergleiche erläutern die Sache mehr als alles Andere, und es ist sehr zu loben, daß man jetzt so sorgfältig in Aufsuchung derselben ist — zu diesen Bestimmungen noch mehrere hinzufügen, wie ich jetzt versuchen will, obwohl ich nicht läugne, daß man in jedem naturphilosophischen Compendium weit scharfsinnigere findet. Da Licht und Wärme weiter nichts sind, als die beiden Pole des Feuers, oder, deutlicher ausgedrückt, sein Plus und Minus, so kann man erstere auch die Schulden des Feuers nennen, letzteres seine Activa. Eben so kann man die Wärme definiren als die Sünde oder den Egoismus, als die Lüge, das saure Princip, die linke Seite, das Schwanzende, das Gangliensystem, das Pflanzenorgan des Feuers; das Licht hingegen als die Tugend, die Wahrheit, das basische Princip, die rechte Seite, das Kopfende, das Gehirn, das Thierorgan des Feuers: denn alle diese Bezeichnungsarten sind in der That der Idee nach vollkommen gleich, und blos durch die verschiedene Stufe der Position, d. h. durch ihre Potenz, zu unterscheiden, bei welchen naturphilosophischen Ansichten noch zu bemerken ist, daß die Potenzen, je höher sie werden, der Null desto näher rücken und sich endlich ganz in sie verflüchtigen, so daß die höchste philosophische Idee auch die höchste Null ist (s. z. B. Oken's Lehrbuch der Naturphilosophie). Die Naturphilosophie ist daher nicht uneben mit einem hohen Thurme zu vergleichen, wo eine große Menge Stufen, die man, wie gesagt, Potenzen nennt, endlich zu einem kleinen runden Platze führen, den sie

Zero oder Null heißen, und von dem man dann die Aussicht auf die ganze Welt hat. Jeder Naturphilosoph wird mir nun doch zugestehen müssen, da Alles nur durch den Gegensatz besteht, und sich nur durch ihn erhält, da das Plus ohne das Minus, der Geist ohne den Körper, durchaus nicht existiren kann, daß auch der Geist des Feuers, das Licht, nicht ohne dessen Körper, die Wärme, werde gedacht werden können, und daß mithin das sogenannte Mondlicht, dem die Wärme abgeht, etwas ganz anderes als wahres Licht sein müsse; welches sich auch durch die übrigen oben angeführten Symbole des Lichts und der Wärme durchführen läßt. Ein Naturphilosoph nämlich kann nach seinen Grundsätzen nie Capitalien besitzen ohne eben so viel Schulden, er kann nie tugendhaft sein, ohne dabei egoistische Absichten zu haben, nie die Wahrheit reden, ohne die Hälfte Lügen beizumischen. Er kann keinen Essig brauen, ohne ein paar Hände Pottasche darein zu werfen, ja er darf nicht einmal einen Kopf haben, ohne zugleich hinten einen Schwanz aufzuweisen; denn alles dieß sind polar entgegengesetzte Sachen, und ein Pol besteht ja nicht ohne den entgegengesetzten.

Wenn aber der Mondschein kein wahres Licht ist, was ist er denn? — Nun natürlich weiter nichts, als ein Ausfluß von Jodine. — Aber er sieht ja gelb aus? — Je nun, das rührt blos von der verschiedenen Potenzirung her, die die Jodine hier erlitten hat, antworte ich, und hoffe, einem Naturphilosophen klar und verständlich geantwortet zu haben; und da ich blos für gescheute Leute schreibe, so wird jeder Naturphilosoph sogleich wissen, daß ich schon zufrieden bin, wenn er es nur verstanden hat. Hieraus läßt sich übrigens auch erklären, warum im Mondschein Kälte entsteht, die ja allemal eintritt, wo eine Substanz sich verflüchtigt, also auch bei dieser Verflüchtigung der Jodine.

Ich würde nun nach allem diesem recht sehr rathen, daß ein Chemiker den Mondschein in einer Schüssel auffienge und einer chemischen Analyse unterwürfe: denn wie geeignet eine solche materielle Behandlungsart auch für die sogenannten imponderablen Stoffe sei, haben uns die Experimente gelehrt, wo wir mittelst feiner Drehwagen herausgebracht haben, daß das Sonnenlicht, was einen Tag lang auf einen Quadratfuß Fläche fällt, etwas über 2 Gran wiegt[1], und ähnliche Versuche sind, freilich mit weniger glücklichem Erfolge, auch mit der Wärme und Elektricität angestellt worden; aber ich habe schon oben gezeigt, daß diese Leute, die Chemiker, mit ihrer groben Verfahrungsweise bei solchen feinen Versuchen gewöhnlich gar nichts ausrichten; und dann hätten wir sie erst umsonst geplagt. Diese Leute sind wirklich zu unbeholfen, um allemal das zu finden, was man sucht, und das muß doch ein jeder Forscher können, der die Wissenschaft vorwärts bringen will. Eben darin besteht ja die wahre Größe des Genies, daß es auch da noch etwas aufzufinden weiß, wo andere Leute durchaus nichts sehen, oder auch, daß es, wie ein geschickter Kukuk, die Eier seines eignen Geistes so geschickt in das Nest der Wissen=

[1]) Wirklich hat dieß Dr. Mitchill in England auf diese Art gefunden.

schaft hinein zu prakticiren weiß, daß diese schwört, sie wären aus ihrem eignen Eierstocke hervorgegangen, und die Jungen daraus ausbrütet und großzieht, bis diese endlich die gütige Stiefmutter selbst aus dem Neste werfen.

Ich füge nun blos noch der Charakteristik des Mondes, als Jodinekloß, Folgendes bei: der gelbsüchtige Teint des Mondes rührt auf jeden Fall von der Eigenschaft der Jodine her, die Haut gelb zu färben, die sie an ihrem eignen Felle zuerst versucht hat; und das Abend- und Morgenroth am Himmel lassen sich sehr füglich daraus erklären, daß der Mond wahrscheinlich Abends und Morgens mehr als zu andern Tageszeiten schwitzt; was vielleicht auf einem hektischen Zustande desselben beruht, da er oft so auffallend dabei abnimmt; und daß die Jodine schön roth oder violett schwitzt, ist ja bekannt.

Durch diese beiden letztern Ansichten hoffe ich auch die gewöhnlichen Chemiker, die manchmal in dem Verlaufe dieser Schrift nicht ganz mit mir zufrieden gewesen sein dürften, wieder mit mir versöhnt zu haben; da die Schlüsse, worauf die Beweise beruhen, alle Speculation verschmähend, blos auf reinen Thatsachen beruhen.

So scheide ich denn von Allen hiemit in Ruhe und Frieden und wünsche nur noch schließlich der Jodine eine längere Jugend, als ich ihr in meinem Prognostikon habe prophezeien können.

II.

Panegyrikus der jetzigen Medicin.

1822.

Vorbemerkung.

Zur Zeit der Abfassung dieses Schriftchens gieng man in der praktischen Medicin vielfach auf die alten Aerzte zurück, und nannte eine Curmethode gern eine Hippokratische, um sie als einfach rationelle zu bezeichnen, ohne daß sie es deßhalb immer war. Calomel, Blausäure u. a. spielten damals noch eine andre Rolle als jetzt.

Die Medicin ist jetzt auf einem Standpuncte, von dem sie mit Stolz auf alle früheren Zeitalter und alle andern Wissenschaften herabschauen kann. Nur noch ein kleiner Schritt, und es fehlt zu ihrer Vollendung nichts mehr als der Rückblick auf diese Vollendung. Ihn schon vorläufig darauf zu werfen, ist der Zweck der folgenden Specimina.

Erstes Specimen.

Hippokrates war für seine Zeit ein großer und gelehrter Arzt; wenn er aber jetzt auf die Oberwelt zurückkäme und nun dächte seine alte Rolle noch fortspielen zu wollen, würde er sich sicher gewaltig irren. In allen Examinibus würde er auf unsern Universitäten durchfallen. Da würde man ihm eine Thesis aus seinen eigenen Aphorismen auszuarbeiten geben, und ihm dann vorwerfen, er verstände kein Griechisch und wüßte nichts von der Hippokratischen Methode. Freilich mit seinem Muttergriechisch käme er jetzt in unsrer künstlichen medicinischen Kunstsprache nicht weit; und was sein Bißchen Oxymel, seine Brühen und seinen Aderlaß betrifft, womit er sonst so große Wunder that, so kann er nur glauben, daß bei dem jetzigen Stande der Medicin ein Barbierjunge sich schämen würde, so wenig Mittel in seinem Scheersack zu haben. Ja wollte man ihm eine dickleibige **materia medica** zeigen, nur von den nothwendigsten Dingen, die jetzt zur Hippokratischen Methode gehören, so möchte er wahrscheinlich vermuthen, daß man selbige nicht sowohl nach ihm so genannt hätte, als nach der Etymologie eine, die Pferde zu bändigen vermöchte. Es geht hier beinahe wie mit jener Antike, die man in Gips abgegossen und von den Abgüssen immer wieder neue Abgüsse genommen hatte, bis die letzten einen halben Fuß dicker als die ursprüngliche Statue geworden waren, und vielleicht auch sonst, obwohl sie noch denselben Namen führten, ihr ziemlich unähnlich sehen mochten. So hat auch die spindeldürre Hippokratische Medicin durch fortgesetztes Abgießen derselben nach und nach eine recht stattliche Korpulenz erlangt.

Die Zeiten ändern Manches. Die Medicin war sonst eine arme Kräutersammlerin, die ihre Kräuter und Wurzeln bei rechter Mondzeit auf den nächsten Bergen suchte und in der Hausküche auskochte; der ganze Medicinvorrath fand im Speiseschranke mit Platz. Jetzt hat sie Küchen, worin selbst die Küchenjungen zu vornehm sind, Schürzen zu tragen; alle fünf Welttheile müssen Lieferungen hinein machen, und ihre Speisekammer, die **materia medica**, ist jetzt so reichlich versehen, daß sie gar nicht weiß, wie sie allen Vorrath verbrauchen soll, und Manches daher ungenutzt darin verschimmeln läßt, bis sie es, wenn sie das andre überdrüssig geworden, einmal wieder hervorsucht.

Wirklich, jeder Menschenfreund muß sich freuen, wenn er unsre **materia medica** in Betrachtung zieht, und in ihr das gewisseste Zeichen findet, daß unsre jetzige Medicin den Gipfel ihres Fortschreitens wo nicht schon erreicht hat, doch bald erreichen werde. Die Alten waren froh, wenn sie gegen jede Krankheit nur Ein Mittel hatten und gegen viele hatten sie gar keins. Wie viel glücklicher sind wir! Wir besitzen nicht nur unendlich viel Mittel gegen jede einzelne Krankheit, sondern auch jedes einzelne Mittel heilt jetzt unendlich viel Krankheiten, und was der Triumph der Wissenschaft ist, so haben wir jetzt gerade gegen die unheilbarsten Krankheiten die allermeisten und kräftigsten Mittel, so daß, wenn man z. B. Jemand nach einer Lectüre der **mat. medica** frei stellte, ob er lieber den Schnupfen oder die Schwindsucht haben wollte, er, wenn er nur einigermaßen vernünftig ist, gewiß letztere wählen wird, gegen die er uns mit so vielen und vortrefflichen Mitteln ausgerüstet sieht, daß, sollte auch einer schon die halbe Lunge durch die Gurgel gejagt haben, doch die andere Hälfte durch unsere Heilmittel so frisch und gesund werden muß, daß sie die Function der verlornen mit ersetzen kann. Epilepsie, Wasserscheu u. dgl. sind jetzt nur noch spaßhafte Sachen: denn man entdeckt fast alle Tage neue Mittel dagegen und zwar, soviel ich mich wenigstens entsinnen kann, bisher lauter ganz untrügliche.

Wir könnten uns in der That nun mit dem begnügen, was wir haben, da auch ein flüchtiger Blick in die **mat. medica** uns lehren wird, daß wir von keiner

Krankheit mehr etwas zu fürchten haben; doch ist es anderseits auch wieder löblich, wenn wir in dem raschen Schritte, mit dem unsre Wissenschaft dem Gipfel der Vollkommenheit entgegengeht, nicht innehalten wollen, und so sehen wir denn jetzt unaufhaltsam die Medicin dem Standpuncte zueilen, über den hinaus, als Ziel ihrer Vervollkommnung, kein weiteres Fortschreiten mehr wird möglich sein und der dann statt finden wird, wenn wir es erst so weit gebracht haben, daß jedes Mittel alle Krankheiten heilt, und jede Krankheit sich umgekehrt durch alle Mittel heilen läßt. Mit einigen Krankheiten und Mitteln sind wir schon so weit; mit den andern werden wir hoffentlich, wenn die Aerzte mit gleichem Eifer fortfahren, wie bisher, die Medicin extensiv und intensiv zu erweitern, bald so weit kommen. Es ist klar, daß auf diese Weise unsre Werke über Therapie und mat. medica nach und nach immer dicker und bändereicher werden, und zuletzt einen solchen Umfang annehmen müssen, daß sie sich gar nicht mehr durchstudiren lassen, und man dann verschiedne Auswege wird treffen müssen, um sich zu helfen, von denen auch in der jetzigen Zeit schon einige angedeutet liegen. Je mehr nämlich der Umfang einer Wissenschaft wächst, desto mehr wird sie in gesonderte Theile zerlegt, mit denen sich dann einzelne Menschen ausschließlich beschäftigen; und wenn sonst Medicin, Chirurgie und Pharmacie von einem Subjecte betrieben und für unzertrennlich gehalten wurden, jetzt aber sich in eine Trias zerspalten haben, so läßt sich auch erwarten, daß, wenn die Medicin dem von mir angegebenen Ziele nur noch ein weniges näher gerückt sein wird, jeder Arzt nur auf ein einziges Mittel wird studiren und promoviren dürfen, mit dem er, hat er anders das Seinige gelernt, allen Krankheiten wird gewachsen sein, wie Herkules mit derselben Keule alle Ungethüme niederzuschlagen vermocht hat; wonach dann aber der Quecksilberarzt dem Chinaarzte und Opiumarzte nicht mehr ins Handwerk wird greifen dürfen. Auch fängt man schon jetzt an, die Nothwendigkeit dieser Trennung dringend zu fühlen, und obgleich sie noch nicht gesetzlich autorisirt ist, giebt es doch wirklich schon genug solcher Quecksilberärzte und Chinaärzte und blausaurer Aerzte, die mit ihrem Einen Mittel Alles zu thun vermögen, und die andern nur so nebenbei brauchen, wie etwa auch der Musiker, der auf Einem Instrumente Virtuos ist, und sich bei wichtigen Gelegenheiten nur auf diesem hören läßt, doch auch noch die andern Instrumente nebenbei zu spielen versteht. Später aber muß dieß ganz abgeschafft werden, und keinem Arzte erlaubt sein, in ein anderes Mittel zu pfuschen, da ihm eins genügt, und auf keine Weise besser die Einfachheit in der Cur, das so nothwendige Requisit des Arztes, erreicht werden kann.

Das Mittel, was bisher die größte Sekte sich erworben hat, ist ohne Zweifel das Calomel, und man kann das Capitel davon in jeder mat. medica als eine kleine Repetition der gesammten Pathologie empfehlen, indem es sich nach und nach mit allen Krankheiten verquickt und sie subigirt hat; den Skorbüt etwa ausgenommen. Nun, es wäre eine Schande für unser Zeitalter, wenn das Calomel, das doch sonst die heterogensten Krankheiten unter Einen Hut gebracht hat, das Calomel, dieser Heros in der **materia med.**, der alle Uebel und Ungethüme im menschlichen Leibe zu ersticken vermag, wenn dieß mit dieser einzigen Krankheit nicht auch noch sollte fertig werden können; und ich habe wirklich in dieser Hinsicht die beste Hoffnung. Nur zwei- oder dreimal herzhaft empfohlen; und man giebt nichts mehr als **Calomel** im Skorbut. Was sollen wir von der Blausäure sagen, die schon in ihren jungen Jahren solche Ravagen unter den Krankheiten angerichtet hat, daß die Natur bald auf neue Krankheiten für uns wird sinnen müssen, damit nur die Blausäure wieder etwas zu thun bekomme, da sie der alten Krankheiten beinahe schon überdrüssig geworden ist. Ich kann nicht umhin, bei diesem Mittel, dem Schooßkinde der neuern Medicin, etwas länger zu verweilen, um seine vorzüglichen Eigenschaften in recht helles Licht zu setzen. Man könnte glauben, die Blausäure sei vor einiger Zeit ein noch brauchbareres Mittel gewesen, als sie jetzt ist. Früher nämlich war sie das ausgezeichnetste Mittel in allen Krankheiten, mit deren Diagnose man nicht recht aufs Reine kommen konnte: denn eben, weil man noch nicht recht wußte, was aus der Blausäure zu machen war, so paßte sie ja gerade deßhalb zu Krankheiten, für welche man ungewiß war was passen konnte, am besten, und sie wüthete daher auch besonders im Anfange unter solchen Krankheiten wahrhaft epidemisch. Nun aber wird man ja die Tugenden und Laster der Blausäure bald von innen und von außen kennen, man wird sie bald zu den Mitteln rechnen, von denen man aufs

Haar weiß, wie, wo, und warum sie wirken, und denen man mithin eine bestimmte Instruction geben kann, wann und wo sie ihre Wirksamkeit zu äußern haben; man könnte sonach besorgen, wenn man auch die Blausäure an eine Kette von Indicationen wird gelegt haben, daß sie dann nicht mehr so frei unter allen Krankheiten wird umherlaufen können, wie bisher. — Man hat nicht nöthig, dieß zu fürchten. Blos die Anwendungsart der Blausäure wird durch ihr Fesseln an Indicationen für die Aerzte etwas unbequemer werden. Früher nämlich konnten sie dieselbe anwenden, wenn und wo es ihnen beliebte, ohne sich weiter eben nach der Ursache zu fragen; nun aber wird man allemal verlangen, daß sie vorher sorgfältig überlegen und sich die Gründe klar machen sollen, weßhalb sie dieselbe indicirt glauben; aber indicirt wird sie deßhalb für alle Fälle bleiben. Denn ihre Indicationen sind ja schon gewissermaßen für die Hauptkrankheiten der Sensibilität, Irritabilität und Reproduction festgestellt, und da dieß die drei Personen sind, welche die Trinität des Organismus constituiren, und sich, wie weiland Jupiter, Neptun und Pluto in die Herrschaft der Welt, so in die Herrschaft aller Krankheiten getheilt haben, so wird man zwar, wie billig, erst recht sorgsam nachdenken, ob auch diese oder jene Krankheit, die man vor sich hat, die Blausäure verträgt; indeß zuletzt durch eine sorgfältige Prüfung doch immer dahin kommen, daß sie auf eine jener Grundkrankheiten zurückgeführt werden müsse, und so die Blausäure im höchsten Grade indicirt finden. — Eine speciellere Auseinanderſetzung der jetzt gebräuchlichen Wirkungen der Blauſäure wird dieß um ſo beſſer erläutern.

Die Blauſäure iſt ein ſouveraines Mittel gegen die Entzündung; ganz vorzüglich brauchbar aber, um den Nachtrab und die zurückgelaſſene Bagage derſelben noch vollends aus dem Felde zu räumen. Sie bekämpft vermittelſt ihrer waſſerſtoffigen Natur das in der Entzündung prävalirende Oxygen, und macht ſo die ganze Entzündung zu Waſſer; ſie machte ſogar einmal Miene, den Schnepper aus der Rüſtkammer der Medicin zu verdrängen, und ich glaube, ſie hätte es durchgeſetzt, wenn man nicht einen Aufſtand deßhalb von den Chirurgen beſorgt hätte: denn eher ließe ſich wohl der Spanier ſeinen Degen, der Student ſein Rappier und der Muhammedaner ſeinen Bart nehmen, ehe der Chirurg dieſen ſeinen Schmuck und ſeine Zier. Da man nun in den neuern Zeiten ſehr geſchickt alle Krankheiten auf entzündliche Zuſtände zurückzuführen gewußt, und, wo möglich, die Krankheit im Allgemeinen als eine species unter das genus Entzündung gebracht hat, ſo iſt ſchon deßhalb klar, daß die Blauſäure gegen alle Krankheiten anwendbar ſei.

Aber muß nicht auf dieſe Art die Blauſäure ein ganz verabſcheuungswürdiges Mittel für die werden, denen der Krampf Eierſtock aller Krankheiten iſt: Entzündung Krampf der Capillargefäße, Stockung im Unterleibe Krampf der Pfortader, Apoplexie Krampf des Herzens, Epilepſie Krampf des Gehirns u. ſ. w.? —

Die Blauſäure iſt auch ein ſouveraines Mittel

gegen den Krampf; was sich sogar so demonstriren läßt, daß man es mit Händen greifen kann. Denn mittelst ihrer im höchsten Grade expansiven Natur zerrt sie ja den Muskel, oder auf was sie sonst einwirkt, gerade nach der entgegengesetzten Seite, als der im höchsten Grade contractive Krampf; und wenn zwei Hunde sich um ein Stück Fleisch zanken, und der eine nach dieser, der andre nach jener Seite es zu ziehen strebt, so wird es ja wohl am Ende der stärkere dem schwächern aus dem Rachen reißen.

Auch für diejenigen Aerzte also, deren Systeme von allgemeiner Krampfsucht oder Hysterie befallen sind, wird die Blausäure ein Universalmittel sein, und es giebt einen hohen Beweis von der Genialität derselben ab, daß, da sonst der Krampf und die Entzündung Idiosynkrasieen haben, die einander e diametro entgegengesetzt sind, die Blausäure beide auf eine so meisterhaft geschickte Weise hat herumzukriegen gewußt, daß sie ihnen gleich angenehm geworden ist. Ich weiß nicht, ob man in ältern Zeiten es je so weit gebracht haben würde, zwei Krankheiten, die sich wie Hund und Katze vertragen, aus Einer Schüssel ruhig fressen zu lassen; aber die Kunst weiß jetzt die Natur besser zu besiegen; und wenn sich eine Krankheit mit Händen und Füßen gegen ein Mittel stemmte, und durch die schrecklichsten Geberden und Zuckungen zu erkennen gäbe, daß sie es durchaus nicht vertragen könnte, so würde sich doch dadurch kein rechtschaffener Arzt abhalten lassen, ihr, wie einem ungezogenen Kinde, auf dessen Geschrei man beim Eingeben der Mittel nicht hören muß, die Medicin einzuzwingen, und dabei ganz ruhig zu demonstriren, daß sie das Mittel durchaus schlucken müsse; sonst gäbe es ja keine rationelle Medicin. Auch wird man nach und nach die Capriolen, die eine Krankheit macht, wenn sie ein Mittel nehmen muß, das ihr nicht ansteht, so gewohnt, daß man das als zur Sache gehörig betrachtet, und sich über die Wirksamkeit seiner Cur recht herzlich dabei freut.

Doch, um wieder auf die Blausäure zurückzukommen, so ist sie drittens auch ein Hauptmittel gegen alle Krankheiten, die von Verstopfung im Unterleibe herrühren. Wenn man nämlich vermuthet, daß in dieser großen Kloake eine Menge Unreinigkeiten sitzen geblieben sind, und die Röhren, durch welche dieselben abgeführt werden sollen, zugeklebt haben, so schickt man zuerst eine Menge **resolventia** hinein, die sie aufweichen sollen, oder versucht auch, sie durch die große Abzugsschleuße auf einmal auszuspülen, nachdem man zuvor, weil es denn doch e i n Aufwaschen ist, den Zufluß derselben erst recht befördert hat. Will das nichts verschlagen, sind die **purgamenta** schon zu zähe geworden, so muß dann öfters die Blausäure noch der Herkules sein, den Stall des Augias zu misten, indem sie einen Strom Wasserstoff hineinschickt, und dadurch dem Vertrocknetsten eine solche Flüssigkeit mittheilt, daß Alles wieder zu laufen und in Gang zu kommen anfängt. Zugleich macht sie auch den Lymphgefäßen wieder solchen Appetit, daß sie in Kurzem alles Aas aufzehren, was im Organismus dalag und ihn verpestete.

Freilich ist in der eben genannten Hinsicht die Blausäure jetzt nicht mehr so wichtig, als sie einmal in frühern Zeiten hätte sein können, wenn sie schon bekannt gewesen wäre, obgleich sie schon damals in der aqua laurocerasi vorspukte.

Zu Stoll's und Kämpf's Zeiten war nämlich der Unterleib der Pflanzgarten aller Krankheiten, aus dem diese nach Brust und Kopf emporwuchsen und dann freilich ihre giftigen Blüthen und Früchte oft erst in den höhern Organen zeigten. Indeß, ob sich gleich jetzt die meisten schämen, den Bauch zum Gotte ihrer Wissenschaft zu machen, so giebt es doch noch genug, die heimlich oder öffentlich fest an der alten Sitte halten, und Herz und Gehirn nur als ein paar wenig bedeutende Anhängsel oder Schellen an der großen Bauchtrommel achten, die, wenn diese gerüttelt wird, dissonirende Töne von sich geben, nicht aber umgekehrt dieselbe zu erschüttern vermöchten. — Also auch für diese ist in der Blausäure gesorgt.

Ich will nun noch einige einzelne Krankheiten anführen, die zwar, wie sich von selbst versteht, unter den vorigen Allgemeinheiten schon enthalten sein müssen, indeß doch der Blausäure vorzüglichen Ruhm erworben haben.

Hieher gehört zuvörderst der Keichhusten, von dem wir nun nach langen und sorgfältigen Untersuchungen bestimmt wissen, daß er entweder aus dem Unterleibe herrühre, der nur vermöge eines gewissen sympathetischen Gefühls mit seiner Nachbarin, der Brust, dieser einige freundschaftliche Stöße mittheile, oder daß eine entzündliche Gefäßreizung in den Respirationsorganen daran schuld sei, die Krankheit mithin einen Schwanz auf itis haben müsse, oder daß die Nerven, und besonders der liederliche Nerv, vorzugsweise darin afficirt sind, daß mithin der Keichhusten wirklich unter eine der drei Grundkrankheiten zu rechnen sei.

Jede der drei genannten Ansichten ist übrigens gleich unwiderleglich und gewiß. Man lese nur die verschiedenen Therapieen, in denen sie vorgetragen sind, so wird man finden, daß für jede einzelne derselben Symptome, Wirkung der Mittel, Leichenöffnungen, der ganze Gang der Krankheit auf das unwidersprechlichste zeugen, und eine Uebereinstimmung geben, die man gar nicht schöner wünschen kann, während zugleich die Falschheit der beiden andern Ansichten klar vor Augen liegt. Da dieß nun von jeder einzelnen gilt, so kann man eine Ansicht wählen, welche man will, man wird immer die treffen, deren Wahrheit keinem vernünftigen Zweifel mehr ausgesetzt sein kann. — Der Blausäure kann es übrigens ganz gleich sein, welche Ansicht man wählen wird, sie wird nach Erfahrungs- und Vernunftgründen deßhalb immer gleich indicirt bleiben.

In der That findet man auch, daß die Blausäure den Keichhusten oft in nicht viel längerer Zeit heilt, als das Mittel, was wir für das kräftigste überhaupt in allen Krankheiten ansehen, nur aber eben deßhalb vielleicht für zu heroisch achten, und sehr, sehr selten wirken lassen, ich will sagen: die Natur. Man kann sich nach 6 bis 8 Wochen eine ziemlich sichere Wirkung von der Blausäure versprechen, und sie leistet auf jeden Fall eben so viel, als: Belladonna, Opium, Hyosciamus, China, Valeriana, Asa foetida, Moschus, Canthariden, Zinkblumen u. s. w. (mit diesem u. s. w. meine ich die übrigen Mittel, die man überhaupt noch in dem index einer mat. med. oder Pharmacopoe findet und dort von **A** bis **Z** nachlesen kann und die ja alle so herrliche Wirkung gegen den Keichhusten zeigen.

Daß die Blausäure auch den Stachel der Reizbarkeit bei gewöhnlichem katarrhalischem Husten vortrefflich abstumpfe, ist bekannt. Eigentlich zwar hat diese Krankheit den Hyosciamus zum Leib- Mund- und Magendoctor, der sie früh und Abends einmal zu besuchen pflegt, häufig noch von einem Famulus, dem Kermes, begleitet. Indeß, kann jener einmal nicht helfen, so wird ja auch wohl nach einem andern großen Arzte geschickt, der sich alle Krankheiten heilen zu können vermißt, und siehe, die Blausäure kommt in einem schönen weißen Rocke gar stattlich angeschritten.

Auch in der Schwindsucht hat sich die Blausäure einen so ausgezeichneten Ruhm erworben, daß in der That die meisten, die daran krank sind, sie mit dem auffallendsten Nutzen bis an ihr Ende brauchen und täglich Besserung davon verspüren. Ebenso ist sie ein Hauptmittel in fast allen organischen Krankheiten, besonders denen des Herzens, und sie wird vielleicht die Digitalis wohlfeiler machen.

Ich bin etwas weitläuftiger bei der Blausäure gewesen, um an einem Beispiele zu zeigen, wie nahe unsre jetzige Zeit dem von mir angegebenen Zielpunct der Medicin schon gerückt ist. Wenn die Blausäure, ein so junges Mittel, sich schon einen so ausgedehnten Einfluß erworben hat, so können wir um so mehr von den ältern Mitteln erwarten, daß sie nach und nach mit allen Krankheiten Bekanntschaften angeknüpft haben. Dieß war indeß erst eine Seite der Vollkommenheit, der die Medicin zustrebt; sie soll aber auch auf der andern Seite jede einzelne Krankheit durch alle Mittel zu heilen verstehen; und daß sie auch diesen Gipfel beinahe erreicht hat, will ich gleichfalls durch ein Beispiel zu erläutern suchen.

Ich bin in Verlegenheit; welche Krankheit soll ich auswählen? — alle haben gleiche Ansprüche darauf — ich möchte keiner gern Unrecht thun, indem ich sie zurückzusetzen schiene. Je nun, ich habe den Consbruch in meinem Repositorium stehen, mag der mir rathen. Der kurze untersetzte Mann, dem der grandiose Kieser, welcher daneben steht (nebst den beiden Kopfgliedern von des alten Richters Skolopenderwerke, die sich noch bei mir verhalten haben, mein ganzes collegium medicum), freilich ein großes Stück über die Achseln wegsieht, wundert sich, was ich doch nach so langer Zeit, daß ich nicht zu ihm gekommen, wieder einmal bei ihm will; — ich schlage das erste beste Blatt auf: — Scrophulosis — gut, weil's denn der Zufall so gewollt hat, mag die Skrophelkrankheit zum Beispiel dienen.

Zuvörderst erlaube man mir noch einige Bemerkungen, zu denen mir der Consbruch, weil er einmal daliegt, Veranlassung giebt, sollten sie mich auch etwas vom Ziele abführen, das ich indeß nicht vergessen werde wieder ins Auge zu fassen.

Man hält Consbruch's Klinik fast allgemein für ein ganz passables Vademecum für einen Arzt, der gerade nicht auf die **Sublimiora** der Neuesten Anspruch machen will. Was ihn aber am meisten um seinen Credit bringt, und bewirkt, daß viele sich schämen, mit ihm Umgang zu haben, ist: daß er sich noch immer mit der, um mich eines derben Studentenausdrucks zu bedienen, in Verschiß gethanen Sthenie und Asthenie abgiebt, und so darf er es freilich nicht übel nehmen, daß mancher mit einem verächtlichen Lächeln an ihm vorübergeht. Brown wollte die Medicin durchaus auf zwei Beine stellen, aber sie konnte die rechte Contenance nicht erhalten und fiel endlich vorwärts auf ein drittes, daher man sie auch in neuern Zeiten fast allgemein für ein dreibeiniges Thier hält. Nun ist Brown längst proscribirt und alle seine Anhänger mit ihm in die Acht erklärt, und das Volk braucht nur einen Knopf oder eine Tresse aus Brown's Nachlasse an eines Rocke zu sehen, so wird der Mann ohne Erbarmen in Stücken zerrissen. Die Medicin hat eine Zeit lang so viel **Browniana** einnehmen müssen, daß sie nun glaubt, eine eigne, in der Natur gegründete Idiosynkrasie dagegen zu haben, und, wenn sie das Kind mit dem rechten Namen genannt sieht, auffährt, und nicht mehr daran will. Vorsichtige Aerzte wissen sich aber zu helfen. Will der Kranke kein Quecksilber oder Opium mehr nehmen, so schreiben sie es unter anderm Namen auf die Recepte auf, und der Kranke nimmt immer das alte Mittel, während er denkt, Wunder was für eine andre Medicin zu erhalten. Es geht mit der Sthenie und Asthenie eben so; es sind immer noch die Hauptingredienzien vieler unsrer neuen Systeme, aber so umgetauft und so eingewickelt, daß man den Brown nicht gleich herausriecht. Der Puppe wird ein andrer Name umgehangen, und, da im Grunde betrachtet das Kleid auch nur die Hauptsache daran ist, so merkt das Volk nicht, daß es noch den alten Balg vor sich hat, wenn überhaupt einer darin ist.

Doch um wieder zurückzukommen, was haben wir denn eigentlich an der Scrophulosis für eine Krankheit? Sie ist eine Schwester der Syphilis, nach einigen sogar ein Bastard derselben. Sie besteht in einer gewissen Faulheit des lymphatischen Systems und der Lymphe insbesondere, die auf ihrer Reise zum rothen Meere in die am Wege liegenden conglobirten Drüsen einkehrt und dort denkt ihrer Ruhe pflegen zu können, ja wohl gar ganz darin sitzen bleibt; daher auch viele Mittel eigens dazu angewandt werden, ihr wieder Beine zu machen. — Es läßt sich leicht aus der Analogie mit andern Krankheiten schließen, daß dieß nicht die einzige Erklärungsart ist, sondern daß man, um auf jeden Fall das Rechte zu ergreifen, auch die entgegengesetzte wird versucht haben; daher denn auch wirklich nach andern die Skrophelkrankheit nicht auf einem Torpor, sondern auf einer überwiegenden Thätigkeit und Herrschaft des lymphatischen Systems beruht, das allen andern Systemen seinen code aufdringen will und den ganzen Leib lieber gar zu einer einzigen großen Lymphdrüse machte. So ist auch nach einigen das Leiden der Reproduction, was bei der Skrophelkrankheit statt findet, die Wurzel derselben, nach andern die Frucht, nach andern ein Samenkorn, woraus sie entstanden, und das sie auch wieder trägt; kurz, man sieht hieraus, daß die Krankheit schon ziemlich allseitig betrachtet worden ist, und doch auf der andern Seite auch wieder sehr einseitig. Bei fast allen andern Krankheiten nämlich ist man nach und nach fast alle Systeme und Organe durchgelaufen, in denen sie ihren Sitz haben sollten; es ist wirklich eigen, daß man bei der Skrophelkrankheit so hartnäckig bei dem lymphatischen System stehen geblieben ist, und ich kann mir diese wunderbare Erscheinung in der That nicht anders erklären, als daß ich glaube, es liegt blos daran, daß man noch in andern Krankheiten bisher genug zu thun gefunden hat, neue Theorieen zu erfinden, und daher nicht Zeit gehabt, an die Skropheln zu kommen. Ich will mich daher selbst um die Wissenschaft verdient machen und nächstens luce clarius beweisen, daß die Skropheln auf einer überwiegenden Thätigkeit des arteriellen Systems beruhen, und dieß mit Symptomen, Ausgang der Krankheit, Curerfolg u. s. w. eben so deutlich belegen, als andre es in jeder andern Krankheitstheorie gethan haben. Gelegentlich findet sich dann auch wohl einer, der die Skropheln auf das Nervensystem zurückführt, damit sie doch in der Hauptsache ihren Cyklus durchgemacht habe.

Noch ist zu erwähnen, daß einige auch einen deus ex machina mit in die Skrophelkrankheit hineingebracht haben, der Alles, was die andern nächsten Ursachen nicht capabel sind durchzusetzen, zu bewerkstelligen weiß, ich meine das

Oxygen. Die Skrophelkrankheit beruht zum Theil auf übermäßiger Oxygenation der Lymphe. Ich will angeben, wie man ohngefähr zur Erkenntniß dieses Gottes gekommen ist.

Die ganzen Mittel lassen sich in vier Classen theilen: sauerstoffige, wasserstoffige, kohlenstoffige und stickstoffige. Die feine Nase der Classificatoren weiß jedesmal sehr leicht herauszuspüren, in welchem Mittel sich diese respectiven Stoffe befinden und vorwalten, und die Chemie darf ihnen freilich nicht viel dabei hineinreden, sonst schlagen sie dieselbe sogleich auf den Mund, indem sie sagen: meine subtile Vernunft wird doch wohl mehr zu erforschen im Stande sein, als deine töpfernen Tiegel und Retorten, die dir zum Werkzeug der Untersuchung dienen. In der That, diese Leute müssen einen besondern chemischen Sinn haben, der uns andern abgeht, mit dem sie die Chemie selbst Lügen zu strafen, und manchmal wirklich das Unbegreifliche herauszufinden vermögen. Sie haben denn nun auch in den Mitteln, die man gegen die Skropheln rühmt, eine große Menge Wasserstoff eingewickelt gefunden, der nun freilich auf unsern Körper nicht anders als desoxydirend einwirken kann. Ihr ganzer Gang ist daher folgender: Erstens, von den Mitteln, von denen man in Büchern liest daß sie die Skropheln heilen, subsumiren sie, daß sie dieß wirklich vermögen, woraus man schon sehen kann, daß sie fleißige Leute sind, die sich gern am Studirtische aufhalten; ferner subsumiren sie, daß in diesen Mitteln der Wasserstoff prävalirt, — zwar würden sie von mehrern antiscrophulosis selbst zugeben, daß es sauerstoffige Mittel sind, indeß von diesen können sie ja, solange sie mit Bildung ihrer Theorie beschäftigt sind, derweil abstrahiren. — Weiter subsumiren sie, daß diese wasserstoffigen Mittel nur vermittelst der desoxydirenden Kraft des Wasserstoffs wirken; und so kommen sie denn, nachdem sie, kühne Leute, diese einem andern etwas gefährlich scheinende Treppe ganz wohlgemuth herabgeklettert, oder, wo Stufen fehlten, herabgesprungen sind, glücklich bei der Conclusion an, daß nun auch wirklich die Skrophelkrankheit auf einem Uebermaß des Oxygens im Lymphsysteme beruhen müsse. Da nun überdieß skrophulöse Kinder häufig noch Säure im Magen haben, so sieht man auf diese Weise den nach dem Vorigen auf deductive Weise sehr schön durchgeführten Schluß auch durch eine vollständige Induction bestätigt.

Doch nun zur Sache selbst, d. h. zur Cur der Skropheln.

Fürs Erste müssen die Wege im Leibe gehörig gefegt werden, damit die Procession der Heilgötter, die nach und nach hindurch spazieren werden, freie Passage finde. Man hat dazu zweierlei Besen, deren einer den Kehrigt aus der Vorderthür, der andre aus der Hinterthür auskehrt. Daß man den Aderlaß noch nicht zur Vorbereitungscur der Skropheln empfohlen hat, zeigt, wie auch schon einiges früher Berührte an, daß, gegen die übrigen Krankheiten genommen, wir in der Theorie und Cur der Skropheln eigentlich noch wenig fortgeschritten sind, und ich im Grunde eins der unpassendsten Beispiele zum Beleg meines Satzes getroffen habe; um so mehr kann man annehmen, daß, was von den Skropheln gilt, von den andern Krankheiten in viel höherm Grade gelte. Welche Krankheit ist wohl sonst, in der man den Menschen nicht vielfach angezapft hätte, um dieses Gift herauszulassen, was überall im Körper umherläuft, um Unordnung anzurichten? Gewiß, wenn man Manchen nur ihr Arteriensystem und, noch zehnmal mehr, ihr Venensystem aus dem Leibe präpariren könnte, sie müßten die gesündesten Menschen von der Welt werden. Je nun, der Arzt thue nur das Seinige, den Menschen von der Erbquelle aller Uebel zu befreien, die darin enthalten ist, und die Natur wird dann auch das Ihrige thun, und die sprudelnde, kochende, rothe Brühe durch ein sanft und ruhig fließendes Wasser ersetzen, wobei der Kranke, wenn er vorher noch so mager war, dann dick und voll aussehen, und sich nicht mehr über den Mangel schön gewölbter Waden und Schenkel zu beklagen haben wird.

Ein auffallendes Beispiel von der ausgezeichneten Wirkung des Aderlasses in krampfhaften Krankheiten, wo man ihn doch sonst gerade nicht empfiehlt, kann ich selbst als Augenzeuge erzählen. Ein wirklich berühmter Arzt ward zu einer Kranken gerufen, die des Tags ein paar Mal die Epilepsie bekam. Der Arzt merkte gleich, daß der böse Dämon im Blute säße, und ließ ihm geschwind ein Thürchen aufmachen, damit er herauslaufen könnte. Kaum war die Ader wieder zugebunden, so fiel das Weib in alle Arten klonische und tonische Krämpfe, so heftig sie nie vorher gewesen waren, und ich sie nie sonst gesehen habe. Man dachte jeden Augenblick, es wäre ihr Letztes. Sehen Sie wohl, sagte der Arzt mit selbstzufriedner Miene zu mir, der dabeistand und dem Schauspiel mit zusah, wie heftig dieser jetzige Anfall war? Wie gut war es, daß wir noch so zu rechter Zeit den Aderlaß vornahmen, ohnfehlbar wäre sonst in diesem Anfall das Weib gestorben. Unvergeßlich wird mir diese Rettung eines Menschenlebens durch den Aderlaß bleiben. — Gestern kam ein Bekannter zu mir, und erzählte mir voller Freude, wie er einen Kranken, der in einem Nervenfieber etwas zuviel gesprochen, weil die Gehirngefäße zu voll gewesen, durch einen tüchtigen Aderlaß zur Ruhe gebracht habe, daß er kaum noch vernehmlich murmle. Mir fiel dabei folgendes Geschichtchen ein.

Die S. . . . . n Bürger sahen einmal auf ihrem Kirchthurm ein paar Hälmchen Gras wachsen. Damit nun über das Eigenthumsrecht daran kein Streit entstehen möchte, beschlossen sie, es durch den Gemeindeochsen fressen zu lassen. Sie legten demselben ein Seil um den Hals, und mit großer Anstrengung, trotz seines vielen Brüllens, ward er den Thurm hinangezogen. Als er oben war, ward er ganz still, und streckte die Zunge weit hinaus. Ganz S. . . . . was unten stand und zusah, klatschte nun laut und rief: o seht, wie gut es ihm schmeckt, wie weit reckt er schon die Zunge danach aus! Hineingezogen hat er sie freilich nicht wieder.

Heute kam mein Freund wieder und sagte mit betrübter Miene, sein Patient sei gestorben, trotz des gestrigen Aderlasses und der Blutigel, die er ihm heute noch habe legen lassen; aber er wolle ein andermal schon kühner sein, und noch mehr Blut weglassen; er habe ja gesehn, wie gut es ihm bekommen sei. Nun, die Skropheln mögen sich immer auch gegen den Schnepper waffnen; er wird auch schon einmal an sie kommen, und wer weiß, ob man dann noch so viel skrophulöse Kinder wird herumlaufen sehen.

Nachdem nun Hr. Consbruch die Vorbereitungscur der Skropheln angegeben, sagt er: „Einige der wichtigsten Mittel gegen die Skropheln sollen nun näher bestimmt werden."

Aeltern, die ihr trostlos über eurer Kinder böse Köpfe und triefende Augen und dicke Bäuche und Knoten am Halse seid, lest diese paar Worte, vergleicht das Darauffolgende damit, und ihr werdet getröstet von hinnen gehn. Consbruch hebt blos die wichtigsten Mittel aus, und erschöpft beinahe die ganze materia medica; nehmen wir nun noch die übrigen wichtigen und die weniger wichtigen Mittel dazu, die Consbruch nicht erwähnt, nun so sieht man, welcher unendliche Schatz von Hülfsmitteln uns gegen die Skropheln zu Gebote steht; und wenn diese Krankheit dennoch in neuern Zeiten so ungeheuer überhand nimmt, so kann dieß wohl nur daher rühren, daß die Reaction der Action immer gleich ist, und die bewundernswerthe Wirkung unsrer Antiscrophulosa daher auch einen entsprechenden Widerstand der Skrophelkrankheit im Allgemeinen hervorruft. Aus diesem höhern Gesichtspuncte betrachtet muß die Verschlimmerung der Skrophelkrankheit durch unsere Mittel nur noch mehr für deren Wirksamkeit sprechen, und ich würde in der That auf diese Art dieselbe am liebsten beweisen.

Das Verzeichniß der von Consbruch angegebenen einigen wichtigsten Mittel ist folgendes:

Jalappe, Aloe, Rhabarbar, Antimonialia, Mercurialia, salzsaure Schwererde und salzs. Kalk, frisch ausgepreßte Kräutersäfte, feste und flüchtige Laugensalze nebst gebranntem Schwamm und Seife, erdige und absorbirende Mittel, Gummiresinen, Huflattig, stärkende, adstringirende und bittere Mittel, Martialia, aromatische, erweckende Mittel, Narcotica.

Man sieht, der gute Mann hat, um nur einigermaßen sein Versprechen, uns mit einigen der wichtigsten antiscrophulosis bekannt zu machen, zu erfüllen, und jedem ein paar Worte als belobendes Testimonium mitzugeben, dieselben in ganze Sippen zusammenschachteln müssen, von denen jede einzelne beinahe wieder eine Unzahl von Mitteln enthält. Hiezu kommen nun noch, abgesehn von den Mitteln, die Consbruch unterschlagen hat, eine gewaltige Menge externa, die, zugleich mit den internis angewandt, die Skrophelkrankheit zwischen zwei Feuer bringen, ferner Composita, die gleichsam wie Kettenkugeln oder Granaten gegen die Krankheit abgeschossen werden, und, nachdem sie ganz in den Magen gelangt sind, dann nach allen Ecken und Enden auseinanderfahren, und die Skropheln so in Knochen, Häuten, Nerven und Gefäßen auf einmal todtschlagen.

Kurz, der Arzt braucht nur in eine Apotheke zu gehn, und die erste beste Büchse zu nehmen, er kann sicher sein, daß er ein wirksames antiscrophulosum darin treffen wird. Wenn man denn doch einige Mittel vorzugsweise vor andern dagegen anwendet, wie z. B. jetzt die antimonialia, so rührt dieß in der That blos von der Mode her, und ich kann versichern, von jedem andern Mittel eben so vortreffliche Wirkungen gesehen zu haben. Die Jodine, dieses jüngstgeborne Kind der immer schwangern materia medica, hat auch bei ihrer Aufnahme in die Gemeinde christlicher Heilmittel unter andern recht hübschen Pathengeschenken eine virtus antiscrophulosa bekommen, und wenn sie mit diesem Pfunde wuchert, so kann sie vielleicht einmal später recht ansehnliche Geschäfte damit machen.

Ich glaube, die angeführten Beispiele werden hinreichen, zu zeigen, wie wenig in der Therapie und mat. medica noch zu thun übrig ist, um sie zu ihrer höchstmöglichen Vollkommenheit zu bringen. Zugleich wird man aber auch daraus sehen, wie schwierig das umfassende Studium dieser Wissenschaften wegen ihres erstaunlichen und noch immer wachsenden Reichthums sein, und alle Jahre in höherm Grade werden muß. Ich bin nun auf einen sehr glücklichen Einfall gekommen, dieser Schwierigkeit abzuhelfen. Bei der bisherigen Einrichtung unsrer Lehrbücher mußten diese alle Jahre an Volumen zunehmen, und zuletzt nicht mehr durchzulesen sein; nach meiner Einrichtung wird das Lehrbuch um so dünner werden, je mehr die Wissenschaft an Reichthum zunimmt, und zuletzt, wenn sie ihren Gipfel erreicht hat, in ein oder zwei Zeilen zusammenschmelzen. Man denke, welch ungeheurer Vortheil, wenn das Studium mit dem Umfang an Leichtigkeit gewinnt, und man, wo man sonst eine

Bibliothek durchzulesen hätte, in ein paar Zeilen eben so viel enthalten finden kann. Daher verspreche ich mir auch für mein Unternehmen einen ausgezeichneten Erfolg. Ich werde nämlich nächstens eine **materia medica** herausgeben, wo ich nicht bei jedem Mittel herzähle, welche Krankheiten es heilt, sondern blos die, welche es nicht heilt, namhaft mache, und denke so schon jetzt in einem ganz dünnen Bändchen eben so viel sagen zu können, als andere in vielen dicken. Dieß Bändchen wird mit jeder neuen Ausgabe dünner werden, indem jedes Mittel nach und nach mehrere Krankheiten heilen lernt. Denselben Gang werde ich auch bei der Therapie verfolgen, und späterhin, weil jede Wissenschaft einzeln kein Bändchen mehr ausfüllen wird, sie in Eines vereinigen. Zuletzt wird der Titel, obgleich ich auch diesen durch ein analoges Verfahren ins Kurze zu ziehn gesonnen bin, länger als das Werk werden, die **mat. med.** und Therapie auf eine Seite zusammenfließen, und mein Werk unter folgender Gestalt herauskommen, die nun ihrem Wesen nach keine weitere Veränderung mehr erleiden wird.

Titelblatt: Bibliothek der gesammten **materia medica** und Therapie von **D.** Mises, Mitglied aller gelehrten Gesellschaften, ausgenommen etwa der und der.

Das Werk selbst wird nun weiter nichts als die beiden schon oben berührten Formeln enthalten.

Materia medica. Jedes Mittel heilt alle Krankheiten.

Therapie. Jede Krankheit wird durch alle Mittel geheilt.

Also frisch, ihr Aerzte, rüstig fort auf der mit so viel Glück betretnen Bahn, und die Medicin wird nach ein paar Jahrzehnten nicht mehr vollkommner werden können. Mein Werk wird euch als richtiges Thermometer eurer Fortschritte dienen können. Hoffentlich wird es bald auf dem oben angegebnen Nullpuncte stehen, und ihr dann statt einer schwankenden wellenbewegten Wissenschaft eine feste erlangen, wo ihr überall trocknen Fußes wandeln könnt.

Zweites Specimen.

Der rohe Zustand der frühsten Medicin zeigt sich unter andern recht auffallend darin, daß man alle Arzneimittel roh anzuwenden pflegte: die Wurzel, wie sie aus der Erde gegraben war, den Saft frisch ausgedrückt, die Blume oder das Kraut frisch gepflückt. Da die Medicin eine Kunst wurde, lernte man das besser einsehen. Nicht nur nahm man den schönen Grundsatz Horazens, decimum prematur in annum, mit in die materia medica hinüber, und hält jetzt keine Wurzel der Anwendung werth, die nicht wenigstens ein Jahr im Kasten gelegen hat; sondern man kocht, schmort, pökelt, zuckert und syrupt auch jedes Arzneimittel eben so geschickt ein, als die vollendetste Kochkunst mit ihren Objecten es nur zu thun vermag; und in einer recht kunstmäßig zubereiteten Medicin muß man eben so wenig die eigentlichen Bestandtheile herauszuschmecken vermögen, als in einem nach dem haut gout zubereiteten Gerichte. Die Arzneimittel, wie sie die Natur wachsen läßt, geben jetzt blos noch Quacksalber, die sich der Verachtung aller gelehrten Aerzte und der Ahndung höhern Orts würdig machen.

Was nicht durch die Garküche der Medicin gelaufen ist, und in deren Fegefeuer seine von der Natur überkommene Individualität abgestreift hat, darf jetzt auf keines Kranken Tafel kommen. Im Symbole scheinen die Alten schon diese große Wahrheit dunkel geahnt zu haben, die jetzt in unsrer ganzen Heilkunst so siegend hervorbricht, und priesen daher die Mumie als das größte Heilmittel an. Was nicht zur Mumie geworden ist, taugt nichts als Heilmittel. Nicht in der lebendigen Pflanze, sondern in ihrem ausgetrockneten, zermörselten Cadaver hat man den Tropfen zu suchen, der der schwindenden Wurzel des Lebens neue Kräfte giebt, und den daran nagenden Wurm vergiftet. Alles, was die Natur zu einem Heilmittel gethan hat, muß erst abdestillirt oder chemisirt werden, ehe es der Kunst zu ihren Zwecken brauchbar wird, und die Apotheke des Arztes hat weiter nichts zu thun, als das, was die Apotheke der Natur an den Mitteln verdorben hat, abzuscheiden und in die rechte Form zu bringen, wozu sie allerdings oft den größten Kraftaufwand und die sinnreichsten Vorkehrungen anwenden muß. Naturam furca expellas, usque tamen redibit. Sehr wohl sieht die Medicin das ein, und weil es mit der Gabel allein nicht gehen will, so nimmt sie noch Messer und Mörsel und Tiegel und Retorte und Wasser und Feuer, kurz alle möglichen

Waffen, deren sie nur habhaft werden kann, zu Hülfe, damit der unsaubre Geist der natürlichen Kraft endlich aus den Mitteln ausfahre, und der reinen Wirkung der Kunst nicht mehr im Wege stehe. Ich weiß auch gar nicht, was die Leute denken, die da verlangen, man solle die Mittel anwenden, wie sie die Natur uns giebt, obgleich das nur wenig Sonderlinge sind, die etwa mit Rousseau in eine Classe zu stellen wären, der es auch lieber gesehen hätte, wenn wir wieder in Thierhäuten gegangen wären und rohe Eicheln gegessen hätten. Der Zustand, in den uns die Natur hinstellt, ist doch wahrlich immer der erbärmlichste, den es nur geben kann. Wie will es auch anders sein? Die Natur hat ja nie sich's angelegen sein lassen, auf irgend einer Universität Receptirkunst oder die ersten Grundbegriffe einer pharmaceutischen Chemie, oder etwas anderes dahin einschlagendes zu hören. Nun frage ich, wie will sie denn Mixturen zu Wege bringen, in denen die gehörige Zusammenmischung von constituentibus, corrigentibus, adjuvantibus, etc. und den corrigentibus und adjuvantibus der corrigentium und adjuvantium und so fort statt findet? Nackt, wie sie aus ihrem großen Mutterschoße kommen, wirft sie uns die Mittel hin, und überläßt es unsrer Sorge, sie in decente Gewänder einzukleiden. Wenn die Natur gewußt hätte, was uns Noth wäre, so hätte sie gewiß, statt die Zitrone mit Zitronensäure und Apfelsäure für unsre Gallenfieber zu füllen, sie mit einer schönen Extractsolution nach dem Recepte ℞ Extr. tarax. gram. aa ℨjj tart. tart. ℨß.

Aqu. font. ℥V angefüllt, und an dem Liquirizienbaume Salmiakkuchen wachsen lassen; so aber sieht man, daß sie nicht einmal das leichteste Recept vernünftig zu mischen verstanden hat. Ein Mittel allein taugt ja nie etwas; es ist entweder zu stark oder zu schwach, zu beißend oder zu kratzend, zu lösend oder zu verstopfend, zu süß oder zu sauer; und in einer nach den Regeln der Kunst zusammengesetzten Medicin muß daher jedes Mittel erst wieder ein Mittel haben, von dem seine Mängel curirt werden, ehe es sich an die Cur unsrer Krankheiten wagen darf; so wie auf analoge Weise jeder Arzt sich wieder seinen Arzt halten sollte, damit er gesund zur Heilung andrer sein könnte. Wenn nun aber auch die Natur wirklich solche schöne Mixturen, Pulver und Pillen, zu denen wir es durch ein mehr als tausendjähriges Studium gebracht haben, hervorzubringen vermöchte, so bin ich doch von der Vortrefflichkeit unsrer Medicin so überzeugt, daß ich glaube, sie würde die Natur abermals überfliegen; und wenn der Pfefferstrauch statt der Pfefferkörner z. B. Pillen aus Sapo med., rheum, fel tauri, gummi, ammoniac. trüge, diese erst wieder zerstampfen und mit einem halb Dutzend andrer aus eben so viel Materialien zusammengesetzter Mittel zu einer neuen Pillenmasse formen: denn schon jetzt wird sie ja gewissermaßen transscendental und componirt ihre Composita zu neuen Compositis und diese abermals, und so geht denn zuletzt in manche Medicinflasche ein microcosmus beinahe der ganzen Apotheke ein; und wenn man sich Anaxagoras' Chaos aus seinen Homöomerieen vorstellen will, so muß eine solche Flasche gewiß das alleranschaulichste Bild davon geben, indem die kleinen mineralischen, vegetabilischen und animalischen Partikelchen hier vereint unter einander herumschwimmen, die Erde sich dann mittelst ihrer Schwere zu Boden senkt, &c. Es muß spaßhaft sein, was manchmal für Spektakel unter den verschiednen Mitteln, die in Einen Käfig eingeschlossen werden, entstehen mag, und ich wünschte mir nur ein eignes chemisches Gesicht, um dem so recht zusehen zu können. Es müßte ohngefähr sein, als wenn man alle mögliche Thiere zusammen in einen Stall sperrte, die dann gegenseitig anfangen würden, sich zu katzbalgen, und einander aufzufressen, bis am Ende nur die stärksten übrig blieben. Ja solche Späßchen macht die Medicin; die Natur hat es noch zu keinem einzigen so guten Witze gebracht.

Es ist wahr, viel fehlt immer noch unsern Apotheken zu ihrer wahren Vollkommenheit. Die zusammengesetzten Mittel werden so ganz ohne bestimmtes System und Ordnung bereitet. Dem ließe sich auf eine für alle unsre Aerzte sehr vortheilhafte Weise abhelfen. Der Apotheker soll billig jedes Mittel einzeln haben, wenn etwa ein Bauer, oder sonst eine unwissende Person z. B. einen einfachen Thee von Baldrian oder Chamillen für die Kolik verlangte, — denn für Aerzte wäre es nicht nöthig, — dann mische er immer je zwei, je drei, je vier Mittel zusammen, so daß zuletzt über alle diese Composita eine Hauptmedicin, ein Compositissimum stehe, das alle Mittel in nuce enthält, und das er sowohl in Pillen- als Pulver-

und Mixturform dastehen haben muß. Der Vortheil einer solchen Einrichtung wäre nicht gering. Wie oft geschieht es nicht, daß ein Arzt in einer Krankheit Symptome aus fast allen Krankheiten sieht, und was für Zeit und Papier muß er nicht manchmal damit verschwenden, für jedes Symptom auch das Mittel auf das Recept zu setzen; so schreibt er gleich die Mittel, und während ihrer ein Dutzend, die indeß, wenn wir uns die composita, die in unsre Recepte mit eingehn, zerlegt denken wollten, gewöhnlich nicht reichen möchten, mit einem Namen auf; ja, ist der Kranke ein reicher Mann, so kann der Arzt gleich Anfangs der Krankheit, für alle mögliche Fälle, die Universalpille geben, und deren Gebrauch durch den ganzen Verlauf der Krankheit fortsetzen lassen, was eine sehr einfache und zugleich bequeme Heilungsmethode abgeben, ja auch ein gutes Vorurtheil beim Kranken erwecken würde, der, wenn er sich mit Einer Medicin curirt sieht, glaubt, der Arzt müsse das Wesen der Krankheit recht gefaßt haben. Stürbe der Kranke dennoch zufällig, so könnte dann der Arzt mit Recht die Achseln zuckend sagen: die Hülfe der Kunst war erschöpft; ein Ausdruck, der jetzt häufig gemißbraucht wird, indem sich der Arzt damit zu rechtfertigen gedenkt, da er doch oft nicht viel über die Hälfte der Mittel, die es giebt, in der respectiven Krankheit angewandt hat und vielleicht höchstens eine halbe Mandel auf einmal; dagegen die Krankheit vielleicht nicht würde haben widerstehen können, wenn er ihr mit der ganzen Apotheke auf einmal zu Leibe gerückt wäre.

Auf der andern Seite wäre aber auch sehr zu wünschen, daß man die Aerzte zu mehrerer Ordnung im Curplane anhielte. Man nehme z. B. Gicht und Hypochondrie. Wie unordentlich unter einander werden hier die Mittel gegeben. Es ist wahr, im Allgemeinen werden diese Krankheiten nicht vernachlässigt: der Kranke bekommt gewöhnlich nach und nach alle Mittel, die in unsrer Schatzkammer existiren, und, weil man sonst nicht durchkommen würde, meist eine gute Portion zusammen; aber das alles geschieht ohne eine bestimmte Regel. Der Arzt sollte sich hier einen festen Curplan machen, den er durch die ganze Krankheit befolgte, und, um Wiederholungen zu vermeiden, die Mittel entweder nach dem Alphabete, oder nach der Reihe, wie die Büchsen in der Apotheke stehen, geben; so kann er immer wissen, welches Mittel schon darangewesen ist, und die Krankheit ihren ordentlichen Cursus durchmachen lassen. Wie es jetzt geht, kommt der Kranke um manches Mittel wahrlich blos deßwegen, weil der Arzt bei seinen vielen Geschäften sich doch nicht gleich auf alle Mittel besinnen kann. Ich bin nicht so eitel, diesen Vorschlag als wesentliche Verbesserung unsrer jetzigen Medicin ausgeben zu wollen; aber er dürfte vielleicht die Ausübungsart derselben, wie sie jetzt ist, mehr systematisch machen. Es ist allerdings wahr, in neuern Zeiten sprechen ausgezeichnete Aerzte sehr laut und nachdrücklich gegen die Combination vieler Mittel und für die Einfachheit der Curmethode. Man muß aber dabei die Relativität der Begriffe viel und Einfachheit sehr in Anschag bringen; und es könnte sich manchmal zutragen, wenn ein Narr die einfachen Recepte und Cürpläne dieser Aerzte fähe, daß er sich wieder versucht fühlte, gegen die Combination vieler Mittel und das Herumfahren im Curplane, wovon selbst die ausgezeichnetsten Aerzte unsrer Zeit nicht frei wären, loszuziehn.

Ein Hauptvorzug der neuern vor der alten Medicin besteht auch in ihren Extracten und abgezogenen Wässern. Erstere sind der Arzneikunst ohngefähr dasselbe, was der Kochkunst Zucker und Syrup. Nämlich diese beiden entgegengesetzten Künste haben auch entgegengesetzte Zwecke: die Kochkunst, den möglichsten Wohlgeschmack der Speisen hervorzubringen, wozu ihr eben Zucker und Syrup dient; die Arzneikunst dagegen, die Medicin so abscheulich schmeckend einzurichten, als es nur immer möglich ist; was man ja auch im gemeinen Leben als das Kriterium der Medicin ansieht. Hiezu dienen nun vorzüglich die Extracte. Die Natur hat in ihrem ganzen Vorrathe keine Substanz aufzuweisen, die den zu einer Medicin erfoderlichen Uebelgeschmack besäße; auch das ist blos ein Vorzug der Kunst. Man wird hier abermals bemerken, wie vortheilhaft sich der verständige, ausgebildete Mensch von dem Thier und dem rohen Wilden unterscheidet, die blos dem blinden Triebe der Natur folgen, und, wenn sie krank sind, blos die Mittel zu sich nehmen, wozu unwiderstehliche Neigung und Appetit sie drängt. Es bedurfte des tiefblickenden Verstandes des Menschen, die wahre Heilkraft in dem zu entdecken, wovon ein fast unüberwindlicher Abscheu uns zurückhält, zu erkennen, daß man dem armen, nach Erquickung lechzenden Kranken, der einen Schwamm mit Essig verlangt, ihn mit Wermuth getränkt reichen müsse. Es ist wahr, wenn der Kranke sich zwischen den zwei Uebeln eingeschlossen sieht, dem gespenstischen Tode auf der einen Seite und der bittern Medicinflasche auf der andern, sagt er öfters zu sich, wähle das kleinere Uebel, und wirft sich dem Gerippe in die Arme, vor dem ihm weniger schaudert. Aber so erfodert es nun einmal der Ernst der Medicin, und das kann nicht anders sein. Wenn die Medicin ein Torturwerkzeug für den Gaumen ist, so ist ja ohnehin nicht mehr als billig, daß einer an dem Theile, woran er gesündigt hat, auch gestraft werde. Die Medicin ist eine Ruthe, die dem Kinde freilich weh thut, aber auch die Unart aus ihm austreibt; und wenn ein Wilder glaubt, ein Heilmittel müsse etwas sein, was dem Kranken wunderbar wohl thue und ihn sogleich Erleichterung fühlen lasse, nun so zeigt er ja eben durch solche ungeschlachte Begriffe, daß er nicht die mindeste Cultur habe. Daß übrigens das Hauptwesen der Medicin allgemein von den Aerzten in den Uebelgeschmack derselben gesetzt wird, läßt sich schon daraus schließen, daß, wenn ein Arzt eine Medicin verschreiben will, die nicht gerade einen besondern Zweck haben soll, — Medicin verschreiben muß aber doch jeder Arzt — er gewöhnlich aus einer Portion Extracten eine solche Mischung zusammensetzen wird, die der Kranke lieber gleich in locum secretum gösse, als erst durch das Filtrum seines Körpers dahin laufen ließe. An einer solchen Medicin, die von allen empirischen Bedingungen einer Krankheit gleichsam abstrahirt, muß man doch ihr Wesen rein erkennen können, wenn irgends. Wirklich gar nicht zu entbehren sind die Extracte dazu, den recht eigentlichen Medicingeschmack, und selbst eine gewisse angenehme dunkelschwärzliche Medicinfarbe hervorzubringen, die an sich schon das Wasser im Munde zusammenlaufen machen kann. Sie sind das tägliche Brod des Kranken, die er, wie dieses während des ganzen Lebens, so während der ganzen Krankheit nicht überdrüssig werden darf, und mit jeder andern Krankheitsspeise zu sich nehmen, ja wovon er sich allein nähren muß, wenn nichts andres zu haben ist, höchstens mit etwas Salz vermischt. Diese unmäßige Consumtion hat es denn auch nöthig gemacht, die sogenannten leviora extracta, von denen hier die Rede ist, nicht blos aus Einer Pflanze zu bereiten denn dann wäre gewiß das taraxacum und triticum repens denn längst ausgerottet; sondern man hat überhaupt eine Menge Unkraut am Wege und im Garten dazu genommen, vielleicht eben, um dadurch nach und nach seine Ausbreitung zu beschränken, und zugleich zu hindern, daß es ja nie zu den Extracten an Materialien fehle. — So haben auch die abgezogenen Wässer ihren eigenthümlichen Nutzen. Theils parfümiren sie die Medicin, die dessen, wie Leute mit übelriechendem Athem, öfters gar sehr bedarf; theils auch sind sie wie eine Art Stempelpapier zu betrachten, in das die Medicin, der Vermehrung der Revenüen wegen, eingeschrieben werden muß; und gewöhnliches würde zwar vielleicht dem Kranken eben die Dienste leisten, aber gewiß nicht dem Apotheker.

Wohl gemerkt, alle diese Vorzüge, die ich jetzt von

unsrer Medicin gerühmt habe, gelten blos für die ächt Hippokratische, die alleinseligmachende. Aber „es liebt die Welt das Strahlende zu schwärzen, und das Erhabne in den Staub zu ziehn"; und so hat denn auch die neuere Zeit eine infame Satyre auf dieses göttliche System hervorgebracht; ich meine das Hahnemannianische System. Wirklich, ich glaube, man verkennt zu häufig die Tendenz desselben. Man giebt ja allgemein zu, daß Hahnemann nicht auf den Kopf gefallen ist; wie kann man denn glauben, daß er sein System wirklich im Ernste aufstellte. Nein, es ist ein schlauer Fuchs, der blos auf eine recht pikante Weise unsre Medicin durchziehen will, weil Satyre jetzt besser bezahlt wird, als ernsthafte Wahrheit, und er mag sich recht ins Fäustchen lachen, wenn er sieht, wie man von allen Seiten über ihn loszieht, als meinte er im Ernste das alles so, wie er es sagt, und wie andre sogar Stein und Bein auf die Wahrheit desselben schwören, so wie Swift seiner Seits gewiß recht herzlich gelacht haben würde, wenn man ihm mit vielen physischen und philosophischen Gründen hätte zu beweisen gesucht, daß seine Liliputer und Brobdignacker ohnmöglich existiren könnten, und andre dennoch auf seine Autorität hin die mühseligsten Reisen nach deren Ländern hin unternommen hätten. Wie gesagt, das muß Hahnemann unendlichen Spaß machen. Die Hippokratiker sind Leute von umfassender Gelehrsamkeit, die nach rationellen Ansichten curiren, ihre Mittel in hinlänglichen Dosen geben und gehörig nach den vorkommenden Fällen mit einander combiniren. Einer solchen Platonischen

Aerzterepublik stellt denn der Spötter eine andre gegenüber von Leuten, die rationis und intellectus plane expertes sein dürfen, sobald sie nur sensus haben, die Symptome sehen, hören, riechen, schmecken und fühlen zu können, und die sonst nicht über drei zählen zu können brauchten, wenn sie nicht eine so große Menge Symptome zu zählen hätten; die ferner von Vorkenntnissen weiter nichts nöthig haben, als richtig zu lesen, um in Hahnemann's Bibel bei vorkommenden Fällen nachschlagen zu können; von Sprachen blos die Deutsche nöthig haben zu verstehen, um in J. das Doctorexamen zu bestehen, die trotz der componirtesten Symptome die simpelsten Mittel geben, oder vielmehr die Leute ganz ohne Mittel curiren, da unendlich klein so viel als nichts ist, und die dennoch die wundervollsten Curen verrichten, zu denen die Leute von gelehrten, rationellen, Hippokratischen Aerzten haufenweise laufen und die in 4 Wochen Uebel curiren, mit denen diese oft Jahre lang umsonst sich herumschlugen. Wahrlich, die Satyre hätte nicht krasser geschrieben werden können, als sie ins Leben getreten ist, und es ist deßhalb schon recht, daß man den Pasquillanten ins Exil gejagt hat. Laufen auch noch einige seiner vorzüglichsten Schüler unter uns herum, so geschieht das ja auch bei andern Witzbolden, daß ihre beßten, sarkastischsten Witze, nachdem sie selbst entfernt sind, immer noch eine Weile cursiren, und als solche satyrische Witzfunken, mit denen Hahnemann unsre Medicin und Mediciner lächerlich machen will, lassen sich ja gewissermaßen die Schüler, die er gebildet, betrachten.

Den Apothekern mag wohl bei dem Hahnemann'schen Spaße ein rechter Schreck in den Leib gefahren sein, die sich so wohl, ach so wohl bei unsrer jetzigen Medicin befinden, daß man schon daraus absehen kann, die ersten Begründer derselben müssen Pharmaceuten und Arzt in Einer Person vereinigt haben. Wie die Perückenmacher zur Zeit jener berühmten Katastrophe, da das Ehrwürdigste vom Haupte des Menschen, das ihm erst das wahre Ansehen gab, gerissen wurde, würden sie ohne Brod herumlaufen, die Zeit der alten goldnen Medicin zurückwünschend, sollte je das Hahnemann'sche System die Oberhand gewinnen. Schon jetzt hänseln die Hahnemannianer die Apotheker auf alle Weise, und da man ihnen durchaus zumuthen will, sich in den Töpfen der letztern ihre Mittel kochen zu lassen, so schreiben sie ihnen zum Torte Recepte auf, wie z. B. folgendes: **℞. Oxymell. simpl. ℥jj. cremor tart. grvi. M. f. pulvis.** Freilich mag es eine saure Aufgabe für den Apotheker sein, daraus ein Pulver zu machen; es geschieht aber blos, ihn zu hudeln. Ein andermal ärgern sie ihn auf die Weise, daß sie zu einer Mixtur, wobei der Apotheker denkt wenigstens 3 bis 4 Drachmen Extract absetzen zu können, 3 Gran extr. taraxaci setzen lassen (res non fictae) und das wahrscheinlich noch mit einer Miene, als fürchteten sie, den Kranken zu vergiften. Wahrlich, reißt das System mehr ein, so haben wir nächstens eine Gallenfieberepidemie unter den Apothekern. Doch sie haben nichts zu fürchten. Die Wahrheiten unsrer jetzigen Medicin sind tausendjährige tiefgewurzelte Eichen, die höchstens ein Erdbeben, das den ganzen Grund aufwühlt, nicht aber das Lachen eines Witzlings erschüttern kann. Der Arzt, der Apotheker, der Droguist, alle befinden sich ja so vortrefflich bei unsrer Medicin; sollten wir sie darum aufgeben, weil sich vielleicht blos eine Person, ich meine den Kranken, schlecht dabei befindet? Wer ist so unbillig, das zu verlangen? Unsre Medicin ist ein sich durch sich selbst immer mehrendes Capital. Wie wenig Aerzte konnten ehedem davon leben; jetzt, nachdem die Medicin zu einem so hohen Gipfel gebracht worden ist, finden Legionen Aerzte ihr Brod in Besorgung der Krankheiten. Man fahre nur fort, tapfer darauf los zu curiren, und der Fond wird sich schon noch mehr vergrößern, und wenn die göttliche Kunst am höchsten gestiegen sein wird, dann wird hoffentlich auch die Welt ein Lazareth, in dem der Arzt alleinherrschend umhergeht, und das allgemeine Speisehaus die Apotheke sein, und man wird dem Tod statt der Todtenuhr eine Medicinflasche in die Hand geben, damit man wisse, wann das letzte Stündlein nahe.

Drittes Specimen.

Es scheint sonderbar, warum doch gerade in unsern Zeiten das Studium der Medicin in einem alles Verhältniß gegen andre Wissenschaften übersteigenden Grade überhand nimmt. Dieß hängt aber nothwendig mit unsrer fortschreitenden Cultur zusammen. Man sieht immer mehr ein, was die wahre Wissenschaft des Lebens ist, und so wird das Streben danach auch immer allgemeiner. Eine ganze Zunft hat sich jetzt wieder eng an die eigentliche Medicin angeschlossen. Jede Barbierstube ist jetzt eine Vorschule für künftig auszubildende Aerzte; und wie man zu sagen pflegt: Laß dich den Teufel bei einem Haare fassen, und er hat dich ganz, so braucht auch jetzt ein Barbier nur des Menschen Bart zu packen, und er wird bald nach seinem ganzen Leibe trachten. Wirklich ist die Barbierstube eine weit würdigere Vorbereitung als das Gymnasium, was man auch, wie es jetzt das Ansehn hat, bald allgemein einsehen, und dem Arzte seine Gymnasienzeit erlassen, dafür aber verlangen wird, daß er 6 Jahre in einer Barbierstube gelernt habe. Wie will denn einer bei der strengen Schulzucht und dem Herumschlagen mit lateinischen Brocken das rechte Gelenk in der Zunge und den gehörigen praktischen Pli wegbekommen, die doch zu den Haupterfodernissen des Arztes gehören, und gewiß nirgends besser, als in einer Barbierstube erlernt werden. Daher sieht man denn auch, daß der Arzt, der sich in letztrer zu seinen Studien würdig vorbereitet hat, immer zehnmal eher und mehr Praxis bekommt, als ein andrer, der als gelehrter Mann von der Schule nach der Universität kam, ja daß jener gewöhnlich mit der Praxis schon seine Studienkosten zu bestreiten vermag. Wie oft trifft es sich nicht ferner, daß gelehrte Aerzte, wenn sie anfangen zu curiren, kaum noch zwei- und dreimal eine Ader haben schlagen sehen, und sich eben so sehr scheuen würden, das Instrument dazu anzugreifen, als ein Wilder das Schießgewehr des Europäers. Schon deßhalb sollte man den gewesenen Barbier, dem dieß Instrument familiar wie sein Brodmesser ist, dem gelehrten Arzte vorziehen. Diesem nützt ohnehin seine Gelehrsamkeit häufig nichts. Viele sind zu tölpisch, sie an den Mann zu bringen; und wenn der gewesene amputator barbae. der eben anfängt ein Collegium über Anatomie zu hören, seinen ehemaligen Kunden erzählt, er wisse schon die gefährlichen Krankheiten sternocleidomastoideus und coracobrachioideus zu curiren, so mögen gegen ein solches lumen, dem das Latein wie Wasser vom Munde fließt, die schulgelehrten Aerzte manchmal recht ignorant dastehen, die nur Deutsch reden und deutsche Krankheiten curiren zu können scheinen.

Es leitet mich dieß darauf, hier einige Regeln im Allgemeinen beizubringen, wie sich der Arzt, und besonders der junge, beim Eintritt in seine Praxis zu benehmen hat, die aus dem Leben vorzüglicher Meister abstrahirt sind, und somit wohl in einem Panegyrikus einen Platz finden mögen.

Das Erste, was ein Student zu thun hat, wenn er anfängt Praxis zu bekommen, ist, daß er seinen Ziegenhainer in einen Winkel stellt, oder einer neu ankommenden Vulpecula ein Geschenk damit macht, und dafür ein Zuckerrohr zur Hand nimmt, auf das er sich, wenn er es ganz fein machen will, nicht beim Gehen stützen darf, sondern blos hinten damit in die Luft aussticht. Gieng er vorher im bloßen Halse, so wickelt er nun ein Halstuch um, und den Rock läßt er eine halbe Elle länger hängen; kurz, er zieht den alten Adam ganz und gar aus, und geht eine neue Verpuppung ein. Auch

Schritt und Miene ändern sich; ersterer muß eine gewisse Eilfertigkeit annehmen, als wenn man nicht fertig werden könnte; letztere ein je ne sais quoi, was sich nicht beschreiben läßt, woran aber der Kenner als an einem pathognomonischen Zeichen den Arzt, und besonders den jungen, der von der Wichtigkeit seines Berufs noch ganz durchdrungen ist, sogleich herauszufinden vermag. Hält man ihn jetzt auf der Straße an, und fragt: Wohin so eilig? — so hat er blos zu erwiedern: Praxis! Praxis! und schiebt schnell weiter; oder was eben so viel Eindruck macht: er bleibt ein halb Stündchen stehen, und erzählt dem Befragenden, wie er jede Minute zusammennehmen müsse, um nur bei seinen Patienten herumzukommen. Rathen würde ich jetzt jedem, daß er bei einem alten Praktiker Stunde nähme, oder sich wenigstens fleißig vor dem Spiegel übte, das rechte Achselzucken, und diejenige bedenkliche Miene hervorzubringen, die der Arzt alle Tage nöthig hat; der junge ersteres besonders nach dem Ausgange, letztere zu Anfange der Krankheit. Die größte Kunst aber muß er im Augenblicke des Pulsfühlens zeigen. An dem Air, was er dabei annimmt, kann das Glück seiner Praxis hängen. Mit ernstem, stierem Blick muß er dabei dastehn, als wenn eben der Schleier der isishaften Krankheit weggezogen und ihre innersten Geheimnisse vor ihm aufgeschlossen würden. Das Krankenexamen muß er, wenn er schon einigen Ruf erlangt hat, anstellen, als wenn er schon vor der Thür die ganze Krankheit gerochen hätte, und nur des Herkommens wegen den Kranken noch ausfragte; sonst aber muß er, wenn er etwa nicht weiß, wonach er eigentlich zu fragen hat, ein verzeihlicher Fehler bei jungen Aerzten, einen pathologisch-anatomischen Cursus aller Theile mit dem Kranken durchmachen; und es schadet nichts, wenn der Kranke Kopfschmerzen hat, daß er ihn nach dem Nagel der kleinen Fußzehe fragt; der Kranke bewundert vielmehr den Arzt, dem alle Beziehungen und Sympathieen der Glieder wichtig sind. In der Diagnose muß der Arzt fest und sicher sein, das heißt, er muß aus den Symptomen sogleich den Namen der Krankheit erkennen, und nach diesem sein Recept einrichten. Die Prognose, die er dem Kranken stellt, muß in einem hypothetischen Satze abgefaßt werden, und hier muß der Arzt vorzüglich seine Verwandtschaft mit dem König aller Aerzte, dem pythischen Apoll, beurkunden, indem er seine Aussprüche dessen Orakeln in gewisser Hinsicht ähnlich macht. Alles, was sich in der Krankheit zuträgt, muß der Arzt gleich zu Anfange derselben vorausgesehen haben, und das auch dem Patienten, an dem Tage, wo es sich zugetragen hat, nicht verheimlichen. Stirbt der Kranke, so war er unheilbar, und kein Engel hätte ihn retten können; ja ohne die Medicin wäre er schon lange todt gewesen.

Sehr hat der Arzt sich zu hüten, alle Patienten in der Behandlung über einen Kamm zu scheeren, sondern er hat richtig zu individualisiren. Reiche Patienten hat er zur Frühstücksstunde zu besuchen, um zu sehen, was er ihnen für den Tag Neues zu verschreiben hat, und, um ihnen als Hausarzt für die Frühstücke, die er bei dieser Gelegenheit genießt, doch auch ein Vergnügen zu machen, sie jedes Jahr in ein andres Bad zu schicken. Arme Patienten braucht er, da auf ihre Krankheit nicht viel ankommt, überhaupt nur selten zu besuchen, kann ihnen aber dafür eine Medicin, die auf lange reicht, verschreiben. Will die Krankheit doch nicht weichen, so hat er dem Patienten grob zu kommen, was dann manchmal hilft, daß dieser ihn nicht wiederkommen läßt.

Dergleichen Regeln ließen sich noch viele geben; ich wollte aber blos deren einige einschaltungsweise beifügen, und nun zuletzt noch etwas über vorzügliche Diagnose und Indication hinzusetzen. Da fallen mir aber zwei Geschichten ein, die ich mich erinnere in öffentlichen Blättern gelesen zu haben, und deren jede allein schon einen so vollkommnen Panegyrikus in dieser Hinsicht abgeben könnte, daß ich meine Preisrede nicht würdiger beschließen zu können glaube, als wenn ich sie unverfälscht hersetze, und dadurch dieses letzte Specimen gehaltreicher als alle vorigen mache.

„Im Spitale einer großen Stadt starb ein Kranker. Die Aerzte, die ihn mit großer Sorgfalt behandelt hatten, sagten voraus, was der Sectionsbefund in jedem Theile des Körpers zeigen würde. Die Section wurde vorgenommen, und die Aerzte fanden ihre Diagnose bis auf die geringsten Particularitäten bestätigt. Indeß ergab es sich hernach, daß man aus Versehen einen ganz andern und an einer ganz verschiednen Krankheit gestorbnen Leichnam secirt hatte, als auf den die Diagnose des Leichenbefunds eigentlich gestellt war."

Wenn sich hier die Diagnose bei einem falschen Ca=

daver so schön bestätigte: wie wunderschön müßte sie sich nicht erst bestätigt haben, wenn man das rechte Cadaver getroffen hätte; und die vorliegende Geschichte giebt sicher den klarsten Beweis, daß ein Arzt nie so leicht in seiner Diagnose irren kann; es ist eine Thatsache, wodurch die Gewißheit, die Sicherheit der Medicin über allen Zweifel erhoben wird.

Uebrigens ist es gar kein Wunder, wenn man jetzt in der Diagnose so weit kommt. Man weiß ja jetzt durch alle Sinne diese Wissenschaft dem Arzte einzuflößen, ohne daß er nur an ein Krankenbett kommt. Nicht genug, daß man die Krankheiten, so vieler man habhaft werden kann, in Spiritus und unter Lackfirniß setzt, so malt man sie auch jetzt so treffend ab, daß Jeder ein vollkommnes Bild davon, im eigentlichsten Sinne des Wortes, erhalten kann. Besonders ist das bisher mit den Augenkrankheiten geschehen; und an einer Dissertation, die etwas honett aussehen will, wird man auch gewöhnlich einen zerfressenen Magen oder Oesophagus, ein Mondkalb, ein Knochengeschwür oder drgl. abgebildet finden, damit man's in der Natur danach wieder erkenne; ja neulich habe ich auch sehr schöne wohlgetroffne Porträts des gelben Fiebers und der schwarzen Blatter gesehen. Sicher hat Jemand schon den Plan gemacht, eine Pathologie mit Kupfern herauszugeben, worin jede darin beschriebene Krankheit in Lebensgröße abgebildet sein soll. Man arbeitet auch schon darauf hin, die Krankheiten in Musik zu setzen, und sucht ihnen durch Hörröhre ihre Töne abzulauschen, so daß man sie mit der Zeit einmal durch Noten ausdrücken und auf dem Clavier abspielen können wird. Vorschläge sind ferner schon eingereicht, Geschmacks- und Geruchsphantome von den Krankheiten durch chemische Mittel zu verfertigen; und es fehlt dann weiter nichts, als daß man sie noch in Stein haue, um auch für das Getast etwas zu haben. Kurz, man umstellt die Krankheit auf allen Seiten mit so viel diagnostischen Netzen, daß sie sicher nicht mehr hindurchschlüpfen können wird. Doch zur andern Geschichte!

„In einem Londner Hospitale lag ein Kranker, der an beiden Füßen litt. Den einen erklärten die Aerzte in Consultation für unrettbar, und beauftragten den dazu bestimmten Unterarzt, ihn abzulösen, den andern Fuß aber hofften sie noch erhalten zu können. Die Amputation erfolgte aus Mißverständniß an dem weniger schadhaften Fuße, und der eigentlich zum Abschneiden verurtheilte gesundete nach wenig Wochen."

Den wahren Schlüssel zu dieser Geschichte gab mir erst ein Freund, dem ich dieselbe mittheilte. Sicher, sagte er, wäre der kranke Fuß nicht gesundet, wenn der gesunde nicht abgelöst worden wäre. Die Amputation war also hier in einem solchen Grade angezeigt, daß sie, selbst an dem nebenstehenden, gesundern Beine verrichtet, die Heilung des eigentlich kranken zu Wege bringen konnte. Si fabula vera, setzt das öffentliche Blatt zur Geschichte hinzu. Es ist freilich kaum glaublich, daß ein Mensch es bis zu einem solchen Grade der Kunst bringen könne. Man sollte aber wirklich künftig die Probe machen, und allemal das gesunde Bein ablösen, damit das kranke gesund werden könnte.

III.

Schutzmittel für die Cholera,

nebst einem Anhange,

enthaltend die vornehmsten Meinungen der Aerzte über den Sitz und das Wesen oder die nächste Ursache, die Contagiosität oder Nichtcontagiosität dieser Krankheit.

1832.

Vorwort zur ersten Auflage.

Man wird hoffentlich den Titel dieser Schrift nicht mißverstehen. Sie enthält kein Schutzmittel gegen, sondern ein Schutzmittel für die Cholera. Schutzmittel gegen die Cholera hat man ohnehin schon genug: man hat dieser Krankheit von allen Seiten so zugesetzt, daß es kein Wunder ist, wenn sie aus einem Lande in das andere zieht, weil sie nirgends eine bleibende Stätte findet. Aber nicht genug, sie zu verjagen: ausrotten will man sie; und da man sie mit Gift und Blutvergießen nicht hat dämpfen können, so hat man, wie ich so eben lese (med. chir. Zeit.), nun sogar Kanonen gegen sie abzufeuern empfohlen. Wer hätte gedacht, daß so große Pillen noch in der Medicin Mode werden, und daß diese von der Politik ihr letztes Mittel borgen würde. Es schien mir der Billigkeit gemäß, eine Krankheit, die allerdings manche Unarten haben mag, doch nicht ganz ohne Hülfe zu lassen, während die Menschen sich nicht mehr vor aller Hülfe zu lassen wissen, und deßhalb habe ich diese Schrift als Verwahrungsmittel für die Cholera wenigstens gegen die ungerechten Angriffe, die man auf sie macht, geschrieben. Als Anhang habe ich eine Zusammenstellung der verschiedenen Ansichten der Aerzte über die nächste Ursache, den Sitz der Krankheit und die Contagiosität oder Nichtcontagiosität derselben beigefügt, die dem denkenden Arzte zu manchen Betrachtungen Veranlassung geben kann. Ich bitte diejenigen Herren Aerzte, die etwa gesonnen sind, noch neue Ansichten in diesem Bezuge zu machen, mir sie gefälligst zukommen zu lassen, damit ich sie noch in einem Nachtrage mittheilen kann; ich verlange dabei nicht, daß sie jedesmal auch die ganze Geschichte und Curmethode der Cholera wieder beifügen.

Erstes Capitel.

Unter allen vernünftigen Wesen auf der Welt ist der Mensch unstreitig das undankbarste und unzufriedenste. Das Mittel aber, diesem abzuhelfen, wäre nicht, daß man ihm von den Gütern, über deren Mangel er klagt, recht viele gäbe, sondern daß man ihm auch die noch nähme, die er schon besitzt. Denn die Unzufriedenheit ist nicht ein Gefäß, dessen Leere durch Hineinfüllen von Wasser und Erde verschwindet, sondern ein in dem Gefäße gewachsener Schwamm, der um so höher aufschießt, je mehr man Wasser und Erde hinzufügt. Schon die Blinden sind daher in der Regel weit zufriedener, als wir und sollten vielmehr uns, als wir sie bedauern; sie greifen weiter, als sie sehen, während unser halbes Unglück darin besteht, daß wir eben Sachen sehen, die wir nicht ergreifen können. Doch nicht blos blind, sondern auch taub und gefühllos müßte man den Menschen machen, wenn er ganz zufrieden sein sollte, so daß ihm nichts übrig bliebe, als der reine Gedanke: ich bin; wiewohl er auch diesen dann nach innern Schätzen aufzuwühlen anfangen würde, da er's ohnehin jetzt schon thut, wo er doch noch genug Dinge außer sich hat. Kurz es bleibt zuletzt für den Menschen kein Heilquell der Unzufriedenheit übrig, als vielleicht der Karlsbader Sprudel, wenn man durch Eintauchen darin Körper und Seele zugleich versteinern könnte. Glückselige Steine, in welcher zufriedenen Ruhe liegt ihr da, während rings um euch die Völker das, was sie haben, zerstören aus wüthender Begier nach dem, was sie nicht haben. Ihr verlangt weder Reform, noch Constitution oder Charte, ihr nehmt den Fußtritt, den man euch giebt, ruhig hin und flögt ficher nicht von selbst in die Wagenfenster der englischen Großen, erhöben euch nicht unzufriedene Hände.

Der beste Beweis, wie wenig den Menschen mit Erfüllung ihrer Bedürfnisse geholfen ist, liegt darin, daß mit der Bequemlichkeit und Wohlhabenheit derselben im Allgemeinen nicht ihre Zufriedenheit, sondern ihre Unzufriedenheit in geradem Verhältnisse zugenommen hat. Ja es ist zu wetten, daß von zwei Personen, von denen sich der eine blos halb satt essen kann, der andere aber die Hälfte auf dem Teller liegen lassen muß, der zweite den ersten noch beneiden wird; denn jenem fehlt zur Ergänzung des Fehlenden blos eine halbe Portion, diesem ein halber Magen, und während ersterer Mangel durch Borgen oder Stehlen ersetzt werden kann, oder sich durch Fruchtbarkeit der Jahre und Industrie immer mehr mindert, nimmt letzterer immer mehr dadurch zu.

Wenn daher die Menschen seit lange klagen, daß Literatur, Handel, Gewerbe, Nahrung darnieder liegen, so ist dieß nicht so zu verstehen, als wenn weniger gedacht und geschrieben, producirt und consumirt, gegessen und verdaut würde, als früher, von welchem allen vielmehr die Totalsumme um ein Bedeutendes gewachsen ist, sondern blos, daß mehr geschrieben als gedacht, producirt als consumirt, gegessen als verdaut wird, was doch im Grunde alles Zeichen des Ueberflusses sind. Allerdings haben nicht Alle Theil an solchem Ueberflusse; es ist aber auch nie der Fall gewesen und wird nie der Fall sein. So reich ein Apfelbaum tragen mag, kann er doch nicht ganz aus Aepfeln bestehen; es muß einen kahlen Stamm und Zweige geben, sie zu tragen. Dabei ist merkwürdig, zugleich die Klagen eines überlaufenden Topfes zu hören, daß er die Suppe nicht fassen kann, und eines daneben stehenden leeren Topfes, daß er sich mit dem Thau des Himmels begnügen müsse, während blos der eine seinen Ueberschuß in den andern überfließen zu lassen brauchte. Doch ich irre mich, die beiden Töpfe stehen nicht neben einander, vielmehr der des Reichen im ersten, der des Armen im vierten oder fünften Stock, was aus ersterm überfließt, fällt natürlicherweise abwärts, nicht aufwärts; und bei allem sentimentalen Mitgefühl, was der Reiche mit dem Armen hat, hält er sich ihn doch möglichst vom Leibe. Als ein armer Krüppel im Hofe eines reichen Gutsbesitzers bettelte, rief dieser seinem Bedienten zu: „Johann, nimm die Peitsche und jage mir den Kerl vom Hofe, ich kann solch Elend nicht ansehn.“ Andern fehlt nicht dieselbe Stimmung; nur der gleich naive Ausdruck derselben oder der Johann mit der Peitsche.

Sendet nun aber auch der Schöpfer, müde der Klagen, in denen sich Reiche und Arme begegnen, ein Mittel, Alles in das rechte Gleis zu bringen: wird er auf Dank und Zufriedenheit rechnen können? Vielleicht, wenn er sich in der Wahl der Mittel vorsieht und nicht etwa mit dem Messer oder Glüheisen sich den unheilbaren Schäden nähert, sondern sie auf magnetische oder homöopathische Weise aus dem Körper herauszaubert; denn das Menschengeschlecht ist zartfühlend und empfindlich. Gesetzt, er schickte den Heiland selbst noch einmal auf die Welt und man hätte die christliche Geschichte nicht schon hinter sich, so würde man sich freilich ganz anders, als die gottlosen Juden gethan, gegen ihn benehmen, aber etwa so: Man würde verlangen, daß er sich persönlich im Frack oder in einem stilmäßig gefalteten Anhaltungsschreiben bei der Regierung meldete, und um die Erlaubniß nachsuchte, die Welt doch retten zu dürfen. Man würde ihm, nach Prüfung seiner Wunder durch eine Commission und Bezahlung der gehörigen Gebühren, das Patent ausfertigen, seine Operationen vorzunehmen, wiewohl unter der Beschränkung, daß er nur keine Seele retten dürfe, weil dieß den Verdienst der Geistlichen verkürzen hieße, und keinen Körper, weil dieß ein Eingriff in die Privilegien der Aerzte und Apotheker wäre, auch nicht etwa sich mit Verbesserung von Kleidern oder Geräthen abgebe, denn auch der Handwerker ist in seinen Rechten zu schützen; was bliebe ihm also noch übrig, als, was er erst blos symbolisch thun wollte, wirklich zu thun, um seiner Mission zu genügen, nämlich als Arbeiter auf das Feld zu gehen und Unkraut aus dem Waizen zu reißen. Aber selbst wenn er hier ein paar Halme mit niederträte, würde man ihn sofort gerichtlich verfolgen und die gesetzlichen Strafen auf ihn anwenden. Auch verlangt ja das Volk von jedem Weltverbesserer, daß er Unkraut, das schon seit mehr als 100 Jahren gewuchert hat, nicht etwa ausreißen, sondern vielmehr es selbst Waizen tragen lassen soll.

Man muß gestehen, es liegt einige Unbescheidenheit in der Foderung des Volks, ein neuer Zahn, den es gerade braucht, solle auf irgend einem Umwege, der das Zahnfleisch schont, durchbrechen, und wenn es sich den Magen durch Ueberfluß und süße Sachen verdorben hat, solle auch die Arznei noch süß sein und mit Appetit genossen werden. Jupiter schickte den Fröschen, die einen König verlangten, als ihnen zu wohl in ihrem Sumpfe wurde, erst einen Klotz, zuletzt, da dieser Alles beim Alten ließ, einen Storch, der das Geschrei stillte, indem er die Schreier fraß. Nun wohl, der Sumpfvogel, die Cholera, ist da; aber die Menschen hätten viel weniger Ursache, sich über ihn zu beklagen, als die Frösche; denn er frißt eigentlich das Unheil, worüber sie schreien, sie selbst blos als Zukost; und curirt, die Principien der Homöopathie auf die erhabenste Weise anwendend, durch die Krankheit der einzelnen Menschen nichts anderes, als die Krankheit der Menschheit selbst.

Im Grunde, worauf reduciren sich die Vorwürfe, die man der Cholera macht: sie rafft eine Menge Menschen hinweg; aber hat man nicht schon lange die zu üppige Blätterkrone der Menschheit wegen der Krankheit ihres Stammes verklagt, und sogar durch heimliche Mittel, wenn nicht die gegenwärtige, doch die zukünftige Menschheit auszurotten vorgeschlagen; — sie hemmt Handel und Schifffahrt; aber haben das die Regierungen nicht seit lange durch den Schnürleib der Douanen gethan; — sie bringt Verdienstlosigkeit unter gewisse Classen von Menschen; allein was sind die Geldbeutel der Menschen von jeher anders gewesen, als communicirende Blasen, von denen man keine leer drücken kann, ohne daß eine andre dafür anschwillt. In allen diesen Beziehungen macht sie also das Uebel zum mindesten nicht schlimmer, wenn überhaupt eins da ist; und rechnet man den Umschwung, den die Literatur durch die Choleraschriften gewonnen hat, denn über dem Leichenfelde der Menschen flattern sie wie zahllose flügge gewordene Psychen empor, die Entstehung der Mäßigkeitsgesellschaften, als deren Urheber man mit Unrecht den Diaconus Eger genannt hat, die Bereicherung, die die Medicin an neuen Theorieen gewonnen hat, für gar nichts? Es ist der Mühe werth, alle diese Puncte etwas näher zu beleuchten, geschieht es gleich nicht in der Hoffnung, die Menschen mit der Cholera zu versöhnen; denn erst wenn sie vorbei sein wird, werden viele laut und öffentlich die guten Cholerazeiten zurückwünschen. Es ist mit der alten und neuen Zeit wie mit einer ersten und zweiten Frau: wäre die alte auch eine Megäre gewesen, und die zweite ein Engel, so würde man doch immer der zweiten vorwerfen, daß ihre Flederwische zur Seite kein Ersatz für das feurige Auge und die lebendigen Lockenringeln der ersten wären; und ungleich als die

Menschen unter einander, spricht man blos stets gut von der Zeit, nachdem sie den Rücken gewendet, schimpft sie aber ins Angesicht.

Zweites Capitel.

Daß zu viele Menschen auf der Welt sind, darüber ist man schon lange einig, wenn es auch minder entschieden ist, welche der Menschen zu den zu vielen gehören. Im Allgemeinen zwar kommt die eine Hälfte der Aerzte überein, daß die andere überflüssig sei, die eine Hälfte der Candidaten, daß man die andere nicht brauche, und da dasselbe in allen Ständen und zwar reciprok zwischen beiden Hälften geschieht, so wäre auf diese Weise freilich die ganze Menschheit überflüssig. Die Reichen halten allerdings die Armen nicht für überflüssig, in so weit als sie dieselben brauchen, durch Arbeit ihre Schüsseln zu füllen, aber doch in sofern, als dieselben sich dann mit an diese Schüsseln setzen wollen, wo sie so unbequem werden, wie Fliegen, die man wegen ihrer Menge nicht ausrotten kann. Für um so überflüssiger werden die Reichen von den Armen gehalten, ungefähr nach demselben Schlusse, den der Holzapfelbaum und Schlehbaum macht: daß wir mit schlechten Holzäpfeln und Schlehen vorlieb nehmen müssen, rührt blos daher, daß die vornehmen Bäume uns alle guten Aepfel und Pflaumen wegtragen; und sie dienen daher willig gern Jedem zu Prügeln, der diesen stolzen Bäumen ihre Früchte abzuschlagen Lust hat. Freilich waren jene auch einmal Schlehen- und Holzapfelbäume, und diese könnten sich dazu veredeln; aber um so zu schließen, müßten die letztern schon edel sein.

Im Grunde kommt dieser Streit auf das allgemeine Naturgesetz heraus, daß jeder Hund, der einen Knochen im Munde trägt, den Hund, der das andere Ende davon anfaßt, für überflüssig hält, selbst wenn es dieser eher anfaßte; und es ist gewiß, daß, wenn blos zwei Menschen auf der Welt existirten, sie doch über Uebervölkerung klagen würden; ja der Streit zwischen Kain und Abel hatte wahrscheinlich keinen andern Grund. Genau betrachtet aber scheinen auch unsere jetzigen Klagen über Uebervölkerung noch keinen triftigern Grund zu haben.

Wenn es unglückliche Gegenden giebt, wo die angestrengteste Arbeit durch die zunehmende Vermehrung der Producte ihren Lohn nur immer mehr mindert, so ist nicht die Uebervölkerung deßhalb anzuklagen eher die entgegengesetzte Ursache; denn würden nicht, wenn es doppelt so viele Menschen gäbe, doppelt so viel Strümpfe und Spitzen getragen werden? Blos die Indolenz der Menschen oder ihrer Führer, daß sie, wie Raupen an einem abgefressenen Aste, noch klumpenweis an einem erschöpften Gewerbzweige hängen bleiben, während der Baum wohl noch viel andere grüne Zweige hat, wohin sie sich vertheilen könnten, ist Schuld an ihrem Hunger. So ist das Erzgebirge mit seiner stockenden Industrie ein alter abgedankter Bergmann, der vor seinem erschöpften Schacht steht und seine letzten

Kräfte verschwendet, aus dem tauben Gestein noch Gold und Silber herauszuklopfen, während es fern und nah noch reiche Schachte genug giebt, die sich ausbeuten ließen. Jene Armen sind zu bedauern, wenn man nicht mehr für sie thun will oder kann; aber die Armen sind es nicht überall; denn an den meisten Orten ist Brod zu finden, wer es nur, anstatt mit dem Bettelsack vor den Thüren, auf dem Felde mit dem Säetuche sucht.

In der That, fehlt es wohl im Allgemeinen an Nahrungsmitteln und sonstigen Producten? Vielmehr wenn es nicht von Korn und Kartoffeln genug gäbe, so könnte es nicht von Branntewein zu viel geben. Nun ist freilich sonderbar, daß man erst Branntewein aus Korn und Kartoffeln destilliren will, und dann doch verlangt, der Rückstand solle die Leute noch eben so satt machen, als vorher. Unstreitig hat der Schöpfer Korn und Kartoffeln wachsen lassen, um gegessen zu werden, und nicht darauf gerechnet, daß man diese Producte vertrinken würde. Ist es aber Wunder, daß, wenn man die Nahrungsmittel zu Wasser macht, man auch nur Wasser übrig behält, sich zu nähren? Es ist gewiß, daß, wenn alle Feldfrüchte, die jetzt, zu Branntewein verbraucht, den Weg nach dem Kopfe nehmen, um sich dort in revolutionaire und zornige Ideen von Freiheit und Gleichheit gegen Nachbar und Staat zu verwandeln, vielmehr als Brod, Klöße und Brei den Weg nach unten einschlügen, nicht nur genug hievon da sein würde, um wohlfeil verkauft zu werden, sondern auch Geld übrig bleiben würde, es zu kaufen, Vernunft genug, das Geld zu verdienen, und

Dünger, die Producte selbst wieder zu erzeugen; und der Grund ist sehr untriftig, den man anführt, daß der Branntewein zur Stärkung der Arbeit diene, denn das römische Coliseum wurde zur Zeit gebaut, da man noch keinen Schnaps kannte, und fiel ein, da man zur Genüge davon hatte. Blos die Verwandlung hat er hervorgebracht, daß, während sonst die Leute tranken, um zu arbeiten, sie jetzt höchstens arbeiten, um zu trinken, und sich beschweren, daß sie das Brod nicht nebenbei umsonst von der Regierung oder Armenanstalt erhalten. Man hält den Regierungen immer das Beispiel Heinrichs IV. vor, welcher sagte, er würde nicht eher ruhen, als bis er's so weit gebracht, daß jeder seiner Unterthanen des Sonntags ein Huhn im Topfe habe, wiewohl er's meines Wissens nie wirklich so weit gebracht; allein man verlangt zugleich, daß die Regierung selbst Jedem das Huhn in den Topf stecke.

In Summa mögen also wohl nicht zu viel Menschen an sich da sein; sicher ist nur, daß zu viel faule und liederliche da sind, an fleißigen und ordentlichen aber ist noch keine Uebervölkerung zu spüren. Im Gegentheil, ein fleißiger Arbeiter, eine Magd oder ein Bedienter comme il faut, ein tüchtiger Beamter sind Dinge heut so selten als vor 100 Jahren und oft mit schwerem Gelde nicht zu erlangen. Aber man möchte nicht fleißig arbeiten, nicht tüchtig und thätig sein, und denkt, wenn ein Theil von denen stürbe, die es sind, müßte man dann auch die Faulen und Liederlichen bezahlen.

Vollends kann man fragen, wie von Uebervölkerung die Rede sein kann, wenn man daran denkt, daß es in Nordamerika, Brasilien, Australien noch so viel urbares Land giebt, das, um es in Besitz zu nehmen, blos die Ausrottung einiger Wälder und wilden Völkerstämme fodert. Leute, die so laut über Mangel an Arbeit klagen, fänden dort mehr als sie brauchten. Man sagt freilich: gerade die Aermsten, das sind aber die meisten, haben am wenigsten die Mittel, dahin zu gelangen. Das ist wahr, aber man hat in jenen Welttheilen die meisten Mittel, sie dahin gelangen zu lassen, und das meiste Bedürfniß, sie zur Arbeit zu verwenden; es müßte nur ein Angebot gemacht und die Sache irgendwie organisirt werden. Warum steckt Amerika ganz voll Irländer, nicht auch voll Schneeberger, Annaberger u. s. w. Jene sind doch auch nicht auf eignen Flügeln über das Meer geflogen. Wollte nun aber Jemand wirklich einmal die Sache organisiren, was würde ihm bei uns begegnen? Die patriotische Neigung, lieber an der Stelle, wo man geboren ist, zu verhungern, als an einen fremden Ort zu gehen, wo der Platz die Menschen sucht, nicht die Menschen den Platz suchen; es sei denn, daß es gälte, einen reichen Vetter in Indien zu beerben, wo Niemand anstehn wird, dahin zu gehen; es fällt nur leider nicht oft genug vor, um der Uebervölkerung in Europa zu wehren. Und so wird denn freilich, wenn die Faulen faul bleiben, und die Fleißigen mit Kind und Kindeskindern auf demselben Flecke, der nicht wachsen will, während die Familie wächst, hocken bleiben, Europa mit seinen Städten und Dörfern zuletzt einem Korbe mit faulen Käsen ähnlich, worin die Maden unter und über einander wimmeln, keine aber in die frischen Körbe kriechen will, die ein Stück davon stehn, weil die Fliege nicht gleich das Ei hineingelegt hat.

Also geben wir in diesem Sinne eine Uebervölkerung Europa's zu, und geben damit auch zu, daß es einer Abhülfe dagegen bedarf. Worin sie aber finden, wenn man sie in den vorigen Mitteln nicht finden will?

Das gewöhnlichste Hülfsmittel in dieser Hinsicht ist bekanntlich der Krieg. Dieß Mittel wurde in frühsten rohen Zeiten ohne alle Kunst und Wissenschaft angewandt; gefiel Jemanden der Platz, worauf sein Nachbar stand, so sagte er: geh weg, und ging er nicht, so schob er ihn weg oder schlug ihn todt; aber da das Jedem vom Andern begegnen konnte, war Niemand sicher. Später wußten es die wenigen Klugen so einzurichten, daß die vielen Dümmern sich an ihrer Stelle todt schlagen mußten, wenn es einmal an Raum fehlte, was diese auch mit großer Gutmüthigkeit und mit wenig eigenem Nutzen bisher gethan haben. Man sah aber bald ein, daß bei der ungezieferartigen Fruchtbarkeit des gemeinen Volks eine sparsame Anwendung letztern Hülfsmittels nichts fruchte, erklärte also den einzelnen Todtschlag und Diebstahl überhaupt für gottlos und munterte durch Orden, Ehrenstellen, Rang und Titel desto mehr zum allgemeinen auf. In der That, wollte man jeden König, der 100000 Menschen durch weise Combinationen und geschickte strategische Maßregeln aus der Welt geschickt und einige Länder bei Seite gebracht hat, eben so hängen oder einsperren, als Jeden, der einen Menschen aus Leidenschaft todt schlägt, oder ein Brod aus Hunger stiehlt, und, statt daß man jetzt auf eine gewisse Anzahl Köpfe, die Jemand vorzeigen kann, als Preis eine Ehrensäule mit dem Namen des Großen setzt, ihm eine Schandsäule mit seinem Kopfe als Knopf oben darauf errichten, so würden die Menschen bei weitem nicht die für ihren Bedarf nöthige Anzahl Kriege haben; daher jene Einrichtungen sehr weislich getroffen sind, daß es daran nie fehle.

Bekanntlich haben die Menschen das System, den Wald der Menschheit, wenn er zu dicht wird, auf eine möglichst expeditive Weise zu lichten, auf einen hohen Grad der Vollkommenheit gebracht; und sie sind, wenn sie gerade in Menge vorhanden sind, bescheiden genug, mit einander auch nicht mehr Umstände zu machen, als mit andern Dingen, die gerade zu beseitigen sind. Man sprengt die Felsen mit Pulver, haut die Wälder mit Eisen um und schießt die Mauern mit Kugeln ein, und dieselben Mittel wendet man ungefähr an, um die Menschen, die sich deßhalb vorher in Haufen sammeln müssen, bei Seite zu schaffen. Wer mit der größten Menge zuerst fertig ist, bekommt ein Stück Land als Belohnung. Indeß will man doch seinen Abscheu gegen den Todtschlag beweisen; man schafft daher alle jene Todte ruhig bei Seite und spricht nicht mehr davon, nimmt dafür aber gegen einzelne Taugenichtse desto mehr Rücksicht, um zu zeigen, daß man selbst ein nichtswürdiges Leben noch achte. Man füttert sie erst ein paar Jahre, läßt sich's mehrere

Tausend Thaler kosten, ihnen zu beweisen, daß sie nicht werth seien von der Sonne noch ferner beschienen zu werden, unterschreibt mit schmerzlichem Bedauern über den Rest von Barbarei in unserer positiven Gesetzgebung, der Auge um Auge, Zahn um Zahn verlangt, ihr Urtheil, baut ihnen ein stattliches Gerüst, bietet Staat und Kirche auf, die Feierlichkeit ihres Dahinscheidens zu verherrlichen, und sucht ihnen ihre letzten Augenblicke auf alle Weise zu versüßen; während der brave Soldat auf dem Schlachtfelde halb von der Kugel und halb vor Durst und Kälte stirbt, ohne für mehr gerechnet zu werden, als die Zahl an seinem Czako.

Jedenfalls, da man selbst weiß, wie man einander los werden soll, und, während die eine Hälfte der Gewerbe, Aemter und Staatseinkünfte zur Unterhaltung der Menschen dient, die andere Hälfte eben so regelmäßig zur Unterhaltung der Mittel, sie zu beseitigen, verwandt wird, ist sehr wohl begreiflich, warum es die Menschen so übel nehmen, daß ihnen die Cholera jetzt vorgreift und einen Theil der Menschen ums Leben bringt, die der Staat gar nicht dazu bestimmt hat und auch nicht dafür bezahlt. Die Potentaten waren ja selbst nur eben im Begriff, eine allgemeine Purification vorzunehmen, ja in manchen Ländern schrie auch das Volk, im Gefühle seiner eigenen Vollblütigkeit, danach, und es handelte sich blos noch um die diplomatischen Formen, um den Anfang damit zu machen; nun sehen sie mit Erstaunen und Unwillen, daß ihnen die Cholera in ihr zünftiges Handwerk greift, und auf eine Weise, die für sie ohne allen Nutzen ist. Man trifft Anstalten gegen die Cholera wie gegen einen Wolf, der in eine Schafheerde einbricht, nicht aus Schonung für die Heerde, die man ja selbst schlachten würde, sondern weil man dadurch um die Wolle und das Fleisch kommt. In der That, die Menschen, welche die Cholera tödtet, könnte ja ein berühmter General, oder der es werden will, ein Prinz vom Hause, ein Mann, der Popularität sucht, todtschlagen, und sich dadurch, daß er selbst die Hauptstädte, in die sie eingebrochen ist, eroberte, die schönen Titel Moskawsky, Warschawsky, Wieninsky, Berlinsky alle zugleich verdienen, aus denen sich noch dazu die uneigennützige Cholera nicht einmal etwas macht; auch titulirt man sie nur Wütherich, Ungeheuer u. s. w., woraus sie sich allerdings eben so wenig macht. Freilich kann sich die Cholera nicht als eine Person von Gottes Gnaden ausweisen, d. h. eine Person, die durch die Gnade Gottes gleich da geboren ist, wohin sie durch eigene Kraft nicht gelangen würde, und die auf ihrem Throne festgewachsen ist, weil sie, aus Furcht ihn nicht wieder zu bekommen, ihn seit Jahrhunderten nicht zum Repariren gegeben hat; sie ist vielmehr erst ganz vor Kurzem aus Sumpf und Moor hervorgekrochen und hat sich ihre ganze Herrschaft und Berühmtheit selbst errungen. Wäre sie die Tochter irgend eines Fürsten, so würde irgend ein Prinz, etwa Don Miguel, Neigung zu ihr fassen und sie heirathen, man würde dann das, was sie thut, legitim und in der Ordnung finden, da man den Fürsten das Recht dazu nie bestritten hat, wofern sie es nur in den gehörigen Formen ausüben; aber so ohne alle Befugniß in die göttlichen Rechte der Regenten einzugreifen, das ist nicht zu erdulden.

Indeß würde man es vielleicht dennoch erdulden, wenn nur die Cholera irgend eine politische oder religiöse Farbe trüge, sei es nun ultraliberal oder karlistisch, aristokratisch oder radical, rationalistisch, supranaturalistisch oder mystisch, und dann ihre Freunde schonte und blos ihre Feinde fräße. Sie würde dann wenigstens eine Partei für sich haben, und statt daß jetzt, wo sie sich nur blicken läßt, Alles sich zu Vereinen zu ihrer Abwehr und Vertilgung zusammenrottet, wie Pferde, die beim Herannahen eines reißenden Thieres die Köpfe im Kreise zusammenstecken und blind hinten ausschlagen, würden vielmehr Propaganden zur Beförderung und Fortpflanzung der Cholera, neben andern Propaganden, welche die neuere Zeit erlebt hat, entstehen, und man würde sie, wie einen verständigen Hund, dem man seinen Feind zeigen und zurufen kann: Pack an! hegen und pflegen, statt daß man sie jetzt, wie einen tollen Hund, der ohne Unterschied Alles, was ihm in den Weg kommt, anfällt, zu vernichten sucht. In der That, sie kümmert sich um keine Cocarde oder Binde, sie liest keine Journale, aus denen sie lernen könnte, wer die Nichtswürdigen sind und wer die Gerechten, sie ist nicht durch Geld und Mittagsmähler zu bestechen; sie fragt den Reichen nicht, ob er Zeit hat, sie zu empfangen; sie tödtet nicht den Großen oder Geringen, den König oder Bettler, sie tödtet blos den Menschen. Diese Unparteilichkeit sollte ihr Freunde erwerben, zumal jetzt, wo die Foderung und das Bewußtsein der Gleichheit vor Gott und dem Gesetz immer lauter wird und mehr als ein Streben dahin geht, Berge und Thürme zu rasiren und die Erde zu einem spiegelblanken Ball zu machen; allein diese Foderung ist ja stets nur dahin gegangen, gleiche Vortheile zu gewinnen, dagegen Keiner diese Gleichheit verlangt hat, wenn es gilt, gleiche Lasten und Unglück zu tragen.

Allerdings ging schon einmal die Rede und ward mit großem Frohlocken in allen Zeitungen verkündet, die Cholera sei eine Aristokratin geworden und speise blos gemeinen und schlechten Pöbel. Man fing demgemäß auch in den gebildeten Cirkeln an, die Cholera viel milder zu beurtheilen; sie gewann augenscheinlich an Liebenswürdigkeit, und aller Abscheu wandte sich gegen das Volk, welches das Versäumniß der Cholera an denen, die sie vergessen hatte, glaubte nachholen zu müssen; man designirte schon die Straßen, wo man ihren Einzug wünschte und fing an anzuerkennen, daß die Cholera viel Elend von der Erde wegräumen könne. Allein, seitdem die Cholera, der an der Freundschaft und Achtung der Großen nicht viel zu liegen schien, neben den Fliegen auch die Spinnen wieder wegzufegen angefangen und sich an einigen Grafen und Fürsten vergriffen hat, ist der Bruch vollständig und unheilbar geworden; ja die Großen, im Gefühle des unersetzlichen Verlustes, den Jeder an sich selbst erleidet, äußern wo möglich noch mehr Widerwillen gegen diese Krankheit, als die Gemeinen, die stillschweigend zugestehen, daß, weil sie nichts zu verlieren haben, nichts an ihnen verloren sei. Wenn freilich blos die

Schnapstrinker und das Lumpengesindel, das wirklich in Lumpen geht, an der Cholera stürbe, so würde man ihr keinen Vorwurf daraus machen; daß aber auch die unmäßigen Weintrinker und Fresser und das Lumpengesindel in gestickten Kleidern nicht verschont bleiben, das empört.

Wir verkennen hiebei gar nicht das Mitleid, das sich, unangesehen der Personen, so allgemein und lebhaft gegen die unglücklichen Schlachtopfer der Cholera äußert. Jeder vermag das Mitleid in so großer Quantität und ohne alle Kosten in seinem Innern zu erzeugen, daß man ganz verschwenderisch damit umgeht, um so mehr, da ein recht wirksames Motiv beiträgt es hervorzulocken. Es wird wohl Keiner sein, der sich nicht jetzt aus seinen Schuljahren des Terenzischen »Homo sum, nihil humani a me alienum puto« erinnern sollte, was auf Deutsch heißt: ich bin ein Mensch, also könnte mich wohl auch treffen, was andere Leute trifft. Diese Gefahr nimmt mit der Nähe zu, und deßhalb ist es richtiger, von Mitleid gegen den Nebenmenschen, als gegen den Menschen überhaupt zu sprechen; denn das Mitleid nimmt, nach demselben Gesetze als das Licht, mit der Entfernung des Gegenstandes ab; ja dieser Einfluß der Nähe ist so groß, daß man schon mit einem heulenden Schoßhündchen mehr Mitleid haben kann, als mit einem heulenden Armen vor der Thür, und daß ein Fleck auf dem Kleide uns betrübter macht und zu mehr Ausgaben veranlaßt, als die Lumpen eines Bettlers, der drei

Schritte von uns steht, wiewohl wir auch diesem etwas Mitleid nicht versagen. Daß Menschen überhaupt unglücklich sind und sterben, darüber härmt sich im Allgemeinen kein Mensch; gehen ihn die Leute nichts an, so raucht er so ruhig als der Holländische Pflanzer sein Pfeifchen, während sie gegeißelt werden; ja lachen sie etwa oder verziehen den Mund bei etwas, wo er gewohnt ist zu weinen oder die Augen zu verdrehen, so zündet er ihnen selbst den Scheiterhaufen an und tanzt darum, um zu lachen, wenn sie weinen; und wer hätte nicht im letzten Kriege mit Vergnügen gehört, wenn 10000 Russen, oder je mehr je besser, erschlagen oder durch Mangel und Hunger umgekommen waren. So las man auch zuerst mit höchster Gleichgültigkeit: in Indien sind 2 Millionen Menschen an der Cholera gestorben; man las es als eine Art Curiosität oder Naturereigniß, wie man etwa läse: der Chimborasso speit jetzt Feuer, man weiß ja, bis hieher wirft er seine Steine nicht, also kann man ruhig sein; man sagte höchstens einmal: das ist schrecklich; aber Niemand ist erschrocken: dazu war Indien viel zu weit. Mit etwas mehr Interesse las man: es sind 5000 Menschen in Moskau an der Cholera gestorben: man hat mit Europäern schon mehr Mitleid als mit Asiaten oder Amerikanern; man erkundigte sich schon beiläufig, ob die Cholera ansteckend sei, und das Mitleid stieg oder sank um einige Procente, je nachdem man die eine oder andere Nachricht darüber vernahm; man las mit Aufmerksamkeit und Bestürzung: es sind 1000 Menschen in Warschau gestorben; und wen bisher der Polnische Krieg noch theilnahmlos gelassen hatte, der fieng doch jetzt an, denselben empörend zu finden; allenthalben, wohin sich die Cholera jetzt wenden wollte, wurde ihr der Eintritt in das Gebiet untersagt, und sie mußte sich nach Ungarn und Preußen einschwärzen lassen; als man nun aber erst gehört hatte, in Berlin sind 50 Menschen an der Cholera gestorben, da kannte die Bestürzung keine Gränzen mehr, und weil man durch den Himmel keinen Cordon ziehen konnte, rief man ihn jetzt an, es selbst zu thun; wird sie aber erst in Leipzig sein, so wird sie leichtes Spiel haben, vielen, die von dem immer anwachsenden Mitleid, und der Furcht, es könne jeden Augenblick in Mitleiden übergehen, nun schon ganz erschöpft sind, vollends das Garaus zu machen.

Also erklärlich sind die Verwünschungen wohl, die man jetzt gegen die Cholera ausstößt, aber sind sie deßhalb auch gegründet? Brauchen wir überhaupt Mittel, uns eines Theils der Menschen zu entledigen, so ist doch unstreitig dasjenige, was nicht die rüstigsten und bravsten Leute, wie der Krieg, sondern anerkannter Weise aus allen Ständen und Geschlechtern die, welche sich der Völlerei und andern Ausschweifungen ergeben haben, zu ihren Opfern ersieht, vorzuziehen, und doppelt wohlthätig wirkt die Cholera dadurch, daß sie, anstatt wie der Krieg die Menschen zu demoralisiren, vielmehr sie zur Enthaltsamkeit und Mäßigkeit anhält.

Drittes Capitel.

Unstreitig ist die Form, unter welcher die Cholera erscheint, Brechen und Purgiren, sehr unwesentlich, und von ihr blos zur symbolischen Bezeichnung dessen, was sie eigentlich mit ihrem Erscheinen sagen will, gewählt worden. Es ist merkwürdig, die Menschen über Brodlosigkeit klagen zu hören, während über die Hälfte derselben an den mittelbaren oder unmittelbaren Folgen der Magenüberladung stirbt. Freilich Brodlosigkeit heißt jetzt nicht sowohl kein Brod haben, als blos Brod haben; da doch der Mensch nicht von Brod allein lebt, vielmehr dieß blos als Wagen dient, um Fleisch und Fett in den Magen einzufahren. Das Brod für sich bewirkt ja weiter nichts als Sattwerden, was gerade das Verdrießlichste bei dem ganzen Essen ist, indem alle Kunst vielmehr darin besteht, es so einzurichten, daß es dazu möglichst spät oder gar nicht kommt; weßhalb auch alle Nahrungsmittel, die den Menschen leicht satt machen, wie Klöße, Mehlsuppe, kaum als Wort, geschweige als Substanz in den Mund eines Gebildeten kommen. Allein trotz aller Vorsicht weiß man sich vor dem Sattwerden nicht zu schützen; ja es giebt Leute, die 100 Thaler darum geben würden, nur einmal recht ordentlich hungrig zu werden, und die es trotz aller Raffinerie nie dazu bringen. Allerdings brauchten sie blos eine Mahlzeit darum zu geben, die noch dazu einem armen Schlucker, der an der entgegengesetzten Calamität leidet, recht wohl bekommem würde;

allein durch Nichtsessen hungrig werden, kann jeder Bettler; das wahre Problem ist, den Hunger wieder durch das Essen selbst hervorzubringen. Statt daher weniger zu essen, ißt man mehr, nämlich neben Braten und Pudding noch Sardellen, Gewürz und Sauce, oder auch man trinkt jetzt, um hungrig zu werden und ißt, um durstig zu werden, und bringt es so durch ein geschicktes Wechselspiel von beiden oft recht weit in beiden, wobei die Zunge wie ein Pendel hin und her schwingt, die Maschine immer in gleichförmigem Gange zu erhalten. Gewiß, nichts würde dem Menschen lieber sein, als daß sein Magen die umgekehrte Eigenschaft von der Wittwe Oelkrüglein hätte, und da es nicht der Fall ist, so behandelt er ihn wenigstens als ob es der Fall wäre, und wollte man das, was zu viel gegessen wird, und das, was zu wenig gegessen wird, gegen einander wiegen, so könnte sich die Erde von dem Ueberflusse recht gut noch einen Hund halten.

Es ist wahr, man hält der Mäßigkeit große Lobreden und es werden wenige Regierungen sein, die nicht wirksame Maßregeln träfen, ihren Unterthanen dieselbe anzugewöhnen. Auch wird man überall, wo Leute auf öffentliche Kosten gespeist werden, das Princip der Mäßigkeit auf lobenswerthe Weise befolgt und zur Verhütung aller Uebertretung desselben die Speisen so eingerichtet finden, daß sie eine unmittelbare Liebe zur Mäßigkeit erwecken. Es geht aber dieser Tugend, wie andern achtungswerthen Leuten, mit denen aus Respect Niemand, wer nicht dazu genöthigt ist, gern zu thun hat, und daher lieber Andre hinschickt. Sich selbst sucht man mit der

Mäßigkeit abzufinden. Man ißt z. B. blos von seinen Leibspeisen zu viel, die man freilich alle Tage ißt, und betrinkt sich blos bei freudigen Ereignissen und an Sonn- und Festtagen, die jetzt allgemein durch einen verdorbenen Magen gefeiert werden; denn anstatt mit Herzen, Mund und Händen lobt man Gott jetzt mit Magen, Mund und Händen, wiewohl in umgekehrter Folge, und Fasten heißt jetzt nicht Nichtsessen, sondern etwas Anderes essen. Wo gäbe es eine Feierlichkeit, deren Glanzpunct nicht Essen und Trinken wäre, und würde man die langweiligen und trockenen Reden, die man dabei hält, ertragen, wenn sie nicht dienten, den Appetit nach etwas Saftigem und Geistigem zu stärken; daher auch diese Reden stets vor der Tafel, nie nach der Tafel gehalten werden, um so mehr, da man dann leichter fremder, als der eignen Zunge mächtig ist. Einem hohen Fremden beweist man seine Ehrfurcht durch Braten und Pasteten, die man vor ihn hinsetzt: sowie ein junger Weltbürger in die Welt tritt, essen ihm, da er selbst noch nicht viel leisten kann, Freunde und Anverwandte wenigstens vor, um ihn zu bewillkommnen; seine zurückgelegten Lebensstadien werden durch Torten als Meilensteine bezeichnet, und wenn er wieder aus der Welt geht, so essen sie ihm zum Abschiede nach und trocknen ihre Thränen mit der Serviette. Geschicht etwas Großes, so ißt man viel zu viel, geschieht etwas Kleines, wenigstens etwas zu viel, allein ohne daß man äße geschieht Nichts.

Es ist wahr, der Körper, ein sehr genügsames Wesen, verlangt alle diese Gastmahle gar nicht; er weiß sogar nicht, wie er den Ueberschuß, den man ihm bietet, unterbringen soll: indeß das ist seine Sache; er mag selbst sehen. Er sieht nun auch wirklich zu. Wie oft hört man sagen: ich habe zu viel Blut; Kopfweh und Nasenbluten verlassen mich nicht; aber kann man sich wundern, daß, wenn man eine Kaffeekanne übervoll gießt, der Kaffee zur Dille herausläuft?

Der Magen ist durch die Art. wie man mit ihm umgeht, nachgerade das Ei aller Krankheiten geworden, während er doch eigentlich die Urne des Gesundheitsquells sein sollte, und es geht ihm wie manchen Puppen, aus denen ein schöner Schmetterling auskriechen sollte, statt dessen kriechen Maden heraus. Alle weisen Diätetiker haben daher auch, da man einmal den Hunger nicht als Koch gebrauchen will, ihn wenigstens als Arzt empfohlen. Und dieß scheint mir sehr richtig: denn die gewöhnliche Methode, den Menschen bei seinen chronischen Uebeln fort essen und trinken zu lassen, und dazwischen noch stärkende und reizende Mittel in den Magen zu bringen, kommt mir vor als wenn man einen Menschen, der vom Tragen großer Lasten erschöpft ist, dadurch stärken wollte, daß man ihm kleine Paquete noch daneben zu tragen giebt, oder ihn kitzelte, um ihn zu lustigen Sprüngen zu veranlassen. Was giebt sich nicht die Medicin für unendliche Mühe, alle die sauern, salzigen, kohlenstoffigen und wasserstoffigen Säfte, die im Körper herumlaufen, wieder herauszuschaffen oder durch chemische Mittel zu neutralisiren; aber auf das einfachste, sie gar nicht hineinzulassen, fallen wenige.

Auf diese Weise ist es freilich allmälig so weit gekommen, daß sich nicht blos die einzelnen Menschen, sondern die ganze Menschheit den Magen verdorben hat; und Mittel gegen die Cholera anwenden, die nun auch nicht blos die einzelnen Menschen, sondern die ganze Menschheit purgirt, heißt eigentlich Mittel gegen das Mittel anwenden. Wenn man zählen wollte, wie viele von den Menschen, die in ein paar Stunden durch die Cholera erlöst worden sind, langsam und elend durch Leberverstopfung, Magenkrebs, Wassersucht, Gelbsucht und wie diese Genien, die einen vollen Magen umschwärmen, alle heißen mögen, zu Tode gequält werden würden, so würde man sie, anstatt sie als Wüthrich zu bezeichnen, wahrscheinlich eben so loben, wie ein mitleidiges Kind, das einen halb zertretenen Wurm noch vollends todt tritt. Ja, wenn die Cholera eine Strafe ist, ist nicht die Sünde dazu reichlich vorhergegangen? Viele wollen freilich hievon nicht gern etwas wissen, weil sie dann die Sünde lassen müßten, und um abzulenken, setzen sie das Entstehen und Fortschreiten der Cholera lieber mit der Wärme der Seen, der Erscheinung der Nordlichter und der Drehung der Erde von Morgen nach Abend in Verbindung. Nun erkenne ich zwar das Großartige der Idee, hierin Symptome einer Cholera der Erde, die sich dem Menschen als Organ derselben nur mittheilt, zu sehen, ehrfurchtsvoll an, und würde sogar rathen, statt der symptomatischen Cur der Menschen, lieber allen Campher, alles Cajeputöl und Opium, was man hat, in das Meer zu schütten, und an Nordpol und Südpol wollene Strümpfe zu ziehen, um die Erkältung der Erde zu verhüten; aber doch glaube ich, hat es eben so viel für sich, die Cholera mit der andern Naturerscheinung in Verbindung zu setzen, daß unverdaute Sachen Uebelkeit erwecken, oder, um dieser Erklärung einen wissenschaftlichen Ausdruck zu geben, die Cholera von gewissen elektrisch-magnetischen Wirkungen, welche eine galvanische Kette von Fleisch, Fett und Branntewein im Magen zu erzeugen vermag, abzuleiten. Es kann auch vielleicht wahr sein, was so viele sagen, daß die Cholera aus Indiens Sümpfen gekommen sei, aber, wenn sie nicht in Jedes Magen einen neuen Sumpf fände, worin sie sich niederlassen könnte, so würden ihre Flügel sicher bald erlahmt sein, und man sollte daher, um sie abzuhalten, nicht die Länder, sondern die Menschen sperren und Pflaster statt auf den Magen, vielmehr auf den Mund legen, der zwar Feuer und Flamme gegen die Cholera speit, aber doch im Grunde das einzige Thor ist, wodurch sie in den Menschen einzieht, nicht, wie man gemeint hat, als unsichtbares Luftinfusorium, sondern frei reitend auf Kalb, Rind, Schwein und Schöps.

Es ist im Grunde unbegreiflich, wie sich der Magen so lange so viel hat gefallen lassen, ohne von seinem Rechte, wegzubrechen was ihm zu viel dünkt, Gebrauch zu machen; nun er's einmal im Großen thut, und, wie ein sich endlich empörendes Volk freilich auch die Gränzen darin überschreitet, weiß man sich vor Erstaunen nicht zu finden, da man doch vielmehr über seine frühere Geduld erstaunen sollte. Das Volk der Mägen hat in der That jetzt nicht mehr gethan, als alle andern Völker; es will liberaler behandelt sein, und kann man es leugnen, daß es wenigstens Einiges in dieser Hinsicht erreicht hat? Schon hat man ihm Obst und Branntewein als die größten Verbrecher Preis gegeben; es ist unglaublich, mit welchem Abscheu man jetzt einen Apfel oder eine Melone betrachtet, die noch vor Kurzem die Zierde jeden Desserts waren; und wie bei Gebissenen die Wasserscheu oft beim bloßen Anblick des Wassers ausbricht, so wird gewiß der bloße Anblick einer Weintraube hinreichend sein, bei vielen die Cholera, die schon ihren ganzen Sinn inficirt hat, zum Ausbruch zu bringen. Es wäre vielleicht jetzt sogar der günstige Zeitpunct für den Magen, noch mehr Opfer, ja eine geregelte Constitution überhaupt zu verlangen, denn was verspräche der Mensch nicht in der Todesangst? An sich sind freilich alle diese proscribirten Nahrungsmittel sehr unschuldig, daher auch die Cholera nicht sie, sondern die Menschen, die sie gemißbraucht haben, verzehrt.

Es ist wahr, wenn die Menschen sich Obst und Branntewein versagen, so glauben sie diese Entsagung durch desto größere Freiheit in andern Artikeln belohnen zu müssen und jedem Register verbotener Speisen ist daher auch immer ein Register empfohlener Speisen beigefügt; denn man kann sich nicht überreden, daß die Cholera gar nichts sollte von guten Gerichten wissen wollen, blos für wählisch hält man sie. Ja, um nichts einzubüßen, hilft man sich so, daß man zwar den Schnaps im Allgemeinen verbietet, aber doch einen Choleraschnaps erlaubt, um zwar der Cholera ihren Willen zu lassen, aber seinen auch zu haben. Ueberhaupt weiß der Mensch sehr geschickt, sich durch Ausnahmen von einer lästigen Regel zu befreien; daher er auch nie eine Regel ohne Ausnahme macht, um, wenn ihm die erste nicht mehr zusagt, die Ausnahme gleich zur Regel machen zu können; oder er giebt auch wohl der Regel und den Ausnahmen gleich schlechthin das Verhältniß des Ganzen zu seinen Theilen. So gilt in allen Mäßigkeitsgesellschaften die Regel, keinen Branntewein zu trinken, außer in den Fällen, wo der Arzt oder man sich selbst ihn verordnet, welches letztere man dann zu thun berechtigt ist, wenn man an Unverdaulichkeit leidet oder sich erkältet hat; aber hat man von jeher den Branntewein anders, als zur Stärkung und Erwärmung des Magens getrunken, und wird der, der einmal Appetit danach bekommt, es nun nicht für seine Pflicht halten, sich auch den Magen noch zu überladen, um nicht wider sein Gelübde welchen zu trinken? Die ganze Wirksamkeit der Mäßigkeitsgesellschaften möchte sich hienach zuletzt darauf reduciren, daß harte Klöße ein modisches Gericht werden. Allerdings möchte man den Teufel gern fortjagen; denn er spielt den Menschen manchmal schlechte Streiche, und in der Hölle ist es heiß; aber da er doch im Ganzen ein zu vielen Dingen recht brauchbarer Bedienter ist, an den man sich noch überdieß gewöhnt hat, so hält man ihn immer noch an einem Zipfelchen fest, bis er den Menschen daran in den Abgrund zieht.

Indeß, dem sei, wie ihm wolle, so muß es schon als ein Verdienst der Cholera betrachtet werden, daß sie die Menschen wenigstens aufmerksam gemacht und sie veranlaßt hat, sich zu dem schweren Geschäfte der Mäßigkeit, das sich Jeder für sich allein nicht durchzuführen getrauen würde, zu vereinigen. Ist gleich zu erwarten, daß dieß gesellschaftliche Vergnügen nicht viel Beifall finden wird, und man, sowie die Cholera den Rücken wendet, nur um so hungriger wieder über die unberührt gelassenen Schüsseln herfallen wird, so könnte sie doch wenigstens den Nutzen haben, den sie nicht hat, und es ist nicht ihre Schuld, daß man die Ruthe nur so lange fürchtet, als man sie vor Augen sieht, um sie nachher doppelt wieder zu verdienen.

Viertes Capitel.

Man macht der Cholera den Vorwurf, sie hemme die Handelsverbindungen und den Verkehr. Die Wahrheit hievon ist nicht zu bestreiten; aber ist nicht die Nothwendigkeit der Sperren gerade einer der wenigen Puncte, worüber Fürsten und Unterthanen der Sache nach übereinstimmen, wenn sie auch in der Form sich darüber streiten, weil unter den verschiednen Mitteln ein liberaler Mann zu sein, dasjenige, Alles illiberal zu finden, was von der Regierung ausgeht, das einfachste ist. Zwar ist nicht zu leugnen, daß in Büchern und Journalen viel von allgemeiner und unbedingter Handels- und Gewerbsfreiheit die Rede ist, und man sie laut zum Beßten des Volkes fodert; aber dieß geschieht unstreitig nur deßhalb, weil sie nicht da ist, und — wie eine neuere Philosophie alles Bestehende für vernünftig hält — so umgekehrt der wahre Liberalismus alles Bestehende für unvernünftig erklärt. Wozu hätte man denn übrigens Preßfreiheit, wenn man ihr schönstes Vorrecht, die Regierung allerwegens zu tadeln, nicht benutzen wollte, die Regierung, die ja Niemandem die Fenster einwirft oder das Haus demolirt, wie es das Volk thun würde, wenn man ihm eben solche Dinge ins Gesicht sagen wollte. Die Regierung würde aber schlecht beim Volke fahren, wenn sie jene, in liberalen hohlen Töpfen in Stubenluft aufgewachsenen, Pläne ins Freie unter alles das Unkraut und die trotzigen eingewurzelten alten Stämme, die da wachsen, verpflanzen wollte. In der That, haben die neuern Revolutionen, in so weit sie vom Volke ausgegangen sind, etwa den Zweck gehabt, die so gerühmte Handels- und Gewerbsfreiheit zu erringen? Im Gegentheile, sie beabsichtigten vielmehr, die schon für das Land im Ganzen bestehenden Sperren den einzelnen Städten und Corporationen mehr als bisher zu Gute kommen zu lassen, und das Volk ließ sich's zwar recht gern gefallen, als man es im Namen der Handels-, Gewerbsfreiheit und anderer Freiheiten losließ, fiel aber nun sogleich diese selbst an. Ein Volk, das so von Liberalität strotzt, daß es seinen Ueberfluß daran mit Gewalt selbst fremden Nationen aufzudringen sucht, denen er freilich meist schlecht bekommen ist, verlangte nach seinen **glorieux jours du juillet**, daß alle fremden

Handwerker aus der Stadt gejagt würden, damit ihm der Sieg des Liberalismus nun auch etwas nutze; und eine gewisse sehr liberale Stadt fand einen der wichtigsten Gründe zu ihren glorieux jours du septembre in der verhaßten Freiheit Fremder, auswärtige Fabrikate einzubringen, und eine der schönsten Früchte dieser schönen Tage darin, daß die Meßfreiheit den Fremden um $\frac{2}{3}$ verkürzt und das Einbringen fremder Artikel beschränkt ward. Hat man je gehört, daß die Tischler, Fleischer, Bäcker einer Stadt auf die freie Einfuhr fremder Tische und Stühle, fremden Fleisches und Brodes den liberalen Ideen der Handels- und Gewerbsfreiheit zu Liebe gedrungen haben, und verlangt nicht jede neue Manufactur einen neuen Zaun um das Land? Es ist wahr, Jeder will nur, daß für die Producte, die er selbst fabricirt, eine Sperre existire, für die übrigen aber die unbedingteste Freiheit, und hierin besteht der Grundzug der liberalen Ideen des Volks; allein man hat bisher noch kein Mittel entdeckt, jedes einzelne Product zu sperren, während man die Gesammtheit frei läßt; und das ist der Grund der Unzufriedenheit des Volks. Denn das sieht freilich auch ein Blinder ein, daß er zuletzt doch nichts gewinnt, wenn er zwar den Brauer, Bäcker und Fleischer nöthigt, sich auf doppelt so theure Stühle an doppelt so theuren Tischen niederzulassen, diese ihm aber dafür doppelt so theures Bier, Brod und Fleisch vorsetzen.

Wenn nun aber doch Jeder zum Aufblühen seines eigenen Geschäfts ein Geländer darum mit einer nach auswärts gehenden Klappenthür und einem Zollhause davor für nöthig hält, und, wofern die Regierung selbst eine Fessel irgendwo zu lüften sucht, gewiß eine Zunft sich findet, welche Wehe darüber ruft, daß sie eine Klammer aus dem Ganzen reiße: was macht man der Cholera die Sperren, die sie veranlaßt, zum Vorwurf? Man freue sich doch vielmehr; denn wird nicht nun, da sie keine ausländischen Producte mehr einläßt, die inländische Industrie vortrefflich wachsen und gedeihen? Wie glücklich werden wir sein, wenn sie erst einen Cordon um ganz Europa gezogen haben wird; dann werden wir anfangen, Zucker, Kaffee, Thee, Zimmt und Gewürznelken im Lande selbst zu erzeugen, die wir jetzt mit schwerem Gelde vom Auslande beziehen. Es ist wahr, sonst baute man an derselben Stelle Getraide, Kartoffeln und Wolle, was besser hier wuchs, und kaufte mit diesen Producten Zimmt und Zucker, was besser in Indien wuchs; aber man braucht ja blos das Sperrsystem noch etwas weiter auszudehnen, und jeden Apfelbaum zu sperren, um ihn zu nöthigen, statt seiner gewöhnlichen Rinde Zimmtrinde, statt seines unschmackhaften Laubes Theeblätter und statt sauren Ciders Syrup zu erzeugen; oder käme es nur wenigstens so weit zum Vortheile der Einzelnen, daß jedes Haus abgesperrt würde, damit die Inwohner das Geld im Hause behielten. Wie viele jetzt leer stehende Stuben würden sie dann mit Rüben und Kartoffeln, die ihnen bisher einen theuern Tribut an das Land kosteten, bepflanzen oder Ställe für Schöpse und Kühe daraus machen! Verböte man dem Stiefelputzer ins

Haus zu kommen, so ersparte man seinen Species-thaler monatlich, indem man sich die Stiefeln selbst putzte, und die schweren Schneider- und Schusterrechnungen, über die jetzt Jeder seufzt, würde man nur mit Heiterkeit immer höher anlaufen sehen, wenn man sie sich selbst zu bezahlen hätte. Hiebei ist noch nicht einmal in Anschlag gebracht, wie viele Menschen bei dieser Einrichtung würden leben können, die man anzustellen hätte, um die Sperren zu unterhalten, und die mindestens freie Wohnung, Licht und Holz in dem Hause, das sie zur Wohlfahrt seiner Inwohner cerniren, zu finden hätten.

Der Nutzen der Sperren für das Inland kann überhaupt nicht groß genug angeschlagen werden. Wenn sie aufgehoben würden, würde sogleich eine Fluth besserer und wohlfeilerer Producte das Land überströmen, und man würde Niemandem seine schlechten inländischen Fabrikate mehr abkaufen wollen. So aber kann sich Jemand noch nähren, auch wenn er schlechte Tuche und Zeuge im Lande verfertigt. Was für Mühe und Nachdenken müßte er bei freier Einfuhr aller Artikel aufwenden, um einerseits die Güte seiner Producte so zu steigern, andrerseits durch möglichst vortheilhafte Benutzung der Productionsmittel ihren Preis so herabzusetzen, um die Concurrenz mit dem Auslande aushalten zu können. Alles das wird durch das so einfache Mittel der Sperren dem Fabrikanten erspart, und wie sehr der Flor der Fabrikanten, um nicht zu sagen der Fabriken, dadurch wachsen müsse, bedarf keiner Erörterung. Es entsteht überhaupt in jedem cultivirten Staate die

Frage: hat das Publicum eigentlich den Schuster und Schneider sitzen, um sich von ihm Schuhe und Röcke machen zu lassen, oder hat der Schuster und Schneider das Publicum sitzen, um sich von ihm die Schuhe und Röcke, deren Verfertigung er zu seiner Subsistenz nöthig hält, bezahlen zu lassen? Die erstere Ansicht ist weitläuftig und unbequem; die zweite ist praktisch und leuchtet Jedem unmittelbar ein; denn es ist ja viel einfacher, daß Jeder direct seinen Vortheil beziehe, als daß nur das unbestimmte Ding, was die Gelehrten Publicum oder Staat nennen, den directen Gewinnst habe und Jeder erst hieraus schöpfe. Warum soll man, um ein Glied zu ernähren, fodern, daß es erst mühsam selbst beitrage, seine Nahrung zu suchen, und daß diese noch den langen Verdauungs- und Ernährungsproceß durchlaufe, ehe sie zu dem Gliede gelangt; man lege doch ein Band um das Glied, so wird es schon anschwellen. Ein solches Band ist aber eine Sperre.

Wie viele Fabriken, die sich selbst bei allen Sperren noch kaum erhalten, würden nicht ferner ganz eingehen, wenn man die Sperren aufheben wollte! Unstreitig sind dieß solche, für die unser Boden überhaupt nicht gemacht ist, — denn was in einem Lande von selbst gedeiht, bedarf keiner Sperre — oder die dem Publicum im Grunde entbehrlich sind; aber müssen nicht diese Fabriken um so mehr gehegt und gepflegt werden, wenn ihre Unternehmer bestehen sollen, die noch dazu, wie aus ihren Petitionen um Sperren hervorgeht, blos deßhalb meist sich für das undankbare Unternehmen opfern, um dem Vaterlande den Stolz, Producte im eigenen Schoße zu erzeugen, mit denen sich sonst nur das Ausland brüstete, zu verschaffen. Wie patriotisch wäre es z. B., wenn Jemand das köstliche Gewächs, den Oelbaum, statt Raps und Rübsen, bei uns anpflanzen wollte, und könnte er nicht, da sonst auch nicht einmal Hoffnung zum Gedeihen seines Unternehmens vorhanden wäre, mit Recht auch noch auf den Dünger, womit seine Nachbarn ihre Korn- und Waizenfelder düngen, Anspruch machen? Wäre es nicht ferner billig, wenn Jemand bei uns eine Fabrik von Puppenköpfen und Nürnberger Bildern anlegte, womit er eine Menge Menschen und sich selbst nebenbei ernährte, daß man ihn, der seine Abgaben an den Staat leistet und sonst nicht leben könnte, schützte und den Eingang fremder Gemälde und Kunstwerke verböte, da ja nun das Land mit inländischen Producten versorgt ist; und wären nicht Prämien für den auszusetzen, der zur Unterstützung dieser inländischen Industrie seine Gemälde- und Gipssammlungen verkaufte und dafür eine Sammlung jener einheimischen Producte anlegte.

Nicht minder groß als die Vortheile, welche die Unterthanen von den Sperren beziehen, sind aber die, welche den Regierungen dadurch erwachsen; daher auch das schöne Entgegenkommen der Unterthanen und Regierungen im Fodern und Bewilligen der Sperren.

Wenn eine Regierung zum Volke sagt: Ich habe Lust, im Lande Chausseen und Canäle anzulegen, um dem inländischen Handel bequeme Communicationen zu eröffnen; ich will eine hinreichende Anzahl kluger Leute anstellen, damit Gerichts- und Verwaltungsgang schnell von Statten gehen; ich will auf eine stattliche Kriegsmacht halten, um das Land gegen fremde Eingriffe und Anmuthungen zu schützen; ich will Gelehrte und Künstler unterstützen, um die geistige Intelligenz zu heben; ich will Schulden bezahlen, um das Land allmälig von einer Last zu befreien, die ihm trübe Zeiten aufgebürdet haben, so sagt das Volk: daran thust du sehr wohl; das alles ist deine Schuldigkeit; nur wird es Alles das noch nicht hinreichend finden und es nicht nur gleich auf der Stelle, sondern auch noch viel mehr dazu verlangen. Wenn aber die Regierung nun den Nachsatz hinzufügt: aber zu Allem diesen brauche ich Geld, viel Geld, und von wem anders könnte ich es erwarten, als von euch, die ihr mit allen jenen Einrichtungen einverstanden seid und die Vortheile davon ziehen werdet, so sagt die Biene*) und 100 andere liberale Journale: Pfui über eine Regierung, die ihr Land aussaugen will. Aber, spricht die Regierung, die Zeit ist jetzt vorbei, wo sich die Steine von selbst nach dem Klange einer Leier zu Straßen und Mauern zusammenfügten; die Leute, die darauf sehen, daß Jeder das Seine behalte, wollen nicht selbst in Lumpen unter euch umhergehen; selbst Gottes Wort wüßte ich euch nicht umsonst zu verschaffen; denn Niemand predigt umsonst von der christlichen Liebe; auch

---

*) Ein zur Zeit in Chemnitz erscheinendes liberales Journal von großer Verbreitung in Sachsen.

bekommt ihr ja das Geld, das ihr mir nur einstweilen zufließen laßt, wieder, und ich kann euch um so mehr einträgliche Arbeit geben, je mehr ihr mich in den Stand setzt, sie euch zu bezahlen. Das Volk erwiedert: durch diese weitläuftigen Sophismen fängt man uns nicht; in der Biene und andern liberalen Journalen steht kurz und bündig: vortreffliche Einrichtungen, wenig, am liebsten keine Abgaben, das sind die Dinge, auf die jede gute Regierung zu halten hat; wie sie sich vereinigen lassen, ist nicht unsere, sondern deine Sache; dafür eben bist du die Regierung; übrigens haben wir nichts dagegen, dich für unfähig zu erklären und uns künftig selbst zu regieren. Indeß ist man doch in seinem Rathe nicht zurückhaltend. Die Biene und andere liberale Journale schreiben um die Wette: wenn denn durchaus Steuern sein müssen, so sei wenigstens nicht so unmenschlich, Brod, Fleisch, Salz und Bier, was jeder Mensch, der Aermste wie der Reichste braucht, zu besteuern. Ja, ruft das Volk: in der Biene steht: du sollst nicht besteuern Brod, Fleisch, Salz und Bier, und auf dieß Gebot wollen wir halten, Gott straf' uns! — Aber, sagt die Regierung, wenn ich Sachen besteuern will, die Niemand nothwendig braucht, so werde ich nicht viel dadurch einnehmen. — Nun so besteure sie um so theurer! — Aber dann wird man die Sachen gar nicht mehr brauchen, und ich bekomme wieder nichts. — Nun, so besteure meinetwegen was du willst, nur nicht *meinen* Acker und nicht *mein* Geschäft, und wende nicht so viel auf Dinge, die *mir* nicht zu Gute kommen, oder deren Nutzen ich überhaupt nicht einsehen kann. Kurz, wie sich die Regierung auch wenden mag, die Steuern entgleiten ihr immer wieder, wie Wasser, das sie mit den Händen greifen will.

Sie nimmt indeß guten Rath an; sie geht im Lande herum, klopft an diese und jene Thür und fragt bescheiden, ob vielleicht hier etwas zu Abgaben für sie übrig geblieben sei? Sowie sie der Inwohner hört, zieht er den zerrissensten Rock, den er auftreiben kann, über sein ganzes Kleid, und ruft ihr entgegen: ist's nicht genug, daß du uns auf diese Lumpen reducirt hast; willst du uns auch diese nehmen? geh' zum Nachbar; ich gebe nichts, ich habe nichts. Sie läßt sich's nicht verdrießen, bei jeder Thür dieselbe Antwort zu empfangen; aber zuletzt werden die Leute verdrießlich und sagen: nun laß uns in Frieden, sonst schicken wir dir unsern Deputirten über den Hals, der dir soll sagen, was es heißt, ruhige Unterthanen scheren.

Was bleibt der Regierung übrig? Sie überlegt hin und her, wie sie ein Mittel finden soll, das sie zugleich in den Stand setzt, Abgaben zu erheben, und die Unterthanen, sie zu bezahlen. Endlich fallen ihr die Sperren ein. Jeder, der um eine Sperre bei der Regierung nachsucht, verlangt sie ja deßhalb, um seine Abgaben bezahlen zu können; sie muß also doch ein Mittel sein, das den Unterthanen diese Last erleichtert, und für die Regierung selbst fallen von dem Gehege als Früchte die indirecten Steuern und Zölle ab. Sie bestätigt also nicht nur Bierzwang, Mahlzwang und jeden andern Innungszwang, der Gesellschaft wegen auch den Preßzwang, und würde unstreitig noch den Ohrenzwang privilegiren, da die Einfuhr fremder Producte in das Ohr vielleicht gefährlicher als jede andere ist, wenn sie eine Douane vor jedes Ohr bauen könnte; außer diesen kleinen Sperren aber, die meist blos den einzelnen Unterthanen zu Gute kommen, legt sie nun zu ihrem eigenen Beßten noch eine große für das ganze Land an, so daß dieß jetzt einem großen Zuchthause gleicht, mit einer allgemeinen Mauer und vielen kleinen Zellen darin, worin die einzelnen Gewerke wie eben so viele abgesonderte Gefangene sitzen und arbeiten; nur, daß sie sich über ihre Zellen und Mauern selbst freuen, und, wenn man ihr Gefängniß einreißen wollte und ihnen die Freiheit lassen, sich anzubauen, wie und wo sie wollten, großes Wehklagen erheben würden, daß man ihnen ihr schützendes Asyl raubte.

Also nochmals, was macht man der Cholera für einen Vorwurf daraus, wenn sie Sperren, die ohnehin von Einzelnen gewünscht und mit Ungestüm gefodert und von der Regierung mit Bereitwilligkeit gewährt und organisirt werden, veranlaßt und befördert. Es ist dieser Vorwurf um so ungerechter, da man von der Cholera selbst Nutzen gezogen hat, die Sperren der Städte, auch ohne daß es die Cholera verlangte, freiwillig zu verstärken, und, während sie den Leib ohnehin schon genug zusammenzieht, dieß noch durch freiwilliges Zusammenschnüren kräftig unterstützt. So hat man unter andern in einer Stadt, die wegen ihrer Wohlthätigkeit berühmt ist, den armen Gebirgsleuten und Hausirern bei Gelegenheit der Cholera den Eintritt ohne Weiteres untersagt. Diese Leute lasen sich sonst von der Messe, an der wie an einer reichen Tafel die Stadt selbst herrlich speiste, die abfallenden Brocken zu Holz, Brod und Kartoffeln für den Winter zusammen, ja ihr ganzer' Jahreshaushalt war darauf berechnet; sie schmückten dafür durch Spiel und Gesang, bunte Trachten, Teppiche und Körbe den fetten Ochsen des Gewinns, der geschlachtet wurde, gleichsam mit eben so viel bunten Bändern und Kränzen, so daß, auch wer keinen Theil daran hatte, doch fröhlichen Theil daran nahm; und bewirkten so, daß die Messe, anstatt wie eine stumme Pharaobank zu erscheinen, wo man nur das Geräusch der rechts und links abschlagenden Karten hört, und die Gesichter der Pointeurs ihre disharmonischen Melodieen zum starren Grundbaß in den Zügen des Banquiers und Croupiers spielen sieht, ein lebendiges lustiges Fastnachtsspiel wurde, wo der Dreier des Jungen hinsichtlich des Vergnügens, das er sich damit verschaffen konnte, so viel galt, als der Thaler des Reichen. Doch:

Alle jene Blüten sind gefallen
Von der Cholera pestart'gem Weh'n;
Ein'ge zu bereichern unter allen
Mußte diese Götterwelt vergeh'n.

Man trieb alle jene in ihrer Armuth noch lustige und bunte Leute hinaus; und was blieb nun noch übrig, als einige gelbe Röcke mit magern Händen in den breiten Klappentaschen und gelbe Gesichter mit papiernen Physiognomieen aus Cours und Wechseln, die man stumm berechnend hin und her laufen sah. Vertrieb man aber jene Leute etwa aus dem Grunde, weil sie die Cholera einschleppen könnten? — Bewahre, denn sie kamen aus den gesündesten Gegenden und hätten die Stadt eher mit Gesundheit als mit Krankheit anstecken können, wenn sie dafür empfänglich wäre; — oder weil sie einen zu großen und gefährlichen Menschenzusammenfluß veranlaßten? — Bewahre, denn man würde 100000 Menschen mit offnen Armen aufgenommen und ihnen recht gern noch eine Stadt neben der Stadt gebaut haben, wenn Jeder nachweisen konnte, daß er nicht blos sich in die Stadt, sondern auch der Stadt durch sich etwas einbrächte; ja man hat Leute dieser Art recht dringend eingeladen, doch ja zu kommen, und sie alles Schutzes gegen und aller Pflege bei der Cholera versichert; und selbst jenen armen Leuten war man so mitleidig, den Eintritt noch unter der Bedingung zu verstatten, daß sie wenigstens 10mal so viel Geld hineinbrächten, als sie im günstigsten Falle heraus zu holen gedachten. Wenn sonach ein voller Geldbeutel am Thore klimperte, so rief die Stadt dem Pförtner sogleich mit Goethe zu:

Was hör' ich draußen vor dem Thor
Was auf der Brücke schallen?
Laß den Gesang vor unserm Ohr
Im Saale wiederhallen!

War es aber nur ein alter Geiger oder Harfner, der mit dem Spruche herantrat:

An die Thüren will ich schleichen;
Still und sittsam will ich stehn;
Fromme Hand wird Nahrung reichen
Und ich werde weiter gehn;

so erwiederte sie:

Jagt mir heraus den Alten —
Was soll'n wir noch zu uns'rer Last
Die andern Lasten tragen!

In der That war der einzige Grund der Zurückweisung jener armen Leute der, daß doch möglicherweise die Cholera durch irgend einen der Reichen eingeschleppt werden, und dann möglicherweise einer der fremden Armen krank werden könnte, wo dann die Stadt die Kosten davon gehabt hätte, dagegen es ihr keinen Heller kostet, wenn nun diese Leute gewiß sammt und sonders zu Hause verhungern; man müßte ihnen denn etwa das Geld, das sie hier hätten verdienen können, umsonst nachschicken wollen. Allein dann würde ja der andere, nicht zu verachtende Vortheil, den man von dieser Sperre erlangt hat, wieder verloren gehen, daß nämlich die wohlthätigen Inwohner der Stadt den Verdienst nun selbst haben konnten, den ihnen sonst jene armen Leute weggenommen hätten. Ohnehin sind jetzt die Zeiten so schlecht, daß man kaum mehr weiß, wie man ein seidenes Kleid, eine Schlittenfahrt und zwei Bälle die Woche im Winter zusammenbringen soll; und es ist schlimm genug, daß man, wenn man auch deßhalb zwanzig Armen das vorenthält, wovon sie den ganzen Winter durch hätten leben können, doch kaum den zwanzigsten Theil einer dieser Sachen davon bestreiten kann; allein um so mehr muß man es zusammen nehmen; und man kann es darum einer Stadt nicht verdenken, wenn sie bei einer Gelegenheit, wo Jeder als dringende Nothwendigkeit verlangt, daß etwas gethan werde, nun auch etwas thut, wobei sie wenigstens nicht zu kurz kommt.

Und im Grunde können sich ja auch jene armen Leute gar nicht beschweren, daß ihnen Unrecht geschehe. Wir haben dicke Gesetzbücher; aber wo steht darin etwas von einem Rechte, auf das sich die armen Leute in ihren Nothständen stützen könnten; wogegen es nicht an Gesetzen fehlt, wie man ihre heimlichen Pratiquen, zum Schaden der wohlhabenden Leute sich eines ehrlichen Gewerbes zu bemächtigen, hintertreiben kann. Wenn ein armes Mädchen sich rechtlich mit ihrer Hände Arbeit — und was kann das arme Wesen weiter — durch die Welt helfen will, so läßt sie der Damenschneider, der doch, statt die Nähterin zu machen, Schmidt, Tischler, Drescher, oder wenn er zu gar nichts weiter taugte, Soldat werden konnte, einfangen und strafen; sie wird nun liederlich, darauf stäupt man sie zur Stadt hinaus; und der Damenschneider sagt: da sieht man, was dabei herauskommt, solch liederliches Gesindel noch hegen und pflegen zu wollen. Aber freilich der Damenschneider bezahlt seine Abgaben und soll Frau und Kinder ernähren; jene arme Wesen haben aber nichts, wovon sie bezahlen könnten und haben auch weder Mann noch Kinder: denn wer nimmt ein Wesen, das nichts hat; sie wollen das alles erst durch ihren Verdienst erwerben. Nun ich hoffe, daß bald Diebe und Mörder bei der Regierung einkommen werden, daß man sie doch Abgaben bezahlen lasse, und versprechen werden zu heirathen und ihr Geschlecht fortzupflanzen, da das so schöne Gründe sind, die Regierung zum Schutz eines Gewerbes zu bestimmen. Den Schneidermamsells aber würde ich sehr rathen, die Damenschneider ja künftig ruhig an dem Zeuge, das diese ihnen aus den Händen gerissen, fortnähen zu lassen, ohne ihnen selbst dafür etwas am Zeuge flicken zu wollen; denn ungeachtet diese Herren die Galanterie selbst sind, so wird doch der dressirteste Jagdhund, wiewohl er hinreichend kräftige Schenkel und Füße zum Jagen hat, sie lieber hinter dem Ofen unter den Bauch zusammenschlagen und alle Artigkeit vergessen, wenn das arme kleine Hündchen, dem er sein Stück Brod oder Braten weggenommen hat, Miene macht, es ihm wieder abzunehmen oder sich nur bittweise nähert. Auch können ja die Mamsells heimlich statt der Gesellen für die Damenschneider in verschlossenen Zimmern arbeiten; denn Beschäftigung gönnen jene Herren den armen Mädchen recht gern, wenn sie selbst nur die Früchte davon genießen und einen theuren Gesellen dadurch ersparen können, der ja dafür herumlaufen und betteln kann. Ich selbst getraue mir nicht, weiter etwas zu Gunsten der Schneidermamsells zu sagen; um nicht in der Sachsenzeitung für einen Radoteur erklärt zu werden; nur folgenden Vorschlag mögen sie noch berücksichtigen. Sie sollten in einer Eingabe an die Regierung den Damenschneidern alle ihre Rechte auf die Verfertigung von Frauenkleidern zwar willig cediren, dafür aber ihrerseits das Privilegium in Anspruch nehmen, künftig allein Hosen und Westen machen zu dürfen. Denn da es recht und schicklich ist, daß die Männer die Frauen anziehen, so wüßte ich nicht, warum das Umgekehrte nicht eben so recht und schicklich sein sollte? ja genau genommen, da die Männer sich Hammer und Hobel vorbehalten, wozu ihnen der Herrgott die Fäuste verliehen hat, so wäre es von den Frauen nicht zu viel verlangt, wenn sie sich ihrerseits die Nadeln ausschließlich vindicirten, die zu führen die Männerhand erst ihre Kraft verlernen muß, während der Frauen feine Fingerchen selbst nur gegliederte Nadeln sind, die sich leicht und gern mit den wirklichen befreunden. Wenigstens gegen die erste Hälfte des Vorschlags würden auch die Frauenschneider nichts haben, da sie selbst nichts dabei verlieren; sollten aber die Herrenschneider dann Klagen erheben, nun so haben ja die Mamsells von den Frauenschneidern zur Genüge gelernt, auf welche Weise sie jetzt diese Leute abfertigen können; die Herrenschneider werden nämlich dann auch bald außer Stande sein, Abgaben zu bezahlen und Frau und Kinder zu ernähren, und was bleibt dann dem Staat noch an ihnen zu schützen übrig?

Fünftes Capitel.

Wunder muß es denn doch nehmen, wenn man einmal kein Bedenken darin findet, Leuten den einzigen Weg zu rechtlichem Verdienst, der ihnen offen steht, zu versperren, daß man der Cholera etwas dieser Art zum Vorwurf anrechnen kann, der Cholera, die ja wie mit einer Gießkanne allenthalben Artikel aussprengt, aus denen die segenreichste Ernte Goldkörner für die Bebauer vorher fast ausgedorrter Felder des Handels und der Gewerbe aufschießt, und die, wenn sie hier und da eine Flasche schon halb vertrockneten Verdienstes zustopft, dazu nur den Stöpsel aus einer überschäumenden Champagnerflasche frischen Gewinnes zieht. Von diesem Gewinne freilich spricht man wenig, während man viel von Leuten spricht, die durch die Hemmnisse des Waarenvertriebs, welche die Cholera mit sich gebracht hat, bankerott oder brodlos geworden sind — wiewohl ein Theil dieser Bankerotte wahrscheinlich auch vielmehr zu den bei Gelegenheit der Cholera gemachten Gewinnen zu rechnen sein möchte — ja, die den Gewinn ziehen, helfen sogar den andern, die den Verlust haben, wacker in ihren Klagen — unstreitig um ihnen nicht auf andere Weise helfen zu dürfen — ungefähr wie eine Heerde fetter Gänse sofort mit einstimmt, wenn eine Heerde magerer aus Frost oder Hunger ein Geschrei erhebt; und, wie die reichen Griechen in von außen verfallen und traurig aussehenden Häusern inwendig geputzt und lustig sitzen, so möchte auch jetzt das von außen trübselige Gesicht Vieler nur wie eine mit Fleiß zerstörte Wand vor eine inwendig recht vergnügte Seele gezogen sein, damit man die Geschenke, die sie von der Cholera erhalten, Freude und Wohlhabenheit, nicht dahinter merke und sie nicht besteure oder anbettle. Die Menschen benehmen sich überhaupt in derlei Fällen immer gerade umgekehrt als die Milchweiber, welche Wasser Milch, und Milch Sahne nennen, während wahre Sahne bei ihnen gar nicht zu haben ist, indem sie einen leidlichen Zustand stets einen schlechten und einen vortrefflichen einen leidlichen nennen und höchstens ironisch, wenn sie sich wirklich einmal recht schlecht befinden, von einem vortrefflichen Zustande sprechen, auf welchem sich nicht ertappen zu lassen sie sonst die größte Vorsicht anwenden. Auch sind ja die Menschen schon von Natur so organisirt, daß sie zwar die Gefühle des Schmerzes und Unmuths durch Geschrei ausdrücken, beim Gefühle eines ruhigen Wohlbehagens aber höchstens still in sich hineinlächeln, und so gewissermaßen ein Concert von Geigern vorstellen, die sich verschworen haben, zwar die Disharmonieen durch Töne, aber die Harmonieen blos durch Mienen auszudrücken.

Die armen Leute können übrigens Gott danken, daß nicht statt der Cholera eine Maschine ins Land gekommen ist, für sie ein viel größeres Ungeheuer, das zwar für den Besitzer arbeitet, ohne daß er es zu füttern braucht, ihnen aber dafür Arbeit und Brod zugleich wegfrißt, und gegen die sie sich nicht einmal auflehnen dürfen, da ja jetzt hinreichend erwiesen ist, daß die Maschinen die wahren Beine sind, auf denen die menschliche Cultur vorwärts schreitet, wo es denn bei einem so großen Wesen nicht übel genommen werden darf, wenn es unterwegs einige tausend Menschen todt tritt. Diesen aber beweist man noch nebenbei, daß es nun auch ihre Schuldigkeit sei, sich zum Beßten der Nachwelt von der fortschreitenden Cultur todt treten zu lassen, anstatt, wozü es ihnen an Lust in der Regel nicht fehlt, ihr die Beine entzwei zu schlagen; oder man zeigt ihnen auch wohl, daß sie im Grunde eine unrichtige Ansicht von den Maschinen hätten, die eigentlich ihre heimlichen Wohlthäter seien; sie sähen den Profit, den sie davon zögen, nur nicht ein, daher man ihnen denselben hiemit sagen wolle: die Arbeit nehme für sie vielmehr zu als ab — was freilich in so weit wahr sein mag, als sie nun viel mehr werden arbeiten müssen, um noch eben so viel, als vorher, zu verdienen — denn sie könnten ja nun an den Maschinen arbeiten; ungefähr derselbe Trost, als für einen Verbrecher, dem man sagt, man wolle ihm an der Guillotine, womit er hernach geköpft werden soll, zu thun geben, und ihn so lange leben lassen, bis er sie zu Stande gebracht; auch ist, wenn ein Fabrikant Arbeiter verabschiedet, die nun fruchtlos nach Arbeit umherlaufen, gewiß dieß Volk sämmtlich zu dumm, als daß nur einer den wissenschaftlichen Beweis einsehen sollte, daß doch im Grunde die Arbeit dadurch für ihn zugenommen. Sie mag da sein, aber er findet sie nun einmal nicht, und er läßt daher zwar alle jene Beweise, die so väterlich für ihn sorgen, unangefochten, zerschlägt aber dafür die Maschinen, die die wirkliche Noth über ihn bringen.

Nun gehören wir selbst zu den unbarmherzigen Leuten, denen es auf einige Tausend Menschenleben nicht ankommt, wenn dadurch bewirkt werden kann, daß die Menschheit nicht ewig Schneider und Schuster bleibe, zumal solange man Hunderttausende von Menschen für viel nichtswürdigere Zwecke opfert. Denn jede neue Schale, die die sich entwickelnde Menschheit zerbrechen will, vermag sie einmal nur durch Krampf und schmerzhaftes Pressen zu sprengen, und es hälfe nichts, wenn man sagte, sie solle lieber müßig in sich hineinkriechen, der Lebenskeim treibt sie nach auswärts, und sie würde nur in sich verfaulen, wenn sie den Rath befolgte; aber wir möchten nur den Leuten, die gerade ihre Nahrungssäfte hergeben müssen, damit die Cultur Blüthen und Früchte für andere trage, nicht beweisen — und für diese andern wäre der Beweis vollends überflüssig — daß sie von unsern philanthropischen Ideen wirklich satt werden müßten, und daß der, der vor Hunger leibhaftig auf der Straße umfällt, eigentlich kein Recht hätte umzufallen und es blos aus bösem Willen thue, um die Fortschritte der Cultur zu hemmen. Es ist wahr, — um dieß Beispiel nochmals vorzubringen, damit man es nur endlich vor Ekel überdrüssig werde — die Buchdruckerkunst beschäftigt jetzt vielleicht 5000 Leute, wo sonst kaum 50 Abschreiber ihr Brod fanden; aber ist nur einer der Abschreiber, die beim Entstehen der Buchdruckerkunst spazieren gingen, von dem Brode satt geworden, das jetzt Setzer, Drucker und Buchhändler alle zusammen verdienen. Man hat in Frankreich in drei sehr geistreichen Preisschriften, um der Wuth des Volks gegen die Maschinen Einhalt zu thun — wozu freilich vielleicht ein wirksameres Mittel gewesen wäre, die Preise, anstatt an die Schriftsteller, an die brodlos gewesenen Arbeiter zu vertheilen — bis zur Evidenz bewiesen, daß alle Stände durch die Maschinen gewinnen; auch haben Alle, die dadurch gewinnen, die Beweise genügend gefunden; und um die kleine Anzahl Leute, die eben die Maschinen zerstören wollten, auch noch zu überzeugen, hätte es blos noch der Hinzufügung des Beweises bedurft, daß 3 Groschen Lohn des Tages mehr als 10 Groschen des Tages sind: allein da bei diesem Beweise diejenigen, die die Preise zu vertheilen hatten, nicht unmittelbar interessirt waren, hielt man denselben unstreitig für überflüssig; und so ist man denn in allen einzelnen Fällen immer wieder auf den einzigen Beweis, der sich probat erwiesen hat, um die Arbeiter zu überführen, daß es besser für sie sei, die Maschinen zu lassen, als sie zu zerstören, zurückgekommen, d. i. eine tüchtige Charge auf die brodlosen Arbeiter zu geben, wenn sie die Maschinen wirklich angriffen.

Was die Cholera anlangt, so bringt sie, ganz anders als die egoistischen Maschinen, in Bezug auf den Erwerb fast nur directe und allgemeine Vortheile mit sich. Wie schon angedeutet, hat sie mehreren Zweigen des Handels einen fast unerhörten Umschwung gegeben;

und, wie zweifelhaft es sein mag, ob die Cholera durch Waaren fortgepflanzt wird, so viel ist gewiß, daß die Waaren vortrefflich durch die Cholera fortgepflanzt werden, indem man nur ihren Namen als Vorspann vor irgend einer Waare anzubringen braucht, um sie, wenn sie bisher auch noch so fest gesessen hat, auf einmal flott zu machen, eine Leistung die auch so anerkannt ist, daß man nun bald das Wort Cholera schlechthin eben so vor dem Namen jeder Waare finden wird, als das Wort Herr vor dem Namen jedes Menschen. So hat man schon Cholera-Chocolate, Bonbons, Liqueure, Binden, Hemden, Strümpfe, Hüte, Stöcke, Walzer, und was nicht noch Alles. Alle diese Artikel helfen freilich nichts gegen die Cholera; das sollen sie aber auch im Grunde nicht, sondern die Cholera soll ihnen forthelfen, und solange man noch kein Gebot hat: „du sollst den Namen der Cholera nicht mißbrauchen!" ist es Niemandem zu verdenken, wenn er damit nach Belieben umspringt, um etwas von ihr heraus zu pressen, damit er von einer Kuh, die so viele melken, nicht allein mit leerem Eimer fortgehe. Interessant wird es aber unstreitig sein, wenn einmal die Cholera ihrer Wege gegangen ist, wie schnell man dann von allen Artikeln die Choleraetiquetten herunterreißen wird, damit ja Niemand mehr eine Beziehung derselben dazu ahne; ungefähr, wie bei einem Einfall eines fremden Eroberers, solange er gegenwärtig ist, alle Zeitungen und Straßenecken voll von seinen Namen, Wappen und Portrait hängen, die aber, wenn er verjagt ist, eben so schnell wieder heruntergerissen und vertilgt werden, um jede Erinnerung daran zu verwischen.

Ich will mich indeß nicht bei den Gewinnsten aufhalten, welche jene Artikel den Kaufleuten und Conditoren abgeworfen haben, noch bei dem, was Intelligenzblätter durch Ankündigung von Cholera-Artikeln und Büchern, Advokaten und Notare durch Codicille und Testamente, Papierfabrikanten durch das Papier zu den Cholerakarten, Gesundheitspässen und Regierungsverordnungen, Maurer und Zimmerleute durch den Aufbau von Cholerahäusern, Soldaten durch den Zuschuß zur Präservation gegen die Cholera, und Krankenwärter durch die Cholera selbst verdient haben; — eine andere Feder als die meinige gehört dazu, diese Segnungen, welche die so gescholtene Cholera aus ihrem Füllhorn über das Land ausgegossen hat, und die wohl verdienten, zuletzt durch ein gemeinsames Erntefest gefeiert zu werden, zu schildern. Blos beispielsweise will ich die Revenüen, welche Droguisten, Apotheker und Aerzte von ihr beziehen, etwas näher erörtern. Es war in der That Zeit, daß diesen Leuten Hülfe wurde.

Sechstes Capitel.

Die schönen gläubigen Zeiten sind nicht mehr, wo noch jede Wurzel, Rinde, jeder Stein von besonderm Aussehen, Zahn, Fett und Koth jedes Thieres eine eigene Kraft der Natur barg, wo Schäfer und Scharfrichter mit ihren wunderlich componirten Mitteln noch das Zutrauen genossen, das ihnen die Aerzte seitdem mit so viel Handwerksneid streitig zu machen gesucht haben. In jenen Zeiten floß zu jeder Drogueriehandlung ein Heilquell heraus, um als Goldstrom zurückzukehren; aber seitdem die Natur keine Kräfte mehr hat, sondern blos noch Kräften gehorcht, seit Baum, Stein und Blume in ein lockeres Atomenpulver zerfallen sind, das man nur mühsam durch das Richter'sche Attractionsgesetz wieder zusammengeleimt hat, seit dem vermodert die sonst mit Gold aufgewogene Ginsengwurzel, ungesucht und vergessen, wie der Leichnam eines ehedem kräftigen Helden, im Kasten und wird zuletzt herausgeworfen, um schweren Ballen spießbürgerlichen Hollunderthees, der für Kupferdreier noch zu leicht wiegt, den Platz zu räumen; und Mumie, Einhorn und Haifischzahn von ehemals wunderthätiger, goldanziehender Zauberkraft hängen nur noch, wie bestäubte Fahnen und Wappen in einer Ruine, als Denkmale der schönen tempi passati herum.

Den Verfall der Materialhändler theilen und übertreffen die Apotheker. Mit steigendem Ingrimm haben sie das System der Homöopathie aufblühen sehen; und obgleich sie nicht müde geworden sind, mit den Aerzten um die Wette zu beweisen, daß 1 Trilliontheil, das sie ja weder mit ihren zwei Augen, den Wagschaalen, erkennen, noch mit ihrem Finger, dem Pistill, fühlen, noch mit ihrer Nase, der Retorte, riechen können, eigentlich nichts ist — wiewohl dann freilich die Erde, die noch kein Trilliontheil der Welt, und der beweisende Apotheker, der noch kein Trilliontheil der Erde, und der beweisende Geist im Apotheker, der noch kein Trilliontheil seiner Masse ist, auch nichts sein werden — so haben sie doch bei dem drohenden Wrack ihres Geschäfts das letzte Bret, das Privilegium, wenigstens dieses Nichts noch zu dispensiren, mit krampfhafter Anstrengung behauptet. Allein nur zu fühlbar wird ihnen die Wahrheit, daß, wo Nichts ist, auch der Apotheker sein Recht verloren hat. Zwar kann er sich noch für die Mühe bezahlt machen; aber wenn der Apotheker vom Lohne seiner Arbeit leben soll, so sieht er wohl ein, daß er es dann nicht besser hat, als alle andere Leute. Eine fette Taxe ist's, was er braucht, und um was er jetzt Gott, die Regierung und alle Welt, die es hören will, oder auch nicht will, bittet.

Wahrlich, nicht ohne inniges Mitleid habe ich die Klagen der Apotheker über ihren jetzigen Zustand lesen können, zu denen ich ihnen sehr empfehlen würde doch ein neues Journal zu etabliren, worin jeder seine Klagen über die Taxe niederlegen, auch, wenn er wollte, in elegischem Versmaße aussprechen könnte, und wovon, nachdem es bis zu einer gewissen Dicke angewachsen wäre, ein Exemplar nebst einigen Exemplaren der dürrsten Apotheker zum Belege an die Regierung zu senden wäre. Da, wie bisher, immer einer dasselbe als der andere, in dem Journale sagen würde — zum Ueberflusse könnte man auch eine Norm dazu geben — so würde dieser concertirende Klageruf doch endlich einmal von der Regierung als Stimme der Zeit gewürdigt werden, während so die Einzelnen fruchtlos ihre Kräfte vergeuden, dieselben Beweise immer wieder von Neuem zu entwickeln, daß es unter den bestehenden Umständen gar nicht mehr möglich sei, seine 100 oder auch 50 pCt. zu verdienen. Vergebens rechnet jeder für sein Theil der Regierung nicht nur jede ganze, sondern auch jede zerbrochene Retorte und Tiegel seines Laboratoriums, jedes Kraut, das ihm vermodert, jedes Recept, das ihm nicht bezahlt wird, jedes Mittel, das jetzt nicht mehr verschrieben wird, jeden Thee, den der Kranke statt bei ihm bei dem Droguisten kauft, jede neue Apotheke, die mit seiner concurrirt, die verzweifelt kurzen Recepte und das nihilistische Princip der Homöopathen, die 33⅓ pCt. Rabbat, welche die Armenanstalten fodern, die Kosten seiner eigenen Ausbildung, um auf die Höhe der Kunst zu gelangen, auch manche dieser Dinge zweimal, vor; vergebens zieht er aus allen diesen Ansätzen das Facit, daß nur eine Erhöhung der Taxe den Ruin der Apotheker, von dem er eine Schilderung mit malerischen Farben beigefügt, zu verhüten vermöge; die Regierung hat taube Ohren.

Es kommt dazu, daß selbst die Freunde der Apotheker, die Aerzte, die doch ihren Grundsatz, wenig ist nichts, theilen, seit einiger Zeit unredlich gegen sie handeln und die Krankheiten an eine einfachere Lebensordnung gewöhnen, weßhalb auch die Apotheker an einigen Orten beschlossen haben, den Aerzten die sonst üblichen Weihnachtsgeschenke nicht mehr verabfolgen zu lassen. Mit Recht, denn will sich der Arzt auf Seiten der Kranken schlagen, so mag er sich auch blos von diesen bezahlt machen. Es wundert mich sehr, daß die Apotheker, die doch sonst so sehr in die Regierung dringen, sie in ihren Rechten zu schützen, nicht verlangen, daß der sonst blos durch Gewohnheit und collegialische Rücksicht geheiligte Gebrauch der Aerzte, bei jedem Recepte über die Zahl und Quantität der für den Kranken eigentlich nöthigen Mittel noch eine gewisse Tantième zum Beßten der Apotheker hinzuzufügen, jetzt, da ihn manche zu vernachlässigen sich unterfangen, zum Gesetz erhoben, dafür aber dem Kranken, um ihm nicht Unbequemlichkeiten zu veranlassen, verstattet werde, die ganze Medicin wegzugießen; da ja ohnehin nichts gewöhnlicher ist, als daß ein Kranker jahrelang den Arzt, aber nicht seine Medicin braucht, die er in der Regel nur als ein Mittel des Arztes, ihn zu plagen, ansieht; daher auch beim Verschreiben derselben gar nicht viel Rücksicht auf ihn genommen zu werden braucht.

Seltsam übrigens, daß bei aller Noth, worüber die Apotheker klagen, doch noch so viele wohlhabende und reiche Leute unter ihnen sind, und der Preis der Apotheken immer mehr zunimmt, ja thatsächlich von mehreren binnen wenig Jahren vom Einfachen aufs Dreifache gestiegen ist; wiewohl ich noch neulich in dem Aufsatze eines Apothekers, der wie gewöhnlich viel Schönes auch über die Taxe enthielt, die Herren Mitbrüder sehr freundlich habe ermahnen hören, doch für ein so armseliges Ding, als eine Apotheke jetzt ist, nicht mehr so viel Geld wegzuwerfen.

Am schlechtesten jedoch jedenfalls sind die Aerzte daran. Zwar der Fond, von dem sie leben, hat nicht abgenommen; im Gegentheil, während nur immer noch Eine Gesundheit existirt, die noch dazu bald so selten wie der Dronte sein wird, vermehrt sich jährlich die Zahl der Krankheitsgenera und Species; ja kaum ist eine neue Pflanze im System da, so ist auch schon die Krankheit da, gegen die sie als Specificum dient; und ist gleich jetzt die Botanik in dieser Hinsicht etwas voraus, so ist doch zu erwarten, da jede vorhandene Pflanze immer nur die alte wiedererzeugt, während jede Krankheit durch Vermischung mit andern andre Samenkörner zu tragen vermag, als woraus sie selbst entstanden ist, daß später der kleine Mensch einen aus viel mehr Krankheiten zusammengesetzten Blumenstrauß bilden wird, als die große Erde an wirklichen Pflanzen aufweisen kann. In der That geben schon jetzt die Floren, die man von den Krankheiten des Auges, Magens, Herzens u. s. w. angelegt hat, den Floren mancher Städte an Reichhaltigkeit nichts nach, und während an der ganzen stattlichen Eiche höchstens 500 Insekten zehren, nagen an jedem Blatt des Menschen wenigstens eben so viele Krankheiten. Es ist dieß auch nicht zu wundern, da jede Stufe an dem Babylonischen Thurme unserer geistigen Cultur blos aus den Trümmern des eingerissenen Körpers aufgebaut wird, und die Mittel, die man jetzt anwenden muß, um dem Menschen so rasch die Weisheit beizubringen, daß er die Concurrenz mit andern aushalten kann, seinen Körper eben so zerfressen, wie die Schnellbleiche die Leinwand und das Papier, das nur, wenn es langsam in der Natur selbst seine Weiße erhält, haltbar bleiben kann. Ja der Mensch fault schon an, während er noch am Stamme sitzt, weil der Stamm selbst inwendig faul ist; der Arzt bringt ihn in die Welt und aus der Welt, und mit dem ersten Recepte, das er dem Kinde verschreibt, verschreibt er eigentlich sich selbst dessen Leib auf Lebenszeit. In der That, wer möchte jetzt noch das zarte Kind in die rohen Hände der Natur legen? Ist nicht der regelrechte Zustand derselben, wie ihn der Mensch gerade braucht, eine Linie, die sich zwischen dem zu Warmen und zu Kalten, zu Nassen und zu Trocknen, zu Schwülen und zu Windigen fast ohne Breite wie zwischen zwei Abgründen, die rechts und links Verderben drohen, hinzieht. Wer anders aber kann das Maulthier der Gesundheit sicher dazwischen hindurchführen, als der Arzt, der seine Launen kennt und zu zügeln weiß; in welchen andern Hafen soll der Mensch aus dem brausenden Luftmeere, worin sein leckes Schiff von Sturm, Gewitter und Hagel, die ohne Ordnung und Stunde gehen und kommen, umhergeworfen wird, fliehen, als in deine Arme, der alle Unarten der Natur mit seinem Spiritus familiaris in der Flasche zu bannen und selbst ihre rohen Vorzüge uns künstlerisch umgebildet darzubieten weiß. Sehnen wir uns aus der stockenden Stubenluft hinaus, du lehrst sie uns mit Chlorkalk und Essig räuchern; statt Sonnenschein reichst du uns ein flanellenes Hemde und mit einer Flasche magenstärkenden Elixirs ersparst du uns vom Tische aufzustehen und uns hinaus zu wagen, wo in jedem

Lüftchen ein verborgener Feind auf die Gesundheit des Spaziergängers lauert.

Allerdings nur kränklichen Leuten werden diese Mittel empfohlen und selbst solchen lassen die Aerzte wohl mitunter den Genuß der freien Natur zu, nur nicht nach Gutdünken und Belieben: denn erst durch die Verordnung des Arztes erhält die Natur den Rang eines Receptes und kann dann ohne Gefahr in schicklichen Portionen genossen werden; wiewohl hiebei, gleich einer zu sparsam genommenen Medicin, die schon im Munde und Schlunde absorbirt wird, die freie Luft gewöhnlich zwischen dem dreifachen Flanell, der den Leib umschließt, hängen bleibt, ohne zu diesem selbst zu gelangen. Gesunden gestatten manche kühne Aerzte den Genuß der freien Natur sogar fast ohne Einschränkung, blos mit der Anempfehlung, ja sogleich sich dieselbe wieder abzugewöhnen, wenn sie sie nicht vertragen sollten, und, wenn sie zu viel davon genommen, durch ein Schwitzmittel sie wieder zu beseitigen; aber welcher Mensch ist jetzt gesund und kann sich daher seiner Freude an der Natur, ohne vom Arzte für seinen Körper verantwortlich gemacht zu werden, ruhig überlassen? Jeder Mensch hat jetzt seine Leibkrankheit, die höchstens ein paar Wochen oder Monate einmal aus seinem Körper verreist, um dann mit neuer Frische darin Platz zu nehmen oder die auch nur von Zeit zu Zeit die Wohnung im Körper selbst wechselt, der eine Husten, der andere Schnupfen, der dritte Kopfweh, der vierte Zahnweh, der fünfte Drüsen, der sechste Alles zusammen; der Zuckerdüte voll

Warzen, Hühneraugen, erfrorenen Fingern und Zehen, die Jeder noch neben dem Teller der Hauptkrankheit dem Arzte aufträgt, gar nicht zu gedenken; wonach man auch nicht sagen sollte, mir fehlt etwas, wenn man krank, sondern wenn man gesund ist.

Jedenfalls fehlt es auf solche Weise nicht an Stoff zu Beschäftigung und Verdienst für Aerzte; aber kann die fruchtbarste Ernte für Heuschrecken zureichen? Die Zahl derer, die der Menschheit von ihren Uebeln helfen wollen, hat so zugenommen, daß es nun an Uebeln zum Helfen fehlt und die Hülfe jetzt der Hülfe bedarf. Man sollte zwar erwarten, daß, je mehr die Zahl der Aerzte zunähme, um so mehr müßte die der Krankheiten abnehmen, und je mehr diese abgenommen hätte, um so mehr müßte nachher die Zahl der Aerzte sich wieder mindern; aber gerade umgekehrt hat die Zahl der Krankheiten mit der Zahl der Aerzte zugenommen, und die Zahl der Aerzte ist nachher wieder der Zahl der Krankheiten über den Kopf gewachsen, so daß jetzt viele Aerzte die einzigen sind, welche keine Krankheit haben, d. h. zu curiren haben. Auf die bekannten Krankheiten ist jetzt schon im Voraus von ihnen gerechnet und wenn einmal zufällig die Schnupfenfieber im Winter und die Wechselfieber im Frühjahr ausblieben, so wäre das so schlimm für die Aerzte, als für die Winzer, wenn ihnen der Wein einmal erfröre; und würden es die Frauen der Aerzte an ihrem Wochengelde spüren. Diese Krankheiten gehören zur reinen Nothwendigkeit; aber auch hiezu reichen sie nicht mehr hin. Das Clinicum speit jedes Jahr wie ein Trojanisches Pferd eine neue Anzahl junger Helden aus, die vor Begierde brennen, sich mit der ersten Krankheit zu messen; aber was für Noth kostet es oft Manchen, eine zu treffen, da sie schon alle von den alten Helden in Beschlag genommen sind, und wie lang muß oft ein junger Arzt erst erbschleichend um einen gesunden Menschen herumgehen, um sicher zu sein, seines Leibes habhaft zu werden, wenn er einmal krank wird.

Wer kann nun läugnen, daß die Cholera dieser gemeinsamen Noth der Droguisten, Apotheker und Aerzte auf eine unübertreffliche Weise abhilft? Jeder Droguist tritt jetzt mit Hochachtung vor seinen Kasten Melissen- und Pfeffermünzthee, sonst verachtete Kräuter; ja ein Kasten Campher und ein Kasten Geld sind jetzt für ihn identische Dinge. Sonst lebte er davon, einige wenige Apotheken zu versorgen; aber jetzt hat nicht nur jedes Haus, sondern jeder Mensch seine Apotheke, die er versorgen muß, und Chlorkalk, Cajeputöl, Terpentinöl, Essig, Cantharíden, Knoblauch, Senf, Pfeffer, Angelika, die sonst blos in das Auge gebracht den Erguß des Thränensackes verstärkten, dienen jetzt dem Droguisten als eben so viele Reizmittel, fremde Geldsäcke zu reichlicherer Absonderung zu bewegen, wobei er mit seiner Tasche als Schnupftuch die goldenen und silbernen Thränen auffängt. Alles was beißt, frißt oder reizt, wird jetzt vom Droguisten gegen die Cholera losgelassen; das edle Wild geht zwar stolz mitten hindurch; aber von den Hasen, die sich vor ihr fürchten, kann sich denn doch der Droguist einen schönen Winterpelz anschaffen, und versteht er sich mit einem Arzte, daß dieser aus den verlegenen Wurzeln und Saamen, die ihm als Ladenhüter zurückgeblieben sind, irgend ein Recept zusammensetzt und dieß als untrügliches Mittel gegen die Cholera, wobei keiner, der es bis jetzt genommen hat, gestorben ist (um der Wahrheit treu zu bleiben, braucht er es Niemandem vorher zu geben) empfiehlt, so wird bald nicht mehr die Waare, sondern der Droguist um die Waare verlegen sein, und er wird anerkennen, daß die Cholera der längst gesuchte Stein der Weisen ist, deren Namen schon hinreicht, Alles, womit er in Berührung kommt, in Gold zu verkehren.

Die Apotheker, Leute, die Verdienst zu schätzen wissen, sind auch schon neidisch auf die Droguisten geworden, und haben bekannt gemacht, daß sie aus Uneigennützigkeit und zum Beßten der leidenden Menschheit den Verdienst dieser Leute künftig selbst übernehmen wollten. Nur ihr Campher und Essig sei der wahre Campher und wahre Essig, — und in der That könnten ihn sonst wohl die Droguisten nicht noch einmal so wohlfeil geben, — nur sie verständen die schwere Kunst, Species unter einander zu schneiden, und sie könnten es nicht länger mit ansehen, daß die Leute blos zum Vortheil ihres Beutels Dinge verbrauchten, auf deren Wirksamkeit sie doch gar nicht rechnen könnten, da sich diese Mittel nicht einmal eine Zeit lang in einer Apotheke, wo sie doch erst ihre medicinische Wirksamkeit annähmen, aufgehalten, viel weniger durch die kunstfertigen

Hände eines Apothekers, der oft noch etwas ganz anderes, als sie ursprünglich sind, aus ihnen zu machen versteht, durchgegangen wären. Allerdings fertigen die Apotheker auch selbst Mittel an, die den Regeln ihrer Kunst bedeutend zuwiderlaufen, z. B. das des Writznicker Juden; aber gewiß geschieht das nur mit dem größten theoretischen Widerwillen und blos, weil es Geld einbringt.

Indeß die Apotheker könnten immerhin den Droguisten ihren Verdienst gönnen; sie würden darum nicht zu kurz kommen: denn viele Leute glauben ohnehin, daß Campher der Apotheker mehr hilft, als Campher der Droguisten, und daß Essig der vier Räuber zu bereiten auf geheimen adeptischen Kunstgriffen beruht, zu denen ein jahrelanges pharmaceutisches Studium gehört; also behalten sie immer ihre Kunden und zwar nicht blos alle Kranke, sondern auch alle Gesunde werden es, denn viel mehr Mittel, als die Cholera selbst, erfodert die Furcht vor der Cholera. Ich besorge allerdings, daß es mit dem Zusammentragen so vieler Mittel, wie mit dem Einsammeln großer Gelehrsamkeit gehen wird: kommt der Gelehrte einmal in den Fall sie anzuwenden, so weiß er in der Geschwindigkeit nicht, nach welcher Idee er zuerst greifen und wie er schnell genug die, zu der er sich zuletzt entschließt, aus den andern herauswickeln soll, da immer eine in die andre gepackt ist, und windet sich endlich eine unter den schweren Betten seiner Hirnhemisphären hervor, so ist die Sache schon längst entsprungen; dagegen, wenn Jemand blos eine einzige nackte Idee in dem sonst leeren Gehirne hat, sie gleich wie eine behende Katze heraus auf die Sache losspringt und sie packt. So wird der Mensch zwischen den vielen Mitteln, die er im Hause hat, noch viel schlimmer daran sein, als das bekannte Pferd zwischen seinen zwei vollen Krippen, und wie man bei der Wahl zwischen vielen Candidaten zuletzt gewöhnlich den schlechtesten wählt, um keinen der guten gegen den andern hintanzusetzen, wahrscheinlich auch nach dem unzweckmäßigsten greifen, nachdem noch dazu die Zeit selbst für das beßte vorbei ist, denn leider Alles zugleich kann der Kranke unmöglich anwenden. Er hat vielleicht noch sein Pechpflaster auf dem Magen und soll doch auch auf denselben Umschläge, Einreibungen, Senfteige, Blasenpflaster, Mehlsäcke, Kräuterkissen, Salzwassercompressen, Blutigel, Schröpfköpfe, Moxen, heiße Asche, Bürsten, abzubrennenden Weingeist, Tropfbad, cauterium actuale und potentiale, warme Steine, Wärmflaschen und über Alles unendliche Betten appliciren, und zwar Einreibungen und Umschläge von wie viel Mitteln, denn da ist das des Writznicker Juden, bei dem von 200 Menschen blos zwei, das des Jassy'schen Wirths, bei dem Niemand gestorben ist, Campherspiritus und Terpentinöl, von welchen Hahnemann und Dr. Dürr versprochen haben, daß Niemand sterben würde, und noch unzählige andere unfehlbare Mittel, welche zusammengenommen die Cholera 999mal vertreiben würden; aber wie viele Magengegenden müßte der Mensch haben, um Alles das anzubringen, und wie will man es anbringen, da der Mensch noch überdieß zugleich im Bade sitzen muß

Eben so viel Verlegenheit bringt es mit sich, wenn man an die Mittel denkt, die der Kranke alle in den Magen bringen soll; wiewohl man hier leichter abwechseln kann, wenn der Magen nur erst eins nach dem andern auszuwerfen anfängt. Ja nicht genug, auch beim Athmen läßt man ihm die Wahl, ob er kohlensaures Gas, Stickstoffoxydulgas, Sauerstoffgas, Chlorgas, Campherdunst oder Essigsäure einathmen will. Mit allen diesen oder den Materialien dazu hat sich ein Mensch, dem sein Leben lieb ist, jetzt im Voraus zu versorgen, damit es hernach nicht fehle.

Man sieht sonach, daß auch der Apotheker, an den denn doch der Arzt immer zur Erlangung dieser Mittel verweist, nicht Ursache hat über die Cholera zu klagen. Aber auch der Arzt selbst geht nicht leer aus; und das Mähen der Cholera um ihn herum ist im Grunde seine Ernte. Zwar scheint es, daß bei einer Krankheit, welche den Menschen in wenig Stunden hinrafft, nicht viel für den Arzt zu verdienen sein könnte, denn wie viele Recepte kann er während der Zeit schreiben? Ja häufig überlistet der Kranke den Arzt, wie sehr dieser auch aufpaßt, und hat sich schon aus dem Staube gemacht, ehe der Arzt noch herbeieilen und ihm seinen Laufpaß schreiben kann; wodurch derselbe nicht nur um die gegenwärtigen Gebühren, sondern auch um alle zukünftigen kommt, die er noch bei spätern Krankheiten des Patienten hätte verdienen können. Es ist nicht zu läugnen, es ist eine Unart der Cholera, so wenig Rücksicht auf den Arzt zu nehmen, daß sie schon mit dem Kranken zur andern Thür hinaustanzt, wenn der Arzt denkt, sie sei eben erst zu einem gesetzten Besuch zur ersten Thür hineingetreten, und ihr nach hergebrachter Weise die erste Flasche zum Imbiß anbieten will. Weiß denn die Cholera nicht, daß jede Krankheit wenigstens ihre 5 Stadien hat, und man sie gar nicht in ein pathologisches Compendium hineinlassen wird, wenn sie, anstatt den vorgeschriebenen Cursus zu machen, vielmehr mit dem **stadium prodromorum** gleich in die Akme, auf Deutsch mit der Thür ins Haus fällt. Zuletzt haben freilich die Aerzte die Unart der Cholera gemerkt, und tractiren einen Kranken, sowie sie etwas davon an ihm spüren, gleich schrecklich, so daß Erbrechen jetzt schlimmer als Verbrechen ist. Durch diese rasche Wirksamkeit können sie in vielen Fällen ersetzen, was der Dauer derselben abgeht, und, wenn gleich die Cholera nie die Vortheile einer fixen Rente, die so viele chronische Krankheiten gewähren, darbieten kann, so ist doch andererseits in Betracht zu ziehen, daß solche Capitalkranke immer nur wie einzelne, Jahr aus Jahr ein fruchttragende, Bäume dastehen, während die Cholerakranken so reichlich wie das Manna des Himmels fallen, so daß alle Aerzte, die sonst in der Wüste nach Nahrung zum Himmel schrieen, genug daran haben können. In der That hat mancher, den man sonst den ganzen Tag auf den Straßen beschäftigt sah, Patienten nicht sowohl zu besuchen, als, wie weiland der weise Diogenes vergebens Menschen, zu suchen, jetzt ein ganzes Spital zu seiner Disposition. Die Cholera hat überdieß für den Arzt noch den Vortheil, daß, während man bei den andern Krankheiten den Arzt nicht fragen und mithin auch nicht belohnen kann, ehe sie da sind, da man ja nicht weiß, ob und was für welche kommen werden, dagegen die Cholera schon lange ehe sie kommt angemeldet ist, daher doch Jeder schon vorher wissen will, wie er sich gegen sie benehmen soll. Es ist zwar sehr einfach und Jedem leicht verständlich, wenn er hört: sei mäßig, gutes Muths und trage eine Flanellbinde um den Leib, wenn du die ersten beiden Dinge nicht über dich gewinnen kannst, oder auch noch nebenbei; auch haben 100 Aerzte in mehr als 100 Schriften das schon geschrieben; allein wer würde diesen Rath für wirksam halten, wenn er ihn nicht einem Arzte erst bezahlt und seinen Wechsel auf die Gesundheit mit dessen Namensunterschrift in den Händen hätte; denn die Dinge kosten ja nicht so viel, als sie werth sind, sondern sind so viel werth, als sie kosten, und die Aerzte halten selbst darauf, den Glauben an die bezahlte Medicin aufrecht zu halten.

In der That, was ist nicht schon alles über unbefugte Anwendung von Hausmitteln geschrieben worden, die gleichsam eben so viele Schleichwege sind, auf denen der Kranke den Zoll, den er auf dem Wege zur Gesundheit dem Arzte zu bezahlen hat, umfährt; denn zwar krank aber nicht gesund zu werden erlaubt man Jedem, wie er will; nur der Arzt hat das Recht, ihn sich und den Seinen wiederzuschenken. Ungefähr eben so hat Jeder das Recht, nach Belieben in Laster und Thorheit zu verfallen, aber nur durch den Büttel darf er wieder zum bessern Leben zurückkehren, gleich viel, ob er selbst zu diesem oder einem andern Wege Lust hat. Welcher Kranke verstände auch wohl selbst die Kunst, die Mittel, die einzeln und roh jetzt bei der verfeinerten Organisation des Menschen gar nichts mehr helfen, so in kleinen Schwadronen, mit dem Officier, dem Recipe an der Spitze, welcher Marsch gegen die Krankheit ruft, anrücken zu lassen. In der That schaudert man, wenn man in medicinischen Schriften von dem Schaden liest, den die Selbstbehandlung der Kranken mit Hausmitteln schon angerichtet hat. Man findet darin nichts als Fälle von unterdrückten Krätzausschlägen, zurückgetretener Rose und Gicht, unheilbar gewordener Syphilis. Von Fällen dagegen, wo ein einfaches Hausmittel geholfen hätte, nachdem die Aerzte jahrelang der Krankheit in alle Ecken des Körpers mit der Flasche nachgelaufen waren, von Fällen, wo die Kranken an unvernünftiger rationeller Medicin, an Nachlässigkeit oder Mißgriffen bei der Zubereitung in den Pharmacieen gestorben wären, findet man in diesen Büchern nichts; solche Fälle müssen daher wohl nicht vorkommen.

Sollten übrigens auch wirklich viele die Ansicht haben, der Arzt sei bei der Cholera entbehrlich, da nach fast allen Nachrichten in der ersten Periode der Krankheit die Leute auch ohne Hülfe des Arztes gesund werden können, wenn sie nur einige Tassen warmen Thee trinken; in der letzten aber nach dem eigenen Geständnisse der Aerzte der Kranke stirbt, mag der Arzt ihn reiben, brennen oder begießen, so viel er will, so ist zu berücksichtigen, daß ja dieselbe Meinung viele auch von den meisten andern

Krankheiten haben; also wenn man doch bei allen andern Krankheiten den Arzt braucht und bezahlt, so wird die Cholera auch keine Ausnahme machen.

Siebentes Capitel.

Außer den, jedenfalls nicht geringen, ökonomischen Vortheilen, welche die Aerzte von der Cholera ziehen können, ist auch der Gewinn, den ihr Ruf und ihre Wissenschaft dadurch erhalten dürften, nicht minder beachtenswerth. Bei der größten Taschenspielerfertigkeit des Arztes, das Stück- und Flickwerk seiner Kunst vor den Augen des Kranken immer so zu werfen, daß es als ein schönes ganzes Prunkgewand erscheine, kann er doch bei andern Krankheiten kaum vermeiden, in der Diagnose derselben öfters Blößen durchscheinen zu lassen und sich zu blamiren. Der gelehrteste Arzt mit seinem Systeme gleicht da in der Regel einem Fleckausmacher, der selber einen Fleck im Auge hat und das Kleid, das man ihm zur Beseitigung eines Makels bringt, mit einem zweiten zurückgiebt, weil er nur seinen Fleck darauf sahe und mit scharfer Lauge behandelte. Er hat vielleicht ein Jahr lang nach allen Regeln der Kunst auf eine Krankheit loscurirt und hätte sich den größten Ruf durch ihre Heilung verdienen können, wenn sie nur da gewesen wäre. Der Kranke hält zwar vielleicht den Arzt fortgehends für ein grundgescheutes Wesen, und ist eher geneigt zu glauben, seine eigene Natur habe sich in der Krankheit geirrt, als die Weisheit des Arztes, die er aus so vielen gelehrten Gesprächen mit ihm hat kennen lernen; er läßt blos darum endlich den zweiten Arzt kommen, weil er glaubt, der erste habe kein Glück; was mir freilich ungefähr eben so vorkommt, als wenn Jemand glaubt, sein Schuhmacher habe kein Glück, weil er ihm unpassende Stiefeln macht. Allein nun erst ist dem ersten Arzte der Hals gebrochen.

Da steht der zweite, mit den Recepten des ersten in der Hand; er sagt freilich nichts dazu; bewahre, das wäre gegen alle collegialische Rücksicht; er stößt blos einige Hm Hms aus, er schüttelt blos den Kopf, er zuckt blos mit den Achseln, er legt blos die Recepte mit einer höhnischen Miene wieder weg, läßt die Flasche bei Seite setzen, und verschreibt dafür ein Pulver, und weil er doch endlich etwas zur Rechtfertigung seiner neuen Behandlung sagen muß, so räuspert er sich zehnmal vorher, als wenn er es nicht herausbringen könnte, daß der erste ein unwissender Stümper sei, der den Kranken durch seine falsche Behandlung so weit zu Grunde gerichtet, daß selbst er Mühe haben werde, ihn nur auf den alten Standpunct zurück zu bringen. Auch damit platzt er freilich nicht geradezu heraus; aber ein Dutzend halbe Ausdrücke, wie: „wir werden freilich etwas anders zu Werke gehen müssen“ — „ich glaube doch, unser guter College hat hier nicht ganz richtig gesehen“ — „ich fürchte, die bisher eingeschlagne Methode hat Ihnen nicht ganz zugesagt,“ wirken zusammengenommen mehr als ein ganzer Ausfall; denn der Ruf verblutet ja viel leichter an wiederholten kleinen Sticheleien, die noch Niemanden zu einem Mörder machen, als an einem kräftigen, auf einmal gethanen Dolchstich. Der zweite Arzt curirt nun wieder ein Jahr lang auf die entgegengesetzte Krankheit los; aber die Krankheit liegt vielleicht zur Seite, und so findet vielleicht noch ein dritter Arzt Gelegenheit, die Procedur des zweiten an ihm selbst zu wiederholen. Ja nicht allein, wenn ein Arzt nach dem andern an das Krankenbett tritt, sieht er immer einen ganz andern Kranken als der vorige darin, was im Grunde gar nicht so sehr zu verwundern ist, da er ihn durch die Zaubertränke des vorigen jedesmal wirklich verwandelt überkommt; auch wenn ein Dutzend Aerzte zugleich um dasselbe Bett stehen, ist zu wetten, daß sie eben so viele verschiedne Diagnosen über die Krankheit fällen werden, so daß der Leibnitzische Satz, es seien nie zwei Dinge in der Welt einander vollkommen gleich, sich an nichts besser, als an den Ansichten der Aerzte über dieselbe Krankheit erläutern läßt. Noch mehr, auch das geschieht sehr häufig, daß ein Arzt einem Kranken schon unzählige Mittel gegeben hat, ehe er nur mit sich selbst über die Krankheit aufs Reine gekommen ist, indem er die Mittel anfangs als eine Art chemischer Reagentien vielmehr zur Erkennung als zur Niederschlagung der Krankheit braucht und freilich, weil er den Menschen nicht wie eine zu prüfende Flüssigkeit hiebei in Portionen sondern kann, um jede mit einem besondern Reagens zu prüfen, sondern alle nach einander in

Eins" gießen muß, zuletzt eine Mixtur erhält, die kein Gott mehr zu scheiden vermöchte. Ueberhaupt gleicht eine Krankheit im Organismus einer Bestie in einem finstern Walde und der Arzt gewöhnlich einem Jäger, der erst lange in den Wald hineinschießt, ehe er nur weiß, wo das Thier steckt, und daher freilich manches unschuldige Thier statt dessen treffen kann. Entweder nun entweicht das Thier, wenn es in der Nähe war, an einen andern Ort des Waldes, um dort seine Ravagen fortzusetzen; dann sagt der Jäger stolz: ich habe das Unthier vertrieben; oder es wird, wenn es muthig ist, durch den Lärm an den Ort selbst hingelockt; dann sagt der Jäger wieder stolz: ich wußte doch gleich, wo das Thier steckte.

Bei der Cholera dagegen hat der Arzt alle solche Umtriebe gar nicht nöthig, um mit seiner Diagnose gleich im Reinen zu sein, und das Richtige wirklich zu treffen, da ihre Symptome gar zu augenfällig sind, überdieß auch ein Blinder, wenn er einmal weiß, daß alle Wände um ihn grün sind, mit Sicherheit a priori die Farbe jedes einzelnen Flecks diagnosticiren kann. Blos die Unterscheidung, ob man es mit der schlechten einheimischen oder der ächten edlen Ostindischen Cholera zu thun habe, kann manchmal einige Schwierigkeiten verursachen; indeß, da die erste sich wie der einheimische Biber immer nur einzeln sehen läßt, die letztere aber wie der fremde immer gleich sich in Masse ansiedelt, so reicht es hin, die ersten einzelnen Fälle stets für einheimische oder sporadische Cholera zu erklären, und erst, wenn sie in Masse auftritt, die Maßregeln als gegen die Ostindische eintreten zu lassen. Dieß Merkmal habe ich auch allenthalben angewandt gefunden; nur wäre größerer Genauigkeit halber wünschenswerth, daß man die Anzahl Kranke, welche zum Begriffe der Ostindischen Cholera gehört, officiell festsetzte, denn in manchen Städten scheint man eine etwas zu große Anzahl dazu verlangt zu haben. Es fehlt allerdings auch nicht an andern Unterscheidungsmerkmalen, ja, wenn man die Beschreibungen der asiatischen und einheimischen Cholera neben einander liest, kann man sich über ihre Unterschiede gar nicht täuschen; allein beide sind ein paar so zärtliche Schwestern, daß sie wohl selbst nicht einmal recht wissen mögen, was unter ihnen Mein und Dein ist, und daher in der Natur häufig ihre Symptome verwechseln. Das haben allerdings auch die Aerzte bemerkt, und durch die Uebung, in der sie dadurch immer erhalten worden sind, ist ihre Diagnose nachgerade so weit geschärft worden, daß sie nun beide Choleras sogar durch A e h n l i c h k e i t e n zu unterscheiden wissen: denn führt man nicht bei den ersten Fällen sporadischer Cholera, zum Beweise, daß sie solche sei, stets an, daß der Verstorbene überhaupt ein alter Säufer und liederlicher Mensch war und unmittelbar durch Magenverderbniß die Krankheit hervorrief; und führt man nicht nachher zur abermaligen Beruhigung des Publicums bei der Ostindischen Cholera wieder dasselbe an, daß meist blos Säufer und liederliche Menschen daran sterben oder daß sie unmittelbar durch Diätfehler hervorgerufen wird?

Die Cholera weiß auch recht gut, daß sie den Scharfblick der Aerzte nicht so leicht täuschen kann und sucht sich daher anfangs unter allerlei Verkleidungen und mit falschen Pässen einzuschleichen. Die eine sagt, wenn man sie anhält: „ich bin blos ein unschuldiger Schlagfluß.“ — Passirt! sagt der wachhabende Arzt; — es kommt die nächste: „ich bin ein altes Leber- und Magenübelchen und habe schon manchem Arzte was zu verdienen gegeben, ihr werdet mich doch auf meine alten Tage nicht ins Cholerahaus schaffen wollen!“ — Bewahre, sagt der Arzt, unsre Instruction lautet blos gegen die gottvergessene junge Dirne, die Cholera; — kommt die dritte, ein wenig brechend und purgirend, und mit etwas sinistrer Physiognomie; die examinirt man nun scharf: „Ach, sagt sie, ich sehe freilich unglücklicherweise der Ostindischen Landläuferin etwas ähnlich; aber, meine guten Herren, mein Familienname ist ganz anders; ich gehöre zur guten alten Deutschen Familie Brechdurchfall, die kennen Sie ja schon lange!“ — Es ist wahr, sagt der eine und der andere, ich habe das Vergnügen, mit dieser respectabeln Familie bekannt zu sein; — sie passirt ebenfalls; kurz alle Cholerafälle schleichen sich so mit verborgener Waffe unter dem Mantel eines andern Krankheitsnamens ein, bis ihrer genug sind, wo dann plötzlich Allarm geblasen wird und man umgekehrt statt aller andern Krankheiten, die sich wie in einer eroberten Festung muthlos verstecken, plötzlich lauter Cholerafälle sieht, die nun das Morden ungescheut beginnen. Von jetzt an ist aber auch dem Arzte alle Mühe der Diagnose erspart, und die ganzen Geisteskräfte, die er bei einer andern Krankheit darauf wenden müßte, um sie nur zu erkennen, und in den proteusartigen Verwandlungen, die sie, um ihm zu entschlüpfen, eingeht, festzuhalten, kann er jetzt auf die Betrachtung ihres Wesens und ihrer Cur wenden.

Hier tritt ihm nun der neue Vortheil entgegen, daß das ungeheuer häufige Vorkommen der Cholera ihm erlaubt, die Krankheit recht ordentlich zu studiren und die geeignetsten Heilmittel für sie aufzusuchen; und in der That, wenn wir bei so unzählig vielen Cholerafällen, die sich in eine kurze Zeit und einen kleinen Raum zusammendrängen, nicht über das Wesen und die Cur derselben ins Reine kommen sollten, so müßten wir ja wohl billig verzweifeln, daß wir es bei irgend einer Krankheit je auf dem bisher betretenen Wege dahin bringen würden; wenigstens ließe sich mathematisch beweisen, daß wir es dann bei den übrigen Krankheiten, die nur vereinzelt, hie und da, in Zwischenzeiten auftreten, in funfzigtausend Jahren noch nicht dahin gebracht haben werden. Es scheint nun als ob die Cholera vom Gotte der Heilkunst selbst gesendet worden wäre, um in dieser Hinsicht einen neuen Cursus mit der Medicin von vorn an nach der Jacotot'schen Methode, die ein Wort bis zum Ueberdruß wiederholt und analysirt, ehe sie zum zweiten übergeht, anzufangen, damit sie aus ihrer Zerstreuung herausgerissen werde und eine Sache gründlich betreiben lerne. In der That, bei der Ueberzahl verschiedener und wechselnder Krankheiten, die in der Welt herrschten, bezahlte sonst jeder Kranke ganz umsonst das Lehrgeld für den Arzt, wenn dieser nicht etwa, um das, was er z. B. bei einem wichtigen Falle von Herzkrankheit oder Gehirnerweichung gelernt hatte, nicht verloren gehen zu lassen, nun auch die nächstfolgenden Krankheiten, die ihm vorkamen, für Herzkrankheiten oder Gehirnerweichungen erklärte und danach behandelte; jetzt aber, wo er einen Cholerakranken nur verläßt, um zum andern überzugehen, kann er die Interessen, die sein anfangs geringes Capital von Kenntnissen bei Jedem gewinnt, immer gleich wieder aufs Neue zum Capital schlagen und dadurch dieß mit reißender Schnelligkeit anwachsen sehen. Auch ist der Eifer nicht zu verkennen, mit welchem die Aerzte diesen Vortheil zu benutzen suchen, und aus den vielen Mitteln, die bis jetzt gegen die Cholera versucht worden sind, kann man sehen, daß sie wirklich sehr eifrig nach einem suchen, das helfe. Bis jetzt ist allerdings noch keins gefunden; aber schon das wäre ein großer Vortheil, wenn die Aerzte einmal von irgend einer Krankheit einsehen lernten, daß ihre bisherigen Mittel nichts dagegen helfen; indeß jetzt noch so viele Mittel jedesmal gegeben werden, die nie helfen, nie geholfen haben und nie helfen werden, und die man doch nur um so eifriger giebt, wie Jemand um so öfter dieselbe Nummer im Lotto besetzt, je häufiger sie fehlgeschlagen hat, weil um so mehr die Wahrscheinlichkeit zunimmt, daß sie endlich einmal einen Treffer abgeben werde. Eine Erkenntniß aber, die tausend in einzelnen Zeitpuncten zerstreute Fälle nicht herbeiführen, werden vielleicht Millionen kurz zusammengedrängte bewirken. So hat es denn die Cholera doch schon mit Mühe so weit gebracht, daß man allmählig das Calomel ziemlich bei Seite gelassen hat und gegen das Opium mißtrauisch geworden ist, wiewohl dieß den Aerzten sehr schwer angekommen zu sein scheint, denn ohne China, Calomel und Opium zu curiren hält bis jetzt jeder für ein größeres Kunststück, als ein Concert auf der bloßen G-Saite zu spielen, und wollte man ihm noch den Aderlaß nehmen, so würde er glauben, auf dem bloßen Holze spielen zu sollen. Auch muß ich gestehen, daß ich vom Calomel wie vom Opium in den Cholerazeitungen noch öfters auf derselben Seite gelesen habe, daß sie große Mittel in der Cholera seien und daß sie nichts dagegen helfen; und noch ganz neuerdings habe ich in einer Abhandlung das Calomel wie einen fallenden Löwen sich nochmals aufrichten und der Cholera den Todesstreich drohen gesehen; aber recht in Ansehen stehen sie doch nicht mehr. Könnte es die Cholera endlich dahin bringen, den Nimbus vererbter Glorie, der diese Mittel noch umgiebt, ganz zu zerstreuen, so wäre damit ein großer Fortschritt gethan; denn was bei zwei solchen Hauptmitteln gelungen ist, würde bei den geringern Classen von Mitteln noch mehr glücken müssen. Des Unkrauts der Mittel ist einmal jetzt mehr als des Waizens, und ehe das erstere nicht ausgerottet oder wenigstens gelichtet ist, wird der letztere nicht zum Gedeihen kommen können. Ja ich wollte lieber, daß man das Kind mit dem Bade ausschüttete, wo es sich immer wieder auffischen läßt, als daß man es im Bade ersticken ließe.

Zu schnellerer Erreichung dieses Zwecks wäre nur zu wünschen, daß die Mittel, anstatt blos nicht zu helfen, lieber gleich recht derb schadeten, da viele Aerzte schon so zufrieden sind, wenn es auf ihre Medicin nur nicht schlimmer wird, daß sie solchen Mitteln die größten Elogen machen; ja manche rechnen jeden Tag, den der Kranke nach der Medicin, die er nimmt, noch lebt, dieser zu Gute. Auch ist freilich nicht zu verlangen, daß der Arzt ein Mittel, zur Erkenntniß von dessen Wirksamkeit er vielleicht durch die tiefsten Speculationen eben erst geführt worden ist, gleich leichtsinnig wegwerfe, wenn ein paar Kranke dabei sterben; erst wenn 100 gestorben sind, kann er daran denken, ob nicht vielleicht seine Theorie eine Modification zulasse, um so mehr, da der Tod im Grunde gar keine Beweiskraft gegen ein Mittel hat, denn man weiß ja, daß für ihn kein Kraut gewachsen ist.

Man muß allerdings gestehen, daß der Vortheil, das Opium und Calomel, weil sie ihre Pflichten nicht ordentlich erfüllten, vom Throne gestoßen zu haben, deßhalb minder groß ist, weil an ihrer Statt nun eine wahre Pöbelherrschaft andrer Mittel eingetreten ist, und dieß mag auch Grund sein, daß manche medicinische Aristokraten, oder, wie man sie heißt, rationelle Aerzte, immer noch an jenen königlichen Mitteln hängen, oder dazu zurückkehren. Der Campher hat sich wie ein zweiter Mirabeau erhoben und die Revolution angeschürt; aber nicht lange, so ist es so weit gekommen, daß nun jedes regieren will. Die ganze Materia medica ist lebendig geworden, wie ein Froschteich, worin alles quackt: ich helfe, ich helfe; und es giebt Bramarbase von Mitteln, die den Feind nie gesehen haben und schwören, wenn er ihnen zu nahe käme, ihn gleich in Grund und Boden hauen zu wollen, und die er freilich, wenn er nun wirklich kommt, höchstens mit einem verächtlichen Lächeln abfertigt. Ja nicht genug, daß die alten Mittel alle wie Mücken um den Ostindischen Elephanten herumtanzen, ohne nur durch seine Haut stechen zu können, so hat er auch noch eine Menge des Ungeziefers aus Indien mitgeschleppt, und zieht Schwärme von fremdem noch alle Tage herbei; und Gott gebe nur, daß wir nicht das alles auf dem Halse behalten, wenn die Cholera selbst vorbei ist.

Mittlerweile können wir die Krankheit auch theoretisch bearbeiten und, wenn nicht eine möglichst vollständige und zureichende Theorie, doch die möglichen Theorieen in zureichender Vollständigkeit zu entwerfen suchen, damit, wenn uns der Himmel einmal ein Princip schenkt, aus allen diesen die rechte herauszufinden, diese nicht zufällig darunter fehle. Große Geister eilen ja überhaupt der Zeit stets voraus, und sitzen immer schon oben auf der Wetterfahne des Thurmes, wo sie sich lustig im Winde drehen, während die Schnecke des gewöhnlichen Menschengeistes noch am Fuße herumkriecht und die erste Stufe nicht finden kann. Wenn daher auch manche jene Theorieen dumm anstaunen, weil sie in der gegenwärtigen Kenntniß von den Vorgängen im Organismus und der Wirkungsweise der Mittel auf denselben noch gar keine Basen finden, von denen aus sie die Theorie, ich will nicht sagen der Cholera, sondern einer Krankheit überhaupt zu begründen wüßten, so lasse man sich das nicht irren; es ist groß, ja göttlich, eine Sache ohne die Mittel dazu zu Stande zu bringen.

Ich habe mir die Mühe genommen, zum Beweise des Fleißes, den man schon auf diesen Gegenstand verwandt hat, die verschiedenen Ansichten der Aerzte über die Contagiosität oder Nichtcontagiosität der Krankheit und den Sitz und das Wesen oder die nächste Ursache derselben anhangsweis zusammenzustellen, was hoffentlich einen interessanten Ueberblick gewähren wird und durch Ziehung eines Mittels aus allen Meinungen vielleicht ein sicheres Resultat liefern dürfte. Aehnliche Zusammenstellungen der verschiedenen Meinungen in andern Hinsichten, z. B. ob der Aderlaß in der Cholera nützlich oder schädlich sei, ob der Kranke kalt, heiß oder gar nicht trinken solle u. s. w., würden unstreitig nicht minder interessant sein.

Man wird aus dieser Zusammenstellung ersehen, daß die Frage über die Contagiosität oder Nichtcontagiosität, den miasmatischen, epidemischen oder tellurischen Ursprung der Krankheit in der That schon jetzt mit genügender Vollständigkeit erörtert ist, indem es keine denkbare Combination der Vorstellungen giebt, die nicht darüber schon gangbar, und keinen denkbaren Beweis, der nicht schon für und wider vorgebracht wäre. Es hält nämlich der eine die Krankheit für schlechthin contagiös, der andere für schlechthin nicht contagiös, der dritte für bedingt contagiös, der vierte für manchmal contagiös, der fünfte für secundär contagiös, der sechste für sowohl contagiös als nicht contagiös, der siebente für nicht so contagiös als man glaubt, der achte hält es für thöricht, nach der Contagiosität oder Nichtcontagiosität zu fragen, der neunte erklärt den für unvernünftig, der an die Contagiosität nicht glaubt, und der zehnte den für einen Narren, der daran glaubt. Wieder der eine hält die Krankheit für miasmatisch, der andere für epidemisch, der dritte für tellurisch, der vierte für kosmisch, der fünfte für contagiös und miasmatisch, der sechste für miasmatisch und tellurisch, der siebente für tellurisch und kosmisch, der achte für contagiös, miasmatisch, tellurisch, endemisch, epidemisch und kosmisch zugleich, der neunte hat eine so tiefsinnige, sein ganzes Wissen erschöpfende Ansicht von ihrer Entstehungsweise, daß sie sich mit einfachen klaren Worten gar nicht aussprechen läßt; und hiebei sind noch dazu alle die Ansichten von der elektrischen, galvanischen, magnetischen, elektromagnetischen, siderischen, infusoriellen Fortpflanzung, ihrem Zuge mit oder gegen den Wind, mit Nordlicht, Erdbeben, großen Eismassen, längs der Flüsse u. s. w., die sich in verschiednen Werken zerstreut finden, übergangen.

Es ist in der That ein erfreuliches Zeichen der Bildungsfähigkeit der Aerzte, daß sie, nachdem sie nur eben erst bei der ägyptischen Augenentzündung und dem gelben Fieber gelernt hatten, wie man, ich will nicht sagen zu einem Resultate, aber zu vielen Resultaten über die ansteckende oder nicht ansteckende Natur einer Krankheit gelangen kann, von dieser Methode sogleich wieder eine so schöne Anwendung bei der Cholera, nur in einem noch viel größern Maßstabe, gemacht haben, was wir allerdings der großartigen Weise, mit der die Cholera auftritt, verdanken. Sie läßt — wenn es nicht Mißbrauch ist, diesen Ausdruck hier anzuwenden — alle Kindlein zu sich kommen und nimmt den Obolus des Geistesärmsten, den er in sein dünnes Brochürchen gewickelt bringt, so gütig auf, als die schweren Lastwagen Gelehrsamkeit, mit denen die Reichen angefahren kommen; der gute Wille ist ja bei Allen derselbe und zuletzt nutzt Alles doch nur den Priestern. Was mich nur wundert, ist die Obstination, welche die Regierungen hiebei zeigen. Nachdem man ihnen hundertmal bewiesen hat, daß die Krankheit nicht anstecke, daß alle Cordons, Quarantainen u. s. w. nicht nur nichts nutzen, sondern blos und allein schaden, haben sie doch mit wenigen Ausnahmen dieselben immer noch fortbestehen lassen und dadurch freilich zum Theil ein mitleidiges Bedauern, zum Theil empörten Unwillen der Aerzte auf sich gezogen, die eine solche Blindheit gegen so sonnenklare Beweise, als sie selber dagegen vorgebracht, kaum begreifen konnten. Hätten sie die Cordons nur wenigstens jedesmal so lange aufgehoben, bis wieder der nächste Beweis kam, daß die Cholera anstecke, und dann schnell wieder zugezogen, so würde man doch an dem, wie eine Blasbalgklappe immer abwechselnd auf- und zugehenden, Cordon gesehen haben, daß sie die gründlichen und durch

Gegensätze sich wechselseitig fördernden Untersuchungen ihrer approbirten Aerzte auch praktisch zu schätzen und mit den Fortschritten der Ansichten über diese Krankheit gleichen Schritt zu halten wissen, während man nun gar nicht weiß, wozu so viele Aerzte das alles in den Wind geredet haben, da die Regierungen wie eine eingerostete Windfahne immer auf dem alten ersten Puncte stehen blieben.

Die Beweise, die man gegen die Contagiosität der Cholera vorgebracht hat, sind allerdings ganz eigener Art und man wird damit noch vieles beweisen können, woran man bis jetzt noch gar nicht gedacht hat, z. B. daß es ganz unnöthig ist, Fenster und Thüren vor Dieben zu verschließen; denn da man hundertmal Fenster und Thüren offen läßt, ohne daß ein Dieb herein kommt, ein andermal aber auch eine verschlossene Thür durchbrochen wird: folgt nicht daraus, daß ein Dieb überhaupt eben so gut durch verschlossene als offene Thüren kommen kann? Man denke nur, wie fruchtbar überhaupt das Princip ist, daraus, daß etwas oft nicht geschehen ist, künftig beweisen zu können, daß es nie geschehen ist, ja die wirklich geschehenen Fälle rein dadurch weg beweisen zu können. Ganz dieselbe Thorheit, als zu behaupten, die Cholera stecke an, wird es künftig sein, wenn man behauptet, ein Licht stecke an, und man müsse sich damit in Acht nehmen, um keine Feuersbrunst zu erregen; denn hat man nicht schon Steine, Wasser, nasses Holz in wo möglich noch nähere Berührung mit Licht gebracht, als Menschen je mit Cholerakranken gekommen sind, ohne daß jene Stoffe je dadurch angesteckt wurden, warum sollen denn Vorhänge oder Pulver dadurch angesteckt werden. Hätte man das alles nur eher gewußt, wie sorglos und bequem wäre das Leben, denn man würde sich dann vor gar nichts mehr in Acht zu nehmen brauchen.

Auch Theorieen über den Sitz und die nächste Ursache der Krankheit sind schon in erfreulicher Mannichfaltigkeit und Abwechselung vorhanden. Man hat sie laut der Zusammenstellung am Schlusse ins Nervensystem, ins Blutsystem, ins Hautsystem, ins Darmsystem verlegt und im Nervensysteme wieder in den **nervus vagus**, die Rückenmarksnerven, den **nervus sympathicus**, die Ganglien des Unterleibes; der eine hält sie für ein Wechselfieber, der andere für ein Frieselfieber, der dritte für Typhus, der vierte für Epilepsie, der fünfte für Asphyxie, der sechste für Colik, der siebente für Ruhr, der achte für Katarrh, der neunte für Exanthem, der zehnte für Magnetismus, der elfte für eine Laus, der zwölfte für ein Gift, der dreizehnte für eine Sünde, der vierzehnte für Kohle. Nach dem einen beruht ihr Wesen auf Entzündung, nach dem andern durchaus nicht auf Entzündung, nach dem einen ist herabgestimmte, nach dem andern erhöhte Thätigkeit der Unterleibs-Nerven und Eingeweide, nach dem einen Krampf, nach dem andern Lähmung, nach dem dritten Polarisation der Nerven die nächste Ursache der Krankheit. Was etwa an möglichen Theorieen fehlen sollte, wird der Verfolg der Krankheit, sollte sie noch einige Zeit dauern, unstreitig noch hervorrufen, und es würde daher die Fortschritte der Medicin gewiß sehr beschleunigen, wenn man neben allen möglichen Cholera-Mitteln auch gleich alle mögliche Cholera-Theorieen fertig verkaufte, damit jeder Arzt die ihm anständige heraus wählen könnte, und nicht, der vielleicht ohnehin alle Hände und Füße voll zu thun hat, auch noch den Kopf anstrengen müßte, selber eine zu machen. Ich selbst bin, da ich ein ziemlich theoretisches Ingenium habe, recht gern erbötig, Andern hierin unter Verschweigung meines Namens behülflich zu sein, und Jedem, der den seinigen einer Theorie vorzusetzen wünscht, eine solche zu entwerfen, die er nur zu bestellen hat, wie er sie wünscht. Ich gebe ihm hiebei frei, mir sein beliebiges Lieblings-System zu bestimmen, worein er die Krankheit verlegt haben will; ich will sie, wenn er es verlangt, gleich zu einer Knochenkrankheit oder zu einer Krankheit der Haare machen; besonders aber lade ich die Chirurgen, die bis jetzt so wenig bei der Cholera verdient haben, ein, sich an mich zu wenden, denn ich will sie für einen eingeklemmten Bruch oder einen Darmabsceß oder eine fistula ani nach Jedes Belieben erklären; kurz man bestimme nur, ich kann Alles, ich beweise Alles, nachdem ich durch sorgfältiges Sammeln und Vergleichen der Theorieen und ihrer Beweise, wie sie bisher aufgestellt worden sind, gelernt habe, wie man dabei zu Werke zu gehen hat. Ich werde es um so besser können, da ich nie einen Cholerafall behandelt habe oder behandeln werde, mich überhaupt praktisch um sie nicht kümmern werde, mithin um so unbefangener in dem blauen Himmel der Theorie über den Feldern und Wiesen der Cholera schweben kann, in der sich die Menschen, die statt der theoretischen Flügel blos praktische Arme und Beine haben, mühsam zerarbeiten, ohne je einen umfassenden Ueberblick darüber erlangen zu können. Ich werde mich, wie ein bei uns berühmter Kleidermacher, blos von fern mit der Lorgnette vor die Krankheit hinstellen, und ihr, ohne sie nur mit dem Finger anzurühren, nach dem bloßen Augenmaß einen Rock nach der neuesten Mode machen, ja, wenn der Rock noch nicht Mode ist, will ich ihn so schön machen, daß er Mode werden soll; und von allem diesem will ich den Ruhm andern überlassen; ich verlange für jede Theorie, die ich für einen andern entwerfe, höchstens so viel als für eine geschriebene Dissertation. Noch mehr, ich überlasse es auch, zu bestellen, wie lang die Theorie sein, ob sie eine Zeile oder ein Buch betragen, ob sie einfach, tiefsinnig, gelehrt, gar nicht zu verstehen sein soll, und ich will, ungeachtet es schwer zu sein scheint, nach Allem, was schon über die Cholera gesagt worden ist, noch etwas Neues oder Sublimeres darüber zu sagen, doch mit Hülfe einiger Naturphilosophie so viel leisten, daß selbst die, die jetzt die höchste Höhe der Ansichten erklimmt zu haben glauben, sich mit Beschämung noch als kleine Zwerge unter mir erblicken sollen.

Allerdings könnte Jemand, der mir meinen Verdienst beneidete, mir einwerfen, ich müsse die Krankheit, wenn auch nicht behandeln, doch wenigstens erst beobachten, ehe ich ein Urtheil darüber fällen könnte; allein muß mir nicht das vielmehr zum Ruhme als zum Tadel gereichen, wenn ich statt durch meine eigenen Augen, — was keine Kunst wäre, — durch eine telegraphisch-optische Anwendung fremder Augen das innere Wesen der Krankheit zu erkennen vermag. Und wie viele von denen, die bisher Theorieen über die Cholera entworfen haben, haben sie denn gesehen? Selbstbeobachtung ist ja gerade nirgends schlechter angewandt, als beim Entwerfen einer Theorie; denn da faßt man immer nur Eine Ansicht, die sich dann manchmal wider unsern Willen bei uns geltend macht und am freien Umblick verhindert, während man nie in Verlegenheit ist, wenn irgendwo ein Lappen zu einer Theorie fehlen sollte, in dem großen Waarenlager fremder Beobachtungen den Stoff dazu zu finden. Viele Aerzte, die sich überhaupt mit Theorieen befassen, haben ja auch schon ihr System und ihre nächste Ursache für alle Fälle fertig, so daß, wenn nun eine Krankheit erscheint, sie blos nöthig hat, in die eingerichtete Wohnung einzuziehen und die Schwierigkeit nicht sowohl darin liegt, die Theorie für die Krankheit zu finden, als die Theorie daran anzupassen, eine Schwierigkeit, die indeß doch im Allgemeinen nicht sehr groß ist; denn da der Mensch ein feines Saiteninstrument ist, wo, wenn eine Saite erzittert, gleichzeitig alle Fibern mitzittern, so kann man ja den Ursprung der Erschütterung selbst in jede beliebige Holzfaser des Resonanzbodens verlegen, ohne eine Widerlegung fürchten zu dürfen; denn wer sieht die Hand, die auf die Saite schlägt, und vermag daher zu beweisen, daß diese selbst nicht blos mitzittert?

Im Allgemeinen findet man denn doch, daß die Meisten die Cholera in das Nervensystem und zwar denjenigen Theil desselben, welchen man das Gangliensystem heißt, verlegen, was für die Medicin eine Art finsterer Sack ist, worein sie alle die Krankheiten zusammenwirft, womit sie noch nicht recht weiß woran sie ist. Fragt dann Jemand: was ist es mit der Krankheit? so erwidert man: sie steckt in dem dunkeln Sacke, und da bis jetzt noch Niemand weiß, wie es darin zugeht, so kann man den Leuten desto schönere Märchen davon vorerzählen, und es giebt Kinder, die sie für bare Münze halten; auch lassen sie sich auf keine Weise widerlegen, da man ja eben so wenig weiß, wie es nicht darin zugeht. Uebrigens hat ja jede Wissenschaft einen solchen Sack, worein sie alle ihre Dunkelheiten wirft, und es ist sehr klug, daß sie, der doch eigentlich nichts dunkel sein soll, hiezu gerade das verwendet, was eigentlich die Laterne der Wissenschaft sein sollte, so die Philosophie das Absolute, die Aesthetik die Idee; denn wenn das Volk die Laterne und etwas darin Flackerndes sieht, so denkt es doch gewiß, es ist Licht darin, zumal wenn die Gelehrten sich davor hinstellen und sagen: ich sehe; denn wer dann nichts sieht, denkt blos, er selbst sei blind, oder habe seine membrana pupillaris noch nicht gesprengt.

Achtes Capitel.

Es thut mir leid, bemerken zu müssen, daß, wenn die Allopathen — denn von diesen war bisher immer nur die Rede — so wichtige Vortheile von der Cholera ziehen als ich angegeben habe, die Homöopathen dagegen ziemlich leer ausgehen dürften. Zuvörderst gehen die Kranken zur homöopathischen Medicin des Unendlichkleinen überhaupt immer erst über, nachdem sie den ganzen allopathischen Cursus der endlichen Mittel schon durchgemacht haben, gerade wie man in der Mathematik erst die ganzen Sätze der endlichen Größenlehre inne haben muß, ehe man sich zu denen des Unendlichkleinen wendet; und so schöpfen die Allopathen immer das Fett von der Krankheit, während den Homöopathen nur der Satz bleibt; ja, wie Paulus in Bezug auf das Christenthum, sind fast Alle, die jetzt dafür durch das Fegefeuer gingen, daß die Homöopathie der einzige Weg zum ewigen Leben sei, früher ihre eifrigsten Verfolger und Verkleinerer gewesen, bis sie durch eine dazwischenfallende Verblendung oder ein Wunder, das sie verrichtet hat, plötzlich bekehrt wurden. Solche Verblendungen oder Wunder oder wunderliche Verblendungen fallen allerdings jetzt oft vor, auch kann es kaum Wunder nehmen, wenn viele, deren Magen Jahre lang von der Allopathie mit Unzen oder Pfunden beschwert wurde, sich erleichtert fühlen und Zutrauen gewinnen bei einer Methode, welche diese Last in ein Trilliontel-Gran verwandelt. Ueberdieß hat die Homöopathie allerdings ihre 2 bis 3 Gründe, die für sie sprechen; aber nicht, daß sie so viel, sondern daß sie nicht mehr für sich hat, gereicht ihr zum Vortheil. Denn die Zahl der Leute, die einer Sache mit um so unverwüstlicherm Glauben anhängen, je weniger Gründe sich dafür aufbringen lassen, ist nicht gering, und es gehören unter andern alle Frauenzimmer dazu, die daher stets die eifrigsten Verfechterinnen der Homöopathie geworden sind, sobald es einmal geglückt ist, ihren Glauben gefangen zu nehmen. Gegen jeden Grund giebt es einen Gegengrund, gegen jeden Beweis einen Gegenbeweis, aber keinen gegen den Glauben. Gründe sind Sand, aus dem man einen Felsen zusammenleimen will, aber der Glaube ist gleich der Felsen selbst, und auf diesen hat Hahnemann wohlweislich sein Nest gebaut. Indeß sind doch auch jene paar Gründe nicht zu verachten. Man sage was man will, so wiegt ein Trilliontel-Gran freilich zwar nicht viel, aber wer wollte behaupten, daß eine Unze Wasser, wenn es sich durch Vertheilung zu Dämpfen vergeistigt hat, eine Maschine nicht zu treiben vermag, weil sogar ein Centner die Maschine nur belastet, anstatt sie zu treiben, wenn er noch als dichtes Wasser im Kessel ist. Die Wirksamkeit eines Mittels könnte ja in der Materie desselben stecken, wie das Gas im Luftballon, so daß sie mit der Verdünnung der Hülle nur immer mehr stiege, und würde man den nicht für thöricht halten, der, weil er das durch die Hülle zusammengehaltene Gas steigen sieht, nun statt Goldschlägerhäutchen dickes Leder dazu nimmt, um ihre Kraft zu stärken. Das sind freilich höchst unbestimmte, nichtsbeweisende Analogieen, die vielleicht wie die Faust aufs Auge passen, aber sind die Gegengründe anders beschaffen? Man berechnet nie, wie wenig ein Decilliontel-Gran ist, denn dazu hat man die Rechnung noch nicht gelernt, sondern stets nur, wie wenig es wiegt, weil man dazu mit seiner Regeldetri gerade ausreicht; und man glaubt genug bewiesen zu haben, wenn man sagt: eine Flasche Wein macht den Menschen betrunken, eine halbe macht ihn lustig, einen Fingerhut spürt er eben nicht, also ist schon ein Gran und um so mehr ein Trilliontel-Gran Wein für nichts zu achten; allein die Schlußfolge ist nicht wahr; denn wenn er in den Keller geht und Wein abzapft, so zieht er vielleicht nur einige Gran Weindunst durch die Nase ein und wird davon betrunkener, als wenn er ein Glas Wein getrunken hätte; bricht aber nicht, wenn man diese Stufe wegnimmt, nun die ganze Schlußfolge das Bein? Warum muß es einen Unterschied in der Wirkung machen, ob die Verdünnung mit Wasser oder mit Luft geschieht? Auch ist ja, wenn man durchaus Massen mit Massen vergleichen will, ein Trilliontel-Gran vertheilter Materie doch immer noch mehr als ein Trilliontel-Gran Licht, das einen ganzen Krystall zu durchleuchten vermag und eben so viel als die Quantität vertheilter Moschus, die in die Nase einer empfindlichen Dame gebracht Ohnmachten zu bewirken im Stande ist; warum soll aber blos die Nase des Menschen hysterisch sein, da sein Sonnengeflecht viel mehr Polypenarme ausstreckt, die auf die feinsten Reize reagiren. Solange also immer noch Damen, die man mit 10 Pfund Kraft nicht umzustoßen vermag, von 1 Trilliontel-Gran Moschus umfallen, oder Vapeurs bekommen, scheinen mir die Allopathen zwar nicht tadelnswerth, wenn sie eine so wohlfeile Gelegenheit, als ihnen die kleinsten Dosen darbieten, witzig zu sein benutzen, da sie ohnehin so selten Subject beim Witze sind; allein diese Witze scheinen mir doch alle jene alte Schutzmauer der Homöopathie aus Moschus nicht sowohl wie Kugeln zu durchbohren, als wie Wassertropfen an einer glatten Wand daran abzulaufen; wie denn in der That alle Beweise, daß die Homöopathie albern sei, mehr aus dem Bewußtsein, daß sie es sei, als das Bewußtsein aus den Beweisen hervorgegangen ist; auch hat man noch keinen Menschen zu überzeugen vermocht, der, als noch eine Apotheke in seinem Leibe wohnte, stets krank war, und durch ein Trilliontel-Gran gesund wurde, daß er vorher gesund und nachher krank geworden sei; weil eine ganze Apotheke nothwendig mehr als 1 Trilliontel-Gran helfen müsse. Es schiene mir daher viel zweckmäßiger, wenn die Allopathen statt aller Beweise, daß die Homöopathie nichts helfen könne, lieber sich auf den einzigen Beweis beschränkten, daß sie nichts hälfe; indeß wozu erst eine Sache beweisen, die sie ja schon vorher wissen, oder die sie blos abzuläugnen brauchen. Zwar fehlt es mitunter auch an derlei Beweisen nicht; denn wie viele Leute giebt es nicht, die die Homöopathie vergebens behandelt hat, oder auf wie viele andere Umstände als das Pülverchen kann man die Heilung schieben, wenn sie eingetreten ist; aber was wird dann aus der Allopathie, wenn man solche Beweise gelten lassen will?

Indeß, wenn eine Sache bis jetzt noch nicht widerlegt ist, so ist sie ja deßhalb noch nicht wahr; ja vielleicht nicht einmal wahrscheinlich, und man muß gestehen, daß Hahnemann auf die krummen und dürren Schenkel von ein paar vielleicht sehr schielenden Thatsachen einen so dicken unförmlichen Wanst als Körper gesetzt hat, daß man sich schwer überreden kann, er sei von Natur daran gewachsen und vermöge sich darauf zu erhalten; auch halten ihn die meisten anfangs für ein lächerliches blindes Ungeheuer, das seine plumpe Faust blos erhebt, um damit in das vernünftige sehende Auge der Allopathie zu schlagen, bis sie nach jahrelangem Umgange merken, daß diese von hundert Zungen geleckte und von hundert Händen gestriegelte und mit hundert bunten Lappen, Orden und Zierrathen ausgeputzte Allopathie im Grunde ein noch viel größerer Fitzliputzli ist, der aber freilich, weil er einmal zur Landesreligion gehört, von Jedem verehrt werden muß, der nicht verbannt oder verbrannt sein will; und was ist natürlicher, als daß der Kranke denkt: wenn die Allopathie die Weisheit auswendig und die Thorheit inwendig hatte, es werde mit der Homöopathie vielleicht umgekehrt sein?

Zu diesem Puncte zu gelangen nun hat der Kranke bei seinen chronischen Uebeln vollkommen Zeit; hier wird er vom Allopathen recht eigentlich langsam erst für den Homöopathen präparirt, und die Homöopathen sollten gar nicht so sehr klagen, daß ihre Mittel häufig nichts fruchteten, weil der Kranke schon von der Allopathie verdorben sei; vielmehr möchte dieß gerade der häufigste

Grund ihrer Wirksamkeit sein, gerade wie auch ein Leder erst nachdem es gehörig gegerbt ist durch bloßes Aushängen an die Luft gut wird. Bei der Cholera aber ist leider der Kranke schon ein paar Jahre eher todt, als es dazu kommt, und so kommt die Homöopathie um alle Gelegenheit zur Wirksamkeit; denn wenn auch Hahnemann, wie er behauptet, die Medicin wirklich vom Todesschlafe erweckt haben sollte, so hat er doch bis jetzt noch keinen Menschen vom Tode erwecken können; und er kann nichts weiter thun, als die unzähligen Opfer bedauern, die die Allopathie wieder bei Gelegenheit der Cholera geschlachtet hat.

Wenn die Homöopathie in der Cholera nicht vermocht hat, sich das Zutrauen der Kranken zu erwerben, so scheint sie freilich auch noch nicht das Mittel dazu gefunden zu haben, vielmehr noch immer an ihrer **Materia medica** wie an einem schlechten Feuersteine herum zu pinken, ohne bis jetzt den Funken des rechten Specificums gegen die Cholera haben herauslocken zu können. In der That hat man bei so vielen, in Rußland und Oestreich zerstreuten Homöopathen, wo denselben doch wohl auch Cholerakranke vorgekommen sein werden, bis jetzt gar wenig von ihren Leistungen gehört, wiewohl allerdings mitunter durch das Gebrause und Gesumse der Allopathen eine einzelne Homöopathenstimme vergebens durchzudringen und den Kranken, der ihr nicht gestorben ist, geltend zu machen gesucht hat. Selbst Campher und Kupfer, die der große Allvater der Homöopathie seinen Schülern und dem ganzen Menschengeschlechte mit seltener Uneigennützigkeit geschenkt hat, haben bisher der Cholera keinen Respect einzuflößen vermocht. Indeß vielleicht beruht dieß eben darauf, daß es geschenkte Mittel sind, an die man begreiflich keine außerordentlichen Ansprüche machen kann; denn wie bekannt, läßt sich ja Hahnemann seine geheimen Wundermittel theuer genug bezahlen; und es sollte mich bei der anerkannten Klugheit desselben sehr wundern, wenn er ein wirklich wirksames Mittel so wegwürfe: es wäre dieß ja gerade so, als wenn der Jude sein Getreide zur Zeit der Noth, wo er es am theuersten bezahlt bekommen kann, auf die Gasse schüttete, damit Jeder nach Belieben sich seinen Sack damit füllen könnte, während er nicht einmal seinen Seckel dabei zu füllen hätte. Ich glaube vielmehr, daß dieß abermals eine Gelegenheit ist, den großen praktischen Takt Hahnemann's zu bewundern, wie er immer von Zeit zu Zeit einige Abfälle seiner Wissenschaft seinen Anhängern als Köder, seinen Gegnern als rothen Lappen zur Erboßung, gegen den sie auch nie anzurennen verfehlen, hinwirft, damit man nicht vergesse, daß er noch lebe und immer noch der große Hahnemann sei; weßhalb er auch immer seine Mittheilungen so einrichtet, daß sie möglichst absurd erscheinen, damit seine Anhänger desto größern Tiefsinn, seine Gegner desto mehr Veranlassung darin finden, über ihn herzufallen; denn dadurch wird der Lärm größer; auch urtheilt er sehr richtig, daß ein Ruf, den er durch wunderliche Principien gegründet hat, nur durch unglaubliche Dinge, die er nachher noch darauf setzt, steigen kann; und wirklich nehmen sich die tollsten Einfälle in Hahnemann's Munde so natürlich aus, daß kein Mensch mehr darüber erstaunt; indem die einen sie in der innern, durch seinen Geist nun plötzlich erhellten, wunderlichen Natur der Dinge, die andern sie in der innern wunderlichen Natur Hahnemann's selbst vollkommen begründet finden. Ja da die Allopathen sich schon halb krank über alles das gelacht haben, was er nach und nach mit der Miene eines Weisen vorgebracht hat, so haben seine Mittheilungen selbst den Einfluß auf ihr Zwerchfell verloren, und er weiß sie daher blos noch durch die Leber zu reizen, daß sie die gehörigen Ausfälle auf ihn thun, weßhalb er nie unterläßt, den Mitteln, mit denen er auf das Publicum zu wirken sucht, einige höhnende Redensarten auch für sie zur Verstärkung ihres Gallenergusses beizumengen.

Auf diese Weise bringt er es denn doch dahin, daß seine Gegner, die ihn alle im Grunde ihrer Seele herzlich verachten und ignoriren, sich doch zu der contradictio in adjecto veranlaßt finden, diese Verachtung und Ignorirung immer von Neuem gegen ihn auszusprechen. Uebrigens würden die Allopathen, wenn sie nicht zuversichtlich hofften, daß sein Elba, wohin es ihnen durch kräftiges Zusammenwirken glücklich gelungen ist denselben zu vertreiben, zugleich sein Helena ohne die Zwischenkatastrophe werden würde, gewiß alle seine Bewegungen noch eben so aufmerksam beobachten, als es von den Fürsten bei einem noch etwas größern großen Manne geschahe; denn daß er die Medicin mit allerlei Curiositäten bereichert, kann man allenfalls gelten lassen; aber sollte er je einmal zurückkehren und die Patienten Leipzigs wieder erobern wollen, so würde eine neue Conspiration aller dasigen Potentaten nicht verfehlen, ihn bald wieder herauszutreiben; denn jeder Arzt hält seine Kranken unter seinen Flügeln wie eine Henne ihre Jungen, und völlige Ruhe wird freilich erst dann in dem allopathischen Hühnerhofe eintreten, wenn der Raubvogel Hahnemann nicht mehr über den Häuptern schwebt. Mit den kleinen Stoßvögeln, seinen Jüngern, denkt man schon eher fertig zu werden. Diese schießt man mit den Schrotkörnern einiger Witze nieder, oder man fängt sie in den Schlingen des Examens, oder man zerschneidet ihren Flügeln die Sehnen des Selbstdispensirens und nöthigt sie, mit den andern Aerzten zugleich aus demselben stinkenden Napfe der Apotheken zu fressen, so daß sie bei dem Abscheu, den sie dagegen haben, ganz verkümmern. Aber bei Hahnemann verfangen alle diese Mittel nicht, denn für Schrote hat er eine zu dicke Haut und als man ihm die Flügel beschneiden und seine Nase auch in denselben Napf mit den Andern tunken wollte, flog er fort und stürzt sich nun aus der Ferne mit Schwingen der Briefe auf die Patienten Anderer; daher ich den Allopathen, damit doch ihre Mühe nicht ganz umsonst gewesen ist, sehr rathen würde, nun auch ein Veto gegen seine Briefe, welche doch in der Regel nur verkleidete Pulver sind, die sich über den Cordon der Allopathie einpaschen, einzulegen; denn was hätten sie für Vortheile davon, einen bösen Geist durch eine Thür ausgetrieben zu haben, wenn er durch 100 Schlupflöcher zurückkehrt.

Leider, wenn die Homöopathen nach dem Vorstehenden keine großen materiellen Vortheile von der Cholera ziehen können, so können sie auch nicht einmal in wissenschaftlicher Hinsicht einen ähnlichen Gewinn davon erlangen, als die Allopathen. Ihre Kunst bietet nämlich, seit Minerva aus Zeus Haupt entsprang, das einzige in der Welt noch bestehende Beispiel einer Sache dar, die gleich vollkommen ausgebildet und entwickelt zur Welt gekommen und nun gar keiner Verbesserung weiter fähig ist, während alle andere Dinge sich erst langsam entfalten und nach unsäglichen Mühen, Gedanken und Bestrebungen vieler Bearbeiter das Ziel nicht sowohl erreichen, als sich ihm immer mehr annähern. Hahnemann war der einzige Glückliche, der seine Wissenschaft anstatt beim Anfange gleich am Ende packte. Damit will ich nicht gesagt haben, daß die Homöopathie nicht mehr extensiv wachsen könne; im Gegentheile; aber sie wächst nicht wie ein Kind, sondern wie ein Bandwurm, indem ihre **Materia medica** äußerlich ein Glied an das andere setzt; und es ist nur zu besorgen, daß der ganze Bandwurm abgehen wird, wenn einmal Hahnemann, ihr Kopfglied, abgetrieben sein wird. Jedenfalls ist es löblich, daß die Homöopathen ihrer Kunst die großartige Einfalt zu erhalten suchen, mit der sie durch ihn ans Licht getreten ist. Während für die Allopathie die Wissenschaft ein Ariadnefaden ist, der in das Labyrinth hineinführt und hindurchführt, betrachtet die Homöopathie viel zweckmäßiger sie vielmehr als einen solchen, der hinausführt, und bleibt daher lieber gleich gar vor dem Labyrinthe stehen ohne hineinzugehen, wodurch sie den großen Vortheil erlangt hat, daß sie selbst dem Unwissendsten zugänglich ist. Ja, auch wem sein bißchen früher erworbenes allopathisches Wissen, Anatomie, Physiologie, Pathologie und Therapie, zu sauer fällt im Gedächtnisse herumzutragen, kann es an den Nagel hängen, wenn er der Homöopathie nachfolgen will; und so sehen wir, was in der Bibel als so schwer, ja fast unmöglich dargestellt wird, jetzt tagtäglich erfolgen, daß mit allen Reichthümern des Wissens ausgestattete allopathische Jünglinge Alles verlassen und dem neuen Meister in seine freiwillige Armuth folgen. Freilich braucht der Homöopath im Grunde noch einen unendlich größeren Packwagen, als der Allopath; allein er wird, wenn er sich zur Homöopathie bekehrt, statt der Ziege, die ihn durch ihre Kreuz- und Quersprünge durch Dick und Dünn nachzog, der Vernunft, die er nun laufen läßt wohin sie will, in den Besitz eines großen gleichförmig trabenden Kameels, das ihm alle diese Last nachschleppt, des homöopathischen Heilmittellexikons, kommen, so daß er, was er gerade braucht, jedesmal nur von dessen Rücken zu nehmen hat, während er selbst frei und ledig von aller Gedankenlast herumgeht.

Unstreitig also wäre es von den Homöopathen höchst thöricht, wenn sie bei diesen anerkannten Vortheilen ihrer Kunst oder Wissenschaft, oder wie man das Ding nennen will — denn es ist im Grunde ein ganz neues Wesen —

einen Fortschritt derselben durch die Cholera mittelst neuer Erfahrungen oder Ansichten, zu welchen diese Veranlassung geben könnte, zu erlangen suchten; bei jedem Fortschritte derselben würden sie selbst nur weiter nachzulaufen haben; ja es steht so sehr zu besorgen, daß die schon an der Gränze stehende Homöopathie beim nächsten Tritte, den sie vorwärts zu thun versuchen wollte, in den Abgrund fallen würde, daß es schon deßhalb für sie zweckmäßig ist, sich Sonne und Planeten drehen, Jahre kommen und gehen, neue Erdrevolutionen sich vollenden zu lassen, selber aber am alten Flecke zu bleiben und lieber auf einem Beine mühsam zu balanciren, als das zweite, und wäre es schon zu einem Fortschritte erhoben, wirklich niederzusetzen. Jeder Homöopath sollte daher dem andern den Wahlspruch ins Stammbuch schreiben:

Felsen zersplittern, Marmor zerbricht,
Die Homöopathie, die rührt sich nicht;

da sich in der That nichts weiter an ihr vorwärts zu rühren hat, als der immer mehr anschwellende Schmerbauch ihrer **Materia medica.**

Die besprochene Nutzlosigkeit der Cholera für die Homöopathie würde übrigens noch kein Grund sein, daß sie den Homöopathen nichts nützte; denn sie können sich ja neben der Kuh der Homöopathie recht gut noch den Esel der Allopathie — auch wenn sie ihn für nichts als einen solchen ansehen — halten oder, wie man sagt treiben, da sie sehen, daß er doch Milch giebt. Man kauft ja überhaupt sein medicinisches Wissen wie ein

Landgut nicht ein, um einen angenehmen Park daraus zu machen oder naturforschende Beobachtungen darauf anzustellen, sondern um es zweckmäßig zu bewirthschaften, und da wird man natürlich, je nachdem ein oder das andere Product besser geht, eins oder das andere oder am liebsten beide anbauen, um in jedem Falle des Absatzes sicher zu sein. Die meisten, die von der Allopathie zur Homöopathie übergehen — denn der umgekehrte Uebergang findet fast noch seltner Statt, als der Uebergang von dem Katholicismus zum Protestantismus — fehlen unstreitig darin, daß sie die erste gleich ganz wegwerfen, was doch im Grunde so thöricht ist, als wenn einer zweierlei Staatspapiere hat, und die, womit er am wenigsten zu gewinnen hofft, wegwirft. Es ist allerdings eine eigene Erscheinung, daß Jeder mit der Einsicht, daß ihn die Homöopathie besser nähre als die Allopathie, auch sogleich die Einsicht gewinnt, daß sie wahrer sei als diese; andrerseits freilich auch wieder nichts natürlicher, als daß homöopathisches Brod sich in homöopathische Ideen, und diese in ein homöopathisches Lied verwandeln. Aber durch diese Einseitigkeit schaden sich die meisten. Wenn man sieht, daß ein Kater Mäuse fängt, und ein Hund Hasen, so binde man sie doch, weil sie sich freilich sonst nicht vertragen, mit den Schwänzen zusammen, um nach Belieben gleich den einen oder den andern loslassen zu können. Beide Wissenschaften sind einmal nicht, wie die zwei verträglichen Köpfe des Janus, an Einem Rumpfe gewachsen, also mache man es wie jener kluge Chirurgus, der seine beiden Kinder durch eine künstliche Exulceration mit den Rücken an einander heftete und dadurch viel Geld verdiente; freilich kann sich keins mehr recht bewegen, allein wenn sie nur recht viel einbringen, so kommt ja nichts darauf an, wie sie es einbringen. Wenn man sich in der Medicin nach der Decke der Wissenschaft strecken wollte, so würde man überhaupt sehr krumm liegen müssen; denn der sausende Webstuhl der Zeit scheint sich noch nicht sehr um die Förderung derselben gekümmert zu haben, also nehme man lieber statt einer Decke zwei, und wenn man nicht zwei Fliegen mit einer Klappe todtzuschlagen weiß, so suche man die eine Fliege mit zwei Klappen zu erlegen.

Wenn also die Homöopathen bei der Cholera nichts verdienen, so haben sie es im Grunde doch nur ihrer eigenen Halsstarrigkeit zuzuschreiben. Sie reicht ihnen so gut den vollen Suppenteller hin, als den Allopathen, aber sie müssen die Suppe nicht mit Gabeln essen wollen, weil es ihnen sonst besser glückt, das Fleisch damit zu essen, als mit Löffeln. Wer gut und reichlich speisen will, muß auf alle Werkzeuge halten, womit er etwas zum Munde bringen kann, und man wird sehen, daß die sich nicht am schlechtesten bei der Cholera befinden werden, die diese nützliche Regel befolgen.

Neuntes Capitel.

Verlassen wir die Aerzte, nachdem wir gezeigt haben, wie viel sie der Cholera verdanken oder verdanken könnten, und erörtern noch schließlich mit einigen Worten den Aufschwung, den die Literatur durch die Cholera genommen hat. Es ist nun schon lange her, daß die Menschen nicht mehr wußten, was sie schreiben sollten; schon giebt es mehr Bücher als Dinge, so daß den neuen Büchern nichts übrig blieb, als die alten Bücher zu beschreiben oder abzuschreiben, gleichsam wie Menschen oder Ratten, wenn sie rings um sich Alles verzehrt haben, nun einander selbst anfallen. Die ganze Welt steht jetzt abgebildet, beschrieben, übersetzt, commentirt, bewiesen und widerlegt, verbessert und neu herausgegeben in Büchern, so daß man jetzt von einem Dinge leichter 100 Stellen angeben kann, wo es geschrieben steht, als wo es selbst steht. Höchstens solche Dinge, die nie und nimmer sind gewesen, wie die Träume der Dichter und Philosophen, können jetzt noch Stoff zu neuen Büchern geben; aber von bloßer Luft kann auch die Literatur nicht leben.

Bei dieser Hungersnoth der Bücher nach Dingen ist es kein Wunder, wenn die meisten, weil sie zu sparsam ernährt zur Welt kommen, fast absterben, sowie sie das Licht erblickt haben; denn die Bücher, denen das neue Buch seinen Ursprung verdankte, waren vielleicht selbst in Noth und Elend erzeugt. Um so willkommener muß nun aber jeder neue frische Gegenstand sein, der sich darbietet; auch ist es gleichgültig, was es sei; denn bei einer Hungersnoth speist man Ratten, Mäuse und Spinnen als Leckerbissen; genug es ist ein neues Ding. Glücklich das Buch, welches das neue Ding zuerst findet; allein kaum hat es Zeit, satt daran zu werden, so stürzt schon ein zweites, drittes, hundertstes Buch herbei, man sieht das Ding vor den Büchern, die ihre Aetzung daran suchen, bald nicht mehr, sie drängen sich bei Seite, reißen sich das Ding aus den Händen, das Geschrei und die Verwirrung werden gränzenlos, bis zuletzt auch Haut und Knochen verzehrt sind, und der alte Hunger wieder eintritt, wo sie allmälig matt die Flügel hängen lassen, und man ihre Leichname karrenweise fortschafft.

Ein solches neues Ding ist denn nun auch die Cholera. Die Zahl der Bücher, die ihr den Ursprung verdanken, steigt nun schon über 200[1]), und noch jeden Tag erscheinen ein oder zwei neue unentbehrliche Bücher; denn jedes trägt schon darin seine Berechtigung zu erscheinen, daß eo ipso, daß es erscheint, alle seine Vorgänger veralten. Die Bücher erzeugen sich aus einander nach der Einschachtelungstheorie und sowie ein neues aus den frühern hervorgekrochen ist, gelten diese nur noch als leere Schalen. Man sieht jetzt bei einem Buche, das man zu kaufen Lust hat, nach der Jahreszahl, wie

---

[1]) Anmerk. zur zweiten Aufl. Bis zu Ende des Jahres 1832 hat sich diese Zahl auf 621 vermehrt, die in der Radius'schen Cholerazeitung aufgeführt sind.

man nach den Zähnen bei einem Pferde sieht, und nur dadurch weiß die curiermäßig auf Büchern vorwärtsreitende Cultur fortzukommen, daß sie immer frische unterlegt. Ein neues Buch darf deßhalb auch viel schlechter sein, als das alte, aus dem es entstanden ist, weil es ja vor diesem den Vorzug der Neuheit voraus hat. So werden denn auch die Cholerabücher immer neuer und zum Theil immer schlechter, schon deßhalb, weil jedes spätere Buch nicht nur die Thorheiten, die in allen frühern stehen, sorgfältig sammelt, sondern auch noch einige selbstausgedachte hinzufügt, damit das Buch eine Quelle sei, worunter man jetzt ein Buch versteht, woraus sich wieder neue Bücher machen lassen. Es ist aber wichtig, einem Buche diesen Namen zu verschaffen; denn da die Bücher eben nicht von Leuten, die sich mit den darin enthaltenen Sachen beschäftigen, gekauft werden, indem diese schon wissen, daß etwas Erfahrung und Praxis mehr nützt als alle Bücher, sondern blos von Leuten, die wieder über dieselbe Sache schreiben wollen, so muß jedes Buch wenigstens etwas bringen, was man noch in keiner andern Quelle findet; auch ist es gleichgültig, ob das Neue eine Weisheit oder eine Thorheit sei, wiewohl das letztere noch besser sein dürfte; denn die Thorheit im alten Buche giebt ein längeres Citat im neuen Buche, da man gleich eine Widerlegung daran knüpfen kann, während die Weisheit des alten erst eine Thorheit des neuen veranlassen muß, da dieß doch unmöglich wieder dasselbe als das vorige Buch bringen kann.

Was das Publicum anlangt, so ist dieß allerdings sehr dankbar für die Hülfe, die ihm die Legion Cholerabücher von allen Seiten darbietet, auch kauft es nach Kräften, und es ist gewiß Mancher, der es schmerzlich bedauert, daß sein Vermögen nicht zureicht alle anzuschaffen. Indeß dürfte es doch vielleicht nun bald rufen: Herr, hör' auf zu segnen! Es merkt allgemach, daß es ihm wie einem bedrängten Lande geht, das gegen einen bösen Feind Hülfstruppen gerufen hat, gegen die es sich nachher selbst nicht mehr zu helfen weiß, wenn sie das Land überschwemmen und der alte Feind noch daneben sitzen bleibt; denn die Cholerabücher sind wie Aasfliegen, die erst unter dem Vorwande herbeikamen, das Aas zu verzehren, wo man alle Mittel anwendete, diese nützlichen Geschöpfe zu vermehren; das letztere ist nun vortrefflich geglückt; aber das Aas ist nur um so stinkender geworden, und die Fliegen kann man nicht mehr abwehren; denn vor Augen und Ohren summen jetzt die Cholerabücher herum. Es ist auch gewiß, das Publicum brauchte bei weitem nicht so viele Bücher, als gegen die Cholera geschrieben sind; es hätte an Einem genug, ja wenn gar keins darüber geschrieben wäre, so würde es vielleicht auch kein Unglück sein; aber die Buchhändler brauchen so viele Bücher, aber die Schriftsteller brauchen so viele Bücher. Das Publicum hat gut reden: Ein Buch kann von Allen gelesen werden, aber es kann nicht Ein Buch von 600 Buchhändlern verlegt, nicht Ein Buch 10000 Schriftstellern bezahlt werden. Es ist richtig, von Thatsachen steht in einem Buche gewöhnlich dasselbe als im andern, jedes fängt ungefähr an: die verheerende schreckliche Krankheit, welche nun seit ꝛc., oder: der Würgengel ꝛc.; — dann führt man uns etwas in Indiens Sümpfen herum u. s. f., und außerdem enthält jedes Buch noch etwa eine besondere Phantasie des Autors, eine Hypothese, eine Salbbaderei; ja eigentlich ist die Cholera gewöhnlich nur das Vehikel, diese Zuthaten des Autors, der sich doch auch als denkender und schreibender Mann kund geben will, unter die Leute zu bringen, und nur, weil die leichte Waare nicht weit fliegen würde, wenn sie der Autor für sich unter das Publicum werfen wollte, wickelt er immer wieder den alten Cholerastein, der freilich jetzt noch so unverdaut als zu Anfange ist, hinein. Aber ist das nicht gerade eine vortreffliche Eigenschaft der neuern Schriftsteller, daß sie, anstatt wie die Kaufleute den Käufern bei einer soliden Sache allemal noch eine Lumperei zuzugeben, vielmehr umgekehrt verfahren.

Jedenfalls, mag nun das Publicum durch die Cholerabücher gewinnen oder nicht, so ist die Bereicherung, welche dadurch der Beutel der Literatur, der Meßkatalog erhält, nicht wegzuleugnen. Sie deckt einen Ausfall, der bei so manchen abgestorbenen Interessen sonst darin entstehen würde, und wetteifert in dieser Hinsicht mit der Politik, wie sie in der Wirklichkeit sich mit dieser mißt und in ihre Operationen einzugreifen vermag. Liest sich ein Cholerabuch gleich nicht so angenehm als ein Roman, worin die Menschen anstatt an Erbrechen und Durchfall, vielmehr an Gift, Dolch und Liebe sterben, oder sich durch heimliche List und Ränke umbringen, so haben jene

Schriften doch dafür um so mehr Wahrheit, und da Einheit und Wahrheit ja die ersten Erfordernisse der Poesie sind, nicht aber Nutzen, so schließe ich daraus, daß die Cholerabücher, die alle auf den Einen Zweck ausgehen, Verfasser und Buchhändler zu bereichern, sonst aber nichts nutzen, auch die größten Kunstwerke der Poesie sind; da endlich bei allem Ueberfluß an Poeten doch der Mangel an Poesie das Grundübel unsers Zeitalters ist, so hoffe ich durch diesen letzten Beweis nun noch vollends schlagend entschieden zu haben, daß die Cholera das Grundübel unsers Zeitalters heben wird.

Anhang.[1]

I. Ansichten der Aerzte über den Sitz und das Wesen oder die nächste Ursache der Cholera.

Bock und Franke. Das Wesen der Cholera sucht man in Warschau in einer Affection des Gangliensystems, besonders des Plexus coeliacus, und nur Antommarchi hält sie für eine Affection des Herzens. Bis jetzt wagen wir uns nicht darüber auszusprechen. (Aengstliche Leute!) Rad. I. 5.)

Foy. Die Cholera morbus scheint in den Rückgratsnerven ihren Sitz zu haben. (Rad. I. 8.)

Pinel. Die Krankheit hat in den Ganglien des nervus sympathicus ihren Sitz. (Rad.)

Ammon. Die Sache selbst spricht dafür, daß die Krankheit im nervus vagus sitzt. (Rad. I. 26.)

Geod. Die nächste Ursache der Cholera besteht in einer unmittelbaren und steigenden Verminderung der Nerventhätigkeit. (Rad. I. 4.)

Hildebrandt. Die Cholera ist dem Einflusse eines Uebermaßes der Nerventhätigkeit auf gewisse Theile des Körpers, namentlich Leber, Magen und Darmcanal, später auch Extremitäten, zuzuschreiben. (Rad.)

Herrmann. Die Cholera beruht auf einer Polarisation der Nerventhätigkeit der Art, daß sich dieselbe in den Nervis vagis anhäuft, dem Gangliensystem entzogen wird, wodurch eine Paralyse des letztern entsteht. Die Folge davon ist eine krampfhafte Ueberreizung der mit jenen Nerven

1) Rad. bedeutet die von Prof. Radius, Kl. die von Prof. Kleinert herausgegebene Cholerazeitung. Beide sind nicht weit über Ende des Jahres 1831 hinaus benutzt.

in Verbindung stehenden, eine Erschlaffung der vom Gangliensysteme versorgt werdenden Organe. (Kl. 58.)

Hufeland. Die Cholera ist ihrer Natur nach nichts anderes, als die heftigste krampfhafte Aufregung, eine Convulsion, eine wahre Epilepsie des ganzen Darmcanals, gewöhnlich die Leber mit eingeschlossen. (Hufeland's J. 1830. St. 12. S. 108.)

Steudel. Das Wesen der Cholera stimmt mit dem Wesen des epidemischen Frieselfiebers überein und besteht in einer krankhaften Affection des Systems der Intercostalnerven, durch welche zuerst und vornehmlich der gesammte von demselben beherrschte Secretionsapparat in seinen Functionen geschwächt, alterirt, in Unthätigkeit oder Lähmung versetzt wird. (Kl. 233.)

Rast. Die asiatische Cholera ist von der sporadischen nicht verschieden. Sie ist auf eine hohe anomale Reizung der Bauchnervengeflechte basirt und besteht mehr in einem hochausschweifenden Nervenerethismus, als in einer Neurophlogose. (Rad. I. 151.)

Rathke. Die nächste Ursache oder das Wesen der Cholera besteht in einer durch Unthätigkeit und Krampf des Capillarsystems in Haut und Lungen aufgehobenen normalen Umbildung des Bluts und gleichzeitigen Exaltation des Gangliensystems, wodurch Magen, Darmcanal und Leber zu einer erhöhten Action angeregt werden, um als vicariirend in der gestörten Oekonomie des Organismus aufzutreten, und zwar scheint die Leber die Vices der Lungen (wie beim Fötus), und der Tubus alimentarius die der Haut zu übernehmen. (Kl. 186.)

Nissen. Das Wesen der Krankheit besteht in erhöhter Venosität, wodurch zunächst der Theil des Nervensystems, welcher dem Unterleibsnervensysteme, dem Focus aller Nerventhätigkeit, vorsteht, der Plexus solaris und speciell der Plexus hepaticus desselben, zu weit über die Norm vermehrter Lebensthätigkeit angeregt wird, bis sich endlich Entzündung der Unterleibsnerven (Ganglionitis) herausbildet. (Kl. 240.)

Loder. In Entzündung ist das Wesen der Krankheit durchaus nicht zu suchen. (Kl. 144.)

Elsner. Die Cholera ist Magen- oder Darmentzündung, und der Sitz der letzteren die sogenannte Nerven- oder Zottenhaut. (Kl. 142.)

Nacquart. Die Cholera ist eine reine Nevrose. (Rad. I. 167.)

Pochel. Die Cholera ist weder entzündlich, noch nervös. (Rad. I. 315.)

Castel. Die Cholera besteht nur in Darmleiden, das Nervensystem ist nur secundär afficirt. (Rad. I. 167.)

Marcus. Die Cholera ist eine Paralyse des Herzens, in Folge welcher gleichzeitig die Vitalität des Herzens und des Blutes geschwächt und vermindert wird, und die Krankheit könnte daher den Namen Cardiogmus vitalis epidemicus erhalten. (Casper's Rep. 1831. 125.)

Schubert. Das Wesen der Cholera ist spasmodischbiliös. (Kl. 78.)

Ceresa. Der positive Charakter der Cholera besteht in einem herabgestimmten Zustande der Haut und per consensum auch des innern Hautsystems, vorzüglich der Baucheingeweide, mit mehr oder weniger Complicationen anderer Organe und Systeme. Sie ist weder inflammatorisch noch nervös. Man feure Kanonen gegen sie ab. (Med. chirurg. Zeitung 1831. 29. Aug. 290.)

Choulant. Daß in dem Blute das Wesen der asiatischen Cholera gesucht werden müsse, geht aus den Erscheinungen wohl zunächst hervor. Das Nervensystem wird wegen Mangel an Energie des Blutes später in den Kreis der Krankheit gezogen. (Rad. I. 133.)

Leo. Die Cholera ist eine modificirte rheumatische Diarrhoe. (Froriep. Not. No. 12. d. XXXI. Bandes.)

Sertürner. Die Cholera ist mit den europäischen Ruhrarten verwandt, und dieselben Mittel, welche diese beseitigen, werden auch dort hülfreich wirken. (Kl. 43.)

Corbyn. Wenn die Cholera noch nicht Cholera hieße, so könnte man sie bösartige krampfhafte Kolik nennen. (Bibl. univ. 1831 août p. 411.)

Prakt. Arzt. Das Wesen der Cholera besteht in einem, in Folge der Lähmung der Sauggefäße entstandenen, Krampfe der Eingeweide. (Kl. 80.)

Ranque. Die Cholera stimmt in den Symptomen und also wohl auch ihrer Natur nach mit der Bleikolik auffallend überein. Die Behandlung der einen Krankheit muß daher auch für die andere passen. (Rad. II. 41.)

Werneck. Harleß dürfte vielleicht nicht Unrecht haben, daß die Cholera zu der Gattung der Exantheme im weitern Umfange des Wortes gehöre. — Der Herd der einmal eingedrungenen Krankheit ist unstreitig das Sonnengeflecht, von hieraus reflectirt sie sich über das Rumpfnervensystem und ergreift endlich das Gehirn; nur selten überspringt der Krankheitsproceß das animale Leben und ergreift mehr direct das Gehirn. (Rad. I. 154.)

Sundelin. Die nächste Ursache der Cholera liegt darin, daß vermöge einer plötzlichen, mehr oder weniger totalen Unterbrechung der eigentlichen Hautfunction, d. h. der Fortschaffung excrementitieller Stoffe durch die Haut, dieser Excretionsproceß mit großem Nachtheile von der Schleimhaut des Nahrungscanals übernommen und dieser dadurch in einen heftigen Reizzustand versetzt wird. (Rad. I. 133.)

Dürr. Es ist unleugbar bewiesen, daß die nächste Ursache der Cholera in einem lähmungsartigen Zustande des großen, den ganzen Organismus umschließenden, respiratorischen Hautorgans besteht. — Von dem momentanen Mortificationsacte des Choleramiasmas auf der Haut werden nächst dem Capillarsysteme, welches die ganze Körperfläche netzartig umstrickt, auch zugleich die ebenfalls netzartig über dasselbe verbreiteten Nervenverzweigungen verletzend berührt, und durch Hülfe dieser organischen Leiter der verderbliche Einfluß schnell an die größern Nervenstämme, besonders im vorliegenden Falle an das automatische und das mit diesem häufig anastomosirende Spinalnervensystem, überliefert. — Der Verfasser kann übrigens jetzt mit dem bis jetzt unbesiegbaren Feinde mit Erfolg in die Schranken treten, und ohne die Leser in langer Ungewißheit über die Mittheilung seines unübertrefflichen Mittels dagegen zu lassen, macht er es sogleich namhaft: es ist das Terpentinöl. Zum Beweise seiner Unbefangenheit führt er an, daß er die Cholera bis jetzt noch nicht gesehen und behandelt, auch absichtlich noch wenig Schriften darüber gelesen habe. (Rad. I. 33.)

Deutscher Naturkundiger. Das Wesen der Krankheit besteht in einer Vergiftung, die unsichtbar ins Blut dringt. (Kl. 41.)

Kreysig. Die Cholera ist eine Vergiftung des Blutes. Die Analogie mit bösartigen Wechselfiebern ist falsch; es ist auch falsch, wenn man sich einbildet, das Gift lähme direct die Nerven. (Rad. II. 63.)

Pitschaft. Da ich dieser Seuche, gleich wie den Menschenpocken, der Pest, dem Tripper, dem Chankergifte, dem Aussatze und dem ihm verwandten Weichselzopfe, der Krätze, ein bestimmtes specifisches, animalisches Gift zuschreibe, so liegt nach meiner medicinischen Ansicht nichts Ungereimtes in der Annahme, daß wir vielleicht ein specifisches Antidotum gegen sie finden dürften. (Rad. II. 9.)

Wiedemann. Es ist wahrscheinlich, daß der Cholerastoff ein thierisches Gift ist, das, durch tellurische und atmosphärische Einflüsse vermittelt, sich in den thierischen Säften ausbildet und vorzüglich im menschlichen Blute seinen Herd aufrichtet. (Kl. 126.)

Esquirol. Die Cholera scheint die größte Aehnlichkeit mit einer Vergiftung durch Pilze zu haben. Rad. I. 167.)

Zhuber. Die Cholera ist eigentlich keine Cholera, sondern eine andere Krankheit, wie ich bald zu zeigen hoffe. (Kl. 137.)

Antommarchi. Die herrschende Krankheit, welche gegen den Westen von Europa vorrückt, indem sie unsere Städte und Dörfer verödet, ist nicht allein die Cholera morbus, die eben so wohl in Europa, als in Asien und Amerika bekannt ist, sondern sie ist mit einer anderen Krankheit vergesellschaftet, welche noch ganz unbekannt ist, und die ich cholerische Asphyxie benannt habe. Fast in allen Fällen ist die Cholera nur ein Accessorium der cholerischen Asphyxie. (Rad. II. 16.)

Fodéré. Die indische Cholera ist dieselbe als die europäische (sporadische). Sie sind beide nervöser spasmodischer Natur; das sie begleitende Fieber ist ein Nervenfieber. (Rad. II. 12.)

Lassis. Die Cholera ist nichts weiter als ein Typhus und daher nicht ansteckend. (Rad. I. 167.)

Pitschaft. Man will die Krankheit unter die Kategorie des Nervenfiebers, des Faulfiebers und des Typhus setzen: das ist grundfalsch. (Rad. II. 8.)

Pommer. Die Aehnlichkeit der Cholera mit dem Wechselfieber (wenigstens in ätiologischer Beziehung) ist keinem Zweifel unterworfen. (Rad. II. 52.)

Coster. Die Cholera ist nicht nur etwa analog gewissen bösartigen Wechselfiebern, z. B. der F. algida, sondern entschieden identisch damit. (Rad. II. 53.)

Valentin. Die Cholera ist ein höchst bösartiges cholerisches Wechselfieber. (Rad. II. 55.)

Sachs. Die Cholera ist ein verlarvtes bösartiges Wechselfieber, und zwar zusammengesetzter Art, aus dem Frostfieber nämlich (Febr. int. algida) und dem Brechdurchfallfieber (Febr. int. cholerica); also eine febris intermittens larvata perniciosa algidocholérica. (Rad. I. 53.)

Lichtenstädt. Für eine febris intermittens perniciosa kann ich die Krankheit nicht halten. (Rad. I. 135.)

Grohmann. Ich auch nicht. (Rad. I. 135.)

Searle. Ich halte die Epidemie für Cholera, welche ihren Grund in der typhusartigen Form eines remittirenden

Fiebers hat. — Zu Anfange ist es eher ein intermittirendes Fieber; aber wegen der nur zu häufig eintretenden Entzündungen ist die Unterbrechung nur unvollkommen, und es nimmt folglich den Charakter eines remittirenden Fiebers an. (Rad. I. 129.)

Bodins. Die Cholera ist eine convulsivische Bewegung des Magens und der Gedärme, die durch eine scharfe und reizende Ursache hervorgebracht wird, und die Ausstoßung alles dessen, besonders der Galle, bewirkt, was in ihnen enthalten ist. (Rad. II. 43.)

Französische Commission. Die Cholera besteht in einem katarrhalischen Leiden der Darmschleimhaut mit Schwächung der Nervenkraft. (Rad. I. 166.)

Dr. Grohmann. Das Wesen der Cholera gründet sich auf eine übermäßige Verkohlung des Blutes, vermittelt durch den Hautausdünstungs- und Respirationsproceß, in wiefern die den Menschen umgebende Atmosphäre durch Mangel oder Latenz von Sauerstoff entweder die nöthigen kohlenstoffigen Abscheidungen hindert, oder wirklich auf positive Weise Haut und Lunge nöthigt, ein feindseliges, Sauerstoff ausschließendes, Material zu absorbiren. Unstreitig lassen sich alle pathologischen Haupterscheinungen auf einen Mangel des das Nervensystem anreizenden ernährenden und in gehörigem Reactionszustande erhaltenden Sauerstoffs reduciren. Das Wesen an sich schließt einen entzündlichen Charakter ganz aus. (Rad. I. 3.) Die Cholera gehört unter die Asphyxieen, bedingt durch Blutcarbonisation. (Rad. I. 135.)

Siegmeier. Der Grundstoff des Choleragiftes ist der Magnetstoff. (Rad. I. 285.)

Hahnemann. Das Choleramiasma besteht wahrscheinlichst in einem unsern Sinnen entfliehenden lebenden Wesen menschenmörderischer Art, das sich an die Haut, Haare u. s. w. der Menschen oder an deren Bekleidung anhängt und so von Menschen zu Menschen unsichtbar übergeht. Daher wird Campher helfen. (Rad. I. 140.)

Borchard. Schon erweckte sich der Gedanke in mir, daß es vielleicht der Wille des Weltschöpfers und des Regierers des Weltalls sey, die gesammte Menschheit wegen ihrer Gottlosigkeit zu bestrafen, und daß er sich der Cholera als eines Mittels bediene, um seinen Rathschluß zu vollziehen: daß dieserhalb die Pforten zur Erkenntniß dieser Krankheit verschlossen bleiben müßten, und daß es ein zweckloses Bemühen seyn würde, das Wesen des Uebels zu erforschen. — Amen.

II. Verschiedene Ansichten über die contagiöse, miasmatische, epidemische etc. Natur der Cholera.

Loder. Die Cholera ist beschränkt contagiös. (Kl. 143.)

Hennig. Die Cholera ist sowohl contagiös als nicht contagiös. (Rad. I. 87.)

Spausta, Olexik und Zhuber. Die Cholera ist nur unter besondern Umständen contagiös. (Kl. 137.)

Gräfe. Die Cholera ist bald contagiös, bald nicht contagiös, je nach der Epoche und dem Grade ihrer Ausbildung. (Rad. I. 66.)

Barchewitz. Die Krankheit ist nicht so contagiös, als man glaubt. (Rad. I. 39.)

Pauli. Es ist unnöthig nach der Contagiosität oder Nichtcontagiosität der Cholera zu fragen. (Rad. I. 94.)

Aerzte aus Elbing. Die Cholera ist durchaus nur in sofern contagiös, als die Prädisposition dazu vorhanden ist. Kl. 234.)

Stadt Berlin. Das Contagium der Cholera ist nur secundäre Ursache, die in einzelnen Fällen, aber nicht im Ganzen wirkt. (Rad. I. 64.)

Zhuber. Für die Contagiosität der Cholera sprechen fast eben so viel Gründe, als gegen dieselbe. (Kl. 131.)

Lichtenstädt. Die Contagiosität der Cholera ist fast erwiesen. Kl. 189.)

Horn und Wagner. Die Contagiosität der Cholera ist durch triftige und schlagende Gründe erweislich. (Rad. I. 13.)

Burdach. Das Vorrücken der Cholera gegen den Wind beweist gegen die Contagiosität. (Rad. I. 140.)

Hildebrandt. Meteorologische und andere Gründe beweisen für die Contagiosität der Cholera. (Rad. I. 14.)

Dulke. Die Cholera ist nach chemischen Gründen nicht contagiös. (Rad. I. 128.)

Collegium der Aerzte zu London. Die Cholera ist äußerst contagiös und erfordert so strenge Quarantainen als die Pest. (Rad. I. 8.)

Thierry. Die Cholera ist durchaus nicht contagiös. (Rad. I. 128.)

Bock und Franke. Nach unsrer und Anderer Erfahrungen müssen wir ein Contagium bei der Cholera durchaus leugnen. (Rad. I. 5.)

Gescheidt. Ich habe mich jetzt mehr, ich sage mit Fleiß nicht ganz, zu der Schaar der Nichtcontagionisten gewendet. (Rad. I. 148.)

Lerche. Es gehört zu den Eigenthümlichkeiten der Cholera, daß sie von Allen, die sie noch nicht gesehen haben, und daher nicht kennen, für contagiös gehalten wird; und diejenigen, die sie beobachtet haben, die Contagiosität leugnen. (Rad. I. 358.)

Stadt Moskau. Die Cholera entwickelt und verbreitet sich epidemisch. (Kl. 146.)

Sachs. Die Cholera ist epidemisch und contagiös zugleich. (Kl. 127.)

Knolz. Die Cholera ist eine epidemische, in ihrem acuten reinen Verlaufe nicht contagiöse Krankheit, die höchstens bei Metamorphose in ein Exanthem contagiös werden kann. (Rad. I. 147.)

Gebel. Die Cholera ist nicht contagiös, sondern miasmatisch. (Rad. I. 86.)

Nichtarzt. Die Cholera ist nicht miasmatisch, sondern contagiös. (Kl. 127.)

Blumenthal. Die Cholera ist miasmatisch und contagiös. (Kl. 183.)

Brief aus Wien. Die Cholera ist ursprünglich miasmatisch, führt aber durch die Ausleerungen zu contagiöser Verbreitung. (Kl. 142.)

Hoffmann. Die Cholera ist ursprünglich tellurisch oder miasmatisch, kann aber auch contagiös werden. (Rad. I. 5.)

Sachs. Die Streitfrage über Miasma und Contagium ist gar nicht richtig gestellt. Alles macht es wahrscheinlich, daß bei der Cholera eine directe, nach den frühern Begriffen weder miasmatische noch contagiöse Verbreitung Statt findet. (Rad. I. 307.)

Choulant. Die Cholera verbreitet sich durch atmosphärische und tellurische Einflüsse in Verbindung mit einer durch die Luft wirkenden ansteckenden Eigenschaft. (Rad. I. 133.)

Bitter. Alle meine Beobachtungen beweisen eine zwar schwache und bedingte, aber unläugbare Contagiosität der Cholera. Mit mir sind alle Aerzte Curlands der Meinung, daß die Krankheit rein contagiös ist, und die Behauptung ihrer selbstständigen Entstehung und epidemischen Verbreitung gehört in das Gebiet der völlig unerwiesenen und unerweislichen Hypothesen. (Rad. I. 35.)

Hufeland. Die Cholera ist ursprünglich eine atmosphärisch-epidemische Krankheit, bei welcher die Epidemie das persönliche Contagium erzeugt. Sie scheint nur unter der Fortwirkung einer lebenden Impulsion ansteckend zu wirken. Daß das Contagium so fixer Natur sei, daß es auch in der Ferne durch todte Träger (Waaren 2c.) fortgetragen werden könne, davon fehlen bis jetzt alle entscheidenden Beweise. (Kl. 72.)

Barchewitz. Die Krankheit wird bestimmt nicht durch Waaren fortgepflanzt. (Rad. I. 39.)

Grohmann. Fortgepflanzt wird das Choleramiasma an sich nicht: aber durch Waaren und Menschen verschleppt. Mitunter mag auch wohl ein Contagium entstehen. (Ist im Original viel gelehrter ausgedrückt.) (Rad. I. 3.)

Russische Gränze. Die Cholera pflanzt sich nicht durch Kleidung und Waaren fort, ja nicht einmal durch die dem Pestgift empfänglichsten Gegenstände. Selbst die noch warme Kleidung eines an der Cholera Verstorbenen hat keine ansteckende Kraft. Sie ist also nicht pestartig-contagiös. (Kl. 87.)

Walcker. Die Cholera wird durch die Kleidung und andere Dinge, die in unmittelbarer Berührung mit dem Kranken gewesen sind, fortgepflanzt. (Kl. 16.)

Albers. Die Cholera ist nur bei Statt findender Disposition dafür contagiös. Sie kann nur durch Menschen, aber nicht durch leblose Dinge verbreitet werden. (Kl 227.)

Illussack. Ich getraue mir zu behaupten, daß die Cholera durch unmittelbare Berührung nicht contagiös sei. (Rad. I. 7.)

Schnur. Das Contagium der Cholera kann durch unmittelbare Berührung der Kranken selbst oder durch Verweilen in ihrer Nähe, vermittelst des Athems und der Ausdünstung ihrer Haut, mitgetheilt werden. Auch durch Kleidung und andere Effecten scheint sie übertragen werden zu können. (Kl. 102.)

Pinel. Die Krankheit pflanzt sich nicht durch unmittelbare Berührung fort, und ich bin so überzeugt, daß sie nicht contagiöser ist, als die Gastritis und Pneumonie, daß ich mir nicht allein das Blut eines sogenannten Cholera-Patienten (nach Pinel Trisplanchnie-Patienten), sondern auch den Darmschleim, aus dem Leichname selbst genommen, eingeimpft habe. (Kl. 104.)

Kahlow. Ich kostete, um die Nichtcontagiosität der Cholera zu beweisen, das Blut eines Erkrankten und starb 12 Stunden darauf an dem schmerzhaftesten Tode. (Rad. I. 56.)

Foy. Die Cholera ist nicht contagiös: denn ich habe von Cholerapatienten gegessen, getrunken, geathmet und mich geimpft, ohne die Cholera zu bekommen. (Rad. I. 8.)

Hahnemann. Dieß waghälsige ekelhafte Verfahren für einen unwiderleglichen Beweis der Nichtcontagiosität der Cholera auszugeben, ist eine fürchterlich verderbliche, gänzlich unwahre Behauptung. (Hahnemann's Aufruf, S. 4.)

Warschauer Nichtarzt. An die Contagiosität der Cholera glaubt man hier wenig oder gar nicht; indem zahllose Beispiele diesen Unglauben bestärken. Die Länder, die man mit Cordons und Quarantainen plagt, sind zu bedauern. (Rad. I. 15.)

Königreich Frankreich. Ich glaube an directe und indirecte Contagiosität der Cholera und ordne deßhalb Cordons und Quarantainen an. (Rad. I. 86.)

Einer der ausgezeichnetsten Aerzte Berlins. Ich war immer davon überzeugt, daß die Cholera epidemisch, vielleicht tellurischen, vielleicht gar kosmischen Ursprungs sei, und die Beobachtung der Seuche bestätigt mir die Meinung, daß die, welche in derselben eine pestartige contagiöse Krankheit sehen, in einem schädlichen und für die Länder verderblichen Irrthume befangen sind, den sie jetzt, vielleicht nur um ihren Irrthum nicht einzugestehen, eigensinnig festhalten. — Ich halte es für Unsinn, die Krankheit wie die Pest durch Sperren abhalten zu wollen. (Rad. I. 151.)

Braun. Die Krankheit pflanzt sich durch das Contagium fort. Es scheint sehr fix zu sein und, wie das der Pest durch Kleidungsstücke, durch mittelbare und unmittelbare Berührung anzustecken. Strenge Sperren sind daher nothwendig. (Rad. I. 5.)

Stadt Königsberg. Alle unsre Aerzte sind völlig einig darüber, daß die Krankheit nicht contagiös, und jede Sperre deßhalb nicht allein unnöthig, sondern auch sehr gefährlich ist. (Rad. I. 55.)

Simon. Aus Vergleichung der Gründe, die für und wider die Contagiosität der Cholera aufgestellt worden sind, ergiebt sich, daß die Cholera zu den contagiösen Krankheiten gehört. Strenge Cordons und Contumazen sind nothwendig. (Rad. I. 60.)

Reider, Ich bedaure und beklage jene Männer, welche aus eigner Zaghaftigkeit und übertriebener Furcht zu Cordons- und Contumazanstalten gegen diese rein epidemisch-miasmatische, nicht, nie und nirgends contagiöse Krankheit rathen. Es ist hohe Zeit sie aufzuheben (Gräfe, Journ. der Chir. XVI. 516. 517.)

Harleß. Die Cholera wird fast überall eingeschleppt. Quarantänen und Cernirung beweisen sich jedesmal nützlich dagegen. (Rad. I. 206.)

Weese. Ich bin immer der Meinung gewesen, daß die Cholera eine contagiöse Krankheit sei, und ich bin auch noch heute dieser Meinung; jedenfalls aber ist es kein fixes Contagium, und der Handel wird daher ganz unnütz mit einer Menge von Purificationsmaßregeln beschwert. Wohl aber scheint es mir große Analogie mit dem Typhuscontagium, dessen Existenz denn doch noch kein vernünftiger Praktiker geleugnet hat, zu besitzen. Wer möchte nach so schlagenden Beispielen (als angeführt worden) noch seine Augen hartnäckig verschließen und leugnen, daß die Cholera contagiös sei. (Rad. I. 161. 162.)

v. Reider. Ich halte die Cholera für nicht contagiös und übernehme deßhalb ein Spital. (Rad. 7.) — Selbst unsere liebenswürdigen Frauen und Mädchen erröthen jetzt, wenn von der frühern Besorgniß der contagiösen Natur dieser Krankheit die Rede ist, und schämen sich ihrer zu weit getriebenen Besorgniß in dieser Hinsicht. (Rad I. 128.) Die Mehrzahl der hiesigen Aerzte verlacht jetzt die früher behauptete Contagiosität wie Hexen- und Gespenstergeschichten, und auch heute noch können wir mit der Hand auf dem Herzen und den Fingern auf dem Evangelium versichern, daß hier noch kein Fall der asiatischen contagiösen Cholera vorgekommen ist, obgleich von der Wiener miasmatischen mehrere sehr schwere und von schnellem Tode begleitete Fälle sich ereignet haben. (Gräfe, Journ. der Chir. XVI. 503.)

Remer. In Preußen und namentlich bei uns in Schlesien kann man Schritt für Schritt die Uebertragung durch Contagium nachweisen. Es hieße für den, welcher mit allen diesen Thatsachen bekannt ist, geradezu aller Vernunft Hohn sprechen, wenn er die Contagiosität noch ferner leugnen wollte. (Rad. I. 48.)

Richter. Es ist juristisch erwiesen, daß die Cholera nach Königsberg nicht auf dem Wege des Contagiums gekommen ist, sondern sich aus Sumpf, Hering und saurem Bier erzeugt hat. (Rad. I. 17.)

Marx. Die zum Theil lächerlichen Vorurtheile der Schule, die ängstlichen Rücksichten auf Handel und Gewerbe, so wie die Furcht vor Beschränkung des bürgerlichen Verkehrs dürfen unmöglich länger die zeugendsten Beweise für die Contagiosität verdunkeln und verdrängen. Wenn man auch zugeben darf, daß die Krankheit ursprünglich aus localen Einflüssen entstand, als eine miasmatische sich verhielt und unter begünstigenden Umständen wieder sich so verhalten kann: so hieße es doch die sprechendsten mannigfachsten Thatsachen abläugnen, wenn man ihre im Verlaufe der Zeit vielseitig entwickelte Contagiosität in Abrede stellen wollte. Die Cholera verhält sich durchaus wie eine contagiöse Krankheit. (Gött. gel. Anz. 1831. 41.)

Dürr. Der in dem Menschen durchaus nicht erzeugte, folglich nicht contagiöse Stoff der Cholera wird einzig in der Atmosphäre durch tellurische Einflüsse, vielleicht aus Sümpfen oder uns noch unbekannten Imponderabilien hervorgebracht und durch die Luft fortgepflanzt. (Rad. I. 35.)

Grohmann. Mehrere Umstände nöthigen uns die fast an Ueberzeugung gränzende Meinung ab, daß der Erdkörper es ist, der zuerst das Miasma verschuldet und es im Conflicte mit der reagirenden Atmosphäre entwickelt. (Rad. I. 152.)

Prakt. Arzt. Die Cholera ist in ihrem Ursprungsorte aus einem Conflicte von Sumpfluft mit erstickend heißer Atmosphäre entstanden, woraus sich dann ein atmosphärisches Contagium entwickelt hat, welches sich nur in dichter Atmosphäre fortpflanzt. Der Zug der Seuche folgt weniger dem Winde als der Umwälzung der Erde um ihre Axe von Morgen nach Abend. (Kl. 80.)

Preu. Weder die Annahme einer Contagion, noch die Annahme einer rein atmosphärischen Krankheit reichen für sich allein zur Erklärung hin. Vielmehr scheinen alle vereinzelt dastehenden Erscheinungen, unter einen gemeinschaftlichen Gesichtspunct gebracht, auf eine unmittelbare tellurische Krankheitsursache, auf eine Emanation, Exhalation eines aus dem Erdboden selber sich entwickelnden specifischen Krankheitsstoffes hinzuweisen, welcher erst mittelbar, vermöge seiner Auflöslichkeit, in den untern Schichten der Atmosphäre sich vervielfältigt und von ihr nun weiter fortgetragen und fortgepflanzt wird. Durch ihre Fortdauer wird dann diese tellurische oder vulkanische Emanation zur atmosphärischen oder unter begünstigenden Umständen auch zur individuell contagiösen Krankheitsursache. (Kl. 128.)

Hr. K. in Magdeburg. An die Contagiosität der Cholera kann ich nur in einem sehr geringen Grade glauben; daß sie miasmatisch ist, dafür spricht ein sonderbarer Umstand, daß nämlich in den Gegenden, wo sie am ärgsten haust, alle Sperlinge und Dohlen verschwinden, und sich überhaupt die Vögel sehr unruhig zeigen, hoch fliegen, und sich sehr vermindern. Dieselbe Erscheinung hat in Wien und Berlin Statt gefunden. (Rad. I. 144.)

Königsberg. An mehreren Orten, so auch hier, hat man die Bemerkung gemacht, daß die Vorboten der abscheulichen Cholera da sind, wenn plötzlich das Federvieh ohne alle auffindbare Veranlassung stirbt: so war es in Moskau, Riga, Danzig und hier. Die meisten Zeichen deuten darauf hin, daß die Luft den Krankheitsstoff herbeiführt. (Rad. II. 16.)

Barrie. Das Contagium ist ein kleines unreinliches Insect. Der Verfasser verspricht, es den Hamburgern unter die Nase zu halten. (Rad. I. 330. 331.)

Heidler. Am natürlichsten werden alle Theorieen, Widersprüche und Räthsel über die Entstehung, Fortpflanzung und das Wesen der Krankheit vereinigt und erklärt, wenn man diesem Miasma eine organische Natur beilegt; wenn wir es uns als ein wanderndes Luftinfusorium in dem alten Mare magnum des genialen Paracelsus denken. Die erwähnten Beobachtungen über die Existenz dieser thierischen Wesen rechtfertigen diese Idee. Die Erinnerung an die Geschichte der wandernden Heuschrecken liefert ihr die versinnlichendste Analogie. (Rad. I. 77.)

Kreusler. Mir scheint es, daß die Cholera allerdings durch ein Contagium sich verbreitet, aber nicht durch ein im menschlichen Organismus bereitetes, sondern durch ein Contagium des Erdkörpers. Die Erde ist krank, und wir, ihre Kinder, empfangen unsern Antheil an ihrem Leiden. (Rad. II. 37.)

IV.

Vergleichende Anatomie der Engel.

Eine Skizze.

1825.

Vorwort.

Die neuere Zeit hat sich ein vorzügliches Verdienst durch den Fleiß erworben, mit dem sie durch vergleichende Untersuchungen des Baues niederer Geschöpfe über den des Menschen Aufklärung zu verbreiten sucht. Allein noch hat man bisher nicht daran gedacht, zu demselben Zwecke auch Beobachtungen auf den Bau höherer Geschöpfe zu richten, ungeachtet hievon wenigstens eben so viel Frucht zu erwarten stände. Es ist der Zweck gegenwärtiger Skizze, einen Anfang zur Ausfüllung dieser Lücke zu machen. Da ich mich vergebens im Linnéischen System nach einem Namen für den Gegenstand meiner Beobachtungen umgesehen habe, so habe ich mich genöthigt gesehen, den volksthümlichen Namen Engel dafür aufzunehmen, unter dem man bekanntlich höhere Geschöpfe im Allgemeinen versteht. Führen nun auch die folgenden Betrachtungen in einigen Beziehungen von den hergebrachten Vorstellungen über die Engel ab, so wird man sich doch der dadurch gewonnenen Berichtigungen nur erfreuen können.

Einleitung.

Der Mensch ist im Ganzen genommen nicht weniger kleinstädtisch und von sich eingenommen, als ein großer Theil der Einzelnen. Vor dem Spiegel der Selbstbeschauung stehend betrachtet er sich wohlgefällig und sieht in sich das Meisterstück der Schöpfung. Aber mag es immerhin sein, daß er auf dem Erdball zugleich mit dem Reichsapfel der Herrschaft den Apfel der Schönheit in der Hand hält: bei einer allgemeinen Preiswerbung aller Weltgeschöpfe um letztern würde er vielleicht nicht den Grübs davon verdienen. Uns behagt freilich des Menschen Form, weil wir eben selbst Menschen sind, unser Gefühl also, als Richter gesetzt, instinctartig Partei nimmt; aber schon Cicero sagt, eben darum würde wahrscheinlich das Pferd im Pferde- und der Esel im Eselgeschlecht das Ideal der Gestalt suchen. Die Eitelkeit ist, wie man sieht, ein Naturfehler, der nicht blos Einzelnen, sondern Geschlechtern anhängt, und wir dürfen also wenigstens unser Selbstgefühl nicht zum Paris machen, der den Apfel austheilt.

Verlassen wir also diesen bestochenen Richter und

fragen den Verstand, der freilich einen gefühllosen und kalten, aber um so klarern und unbefangenern Blick hat, um die Beurtheilung der Gestalt des Menschen, so sagt er uns: sei Schönheit, was sie sei, wenigstens Harmonie der Form verlange ich von ihr. Betrachte ich aber die menschliche Gestalt mit ihren vielen Ecken, vorstehenden Knorren, Auswüchsen, Löchern, Höhlen u. s. w., so sehe ich zwar allenfalls wohl eine zu verschiedenen nützlichen Verrichtungen zweckmäßig eingerichtete Maschine in ihr, weiß aber nicht recht, worin die Schönheit des Ganzen liegen soll. Es scheint mir vielmehr ein verunglücktes, oder besser ein erst halbgeglücktes Streben dazu vorzuwalten, was in einzelnen Theilen mehr oder weniger hervortritt: in der Wölbung der Stirn, in der Gestalt des weiblichen Busens, in der Blüthe des ganzen Menschen, dem Auge, dem einzigen fast vollendeten Theile; aber diese verschiedenen Theile, die von der Schönheit gekostet zu haben scheinen, stimmen doch selbst zu keinem Ganzen zusammen, in dem der Verstand eine Harmonie fände, wie er sie von der Schönheit verlangt, und viele Theile sieht er nur als Handwerkszeug und nutzbaren Hausrath am Körper angebracht, nicht aber als Glieder, die der Begriff der Schönheit foderte. Die Schönheit soll aber ihre Einheit in sich selbst tragen, nicht vom Zweck oder Nutzen, dem Juden, borgen. Diese Betrachtungen müssen wir, wie gesagt, unparteiisch anstellen, indem wir das Gefühl, was dem Menschen als Menschen eingeboren ist, bei Seite setzen. Wir stehen jetzt hoch über der Erde, erblicken sie zugleich mit den übrigen Weltkörpern, vergleichen ihre Geschöpfe, und es ist uns erlaubt, wenn wir irgendwo vollkommnere finden, der buchtigen und bergigen Figur des Menschen zu lächeln, in deren Thon man gleichsam den groben Fingerabdruck der hier erst noch stümpernden Natur überall erblickt.

In der That, selbst abgesehen davon, daß der Verstand unfein genug ist, uns zu sagen, es könne noch schönere Geschöpfe geben, als wir sind, und wenn wir es zu glauben uns sträubten, sei es nur aus demselben Grunde, warum der Verliebte es übel nähme, wenn man den Reizen seiner Geliebten eine andere Stufe, als die erste anweisen wollte, wir aber in uns selbst verliebt seien; selbst abgesehen also von diesem Räsonnement des Verstandes, liegt auch der Schluß nicht weit, daß wir überhaupt auf unsrer Erde die vollkommenste Gestalt zu finden nicht erwarten dürfen. Wir könnten es dann, wenn unsre Erde die höchste Stufe im Weltraum einnähme; daß sie aber diese nicht einmal in unserm Planetensystem einnimmt, ergiebt sich schon aus ihrer Stellung darin, da sie weder der Sonne zunächst, noch am entferntesten von ihr, noch selbst in der Mitte zwischen den andern Planeten befindlich ist; mithin, wenn auch unsere Sonne nicht selbst schon als König sie überragen müßte, sie doch, ihrer Rangordnung im Planetensystem nach, auf jeden Fall nur als ein Zwischenglied darin erscheint. Auf einem höher ausgebildeten Weltkörper wird man aber auch vollkommner ausgebildete Wesen zu finden erwarten dürfen.

Wenn nun aber der Gipfel der göttlichen Kunst in der Ausarbeitung der menschlichen Gestalt noch nicht erreicht wurde: können wir uns nicht wenigstens denken, zu welchen Gestalten sie durch ihre weitern Fortschritte geführt werden wird? Wir nehmen alsdann unsern Tubus zur Hand, blicken auf Weltkörper, denen wir die Rangordnung über dem unsrigen nicht streitig machen, und sehen, ob dort wirklich solche Geschöpfe vorhanden sind. Man wird dieß nach Gruithuisens Entdeckungen im Monde für nichts Unmögliches halten. Das körperliche Auge wandelt ja schon mit Vierzigtausendmeilenstiefeln in der Welt herum, wie viel mehr wird sich mit dem geistigen ausrichten lassen, das ich zu Hülfe genommen habe, wo jenem die Kluft noch zu gewaltig schien. Ich lege die Resultate meiner Beobachtungen, die namentlich auf die Sonne und deren Umgebung gerichtet waren, der Welt vor; wer durch denselben Tubus sieht, als ich, wird sie bestätigt finden, und keiner weitern Beweise bedürfen. Die Beweise und die ganze Einkleidungsart der folgenden Darstellung sind nur für die, denen die Mittel zur directen Anschauung fehlen.

Erstes Capitel.

Von der Gestalt der Engel.

Ich betrachtete die menschliche Gestalt, ich sah, wie gesagt, ein Aggregat von Unebenheiten, Erhöhungen und Vertiefungen darin, in denen ich keine inwohnende Formeinheit wahrzunehmen vermochte. Ich fragte mich, ließe sich nicht etwas Vollkommneres daraus bilden. Ich fing an, den Menschen von seinen Unebenheiten und unsymmetrischen Auswüchsen zu entkleiden, und als ich fertig damit war, als ich ihm den letzten Höcker abgenommen und ausgeglättet hatte, der seiner Formeinheit noch Eintrag that, lag eine bloße Kugel da.

Ich betrachtete mein Geschöpf und schüttelte den Kopf, wie es vor mir herumrollte, immer Kugel und nichts als Kugel. Es ist wahr, ein alter berühmter Naturphilosoph (Xenophanes), dessen Gedanken jetzt oft genug nachgedruckt werden, nannte schon Gottes Gestalt eine Kugel; es ist wahr, Harmonie, Einheit gehört zum Wesen der Schönheit und diese findet sich in keiner Form reiner ausgesprochen, als in der Kugel; aber die Harmonie soll in einer Mannichfaltigkeit leben, um etwas zu bedeuten. Ich erwarte vom vollendetsten Wesen, daß es auch geistig das ausgebildetste sei, daß im Körper Ausdruck möglich sei, in dem sich der Geist abspiegele; was für einen Ausdruck kann aber eine Kugel zeigen, die nirgends einen Eindruck zeigt? — Ich sah mein Geschöpf mit Ueberdruß an.

Giebt es Liebende unter meinen Lesern, so dürfen sie mir diesen Ueberdruß nicht verzeihen. Ich verwarf mein Geschöpf, weil es eine Kugel war, und „was sehe ich denn anders, wenn ich in deine blauen Augen blicke, als zwei Kugeln, die die Seele selbst zu ihrem Wohnsitz geschaffen zu haben scheint; ja ist nicht überall das Auge dasjenige, was den geistigsten Ausdruck gewährt im Menschen!" Ich dachte daran, und wußte nun, daß auch eine Kugel Seele haben und Seele äußern könne, nur muß man sich keine Kegelkugel darunter denken. Mein Geschöpf war mir wieder lieb, es war ein wunderschönes Auge geworden.

Der Mensch ist Mikrokosmus, d. i. eine Welt im Kleinen; Philosophie und Physiologie vereinigen sich, es zu zeigen. Sein edelstes Glied ist eine sich von Licht nährende Kugel, auch das edelste Glied der größern Welt wird ein solches Wesen sein, nur selbstständig und unendlich ausgebildeter.

Wir sehn, wie schon zwei Umstände sich dahin vereinigen, den Engeln die Kugelgestalt anzuweisen. Der Begriff einer vollkommnen Gestalt bringt es so mit sich; und der Einwurf, der hier entgegenstehen könnte, ist gehoben, indem wir zeigen, daß selbst auf unsrer Erde das höchste, seelenvollste Glied der Geschöpfe die Kugelgestalt hat. Die Erde, als auf einer niedern Stufe stehend, hatte nur noch nicht Macht genug, die Kugel als selbstständiges Wesen zu zeugen, den ganzen Menschen, als ihr edelstes Glied, zur Kugel zu machen, aber dieses ihr edelstes Glied vermochte nun an seinem edelsten Gliede, dem Auge, diese Gestalt, den Gipfel aller Gestalten zu verwirklichen. Vollends wird der Einwurf sich heben lassen, wenn wir später zeigen, daß der Kugelgestalt der Engel Abwandlungen, die eine Mannichfaltigkeit daran erzeugen, doch nicht abgehen, es läßt sich nur nicht Alles auf einmal zeigen. Grundform für die Engel bleibt die Kugel immer, und mehr als eine Grundform der Schönheit wollen wir auch in der Kugel nicht sehen.

Die bisher gegebenen Elemente des Beweises würden, als zum Theil blos auf begriffliche Foderungen gestützt, für sich vielleicht schwach dastehen, aber sie erhalten Stärke durch den überraschenden Zusammenhang, in dem sie sich mit folgendem zeigen, der auf Thatsachen der Natur gegründet ist.

Jedes Naturwesen ist dem Elemente, in dem es lebt, angemessen gebildet; jedes Element formt sich so zu sagen seine Geschöpfe; wäre ihr Bau demselben nicht entsprechend eingerichtet, so könnte es gar nicht darin leben.

Nun ist auf der Sonne Licht das Element; giebt es daher Sonnengeschöpfe (und wer wird diesen den höhern Rang über den Erdgeschöpfen streitig machen, da sie Kinder des Weltkörpers sind, der herrschend in der Mitte der andern steht), was werden sie denn anders sein können, als selbstständig gewordene Augen?

Unser Auge läßt sich auch als ein selbstständiges Geschöpf in unserm Körper betrachten, dem Licht sein Element ist, und dessen Bau dem Elemente gemäß geformt ist. Ein Geschöpf, dem Licht das Element ist, wird umgekehrt den Bau des Auges haben; eben weil sich das wechselseitig bedingt.

Wir können ja selbst unser Auge schon geradezu als ein Sonnengeschöpf auf unsrer Erde betrachten. Es lebt von und in den Strahlen der Sonne, und hat daher die Gestalt seiner Brüder auf der Sonne selbst. Aber freilich wirkt die Sonne auf unsrer Erde nur schwach; der Mensch lebt zum größten Theil in irdischen Elementen und sie eignen sich daher auch den größten Theil seines Wesens an; die Sonne hat durch ihren entfernten Einfluß nur einen kleinen Theil von ihm zu ihrem Geschöpf machen können und hat auf der ersten Stufe seiner Ausbildung stehen bleiben müssen.

Die Sonnengeschöpfe aber, die ich als höhere Wesen Engel nenne, sind freigewordene Augen von der höchsten innern Ausbildung, doch immer nach dem Typus derselben geformt. Licht ist ihr Element, wie uns die Luft, ihr ganzer Bau ist bis ins Innerste darauf berechnet.

Auch folgender Umstand trägt dazu bei, es wahrscheinlich finden zu lassen, daß der Typus des Auges einem selbstständigen und zwar höheren Geschöpfe zum Grunde liege:

Das Auge enthält alle Systeme, die zusammen den ganzen Organismus des Menschen bilden, im Kleinen in sich vereinigt, aber auf höchst geordnete Weise: indem sich immer ein System concentrisch um das andre anordnet, während die nämlichen Systeme sich im übrigen Organismus auf eine höchst ungeregelte Weise mit einander verflechten. Das Auge ist ein ganzer Organismus im Kleinen; aber einer, in dem die bildende Natur mit sich ins Klare gekommen ist.

Das Nervensystem ist zur Netzhaut geworden; das Gefäßsystem hat sich als Aderhaut darum gelegt, diese wird vom System der fibrösen Häute, der harten Haut, eingeschlossen; hieran setzen sich in schöner Ordnung die Augenmuskeln, und das Ganze wird vom Knochensystem, den Wandungen der Augenhöhle, umhüllt. Der nach außen gekehrte Theil des Auges wird von der Bindehaut, einer Fortsetzung der äußern Haut überzogen, die gleich der äußern Haut auch die Natur einer Schleimhaut annehmen kann; die vordere Augenkammer ist mit einer serösen Haut ausgekleidet.

Da also das Auge alle Elemente eines selbstständigen Geschöpfes in sich hat, und zwar auf die geordnetste Weise, da auch seine äußere Form mit dem allgemeinen Begriffe der Schönheit in Uebereinstimmung ist, da es ferner ein Leben im Lichte führt, wie wir solches auch von den Engeln erwarten dürfen, da wir endlich die Sonne, die sich als Centralpunct unsers

Planetensystems für den Wohnort der höchsten Geschöpfe in demselben annehmen läßt, von einer Lichtatmosphäre umgeben sehen, für welche der Bau des Auges angemessen ist, so haben wir hierin schon eine bedeutende Menge sämmtlich zu einem und demselben Resultate zusammenstimmender Data, und sehen uns auf ganz verschiedenen Wegen zu demselben Ziele geführt. Doch weiter:

Extreme berühren sich, ist ein Sprichwort und ein tief wahres Wort. Aber nur von einer Seite rühren sie sich an, von der andern liegen sie unendlich entfernt aus einander. Die Natur gehorcht in allen ihren Verhältnissen diesem Gesetze. Hier Beispiele:

Betrachte eine Wasserfläche, frei von jeder störenden Einwirkung: sie wird spiegelglatt sein; wirf einen Stein hinein: es schlägt sich eine Welle; wirf zwei hinein: zwei Wellen kreuzen sich; das Wasser wird immer bunter, je mehr du Wellen erregst; aber errege nun unendlich viel Wellen, in jedem Punct eine, und das Wasser wird wieder spiegelglatt erscheinen, weil nun keine Welle vor der andern sichtbar hervortreten kann.

In der äußern Form erscheinen sich die Wasserfläche mit keiner und mit unendlich viel Wellen gleich; und insofern berühren sich die Extreme und fallen zusammen; aber während sie in dieser Hinsicht zusammenfallen, findet ein innerer Unterschied zwischen ihnen Statt, der sie in andrer Hinsicht unendlich auseinander hält. Denn dort ist nichts im Wasser thätig, hier zieht die unendliche Regsamkeit nur dasselbe Kleid an.

Andre Beispiele: Gegenstände, die nach gar keiner, oder die nach allen Richtungen zugleich getrieben werden, bleiben ebenmäßig in Ruhe.

Ein Schädel, der gar kein Gall'sches Organ hat, oder der sie alle in der vollkommensten gleichförmigen Ausbildung hat, wird gleich glatt sein.

Die ersten natürlichen kindlichen Ideen der Menschheit sind immer die, worauf die vollendetste Philosophie zuletzt wieder zurückkommt, nur mit vollständig entwickeltem Bewußtsein.

Das unendlich Kleine und unendlich Große sind gleichermaßen unfaßlich.

Die vorigen Beispiele werden genügen, obschon sich deren viel mehr anführen ließen, die Allgemeinheit unseres Satzes zu beweisen. Wenden wir ihn jetzt an.

Das niederste Aufgußthierchen, der erste Anfang der lebenden Schöpfung ist eine kleine Kugel, aber nur eine ganz unausgebildete, bestehend aus einer homogenen Masse, in der sich mit dem Mikroskop nichts unterscheiden läßt. Innere Organe oder Systeme sind nicht vorhanden. Das höchste Geschöpf wird nach unserm Gesetze wie das Aufgußthierchen eine Kugel sein, nur mit der höchsten Entwickelung innerer Organisation.

Auch fängt jedes Geschöpf mit der Entwickelung aus der Kugel, dem Eie, an (selbst der Mensch im Mutterleibe) und würde sich im Fortschreiten wieder zur Kugel entwickeln, wenn es nicht durch die Beschaffenheit der Erde, auf der es leben muß und die selbst einer niedern Ordnung angehört, auf einer untern Bildungsstufe festgehalten würde.

Nun aber sehen wir doch im Aufsteigen durch die niedern Stufen den Hauptteil der Geschöpfe, den Kopf, immer mehr zur Kugelgestalt hinstreben, und dieselbe im Menschen beinahe erreichen. Der menschliche Kopf ist nämlich kugelförmiger als der jedes Thieres.

Dieß ist aber noch nicht das Bemerkenswertheste, sondern die Art, wie die Natur bei der Kugelung des Kopfes verfährt, der Bezug, der zu den Augen hiebei Statt findet.

Man lege einen menschlichen Schädel neben den Schädel irgend eines vierfüßigen Thieres (wer keine solche Schädel besitzt, kann die Vergleichung an lebendigen Köpfen anstellen, doch fällt sie hier minder deutlich ins Auge), und betrachte, wie sich der Kopf des Thieres in den des Menschen umformt. Man wird Folgendes finden:

Der ganze Kopf kugelt sich, im Aufsteigen nach dem Menschen, um einen gewissen Punct oder, mit andern Worten, strebt sich so umzuformen, daß er eine Kugel, und ein gewisser Punct in ihm der Mittelpunct dieser Kugel werde. Dieser anziehende Mittelpunct, der den ganzen Kopf als eine Kugel um sich anzuordnen strebt, ist die Mitte zwischen beiden Augen, die Nasenwurzel.

Im Thier tritt die Stirn von der Nasenwurzel an nach hinten zurück, im Menschen beugt sie sich nach vorn, und zieht den ganzen obern Theil des Schädels mit vorwärts.

Rückte die Stirn noch weiter vor, so würde sie sich, indem ihr Fußpunct, der Punct zwischen den Augen (in dem sie gewissermaßen als ein **radius vector** wurzelt) unverrückt bleibt, nach Vorn über ihn hinschlagen.

Während so die obere Hälfte des Schädels nach Vorn zieht, um sich von Oben über die Augen hinwegzuschlagen, zieht auch die untere nach Vorn, um sich von Unten dagegen heraufzuschlagen, und so die Umhüllung zu vollenden. Deutlich ergiebt sich dieß aus dem Vorrücken des Hinterhauptloches und der kleinen Keilbeinflügel.

Noch nicht genug: Bei den Thieren stehen die Augen zur Seite, oft fast nach hinten und der Zwischenraum zwischen ihnen ist sehr groß. Im Aufsteigen zum Menschen gehen die Augenhöhlen von der Seite nach Vorn herum, unserem Mittelpunct von beiden Seiten immer näher, wodurch der Zwischenraum zwischen ihnen immer mehr verengt wird, dabei die Pupille immer mehr nach Vorn kehrend.

Also auch von der Seite her drängt sich der Kopf gegen unseren Mittelpunct hin.

Verfolgen wir letztere Bewegung von dem Puncte aus, wo sie beim Menschen stehen geblieben ist, weiter, so werden endlich beide Augen ganz in unserem Mittelpuncte zusammenrücken und in Ein Auge verschmelzen. In der Vereinigung der Sehnerven und dem Einfachsehen durch beide Augen ist dieß Verschmelzen schon vorbedeutet.

Es ist aber im Grunde falsch, wenn wir den Punct

der Nasenwurzel den allgemeinen Mittelpunct nannten, nach dem Alles hinstrebe. Die Augen selbst geben eigentlich die Mittelpuncte ab, die den ganzen Kopf anziehen. Weil aber der Nasenpunct mitten inne zwischen beiden liegt, so scheint sich nur der ganze Kopf in Bezug zu ihm zu kugeln, während er sich eigentlich gegen die Augen zu kugelt, die gleich weit von ihm abstehen.

Nicht einmal das Vorrücken der Augen selbst von den Seiten her nach Vorn hat eigentlich auf diesen Punct Bezug. Die Augen ziehen den ganzen Kopf an, selbst aber werden sie nur von einander angezogen; und indem nun jedes das entgegengesetzte anzieht, rücken sie immer mehr beide gegen einander, und werden zuletzt in dem Nasenpunct, der Mitte des Zwischenraums, der sie noch getrennt erhält, verschmelzen. Dann erst wird dieser seine Würde als Centralpunct in der That und Wahrheit haben.

Augenscheinlich ergiebt sich der Beweis, daß nicht eigentlich die Mitte zwischen beiden Augen, sondern die Augen selbst der anziehende Mittelpunct sind, aus dem Verhalten der beiden Nasenbeine, deren Bewegung und Gestaltänderung im Fortschritt der Organisation gar keinen Bezug zu jener Mitte, sondern direct zu den Augen selbst verräth. In der That im Vieh laufen die Nasenbeine noch platt in der nämlichen schrägen Ebene mit der Stirn fort; sowie aber die Augen nach Vorn herum kommen, erheben sich die Nasenbeine nach Außen und aufwärts, um ihnen entgegenzukommen, jedes Nasenbein von seiner Seite, und so entsteht die gewölbte Nase des Menschen.

Von diesem allgemeinen Zusammenziehen der Kopftheile um das Auge rührt es denn auch her, daß der Mensch die geschlossensten Augenhöhlen unter allen Thieren hat.

Die Natur wird aber bei der doch nur halben Schließung, die sie im Menschen erreicht hat, nicht stehen bleiben. Man stelle sich die Augenhöhlen als zwei im Kopfe befindliche hohle Halbkugeln vor. Im Thiere sind diese zur Seite des Kopfes eingesetzt, und kehren sich den Rücken mehr oder weniger zu; im Menschen sind sie nach Vorn herumgekommen und haben sich dabei so gedreht, daß ihre Mündungen ziemlich in eine Ebene nach Vorn fallen; sie werden sich aber, während sie aneinander rücken, noch weiter drehen, so daß die Mündung der einen Halbkugel zuletzt sich auf die der andern aufpaßt, und die hohlen Halbkugeln sich zu einer ganzen Hohlkugel zusammensetzen, oder daß aus den zwei Augenhöhlen eine wird, wo dann, wie gesagt, das Auge auch nur noch eins sein wird.

Jede Art der Bewegung und Fortschreitung geht nämlich in der Natur ohne Gränze fort, wenn sie nicht durch eine Gegenwirkung aufgehoben wird. Auf der Erde tritt die Gegenwirkung, welche die fortschreitende Entwicklung zum Höhern hemmt, früher ein, als sie bei höhern Geschöpfen eintritt; und schon bei den Thieren früher als beim Menschen; wir sehen aber eben dadurch die Richtung des Fortschreitens zur vollkommnern Bildung angedeutet.

Alles, was wir beim Menschen blos in der Entwicklungsstufe, im Uebergange, erblicken, wird beim höchsten Geschöpfe vollendet sein. Das Gehirn wird sich hiemit um das Auge geschlagen haben und wird dasselbe als dessen Leib umgeben, worin Nervenäther kreist, statt in unserm grobe Blutmasse; damit nicht hindernd, daß Licht bis ins Innerste dringe. Denn auch unsere Gehirn- und Nervenmasse besteht aus durchsichtiger Substanz, die nur im Tode durch Gerinnung des Eiweiß undurchsichtig wird. [1])

Alle Theile des Körpers aber, welche ihre Entstehung und Bedeutung blos der Beziehung zur Erde verdanken, fallen weg.

So schnürt sich der Kopf schon im Menschen durch den Hals halb ab vom übrigen Körper und möchte, indem er sich zugleich der Schwere entgegen nach der Sonne zu erhebt, dahin fortfliegen; aber die Füße heften ihn noch an den Boden. Diese Abschnürung ist beim Menschen deutlicher als bei jedem Thiere, denn Schwan und Giraffe haben zwar einen langen Hals, aber der Kopf erscheint da noch mehr als eine Fortsetzung des Halses selber, und der Fisch hat nicht einmal einen Hals. Von Ober- und Unterkiefer aber, die so zu sagen einen irdischen Rumpf und irdische Glied-

---

[1]) Nach den neuern anatomischen Untersuchungen hat das Licht auch in unserm Auge durch eine Schicht durchsichtiger Nervengangliensubstanz zu dringen, ehe es zu den Nervenfasern der Netzhaut gelangt, welchen die Leitung zum Gehirn obliegt.

maßen des Kopfes selbst bedeuten, schnürt sich der Haupttheil des Kopfes, auf dessen Erhaltung in der Höhe es zuletzt ankommt, nicht ab, sondern sie schwinden, indem sie schon in der Annäherung an den Menschen und im Uebergange dazu verkümmern, aus Freßwerkzeugen Eßwerkzeuge werden. Ein Engel aber braucht auch keine Eßwerkzeuge mehr, denn es giebt für ihn nichts Festes mehr zu essen.

Endlich beweist sich noch mit Folgendem die centrale Bedeutung der Augen in unserm Kopfe.

Beim Ausdrucke der Freude geht eine allgemeine Expansion der Gesichtszüge von den Augen aus, beim Schmerze findet eine allgemeine Concentration derselben nach den Augen zu statt;[1]) beim Ausdrucke der Liebe zieht sich das ganze Gesicht parallel zur Verbindungslinie der Augen sanft in die Breite, beim Ausdruck des Hasses oder Zornes ziehen sich die Gesichtszüge gegen die Mittellinie nach Innen, so daß Längsfalten der Stirn die Richtung der Augen senkrecht kreuzen. Woraus man nun auch sicher auf den Ausdruck derselben Ge-

---

[1]) In Betreff der unteren Gesichtspartieen bemerke man, daß der Mund sich beim Lachen und überhaupt beim Ausdruck der Freude leise öffnet, und dadurch die Kinnpartie herabgehen macht, beim Ausdruck des Schmerzes aber die ganze Partie um Nase, Mund und Kinn sich krampfhaft aufwärts zieht. Nicht in Widerspruch hiemit steht, daß doch das Kinn abwärts geht, wenn der Mensch den Mund öffnet, um vor Schmerz zu schreien, weil das Schreien selbst ein instinctartiges Streben ist, den Schmerz zu erleichtern, wogegen jene Zusammenziehung der reine Ausdruck des Schmerzes selbst ist.

müthsstimmungen bei den Engeln schließen kann, indem man sich denselben bei ihnen nur so vollendet denkt, wie es durch ihre vollendete Gestalt ermöglicht ist. Also wird sich die Kugel eines Engels beim Ausdruck der Freude allseitig ausdehnen, beim Ausdruck des Schmerzes in entgegengesetztem Sinne zusammenziehen, beim Ausdruck der Liebe sich scheibenmäßig nach dem Gegenstande derselben zu erweitern, beim Ausdruck des Hasses davon zurückweichend stangenartig recken. Dem Kopfe des Menschen gelingt das nicht eben so, da er so zu sagen nur einen krüpligen und halbverknöcherten Engel darstellt, weßhalb der Mensch dem Ausdruck mit seinem ganzen Leibe nachzuhelfen sucht, indem er bei der Freude außer sich geräth und nach allen Seiten strampelt, beim Schmerze ganz in sich hineinkriecht, bei der Liebe die Arme gegen den Gegenstand der Liebe ausbreitet, beim Hasse die Faust in die Höhe hebt und von hinten damit gegen den Gegner ausholt, mit all' dem freilich noch kein Engel wird.

Zweites Capitel.

Von der Sprache der Engel.

Die Engel theilen einander ihre Gedanken durch das Licht mit. Statt Töne haben sie Farben.

Eine ganz todte Masse macht sich der andern nur durchs Gefühl bemerklich, durch unmittelbaren Druck; so der Stein, wenn er auf dem Steine liegt. Der feste Stoff selbst, aus dem beide bestehen, ist das Medium ihrer Mittheilung.

Lebendiger zeigen sich schon die Massen, zwischen denen eine Mittheilung durch Geschmack, d. i. durch chemische Wechselwirkung besteht (der Geschmack ist nämlich nur eine Empfindung chemischer Wirkung, die in Stoffen vorgeht). Die Salze gehören hieher. Das Medium ihrer Mittheilung ist der flüssige Stoff, in dem sie aufgelöst werden. (Denn nur aufgelöst können sie mit einander in chemische Wechselwirkung treten.) Ihre Sprache, mit der sie sich zu einander rufen, reicht schon weiter als bei den vorigen Wesen, wo sie nur in der unmittelbaren Berührung selbst Statt hat.

Die Pflanzen theilen sich durch Geruch einander mit; das Medium ihrer Mittheilung ist der Dunst; ihre Sprache reicht wiederum weiter als die der vorigen Wesen. Aber so wie bei den chemischen Stoffen die Sprache nur in einem Herbeilocken der Atome gegen einander, um sich zu gatten, und bei den ganz todten Massen in der Gattung selbst Statt fand, so scheint auch der Duft der Pflanzen, da er erst in der Blüthe, wo ihr Geschlecht rege wird, sich zeigt, den Zweck zu haben, die männlichen und weiblichen Theile der Pflanze zur wechselseitigen Gattung anzuregen.

Das Thier theilt sich dem Thier durch das Gehör mit; das Medium ihrer Mittheilung ist die Luft; ihre

Sprache reicht wiederum weiter als die der vorigen Wesen. Auch hier hat sie meist nur den Zweck, sich zur wechselseitigen Gattung anzulocken.

Auch des Menschen Sprache ist noch der Hauptsache nach der Schall; aber er braucht sie nur zur Zeugung der Ideen durch wechselseitige Befruchtung zweier Geister. Doch zeigt der Mensch noch mehr seine Annäherung zur höhern Stufe, indem er sich auch durch Schrift mittheilt, eine Sprache, die wiederum weiter als die vorige reicht.

Nämlich es fehlt nun auch noch ein höchstes Geschöpf, das sich dem andern durch das Gesicht mittheile; für welches Licht das Medium der Sprache sei. Der Stufengang der Natur führt uns hierauf. Dieß Geschöpf ist der Engel. Seine Sprache reicht wiederum weiter als die vorigen; und wenn wir in der vorhin aufgeführten Stufenfolge schon bemerken konnten, wie die Sprache immer entwickelter ward, einen immer mannichfaltigern Ausdruck gestattete, so sehen wir hier im Lichte, als Medium der Sprache, den Gipfel erreicht; denn in Farben und Zeichnung giebt es unendlich mannichfaltigere Combinationen als in den Lauten, und es läßt sich voraussetzen, daß die Engel noch viele Modificationen des Lichts vernehmen werden, die uns verborgen sind, weil ihr ganzer Bau darauf eingerichtet ist, während unser Auge nur einen schwachen Abdruck derselben giebt. Auf ähnliche Art unterscheiden vielleicht viele Thiere die Tonhöhe nicht, weil ihr Gehörwerkzeug nicht denselben vollkommenen Bau als das unsrige hat.

Die Augensprache der Liebe ist eine Vorbedeutung der Sprache der Engel, die ja selbst nur vollkommnere Augen sind.

Bei dieser Gelegenheit will ich einer merkwürdigen Stufenfolge mit einer eben so merkwürdigen Unterbrechung erwähnen.

Es ist bekannt, daß die Liebe immer vom Himmel nach der Erde herabsteigt, oft freilich dann noch tiefer, indem sie auch ihr Grab darin findet, wenn sie einmal so weit herabgekommen ist; ungefähr wie ein leuchtender Meteorstein, der auch von den reinen Himmelsräumen herabkommt, auf der Erde anlangend verlischt, nur noch eine traurige Schlacke hinter sich läßt, und je feuriger und rascher er war, ein um so tieferes Grab sich in der Erde wühlt.

Die Liebe also, wenn sie vom Himmel herabkommt, bringt noch die Sprache, die dort gesprochen wird, mit, die Sprache der Augen. Daher Blicke überall das Erste sind, wodurch sich Liebende besprechen.

Aber sie fühlt bald, daß sie nicht mehr im Himmel ist; und ihr Sprachorgan, das im Himmel in seinem Elemente war, versagt ihr daher bald den Dienst; sie greift zur Sprache des Menschen. Die Liebenden sprechen einander.

Die Liebe steigt noch tiefer herab; aber merkwürdig, sie überspringt beim Menschen die Sprache der Pflanze, sie hat sie dem Thiere in der Brunst überlassen.

Aber die vierte Stufe hat sie nicht vergessen. Es ist der Kuß.

Sie löscht aus in der fünften, die ich oben zuerst nannte.

Dieser von der Stufenfolge in der Natur hergenommene Beweis für die Sprache der Engel steht wiederum in genauem Zusammenhange mit folgendem, auf die natürliche Beschaffenheit der Sonne gegründeten.

Den Engeln ist Licht das Element, wie uns die Luft. Das Medium unsrer Gedankenmittheilung ist uns die Luft; denn der Schall besteht in Luftschwingungen; auch den Engeln wird ihr Element Mittel der Gedankenmittheilung sein.

An sich sind die Engel zwar durchsichtig, aber sie können sich willkürlich Farben ertheilen. Was ein Engel dem andern sagen will, das malt er auf seiner Oberfläche; der andre sieht das Bild und weiß, was in jenes Seele vorgeht.

Auch wir athmen gewöhnlich ruhig, lassen die Luft, unser Element, frei durch uns ein- und austreten, wo sie dann nicht schallt; können sie aber auch willkürlich zum Tönen bringen. So läßt auch der Engel sein Element, das Licht, im gewöhnlichen Zustande unmodificirt durch sich ein- und austreten, was eben die klare Durchsichtigkeit bedingt; aber wenn er mit dem andern sprechen will, nöthigt er es farbig zu werden, indem er es nach seiner Willkür zerstreut (oder nach Euler, wie wir die Luft, in Schwingung versetzt).

Auch unser Satz, daß sich Extreme berühren, spricht für unsre Ansicht. Aufgußthierchen sind durchsichtig, Engel werden es auch sein. Infusorien müssen aber alle Strahlen unentwickelt durchlassen, daher sie beständig farblos bleiben, Engel können auch alle Strahlen durch sich hindurch lassen, aber mit dem Vermögen, sie in ihre Farben zu entwickeln.[1]) Der Mensch als Mittelstufe zwischen den Extremen dient zur Bestätigung. Er legt schon den Haarpelz ab, und seine Haut wird durchscheinend; auch malen sich seine Gefühle schon zum Theil auf seiner Haut in seiner Gesichtsfarbe.

Die Weise, wie die Engel die Farbenveränderungen, durch die sie sprechen, hervorbringen, ist wahrscheinlich folgende.

Die Haut der Engel ist an sich höchst zart, fein, durchsichtig, wahrscheinlich selbst nur aus einem zusammenhängenden Dunste bestehend, wie die der Seifenblasen. — Denn auf der Sonne ist Alles ätherischer, feste Stoffe giebt es auf ihr und in ihrer nächsten Umgebung gar nicht, schon wegen der enormen Hitze, in der alles schmelzen muß.[2]) — Die Engel brauchen also

[1]) Viele, dem untern Extrem nahe stehende, Thiere nähern sich den Engeln auch in der Eigenschaft, das mannichfachste, wechselnde Farbenspiel, wie es scheint, durch willkürliche Bewegungen und Zusammenziehungen an ihrer Haut oder auch an der durchsichtigen Substanz ihres Körpers hervorzubringen, so die Sepien und Beroen, dafür aber haben sie, meines Wissens wenigstens, keine farblose Durchsichtigkeit zur Grundfarbe; die Engel vereinigen Beides, das Vermögen der Farben und der Durchsichtigkeit; den niedersten Thieren ist allemal blos eins zugemessen.

[2]) Ein Engel würde eben so wenig begreifen können, wie wir auf unserm erstarrten Weltkörper leben können, als es uns zu denken schwer fällt, wie z. B. auf dem Saturn, wo selbst alles Wasser wahrscheinlich erstarrt und Eis ist, lebendige Geschöpfe

nur ihre Haut beliebig an einzelnen Stellen zusammenziehen und ausdehnen, und dadurch verdichten oder verdünnen zu können, um, gleich der Seifenblase, nach dem den Physikern bekannten Princip der Farben dünner Blättchen, das mannichfachste Farbenspiel, das sie zu ihrer Sprache bedürfen, hervorzubringen.

Uns ist das Gesicht der höchste Sinn; bei den Engeln steht aber das Gesicht nur auf der Stufe, wo bei uns das Gehör steht. Sie müssen einen noch höhern Sinn haben als wir, der bei ihnen die Stufe des Gesichts einnimmt. Von diesem Sinne können wir nichts besitzen, weil er eben unsern Standpunct übersteigt.

Vermögen wir aber auch nicht einmal anzugeben, welcher Art dieser Sinn sei? — O ja; das kann aber erst in einem der folgenden Capitel geschehen.

Drittes Capitel.

Ob die Engel auch Beine haben.

Wenn die Engel reine Kugeln sind, versteht es sich freilich von selbst, daß sie keine Beine haben; aber erstens versteht sich mit allem Vorigen noch nicht von selbst, daß sie reine Kugeln sind, zweitens kann man umgekehrt den vorigen Beweisen für die Kugelgestalt der Engel damit zu Hülfe kommen, daß man aus andern

---

existiren können. Der Schlüssel des Geheimnisses ist aber blos der, daß sich eben jedes Element seine Geschöpfe so zu sagen bildet.

Gesichtspuncten zeigt oder wahrscheinlich macht, daß sie keine Beine haben. Dazu führt uns aber folgende aufsteigende Betrachtung durch die Reihe der Wesen. Manche Würmer, z. B. der Skolopender, haben Gott weiß wie viele Beine, es kommt ihnen auf ein Paar mehr oder weniger gar nichts an; die Schmetterlinge und Käfer haben blos noch 6, die Säugethiere blos noch 4, die Vögel, die sich den Engeln durch ihre Erhebung über die Erde und freie Bewegung im Raume noch mehr nähern als die Säugethiere, so wie der Mensch, der mit seinen Gedanken alle Thiere überfliegt und nach seiner eignen Meinung sogar nur noch halb Thier, halb schon Engel ist, haben blos noch 2; bei jeder neuen Annäherung an die Engelstufe fallen je 2 Beine weg. Da also die nächste Stufe daran blos noch 2 Beine hat, so können die Engel selbst gar keine mehr haben.

Nun haben die allerniedrigsten Infusorien auch keine Beine; das ist aber eben nur die Begegnung der Extreme, deren wir früher gedachten, die noch von der entgegengesetzten Seite her den Beweis unterstützt.

Dieß führt mich zu einer Einschaltung über die Hände des Menschen.

Es war dem Menschen die Wahl gelassen, ob er seine zwei Vorderbeine auch zu Flügeln werden lassen wollte, wie die Vögel, womit er sich dann allerdings noch mehr hätte von der Erde losmachen können. Allein er sah, daß dieß Losmachen nur scheinbar war; bleiben auf der Erde mußte er doch, wenn er sich auch freier zu ihren verschiedenen Theilen hinbewegen konnte. Darum zog er es vor, die Schwingen, mit denen er der Erde nur vergebens zu entfliehen gesucht haben würde, sich in Hände verwandeln zu lassen, um eine Waffe zu haben, mit der er sie wenigstens zu seiner Sklavin machen könnte. Statt der Organe, die ihn zu allen Schätzen der Erde hätten hinführen können, wählte er lieber Organe, mit denen er alle Schätze der Erde zu sich und an sich reißen kann.

Es wäre freilich gut gewesen, wenn der Mensch sowohl Hände als Flügel erhalten hätte. Allein das gieng nicht. Die Natur hatte, als sie in ihrem Stufengange bis zur Nähe des Menschen gelangt war, blos noch über vier Füße zu disponiren; auf einmal alle vier von der Erde losmachen und damit aus Thieren gleich Engel machen konnte sie nicht; also riß sie wenigstens zwei los, und machte bei den Vögeln die Flügel, bei dem Menschen die Hände daraus.

Die Fabel stellt dieß so dar: Die Erde sprach zum Dämon oder schöpferischen Geiste, der herrschend durch die Natur schreitet: laß mir meine Kinder, die ich gezeugt, die ich nähre und pflege; warum willst du sie von mir nehmen?

Nein, sagte dieser, wenn sie bei dir bleiben, so wird nichts aus ihnen, das Kind muß von der Mutter, seine Bildung zu vollenden. Er wies nach der Sonne: dorthin bring' ich deine Kinder. Die Erde aber wollte ihre Kinder nicht von sich lassen.

Und der Dämon sprach zum Stein: du kannst bei

deiner Mutter bleiben, und ihre blinde Zärtlichkeit sättigen, aus dir wird ohnehin kein Engel; aber zur Pflanze: komm heraus aus deiner Mutter Schoß; die Sonne schickt dir ihre Boten, und ruft dich zu sich in ihr warmes buntes Reich. Die Pflanze folgte der Lockung und suchte sich der Mutter Schoß mit Gewalt zu entwinden, die ihr immer rief: Kind bleib' bei mir, die Sonne lockt dich wohl mit glänzenden Verheißungen, aber sie nährt und pflegt dich nicht wie ich. Und sie bethaute die von ihr Strebende mit ihren Thränen und hielt sie gewaltsam an der Wurzel fest: denn sie dachte, lasse ich mein Kind fort, so verschmachtet es mir ja in der Sonne.

Da trat der Dämon abermals zur Erde, und sagte: das Kind ist reif zu einer höhern Schule; nun halt' es nicht länger! Sie ließ es nicht, da riß er's ihr gewaltsam aus dem Schoße. Aber die Mutter haschte danach und ergriff es noch an den Füßen. Wie das menschliche Weib ihr Kind im Arme noch an den Füßen hält, wenn es gleich fort strebt und ihre Liebe verachtet, so hielt sie ihr Geschöpf, das sich dem Rufe zu folgen sehnte, noch fest, und reichte ihm den allernährenden Busen, es an sich zu fesseln. — Noch blieben ihm damals vier Füße.

Wiederum trat der Dämon zur Erde und sagte: Jetzt gieb mir dein Kind, denn es ist Zeit, daß ich es ins Reich des Lichts bringe, wo es zum Engel werde. Ach, sagte die Erde, was hilft mir's, wenn's ein Engel geworden ist und ich's nicht mehr an meinen Busen drücken kann. Er aber war taub gegen ihr Flehn, faßte das Kind, ihr's zu entziehen und entriß ihr noch zwei Füße gewaltsam. Da aber ward die Mutterliebe mächtiger als des Dämons Gewalt, und er vermochte nicht, ihr die übrigen zu entreißen.

Wohl, sagte er, unvernünftige Mutter, behalte dein Kind, und laß es in deinem Schoße ein unentwickelter Krüpel bleiben. Aber trage zugleich die Strafe deiner Affenliebe; und er faßte die beiden Füße, die er in seine Gewalt bekommen hatte, und machte die Flügel des Vogels daraus, und sagte zu ihm: hier sind die Schwingen, mit denen du dich dorthin hättest erheben sollen, wo du ein Engel geworden wärest. Deine Mutter sei ewig in Angst, wenn du sie regst, daß du ihr dennoch entweichen möchtest. Und als das Geschöpf sich beschwingt fühlte, da wollt' es auch der Mutter entfliehen; aber sie hielt's noch fest, daß es wohl flattern, aber nicht von dannen weichen konnte, und freute sich, daß sie ihr Kind noch nähren und hegen durfte, und triumphirte über den Dämon.

Da ward dieser sehr zornig, und faßte die Flügel und machte Hände daraus, und sagte zum Kinde: schlage deine Mutter, weil sie dich nicht von sich lassen will, und zwinge sie damit, dir die Nahrung zu reichen, die sie dir vorher nur aus eigennütziger Liebe reichte, daß ihr auch der letzte unverdiente Trost verloren gehe. Hätte sie dich von sich gelassen, so brauchtest du ihre grobe Nahrung nicht mehr; sondern wohntest dort im Lichte, und wärst ein schöner Engel.

Der Mensch erfüllt mit seinen Händen den Fluch, den der Dämon gegen seine Mutter aussprach.

Ich kehre nach dieser Episode wieder zur Sache zurück.

Die Füße und überhaupt unregelmäßigen Vorragungen der Erdgeschöpfe entstehen dadurch, daß ihre Bildung nicht blos von einem Centrum außer ihnen, sondern von mehrern bestimmt wird.

Die Pflanze wird theils von der Erde, theils von der Sonne angezogen, daher geht sie halb nach unten, halb nach oben. Das Thier wird zwar weniger bei seiner Bildung von der Erde angezogen, aber doch auch noch; daher die Schößlinge, die es nach unten treibt, die Beine. Aber bei der Bildung des Sonnengeschöpfs wirkt blos die Anziehung der Sonne; denn die Planeten sind Erbsen gegen die Sonne; so kann sich die Kugelgestalt frei ausbilden. Und daß die Sonne an sich das Streben hat, kugliche Bildungen hervorzubringen, zeigt sich theils in der Gestalt der Planeten, theils darin, daß der Menschenkopf, der unter allen Köpfen auf unsrer Erde der Sonne am meisten entgegengerichtet ist, auch die kuglichste Gestalt hat, und vorzugsweise darin das Auge, das der Sonne noch specieller angehört. Blos der Gegenzug, den die Erde gegen die Sonne bei der Bildung der irdischen Geschöpfe ausübt, hindert deren kugliche Bildung.

Man hat hierin den Grund, warum die Geschöpfe auf unsrer Erde nicht kugelförmig sein können, warum aber Sonnengeschöpfe es sein können, und warum diesen die Beine fehlen.

Wenn aber die Engel keine Beine haben, wie bewegen sie sich denn? — Wie die kuglichen Planeten sich bewegen. Haben denn diese Beine?

Viertes Capitel.

Die Engel sind lebendige Planeten.

Im Grunde können wir geradezu sagen, die lebendigen Geschöpfe der Sonne seien Planeten, solche aber, die statt mit Beinen auf ihr zu laufen, sie in nächster Nähe umkreisen, Vögel des Himmels, die nur die Flügel der Vögel nicht haben, weil sie solche zum Fluge nicht brauchen.

Das Leben nimmt mit der Sonnennähe zu. Die entferntesten Planeten mögen beeiste Klumpen sein; der Saturnusring ist ein Eisring. Die Erde hat sich schon mit einer schönen lebendigen, grünenden und blühenden Rinde überzogen; sie ist selbst ein Sonnengeschöpf, aber nur außen lebendig und buntfarbig.

Durch Venus und Merkur werden die Sonnenstrahlen schon tiefer dringen; ihre äußere lebendige Schicht wird weiter bis gegen den Mittelpunct reichen; und in den nächsten Planeten der Sonne, durch die die Sonnenwärme durch und durch dringen kann, wird die lebendige Schicht bis zum Mittelpunct selbst gehen; sie werden ganz durchweg lebendig sein, und eine solche durch und durch lebendige Kugel wird man dann willkührlich einen Planeten nennen können, oder ein selbstständiges Individuum.

Hier zuvörderst einen Beweis für meine Annahme so naher Planeten. Wenn man die mittlere Entfernung des Saturn von der Sonne aus in 100 gleiche Theile theilt, so kommen für die mittlere Entfernung von der Sonne bis zum Merkur 4 dieser Theile, vom Merkur bis zur Venus 3, von da bis zur Erde 6, von hier bis zum Mars 12, vom Mars bis zur mittlern Ferne der vier kleinen Planeten Vesta, Juno, Ceres, Pallas, welche nur Bruchstücke des nämlichen zu sein scheinen, 24; von diesen bis zum Jupiter 48 und von da bis zum Saturn 96. Aus dieser Progression schloß schon Kepler, daß an der Stelle zwischen Mars und Jupiter ein Hauptplanet sich bewegen müsse, wo nachher die vier Bruchstücke desselben wirklich entdeckt wurden.

Man wird bemerken, daß diese Progression nur bis zum Merkur in ihrer Gesetzmäßigkeit fortgeht. Es wäre wunderbar, wenn sie blos zufällig wäre, und ihr eigentlich gar kein Gesetz zu Grunde läge. Und doch wäre letzteres, mathematischen Reihengesetzen zufolge, der Fall, wenn man nicht annehmen will, daß die Progression in der Art, wie sie sich bis zum Merkur erstreckt, dann auch noch zwischen Merkur und Sonne weiter geht. (Die Reihe abgebrochen wäre keine Reihe.) Hienach müßte, da die Zwischenräume zwischen den Planeten sich nach der Sonne hin immer um die Hälfte verkleinern, noch ein Planet zwischen Sonne und Merkur vorhanden sein, der von letzterm $1\frac{1}{2}$ entfernt wäre, dieser müßte wieder zwischen sich und der Sonne einen haben, der $\frac{3}{4}$ von ihm entfernt wäre; und es müßten auf diese Weise noch unendlich viele Planeten zwischen Sonne und Merkur fallen, weil die Progression nie null werden kann. Diese Planeten nun stellen die Unendlichkeit der lebenden Wesen auf der Sonne dar.

Im Allgemeinen nehmen die Planeten mit der Sonnennähe an Größe ab, und die der Sonne nächsten sind wahrscheinlich, als zu ihr zunächst gehörig, auch schon selbstleuchtend, werden daher mit den Fernröhren der Astronomen theils wegen ihrer Kleinheit nicht erkannt, theils wegen ihres Lichts nicht von der Sonne unterschieden; auch trägt ihre Durchsichtigkeit bei sie unsichtbar zu machen; die Astronomen muß man also auch nicht danach fragen.

Ich habe freilich die Engel oben Augen genannt, und jetzt nenne ich sie lebendig gewordene Planeten. Der Name ändert aber nichts an der Sache und dient blos, bald die, bald die Beziehung mehr vorzuheben.

Man kann ja überdieß, wenn man will, auch unsre Erde ein Auge nennen, und unser eignes Auge nur eine vervollkommte Wiederholung der Erde, in der sie sich selbst reproducirt hat. Mit welchen Ausdrücken ich aber auch weiter nichts sagen will, als daß sich die Erde in einer Art Beziehung mit einem Auge zusammenstellen läßt; oder mit andern Worten: diese kurzen Ausdrücke, die Erde ist ein Auge, der Engel ist ein Auge, müssen nur als Abkürzungen für den Ausdruck gewisser, zwischen beiden statt findender, Gleichungspuncte angesehen werden.

Unsre Erde ist gleich dem Auge eine Kugel, bestehend aus concentrischen Schichten, namentlich mehreren durchsichtigen von verschiedener Dichtigkeit, Atmosphäre und Meer, durch welche das Sonnenlicht einfällt, um auf ihrer Oberfläche lebendige bunte Bilder hervorzurufen, wovon dann wieder nur ein Abdruck in unser Auge gelangt. Aber, was wohl zu bemerken ist, unsere Erde ist ein umgestülptes Auge; die Erdoberfläche mit ihren empfindenden Wesen die convex nach Außen gekehrte Netzhaut; Meer und Atmosphäre der Glaskörper und die auseinander geflossene Linse, unter deren Mithülfe nur die Sonnenstrahlen das bunte Gemälde des Lebens auf der Netzhaut der Erde hervorzubringen vermögen, gerade wie in unsern Augen. Im Erdauge ist nur das reell, was in unserm blos idealer Abdruck ist; die Verhältnisse sind dieselben.

Als himmlische Geschöpfe fügen sich natürlich die Engel auch der himmlischen Ordnung und laufen nicht willkührlich nach bloßer Laune da und dorthin, sondern folgen willig und aus innerem Triebe, in so fern frei, dem göttlichen Zuge, eben so wie auf Erden, wenn auch in etwas anderm Sinne, jeder gute Mensch den Gesetzen einer höhern Ordnung folgt, um so strenger, je besser er ist, doch thut er es aus freiem innern Triebe. Die Engel halten nur die durch die Gesetze des himmlischen Reiches vorgeschriebenen Wege bei noch größerer Freiheit noch strenger ein, als die beßten Menschen; es sind eben

Engel. Zur nähern Aufklärung über dieß merkwürdige Verhältniß zwischen Freiheit und Nothwendigkeit, wobei freilich keins von beiden recht weiß, wie es mit sich selber und dem andern daran ist, verweise ich auf die Abhandlungen der Philosophen und Theologen darüber, die es besser wissen und keine Schwierigkeit darin finden. Mag es übrigens aus Freiheit oder Nothwendigkeit oder Freiheit als innerer Nothwendigkeit oder sonst etwas sein, daß und wie sich die Engel bewegen, so bleibt der Erfolg derselbe. Das heißt, da der Engel sehr viele sind, und jeder, wie es sich in einem wohlgeordneten, und um so mehr in dem beßtgeordneten, Staate gebührt, sich um die Gegenwart und Bewegungen des andern mit kümmert, — was die Astronomen thörichterweise Störungen nennen, da es vielmehr wechselseitige Berücksichtigungen sind, — so erfreuen sich die Engel einer unerschöpflichen Mannichfaltigkeit von Bewegungen zwischen einander durch und um einander herum, womit sie sich immer neue Seiten zukehren, in immer neue und wechselnde Beziehungen zu einander treten, und diese Mannichfaltigkeit spottet jeder Berechnung eben so, als wenn man die Bewegungen einer Gesellschaft von Menschen, die sich durch einander bewegen, berechnen wollte; es erscheint hier wie da als ein Wibbeln und Kribbeln durcheinander, wovon nur die den Sinn und Zweck verstehen, die diese Bewegungen vollführen. Kehren doch selbst die von der Sonne entfernten Planeten nie wieder ganz in dieselben Stellungen zu einander zurück noch wiederholen genau dieselben Bahnen; indeß sie freilich in der Hauptsache sichtlich am

Schnürchen geführt werden; von einem solchen Schnürchen aber bemerkt man nichts mehr bei den nächsten.

Mit derselben, wenn nicht mit einer noch gründlicheren Freiheit, mit der sich die Engel bewegen, können sie aber auch ihre Gestalt ändern, worin ihnen die von der Sonne entfernten Planeten wieder nicht beikommen können, da sie starr sind oder doch wie die Erde eine starre Rinde haben. An den Engeln ist aber, wie schon gesagt, überhaupt nichts Starres, Alles wie aus Luft und Licht gewebt, die festeste Haut daran nur wie die einer Dunst- oder Schaumblase, die sich, von Natur auch kugelförmig, doch noch beliebig zusammenziehen, ausdehnen, einschnüren, ausbauchen, falten könnte, wenn ihr nur eben so ein von Innen dazu treibendes Lebensprincip inwohnte als den Engeln. Ohne die starre Rinde aber möchte der Erde ein ähnliches Vermögen zukommen, als den Engeln, wie daraus zu schließen, daß den Geschöpfen auf ihrer Oberfläche, die sich der Erstarrung entzogen haben, doch immer noch Theile der Erde sind, ein solches Vermögen mehr oder weniger noch zukommt. Was nun die Erde jetzt blos noch in einzelnen Theilen um und an sich von der ursprünglichen vollen Lebendigkeit übrig behalten hat, ist der Engel durch und durch aus einem Gusse geblieben, d. h. ein mit innern Triebkräften begabtes, über seine eigne Gestalt mit Freiheit verfügendes Geschöpf, mit viel größerer Freiheit aber als die irdischen Geschöpfe. Denn diese haben in festen Knochen oder Schaalen oder lederartigen Häuten doch in etwas an der Erstarrung der Erdrinde Theil genommen, wodurch sie in der Freiheit der Gestaltänderung mehr oder weniger beschränkt werden; und nur die allereinfachsten Infusorien machen hievon eine Ausnahme, sofern sie, nach dem Princip der Begegnung der Extreme, mit den Engeln wie in der Grundform und freien Bewegung so auch Freiheit der Gestaltänderung zusammen treffen [1]).

Also, wie nur die Grundfarbe der Engel die durchsichtige war, ihnen selbst aber überlassen blieb, wie sie das einfache Licht in farbiges zerlegen wollen, so ist auch die Kugel nur die Grundgestalt der Engel; was sie daraus machen wollen, ist ihrer Willkühr überlassen.

Grundgestalt aber bleibt die Kugel in so fern, als alle Aenderungen der Gestalt von ihr wie von einem Centrum ausgehen, um dieselbe nach allen möglichen Richtungen schwanken, und die Engel in voller Ruhe wieder dazu zurückkehren. Nun kann man noch einen Schritt weiter gehen. Es wird ja auch verschiedene Arten und Stufen von Engeln geben und nur die Engel höchster Ordnung mögen eine ganz rein kugelförmige Grundgestalt haben, die andern aber nur kugelähnliche, sog. ellipsoidische Formen, plattere und länglichere mit den verschiedensten Axenverhältnissen zeigen, die aber ihrerseits wieder um die Kugel als wie um eine Centralform schwanken. Jede andere ellipsoidische Form wird eine Entwicklung nach einer andern vorwiegenden Richtung bedeuten. Ist es doch auch

---

[1]). Als allereinfachste Organismen gelten jetzt die sog. Moneren, einfache schleimartige Klümpchen, welche die mannichfaltigsten freiwilligen Gestaltänderungen zeigen.

bei den wirklichen Planeten so. Inzwischen, da eine Classification der Engel jetzt nicht unsre Aufgabe ist, und die elliptische Abweichung der Engel von der Kugelgestalt überall nur eine geringe sein möchte, vernachlässigen wir sie hier, wie man überall bei ersten Approximationen kleine Abweichungen vernachlässigt, und halten uns auch ferner an die Kugel als wesentliche Grundform der Engel.

Nach allem Vorigen aber spreche man nicht mehr davon, daß es der Erscheinung der Engel an der hinreichenden Mannichfaltigkeit zur Schönheit fehle. Im Gegentheile denke man sich dieselben zwar von Haus aus als durchsichtige Kugeln, durch die aber eine geordnete innere Organisation durchscheint, und die sich auch noch jede andre Form und Farbe geben können, die sie mögen, und dazwischen wechseln können, wie sie mögen, somit an sich selbst die schönsten Malereien und plastischen Formen erzeugen können. Gegenüber der wunderbaren und wunderbar wechselnden Schönheit, die sich solchergestalt ein Engel in Farbe und Form zu verleihen vermag, — verschiedene Talente in dieser Hinsicht wird es aber unstreitig auch bei den Engeln geben — bleibt die größte menschliche Schönheit nur die einer bleichen balgartigen Gliederpuppe; und wenn der Maler meint, durch einfachen Ansatz von Flügeln daran Engel daraus machen zu können, so muß das den wirklichen Engeln sehr komisch vorkommen. Sollten aber unsre menschlichen Kenner dafür die Schönheit der Engel nicht zu würdigen wissen, so würde dieß nach Eingangs besprochenem Princip darauf zu schreiben sein, daß sie selber keine Engel sind.

Fünftes Capitel.

Von den Sinnen der Engel.

Uns ist der höchste Sinn das Gesicht; sein Bote hat die schnellsten weitausgreifendsten Schwingen und den feinsten Leib, denn es ist der Lichtstrahl. Aber die Engel haben einen noch höhern Sinn; sein Bote hat Schwingen, mit denen er nicht in der Zeit fliegt, sondern die Zeit selbst überfliegt, einen Leib, der feiner als der feinste im Raume ist, weil es der Raum selber ist.

Der Bote des Gesichtssinnes nähert sich dieser Vergeistigung; der des höchsten Engelssinnes hat ihn erreicht.

Was ist dieser Sinn? Man erinnere sich, daß die Engel lebendige Planeten sind.

Ihr Sinn ist das Gefühl der allgemeinen Gravitation, oder Schwerkraft, welche alle Körper in Bezug zu einander setzt, und die von ihrem lebendigen Centrum empfunden wird.

Dieser Sinn als Gefühl reiner Kraft hat in der That keinen Boten, der hinter der Zeit zurückbliebe; denn die Gravitation wirkt ohne Zeitverlust; noch der einen körperlichen Leib hätte; denn sie wirkt rein durch den Raum hindurch.

Die Gravitation verknüpft die fernsten Weltkörper auf unmittelbare Weise; die Engel empfinden auf diese Weise unmittelbar wie sie zur ganzen Welt gestellt und die ganze Welt zu ihnen gestellt ist; ja die leiseste Veränderung im Weltenbau wird von ihnen verspürt, wiefern sie nicht in so unendlich fernen Regionen von ihnen geschieht, daß selbst die Gravitation von da sie in keiner merklichen Wirkung mehr verabreicht. Denn auch der Engel ist noch ein endliches Geschöpf; den Sinn für das All hat nur Gott, der über Zeit und Raum erhaben ist.

Auf die Empfindungen, welche die Engel durch diesen Sinn empfangen, reagiren sie dann mit ihren Bewegungen, ja wie sollten sie zu Bewegungen durch die Gravitationskraft bestimmt werden, wenn sie nichts von der Wirkung dieser Kraft empfänden; durch die Empfindung davon wird vielmehr der Trieb zur Bewegung erst ausgelöst und in seiner Richtung und Stärke bestimmt. Wollten sie diesem Triebe nicht nachgeben, so würden sie es mit Unlust spüren; aber es hindert sie nichts, ihm nachzugeben; also thun sie es.

Aber müßte nicht dann die Erde denselben Trieb empfinden, wenn sie sich um die Sonne bewegt und von andern Planeten da und dorthin abgelenkt wird?

Wissen wir denn, ob es nicht wirklich der Fall ist?

Der Mensch hat von diesem Weltsinne nur ein schwaches Analogon in dem Gefühle, wie sein eigner Schwerpunct gegen die Erde gestellt ist, das ihn bei seinem Stande und Gange nicht verlassen darf. Das entsprechende Gefühl aber haben die Engel in Beziehung zur ganzen Welt.

Indeß der Engel uns mit diesem himmlischen Sinne übersteigt, geht ihm dafür unser niederster irdischer Sinn eben so verloren, als ihm Gliedmaßen verloren gehen, die nur zur festen Erde Bezug haben, d. i. das Getast, vielleicht auch selbst der Geschmack; unsre höhern Sinne aber hat er in höherer Entwicklung als wir.

Da die Engel in anderen Bezügen selbstständige Augen sind, deren ganzer Bau für das Licht als Element berechnet ist, so ergiebt sich, wie vollkommen ihr Gesicht sein mag. Dagegen sind wir blinde Maulwürfe.

Sollten sie für die Empfindung von Elektricität und Magnetismus, die nur Modificationen des Lichts sind, empfänglich sein, so hätte ich nichts dagegen; dergleichen will doch auch irgendwo empfunden sein. Dann werden sie aber auch dergleichen willkührlich erregen können, und in erster Hinsicht die vollkommensten Zitterrochen sein. Magnetisch ist schon die Erde, der entfernte Planet, warum sollten es nicht auch die nächsten sein.

Auf jeden Fall werden die Engel auch Töne hervorbringen und vernehmen können, gleich uns, oder vielmehr besser als wir. Einen Vorzug, den sie in dieser Hinsicht vor uns haben, will ich doch erwähnen. Tanz und Musik sind Schwestern, die ursprünglich aus Einem Keime entsprossen scheinen. Wollen wir tanzen, so müssen wir uns aber erst fremde Musik dazu machen, die oft dem Tanze nicht entsprechend ist. Nicht so bei den Engeln. Bei ihnen ist Musik und Tanz eins, so daß der Tanz seine Musik von selbst mit sich bringt. Nämlich es verhält sich bei ihnen, wie bei den kleinsten Körpertheilchen. Wenn Körper tönen, so besteht der Ton nur in einem raschen Schwingen ihrer Atome, einem Tanze derselben; und indem mehrere derselben zusammen so tanzen, stellen sie ordentliche Touren in den Klangfiguren dar.

Die Geschwindigkeit der Planeten ist ungeheuer und nimmt noch mit der Sonnennähe zu. Wenn daher die lebendigen Planeten sich rasch um die Sonne oder auch um einander drehen, so muß von selbst ein Ton dabei entstehen und dieser Ton muß der Bewegung entsprechend sein. Wenn also Engel tanzen, so componirt sich das Musikstück von selbst dazu; sie tanzen dessen Klangfiguren.

Dieß ist die wahre Harmonie der Sphären, der wunderschönen Augen, der Engel.

Aber es fragt sich, ob nicht blos Gott diese Harmonie vernimmt. Nun aber kann ein Engel auch Töne hervorbringen, ohne sich von der Stelle zu bewegen, indem er irgend welche Theile an sich in rasche Schwingung setzt. Das wird auf unendlich verschiedene Art, in unendlich verschiedenem Tact und in unendlich verschiedener Folge geschehn können, und wie ein Engel Töne in solcher Weise erzeugen kann, wird er auch solche vernehmen können. Man spricht schon von Engelstimmen bei unsern Sängerinnen; wer doch einen Gesang von einer wirklichen Engelstimme oder gar einen Chor von solchen vernehmen könnte! Nun aber kann sich auch ein Engel ganz und gar rasch wechselnd ausdehnen und zusammenziehen, und nach dem, was wir vom Ausdrucke der Freude und des Schmerzes beim Engel wissen (S. 213), können wir uns denken, daß das sein Lachen oder Schluchzen bedeutet, je nachdem er einen solchen raschen Wechsel vollzieht, während er dabei im Ganzen über seinen mittlern Zustand ausgedehnt oder unter denselben zusammengezogen bleibt. Es wird nur musikalischer als bei uns klingen.

Daß der Geruch bei den Engeln auf einer sehr hohen Stufe stehen müsse, läßt sich aus der ungeheuren Verdunstung schließen, die von der Sonne aus und in der Umgebung der Sonne statt finden muß.

Wiederum aber werden wir in diesem Gebiete eine Begegnung der Extreme finden. In den niedersten Thieren ist dieselbe Hautoberfläche das gemeinsame Organ für die Aufnahme aller Sinnesreize; auch in den Engeln wird es der Fall sein; aber während in den niedersten Thieren nichts klar unterschieden wird, wird der Engel seine Haut zur Aufnahme der verschiedenen Sinnesreize in solcher Weise verschieden stimmen können, daß er nicht nur jetzt diesen, jetzt jenen wahrnimmt, sondern auch von den wahrgenommenen die kleinsten Modificationen unterscheidet.

Auch unser Gesichts- und Gehörorgan ist mit willkührlich in Thätigkeit zu setzenden Accommodationsvorrichtungen versehn; aber diese reichen nur für Modificationen in demselben Sinnesgebiete aus; der Engel wird seine Hautfläche sogar für Empfindungen in verschiedenen Sinnesgebieten accommodiren können.

Sechstes Capitel.

Schlußhypothese.

Jetzt, nachdem ich diese unumstößlichen Wahrheiten vorgetragen habe, denen Newton selbst seine Ehrfurcht nicht versagt haben würde, sei es mir zum Beschluß erlaubt, noch eine Hypothese hinzuzufügen.

Wegen der ungeheuern Hitze der Sonne kann, wie gesagt, nichts Festes auf ihr und in ihrer nächsten Umgebung existiren, und können die Engel daher keinen gröbern Leib haben als von Luft und Dunst. Also lassen sie sich im Ganzen als mehr oder weniger große, mit Aether und Luft gefüllte Dunstblasen betrachten, die man sich noch beliebig mit einem, zu innern Organen gefügten, Zellgewebe aus feinen Dunstbläschen ausgebaut denken kann. Meine Hypothese ist nun die: die einen sind vorzugsweise mit Sauerstoff, die andern mit Wasserstoffgas gefüllt, jenes männliche, dieses weibliche. Sie steigen beständig aus dem Sonnenkörper auf, gatten sich, und bringen in dem Verbrennungsproceß des Wasserstoffs durch den Sauerstoff, womit sich ihre Hochzeit vollzieht, das Licht hervor, das uns von der Sonne leuchtet.

Das Sonnenlicht ist daher nur die Hochzeitfackel der Engel.

Da nun also meine Geschöpfe, nachdem sie Engel, Augen, Planeten gewesen sind, zuletzt sich in Dunstblasen verwandelt haben, die, wie ich jetzt bemerke, blos durch die Anstrengung meines Auges beim Sehen in die Sonne in der wäßrigen Feuchtigkeit meiner eignen Augenkammer entstanden, und mir nur den optischen Schein erregten, ich sehe sie objectiv, und da dieselben so eben zerplatzt sind, so sehe ich hiemit den Faden meiner Beobachtungen plötzlich abgerissen.

V.

Vier Paradoxa.

1846.

---

1. Der Schatten ist lebendig.

Den Schatten für lebendig zu halten, ist eigentlich nichts Neues. Schon die Alten thaten es, indem sie die Seelen nach dem Tode für Schatten erklärten, und ihnen doch eine Art Leben dabei beimaßen. Wie der Mensch seinen Schatten neben sich wirft, der mit ihm wandelt, so soll er nach den Griechen auch einen Schatten werfen, der nach ihm wandelt; wie jenen das Sonnenlicht, so diesen unser eignes Lebenslicht erzeugen. Doch warum erst den Menschen tödten, um den Schatten lebendig zu machen? Muß es nicht den Menschen freuen, wenn der treueste Begleiter unter der Sonne, den er hat, nicht als ein Leichnam mit ihm wandelt, sondern als ein selbst Mitlebender? Und ist es nicht deßhalb, daß die Sage ein Grausen knüpft an Menschen, die ihren Schatten verkauft haben. Sie haben ihren Zwillingsbruder verkauft. Hat der Teufel die Schattenseele, wird er die Lichtseele bald nachholen.

Daß der Schatten viel Aehnliches mit einem lebenden Wesen hat, sieht auch das blöde Auge, nur daß er manche Eigenthümlichkeiten zeigt, die uns abgehen; und zumeist sind es Vorzüge. Wir sind am kleinsten zu Anfange, wachsen dann und schrumpfen wieder ein im Alter; er fängt seinen Lebenstag lang an, schrumpft um Mittag zusammen und wird wieder lang am Abend. Er will offenbar zeigen, daß er doch nicht Alles macht wie wir. Dabei weiß er an seiner Größe immer, welche Zeit es ist. Wir leben in drei Dimensionen: er begnügt sich mit zweien; aber das macht ihn nur weniger schwerfällig. Bei allen Versuchen, etwas Anderes aus uns zu machen, als wir nun eben sind, setzt uns die dritte Dimension, dieß dick und steif machende Princip des Raumes, die größten Hindernisse entgegen. Wie wir uns drehen mögen, der Zopf bleibt uns immer hinten hängen und die Nase immer vorn stehen. Aber der Schatten, wenn ihm sein Zopf nicht mehr gefällt, schiebt ihn in sich hinein, weg ist er; gefällt ihm die Nase nicht mehr, er schiebt sie in sich hinein, weg ist sie; jetzt wachsen ihm die Arme lang, dann steckt er sie in seinen Leib, wie in eine Tasche, weg sind sie, und im nächsten Augenblicke langt er wieder weit damit hervor. Jetzt geht er aufrecht an einer Wand, jetzt huscht er glatt am Boden fort, jetzt knickt er sich wie ein Winkelmaß; er läuft durch Dick und Dünn, während wir sorgsam die Wege wählen; er verunreinigt sich dabei keine Stiefeln, thut sich an keinen Steinen weh, ersäuft in keinem Wasser, nur das Feuer scheut er noch mehr als wir selber. Er läuft sogar durch andere seines Gleichen durch. Die Schatten, die sich treffen, machen sich nur etwas schwarz, statt daß, wenn sich zwei Menschen begegnen, sie sich etwas weiß zu machen pflegen. Und bei alle diesem Wechsel behält doch jeder Schatten seine besondere Charaktereigenthümlichkeit. Ein geistreicher Mann und ein Dummkopf können sich nicht verschiedener benehmen, als ihre Schatten. Benutzt man ja doch sogar die Schattenrisse, den Charakter der Menschen festzuhalten.

Man sieht, in all diesem unterscheidet sich der Schatten nicht nur nicht von uns lebenden Wesen; er steht uns eher an selbstständiger Lebendigkeit voran.

Inzwischen, der Mensch bildet sich nun einmal ein, Gott habe von der ganzen Welt blos ein paar Stückchen lebendig gemacht, und ist so stolz darauf selbst zu diesen Stückchen zu gehören, daß er nun Alles daran setzt, dieß Privilegium auch zu behaupten. Er wird also die Ansprüche auf das Leben, die für den Schatten mit Vorigem erhoben sind, nicht gelten lassen, sondern dagegen einwenden: Alles das genügt nicht. Um leben zu können, muß man doch vor Allem sein. Ein Schatten hat aber überhaupt nichts Wesenhaftes; ist ein Schein; ist nicht nur Nichts, ist weniger als Nichts.

Was kann der Schatten dagegen sagen? Nun zuvörderst dieselben oder gleichgeltende Vorwürfe dem Menschen zurückgeben. Glaubt der Mensch nicht an das Leben seines Schatten, so kann es ihm der Schatten dadurch vergelten, daß er nicht an das Leben seines Menschen glaubt, und zwar nach gleichen und gleich guten Gründen.

Da ich selbst kein Schatten bin, weiß ich zwar nicht

genau, was der Schatten von seinem Verhältniß zum Menschen denkt; inzwischen stehen ihm jedenfalls zwei Vorstellungsweisen offen.

Die eine ist die, daß er sich als Geist und den Menschen als seinen Körper ansieht; ihn blos für bestimmt hält, seiner sonst rein immateriellen Existenz eine Anknüpfung an das Irdische zu gewähren, wie wir selbst auch unsern Körper nur als Einpflanzungsmittel unserer Seele in das Irdische betrachten. Der Unterschied wäre in der That nur der, daß der Schatten als Geist neben seinem Körper hergeht, während unser Geist in seinem Körper einhergeht; an sich ist aber ein räumliches Verhältniß des Geistes zum Körper so gut möglich, als das andere. Warum soll der Geist seinen Rock nicht eben so gut neben sich hängen, als anziehen können? Ja meinen wir nicht, daß die Seele im Tode ihren Leibrock wirklich ausziehen wird. Und wenn wir doch im Leben blos die eine Weise der Verbindung von Geist und Leib für statthaft halten, wie wollen wir es dem Schatten verdenken, wenn er eben so blos die andere Art für statthaft hält? Sieht man, wie selbst die gewiegtesten Philosophen Körper und Geist einander scharf gegenüberstellen, so könnte man sogar auf den Gedanken kommen, daß die Schattenansicht die allein wahre wäre; wenn nur die Philosophen hier für parteilos gelten könnten. Aber offenbar sind sie selbst aus dem Schattenreiche inspirirt; denn warum vertrügen ihre Sätze sonst so wenig scharfe Beleuchtung. Ich, der ich den Schatten gern ihr Recht lasse, aber unseres auch nicht verkürzt haben will, finde es ganz natürlich, daß die Natur in ihrem Streben, alle Möglichkeiten zu verwirklichen, beide Verhältnisse zugleich verwirklicht hat, so daß also ein Geist des Körpers in ihm, der andere neben ihm geht, und, damit sie sich nicht um denselben streiten, es so eingerichtet hat, daß jeder denkt, er habe den Leib allein. Man weiß ja, die Natur braucht gern ein Mittel zu vielen Zwecken. Zwar sagt die Bibel: Niemand kann zweien Herren dienen; allein mit dem Niemand meint sie: kein Geist kann zweien Herren dienen; dagegen sehen wir allerwegs dieselbe Materie sehr verschiedenen Geistern dienen. Der Mond muß uns leuchten, zugleich aber den Wesen auf dem Monde Stand und Nahrung geben. Warum soll also nicht auch unser Leib zugleich einem Geiste dienen, der in ihm, und einem, der neben ihm ist. Hat er doch auch, wie der Mond, dem einen Sitz und Nahrung zu geben, dem andern zu leuchten, zwar nicht positiv, aber negativ, d. h. ihm den nöthigen Lichtmangel zu verschaffen. Unser Leib ist so gar zweckmäßig hiezu eingerichtet, daß man nicht einsieht, warum die Natur diesen Zweck verloren gehen lassen sollte; er gienge aber verloren, wenn nicht eben der Schatten seinen Nutzen davon hätte.

Nach Allem denke ich mir, daß der Schatten sich etwa wie folgt über den Leib äußern wird.

Ohne diesen Leib könnte ich hienieden nicht bestehen; also ist er für mich da. Freilich nicht blos, um mich in diesem Jammerthale zu erhalten, sondern auch mich daran zu fesseln. Aber nicht immer hoffe ich diese schwere Masse, die sich an meine Fersen hängt, mit mir herumtragen zu müssen; nicht immer in einer Welt wandeln zu müssen, wo es mehr des Uebels, d. h. des Lichts giebt, als des Guten. Wenn ich mich nur bestrebe, hier so schwarz als möglich zu werden, so werde ich gewiß auch dereinst in ein höheres Schattenreich, ein Reich reiner Nacht aufgenommen werden, wo ich mit andern gleich guten Schatten ohne Leib und Licht selig wandeln werde. Offenbar ist es auch nur mein Leib, der mich jetzt noch hindert, den großen Urschatten im Himmel zu sehen, der mich und alle andere Schatten erzeugt hat. Wie eine Scheidewand steht mein Leib zwischen ihm und mir. Aber sie wird einst fallen.

Der Schatten irrt sich vielleicht hier in Manchem, indem er denkt, das Beßte und Letzte in der Welt könne nur etwas ganz Aehnliches als er selbst sein; und wir haben vielleicht Recht, wenn wir ihn deßhalb verspotten; wofür er natürlich seinerseits auch Recht hat, uns deßhalb zu verspotten, daß wir das Beßte und Letzte in der Welt für etwas ganz Aehnliches als uns selbst halten. Für Beide bleibt immer wahr, daß noch etwas hinter dem Leibe steckt, was sich nicht davor sehen läßt; obwohl der Schatten in dieser Beziehung wieder besser als wir gestellt ist, die von derselben Mauer ganz und gar umschlossen sind, welche dem Schatten blos von einer Seite gegenübersteht.

Jedoch noch eine andere Vorstellung als die vorige ist für den Schatten möglich. Wir sehen in unserm schwarzen Nebenmanne einerseits unsern beständigen von uns abhängigen Begleiter, anderseits ein Widerspiel unsers positiven Wesens; in demselben Verhältnisse stehen wir nun aber auch gegenseits zu unserm Schatten. Also kann mein Schatten mich eben so für seinen Schatten, als ich ihn für meinen Schatten halten.

So viel ich an ihm zu wenig finde, wird er an mir zu viel finden; und ob Mangel oder Ueberfluß über das Rechte, kommt im Grunde auf Eins heraus. Was hat doch, wird der Schatten, indem er auf sein feines unfaßbares Wesen reflectirt, sagen, was hat doch der grobe Kloß, der mit mir läuft, mit der wahren Sphäre des Seins gemein. Er ist nur ein Excrement, was aus dem Gebiete der Wirklichkeit herausfällt, für sich überhaupt nicht existirend, ein ganz von mir abhängiges Scheinwesen, das daher auch Alles mitthun muß, was ich thue, aber freilich die Freiheit und Leichtigkeit meiner Bewegung nicht theilen, sondern nur plump nachäffen kann. Während ich mich bald rechts, bald links wende, wie mir's nach Tages- und Jahreszeit gefällt, bleibt er immer ein steifer aufrechter Stock und muß immer genau die Stellung einnehmen, die meine und die Sonnenstellung ihm vorschreibt; wo ist da eine Spur von Freiheit und Selbstständigkeit. Verschwinde ich, verschwindet er auch, denn nie hat ein Schatten seinen Menschen länger als sich selbst wahrgenommen. Wie ist überhaupt ein positives Wesen ohne den Gegensatz gegen ein negatives denkbar; nur diesem Gegensatze verdankt es seine Scheinexistenz.

Sagt nun der Mensch: Ei, ich weiß doch recht

wohl, daß ich wirklich existire, da bin ich ja; erwidert der Schatten: Nun, da bin ich ja auch. Man sieht mich, man empfindet meine Kühle. Wäre ich nicht, wie könnte man von mir sprechen. Dem Menschen will inzwischen nichts einleuchten. Natürlich von einem Schatten kann nichts einleuchten; ich will daher meine Lampe herzubringen.

Wäre der Schatten blos Nichts, so möchte ich sein Leben nicht vertheidigen; nun aber ist er weniger als Nichts, und dieß kommt ihm zu statten. Was fühlt man doch stärker, die Sattheit oder den Hunger? Kinder und Völker sind still, wenn sie das Nöthige haben, schreien aber um Alles was ihnen fehlt; so wirkt also weniger als was sogar mehr als was. Warum soll denn nun die Natur nicht da, wo das Licht fehlt, eben so gut Lichthunger fühlen, als wir da, wo Speise, Preßfreiheit u. dergl. fehlt?

Man erwidert vielleicht: nicht die Natur, sondern der Schatten soll ja fühlen. Wenn auch die Natur an der Schattenstelle etwas fühlte, so wäre doch der Schatten so wenig ein selber lebendes Wesen, als die Kälte, die ich am Beine fühle.

Aber was ist denn der ganze Mensch selber Andres als ein Gewebe und Gefolge von Naturgefühlen, nur losgelöst vom übrigen Grunde der Natur. Löst sich denn aber der Schatten nicht so scharf als der Mensch aus der übrigen Natur heraus? Was ist schärfer, als der Absatz des Schattens von dem umgebenden Lichte? Ist also nur Gefühl am Schatten, so fühlt er auch mindestens so selbstständig als der Mensch, weil er sich eben so selbstständig von der übrigen Natur loslöst.

Inzwischen wird der Mensch immer irgendwelche handgreifliche Unterlage für das Fühlende oder Gefühl verlangen, und das Gefühl des Schattens so lange für einen Schatten des Gefühls zu halten fortfahren, als er den Schatten selber nicht mit Händen greifen kann; denn so sehr er darauf hält, daß der Geist ein immaterielles Wesen sei und bleibe, will er doch seine Immaterialität eben in der Materialität bethätigt haben. Nun aber ist dieß ja auch beim Schatten der Fall, nur daß er sich blos an die handgreifliche Oberfläche der Körper hält. Mehr wie zwei Dimensionen mag er einmal nicht. Wer also dem Loch, was der Schatten in das Licht macht, kein Gefühl zutraut, kann es wenigstens der Fläche zutrauen, über welche dies Loch hingleitet. Sie kann doch fühlen, was ihr in jedem Augenblicke fehlt. Diese Fläche wechselt freilich beständig, und der Schatten soll doch ein Individuum sein. Aber die Materie, aus der unser Körper besteht, wechselt ja auch beständig. Der Greis ist ein ganz anderer Haufe Materie als das Kind, und doch noch dasselbe Individuum. Ob nun, wie beim Menschen, nach und nach verschiedene Materie durch eine Form durchstreicht, oder wie beim Schatten eine Form nach und nach über verschiedene Materie hinstreicht, kommt im Grunde auf dasselbe heraus. Jedenfalls sehen wir an uns selbst, daß es nicht die Identität der Materie ist, an welcher die Identität des Individuums hängt; ja nicht einmal die Identität der

Form, denn die Form des Greises ist doch eine ganz andere als die des Kindes; es genügt, daß die spätere Form mit der früheren durch die Zeit continuirlich zusammenhängt; das gilt aber vom Schatten des Menschen wie vom Menschen selbst.

Wozu beweisen, sagt man endlich, daß der Schatten fühlen könnte, da er nun doch einmal nicht fühlt. — Und woher weiß man das? — Nun, eben weil man nichts davon weiß, hat man es auch nicht anzunehmen. — Aber ganz eben so wird es ja wieder dem Schatten mit uns gehen. Denken, fühlen, wollen wir deßhalb weniger, weil der Schatten von unserm Denken, Fühlen, Wollen nichts weiß? Wie wollen wir nun so ungerecht sein, ein solches Argument gegen den Schatten anzuwenden.

Ob er freilich gerade so vielerlei denkt und fühlt, als wir, kann ich nicht behaupten, aber das Gegentheil läßt sich auch nicht behaupten. Da viel Feines in einem Menschen vorgehen kann, was ein anderer nicht bemerkt, könnte um so mehr auch Vieles im Schatten vorgehen, was unsern Augen entgienge. Jedenfalls, wenn im Schatten, wie in uns hienieden, sich das Wechselspiel von Gefühlen und Gedanken an gröbere und feinere Aenderungen des Leiblichen knüpft, so sehen wir schon genug davon, um den Schatten nicht für den Aermsten zu halten. Er wechselt ja beständig nicht nur seine Formen, sondern auch seine Tinten; immer spielen andere Schatten und Seitenlichter in ihn hinein, je nachdem er sich da oder dorthin bewegt. Was fehlt ihm also zur

Bedingung eines wechselvollen Gefühls- und Gedanken-lebens? Sagt man etwa, dieß Spiel hat ja doch keinen Sinn? Aber was hat denn das Farbenspiel, was in unser Auge fällt, für Sinn? Alles, was sich um und an und im Schatten begiebt, fällt ja doch auch in denselben allgemeinen Naturzusammenhang, als das Farbenspiel in unserm Auge; warum soll es für den Schatten weniger Sinn haben, als wenn wir Berge, Bäume, Seen sehen?

Mit einem Worte,. ich halte den Schatten für einen platten Mohren, und sehe nur Gründe für sein Leben, aber keine gegen sein Leben. Diese Betrachtung kann, wenn zu nichts anderm, doch dazu nütze werden, daß die Anzahl der überflüssigen Hunde dadurch sich vermindern wird; denn da man diese doch meist nur hält, um ein lebendes Wesen zu haben, mit dem man spazieren gehen und eine stumme Unterhaltung führen kann, so wird man nun, da man in seinem Schatten ein solches Wesen erkennt, nicht erst nöthig haben, zu einem fremden seine Zuflucht zu nehmen, zumal da die Unterhaltung des Schattens nichts kostet und er so gut parirt als ein treuer Hund, auch sich niemals abspenstig machen läßt.

2. Der Raum hat vier Dimensionen.

Eine vierte Dimension des Raums, wird man sagen, ist das fünfte Rad am Wagen. Nein, erwidere ich, sie ist vielmehr eben das vierte Rad am Wagen, ohne das er wenig nutze wäre. Der Wagen braucht ein viertes Rad, um laufen zu können; man wird sehen, daß die vierte Dimension dem Raume denselben Nutzen leistet.

Von vorn herein darf ich freilich nicht hoffen, die Ansicht von vier Dimensionen des Raums bei zwei Classen von Personen durchzusetzen, bei denen, die nichts glauben als was sie sehen, und bei denen, die nichts sehen als was sie glauben. Unter den erstern verstehe ich die Naturforscher, die nur auf ihre Sinne bauen, unter den letztern die Philosophen.

Die erstern werden, um diesen Gegenstand gründlich zu untersuchen, erst ihre Stube der Länge nach hingehen, dann der Quere nach. Zwei Dimensionen hätten wir, werden sie sagen. Wo ist doch gleich die dritte? Da sie nicht gewohnt sind, den Blick nach dem Himmel zu richten, mit Ausnahme der Astronomen, die ihn freilich immer dahin richten, aber nur, um ihn nach der Natur ihres Fernrohrs immer verkehrt zu sehen, fällt ihnen die dritte Dimension nicht so leicht ein, als die beiden andern, und wird ihnen die Existenz derselben vielleicht von vorn herein minder annehmbar erscheinen. Inzwischen, werden sie sagen, der Fall der Körper nöthigt, sie wenigstens als Hypothese gelten zu lassen; endlich werden sie die Hypothese mittelst Hinansteigens an einer Bockleiter bestätigt finden. Also es giebt eine dritte Dimension. Aber wo wäre die vierte?

Nachdem sie sich umsonst in der Stube danach umgesehen, werden sie hinaus ins Freie gehen, um den Versuch in größerm Maßstabe zu wiederholen; sie werden geradeaus gehen, rechts gehen, in die Höhe sehen, und fertig sein. Sie werden die Krystalle, die Pflanzen, die Thiere, erst mit bloßem Auge, dann mit dem Mikroskope, auf eine vierte Dimension ansehen, dann anatomiren, um inwendig danach zu suchen, dann die Regierung veranlassen, eine Nordpolexpedition danach auszuschicken, endlich Häuschen mit möglichster Vermeidung der bekannten Dimensionen erbauen lassen, um reine Beobachtungen über die unbekannte zu gewinnen. Nachdem sich alle diese Wege fruchtlos erwiesen, werden sie zufriedengestellt sagen: es giebt keine vierte Dimension; wie Manche aus ähnlichen Gründen gesagt haben: es giebt keinen Gott.

Nun, die Philosophen werden es anders machen. Statt wie die Vorigen in dem Dinge, was sie untersuchen wollen, wirklich umherzugehen und sich darin umzusehen, werden sie vielmehr sich möglichst davon zurückziehen und davon absehen, indem sie glauben, am beßten so hinter das Wesen der Dinge zu kommen, daß sie ihm den Rücken kehren, und am sichersten den Widerspruch mit der Wirklichkeit dadurch zu vermeiden, daß sie sich nicht um selbe kümmern. Sie werden demgemäß alles Messen, Wägen, Anatomiren, Observiren sorgfältig vermeiden, sich in ihren Lehnstuhl setzen und nun erwarten, daß der reine Begriff des Raums sich zu ihnen bemühe. Er kommt. Aber indem er eintreten will, hält ihn der Thürsteher an und sagt: mein Herr zählt nie über Drei; was mehr ist bleibt draußen. Der Raum, da sein Wesen einmal ist allenthalben Platz zu finden, möchte doch auch gern im Kopfe des Philosophen Platz finden; also, gesetzt auch, er hätte vier Dimensionen, läßt die vierte draußen, und wird nun eingelassen. Der Philosoph zählt: es ist richtig, sagt er, der Begriff ist dreifaltig, Gott ist dreifaltig, der Mensch ist dreifaltig, auch der Raum ist dreifaltig. Es giebt keine Zahl in der Welt als die Drei; die Eins selbst besteht blos aus drei Dritteln; zerfällt also auch stets wieder in solche. Die Eins gleich drei Dritteln ist gleich der zweiten Potenz der Drei, also gleich neun; neun nach demselben Schluß gleich einundachtzig; Eins also gleich jeder Potenz der Drei.

Erstaunt, wie rasch er auf diese Weise vorwärts kommt, entwickelt er von hier aus die Principien der absolut wahren, reinen, höhern Mathematik, und indem er genug zu thun findet, Newton und Gauß zu widerlegen, welche immer steif dabei bleiben, daß Eins gleich Eins sei, vergißt er darüber Zeit und Raum so gänzlich, daß sie nichts Besseres zu thun wissen, als ihn wieder zu vergessen.

Kurz, von diesen zwei Seiten wird eine vierte Dimension des Raumes schwerlich je Anerkennung finden. Mehr ließe sich von Seiten Deren hoffen, die Alles auf den praktischen Nutzen beziehen, wenn wir ihnen zeigten, was sich Alles mit einer Dimension des Raumes mehr ausrichten ließe.

Wie müssen sich jetzt die Menschen drücken und wie wenig reicht das Land hin, sie bequem zu nähren. Hätten wir eine Dimension mehr, so würden sich die Felder nicht blos in die Breite strecken, sondern auch in die Höhe reichen, und aus dem Quadrate des Ertrags würde mindestens ein Cubus des Ertrags. Natürlich müßte der Himmel, der jetzt in der Richtung der dritten Dimension über uns liegt, in die der vierten verlegt werden, wo er ohnehin schon für die meisten Menschen liegt. Man brauchte nun nicht mehr weit zu gehen, auszuwandern, um Alles, was man brauchte und wünschte, zu suchen, Brod, Geld, Glück, Freiheit, Gleichheit; sondern Alles könnte man in der neuen vierten Dimension suchen, die natürlich dann eben so gleich über Jedes Kopfe angehen würde, als jetzt die dritte. Alle jetzigen Luftschlösser würden sich dann in wirkliche Schlösser verwandeln, und immer würde es noch erlaubt sein, neue Luftschlösser in den höhern Regionen der vierten Dimension zu bauen, da manche Menschen doch einmal nicht anders als in Luftschlössern leben können.

Ich sehe in der That nicht ein, warum das Volk, dem man von dieser vierten Dimension so oft unter andern Namen erzählt hat, auf einmal aufhören sollte daran zu glauben, wenn man nun einmal die Sache beim rechten Namen nennt. Der Nutzen der vierten Dimension ist so groß und einleuchtend, daß gar kein Grund ist, warum man sich zur Annahme derselben nicht eben so gut entschließen sollte, als zur Annahme von so manchem Andern, was bei weitem weniger versprach und doch blos wegen dessen, was es versprach, geglaubt wurde. Wo wir die vierte Dimension herbekommen sollen, ist eine Sache für sich und vermindert nicht im mindesten den Nutzen, den man sich und Andern davon versprechen darf. Das Bequemste wird jedenfalls sein, sie aus den alten drei Dimensionen selbst zu machen; ja im Grunde, da mit der vierten Dimension der Segen erst angeht, möchte es am beßten sein, die alten drei durch Verwendung dazu ganz zu beseitigen, um damit die vierte zur einzigen zu machen. Auch hat eine einzige Dimension praktisch große Vortheile. Man braucht sich da nicht umzusehen, sondern läuft immer auf Ein Ziel los. Ist nur erst ein Anstoß gegeben, so muß Alles in der Richtung des gemeinsamen Fortschritts fort, und Niemand kann sich mehr träg zur Seite stellen. Die allgemeine Freiheit ist dabei auf das einfachste erreicht; denn Jeder kann thun was er will, da er nur Eins wollen kann, der einzigen Richtung folgen, die es giebt. Die allgemeine Gleichheit ist zugleich da, denn es giebt jetzt keinen Unterschied mehr von Dick und Dünn, da Alles möglichst dünn ist. Unstreitig werden alle Freunde des Fortschritts, der Freiheit und Gleichheit in dieser Welt von Einer Dimension ihr Ideal wiedererkennen.

Inzwischen dürfte es Andere geben, denen die alten drei Dimensionen mit ihrer behaglichen Breite und Dicke trotz aller darin vorkommenden Mangelhaftigkeiten, ja sogar um derselben willen, doch lieber sein werden, als die neue Dimension des reinen Fortschritts zum Bessern. Selbst den Umstand, daß sie bei den drei Dimensionen Platz haben, den Männern jenes unbedingten Fortschritts aus dem Wege zu gehen, werden sie nicht gering anschlagen. Vor Allem aber wird sie in Schrecken die Betrachtung setzen, wo denn in der Welt von Einer Dimension ihr Bauch Platz finden soll, und wie dünn erst die Würste sein müssen, wenn das ganze Schwein nur die Dicke einer mathematischen Linie hat. Auch wird es sie wenig trösten, wenn man ihnen sagt, daß in der Welt des Fortschritts überhaupt weder Zeit noch Ruhe zum Essen sei, also es zu einem dicken Bauche ohnehin nicht kommen könne. Bringe ich aber solchen mit Belassung ihrer drei Dimensionen noch eine vierte dazu, so dürften sie abermals bedenkliche Gesichter machen. Es ist doch immer etwas Neues, werden sie sagen, und wovon das Ende nicht abzusehen. Bleiben wir bei unsern guten alten drei Dimensionen, in denen wir geboren und erzogen sind; es giebt ohnehin des Neuen täglich zu viel. Indeß hoffe ich, diese durch das Versprechen zu gewinnen, ihnen aus der neuen Dimension die alten Zöpfe wiederherzustellen, die in der französischen Revolution zugleich mit den Köpfen abgeschnitten wurden; um die Köpfe wird es ihnen doch weniger zu thun sein. Auch erinnere ich sie an die Vortheile eines Magens von vier Dimensionen. So denke ich diese würdige Classe ganz auf meine Seite zu bekommen. Die Männer des Fortschritts aber lassen wir laufen.

Wenmich in Wahrheit bedaure, sofern zu den drei Dimensionen noch eine vierte kommen sollte, sind die Schüler, die schon jetzt erschrecken, wenn sie von der Ebene der Planmetrie auf den Berg der Stereometrie steigen sollen; nun steht ihnen sogar noch eine Geometrie von vier Dimensionen, ein Pelion auf dem Ossa, bevor. Was werden das für perspectivische Zeichnungen sein müssen, wenn es gelten wird zu beweisen, daß das Prisma von vier Dimensionen sich in vier Pyramiden gleichen Inhalts zerlegen lasse. Tüchtigen Geometern aber, welche schon alle Winkel und Ecken zwischen den alten Dimensionen durchgekrochen sind, wird es wie ein neuer Imbiß schmecken, wenn man ihnen einmal mit ganz neuen Ecken zu thun giebt, nachdem ihnen der alte Zuckerkant schal geworden. Nun, sie mögen immerhin ihre sphärische Trigonometrie für die Sphäre von vier Dimensionen bereit halten, denn jetzt werde ich die vierte Dimension gleich bringen.

Die Art, wie ich dem Raume zu einer vierten Dimension zu verhelfen suchen will, ist allerdings eigen; nämlich dadurch, daß ich ihm anfangs von seinen dreien eine nehme.

Man denke sich ein kleines buntes Männchen, das in der **camera obscura** auf dem Papiere herumläuft; da hat man ein Wesen, was in zwei Dimensionen existirt. Was hindert, ein solches Wesen lebendig zu denken.

Haben wir doch früher gesehen, daß sich selbst ein Schattenmann lebendig denken läßt. Daß er es ist, wollen wir hier nicht noch einmal behaupten: es ist genug, es einmal gethan zu haben; aber denken kann man sich's doch. Nun, insofern alles Sehen, Hören, Dichten und Trachten eines blos in zwei Dimensionen existirenden Wesens auch blos in diesen zwei Dimensionen beschlossen wäre, so würde es natürlich eben so wenig etwas von einer dritten Dimension wissen können, als wir, die wir nur in drei Dimensionen leben, von einer vierten. Das experimentirende Schatten- oder Farbenmännchen würde eben so auf seiner Fläche herumlaufen und vergebens nach der dritten Dimension suchen, eben so vergebens Mikroskope und Fernröhre danach aufspannen, als unser Naturforscher nach der vierten; es kann doch mit dem Blicke sich nicht über die Fläche erheben, sondern nur in der Richtung der Fläche fortblicken. Und das philosophirende Schattenmännchen würde, da seine Begriffe sich unstreitig im Zusammenhange mit seinen Anschauungen bilden würden, eben so wenig über die Zwei als unser Philosoph über die Drei hinauskommen können. Beide würden es also unmöglich halten, daß eine dritte Dimension existirt, daß sich durch einen Punct mehr als zwei auf einander rechtwinklige Gerade ziehen lassen. Sie wüßten absolut nicht, wo sie die dritte anbringen sollten. Und doch existirt diese dritte Dimension. Sie existirt für uns, die selbst eben in drei Dimensionen leben.

Wir sind nur Farben- und Schattenmännchen in drei Dimensionen statt in zweien. Da wir sehen, daß bei der Zwei kein Aufhören ist, außer für Wesen, die selbst in der Zwei aufhören, ist nicht abzusehen, warum in der Drei ein Aufhören sein sollte, außer für Wesen, die eben auch selbst in der Drei aufhören. Soll etwa die Welt nicht über Drei zählen können? Es ist auch nicht der allergeringste Grund da, warum sie bei Drei aufhören sollte; und so schließe ich nach dem Gesetze des zureichenden Grundes, daß sie wirklich nicht dabei aufhört.

Man überlege doch: sieht denn die dritte Dimension um ein Haar anders aus, als die zweite und erste? Wenn aber keine größere Kunst dazu gehörte, die dritte als die zweite und erste zu schaffen, so wird auch keine größere Kunst dazu gehören, die vierte und fünfte als die dritte und zweite zu schaffen. Wo hört die Natur sonst auf einen Anfang fortzusetzen, außer wenn ihr die Kraft gebricht. Aber die dritte Dimension ist noch nicht kürzer, als die beiden andern. Man sieht, wenn wir nur erst die vierte Dimension haben, so haben wir auch sofort die fünfte, sechste, siebente, bis zur unendlichsten Dimension; wir können in Dimensionen wahrhaft schwelgen, sie wie Stecknadeln fabriciren, ihr Sparrwerk ausbauen, soweit wir wollen. Sonst dünkte uns eine Dimension eine absonderliche Sache; nun werden die Dimensionen spottwohlfeil werden, und wenn man in ganz Baiern zu jeder Hopfenstange, und in Oesterreich zu jedem Schlagbaum, und in Rußland zu jedem Knutenstrick eine neue Dimension verwendete: es würde nicht an Stoff zu eben so viel neuen fehlen.

Die Philosophen freilich werden sagen: wir Philosophen sind das Gehirn der Welt; geht in unserm Kopfe, dem Höchsten von Allem, nichts über die Drei, so ist damit schon hinreichend bewiesen, daß in der Welt überhaupt nichts über die Drei geht. Ich halte aber die Welt für eine große Henne, von der die Philosophie sammt allen Philosophen nur ein Windei ist. Nun will bekanntlich das Ei immer klüger sein als die Henne; weil aber die Henne doch gewiß klüger ist als das Ei, so liegt eben darin, daß das Ei nur bis Drei zählen kann, der beßte Beweis, daß die Henne noch weiter zählen kann.

Inzwischen auch wer kein Philosoph ist, wird vielleicht sagen: die Drei ist immer eine hübsche runde Zahl, es wäre doch möglich, daß der Raum das Sprichwort: aller guten Dinge müssen drei sein, in seiner Jugend gelernt und daher, als er es bis zur dritten Dimension gebracht, den rohen Trieb, weiter zu gehen, gezähmt hätte, dem Menschen zum guten Beispiel, der sich auch selbst zähmen soll.

Aber das ist eine Cirkelbetrachtung; denn im Raume von vier Dimensionen wird das Sprichwort natürlich heißen: aller guten Dinge müssen vier sein, und im Raume von fünf Dimensionen: aller guten Dinge müssen fünf sein. Uebrigens wollen wir genügsam sein, und uns vorläufig blos an die vierte Dimension halten, die wir so gut wie in der Hand haben, und die zehn oder hundert auf dem Dache dafür fliegen lassen.

Kann man mich nun nicht widerlegen, so wird man

sagen: es bedarf keiner Widerlegung; die Beweise mit dem Schatten- und Scheinmännchen sind Schatten- und Scheinbeweise; zeige uns nur $^{1}/_{100}$ Linie von der vierten Dimension und wir wollen dir hundert Meilen, oder soviel du willst, zugeben.

Nun, daß der Mensch die Katze nicht ganz im Sacke kaufen, sondern wenigstens ein Endchen ihres Schwanzes sehen will, ist billig; obschon ich den Philosophen wohl entgegnen könnte: eine Katze im Sack sei immer noch besser, als der Sack ohne Katze, den sie den Leuten verkaufen wollen, und den Naturforschern, es sei doch am beßten, die Katze im Sacke zu nehmen, weil, wenn wir sie herauslassen wollten, sie wahrscheinlich entwischen würde.

Jedoch, um mein Möglichstes zu thun, sehe ich wieder bei dem Farbenmännchen in zwei Dimensionen nach; weiß ich erst in zwei Dimensionen die dritte zu packen, so muß es ja dann um so leichter sein, in dreien die vierte zu packen. Auch ist dieß nur eine besondere Anwendung der von jeher mit Frucht angewandten Methode, das, was man in drei Dimensionen nicht realiter finden kann, in zwei Dimensionen, d. h. auf dem Papier zu suchen und zu finden. Und siehe da, es gelingt.

Zur Sache: ich nehme die Fläche, worin mein Scheinmännchen sich befindet, und führe sie durch die dritte Dimension hindurch, so erfährt das Scheinmännchen Alles, was in dieser dritten Dimension ist; es wird sogar, indem es in andere Lichträume kommt, wo sich die Strahlen anders ordnen und färben, selbst sich hiemit ändern und vielleicht zu Ende des Weges bleich und runzlig aussehen, während es zu Anfange des Weges roth und glatt aussahe. Freilich hat das Männchen niemals ein Stück der dritten Dimension auf einmal und glaubt also in jedem Augenblicke immer noch blos in seinen zwei Dimensionen zu sein; es faßt von der ganzen Bewegung blos das zeitliche Element und die vor sich gehende Aenderung auf. Aber factisch durchmißt es doch die dritte Dimension und Alles, was darin ist. Demgemäß sagt das Männchen: es giebt eine Zeit und in der Zeit ändert sich Alles, auch ich selbst.

Nun, wir sagen auch: es giebt eine Zeit und in der Zeit ändert sich Alles, auch wir selbst. Was liegt dem also zu Grunde? Die Bewegung unsers Raums von drei Dimensionen durch die vierte, von welcher Bewegung wir aber auch nur das zeitliche Element und die Veränderung, welche erfolgt, wahrnehmen

Nichts ist auch im Grunde einfacher und natürlicher: unsere Welt von drei Dimensionen ist eine ungeheure Kugel, die in eine Menge einzelner Kugeln zerfällt. Jede von diesen läuft; also wird die große Urkugel wohl auch laufen; aber wo sollte sie hinlaufen, wenn es nicht eine vierte Dimension gäbe? Indem sie aber selbst durch diese vierte Dimension läuft, laufen natürlich auch alle Kugeln in ihr, und Alles was auf diesen Kugeln lebt und webt, durch die vierte Dimension mit durch.

Dieß eröffnet uns den Weg zu schönen Betrachtungen.

Eigentlich ist Alles, was wir erleben werden, schon da, und was wir erlebt haben, ist noch da; unsere

Fläche von drei Dimensionen, denn es hindert jetzt nichts, von einer solchen in Bezug zum Körperraum von vier Dimensionen zu sprechen, ist nur durch jenes schon durch und durch dieses noch nicht durch. Wenn also z. B. der Mensch zu Anfange Kind, zu Ende Greis, in der Mitte Mann ist, hat man sich vorzustellen, es erstrecke sich in die Richtung der vierten Dimension ein langer Balken hinein, der zu Anfange als Kind, zu Ende als Greis, in der Mitte als Mann gestaltet ist, von welchem Balken die drei Dimensionen im Fortschreiten immer so viel abschneiden, als in jedem Augenblicke in sie geht; das giebt dann den Menschen, der in diesem Augenblicke lebt. Um sich das recht zu verdeutlichen, denke man daran, wie manchen Orts die kleinen niedlichen Mosaiks verfertigt werden, die zur Zierrath an Busennadeln, Ringen u. s. w. dienen. Man kittet zuerst lange gefärbte Stifte in angemessener Ordnung an einander und zerschneidet die so erhaltenen Stangen in Querscheiben, wodurch man aus einer Stange mühelos eine Menge gleichbeschaffener Mosaiks erhält. In ähnlicher Weise wird von der Lebensstange des Menschen in jedem Augenblicke durch die fortschreitende Schnittfläche der drei Dimensionen ein neuer Mensch abgeschnitten, und der Unterschied besteht nur in den beiden Umständen, daß bei der Mosaik die Schnittfläche blos zwei, hier drei Dimensionen hat, und daß der Mensch jedes folgenden Schnitts hier ein wenig anders ausfällt, als der des frühern, während die Figur in den Mosaiks sich immer genau wiederholt. Inzwischen würde nichts hindern, auch bei diesen im ersten Schnitt die Figur eines Kindes, im letzten die eines Greises zu bekommen, wenn man statt gleichförmig fortlaufender Stifte solche, die sich im Laufe ihrer Länge geeignet änderten, anwendete.

Das Vorige verspricht praktisch sehr nützliche Folgen, wenn man nur ein Mittel entdeckte, den Lebensbalken des Menschen durch Querschnitte in Scheiben oder kurze Cylinder zu zertheilen und diese neben einander zu setzen, statt daß sie vorher in Verlängerung hinter einander waren; dann könnte man ein ganzes Heer von Soldaten aus einem einzigen Menschen schneiden und würde nun durch das ganze Heer nicht blos uniforme Röcke, sondern auch uniforme Gesichter, das letzte blos etwas älter als das erste, haben; und beobachtete man überdieß die Klugheit, den Stangensoldaten schon vor dem Zerschneiden einzuexerciren, so würde man nach dem Zerschneiden auch sofort ein ganz gleichförmig einexercirtes Heer haben, wobei übrigens nichts hinderte, die Officiere eben so aus einer besondern Stange zu schneiden, als das jetzt schon geschieht. Freilich würde jeder Soldat dann nur kurze Zeit leben, weil er blos noch mit einem Bruchtheile der ganzen Lebenslänge eines Menschen in die Zeitdimension hineinragen könnte; aber was thut das bei Soldaten, die ohnehin nur da sind todtgeschossen zu werden, um neuen Menschen Platz zu machen; sie würden ihren Zweck um so schneller erfüllen.

Eine gleich wichtige Anwendung dieser Erfindung würde darin bestehen, daß uns die ganze Buchdruckerkunst hiemit erspart wäre.

Jedes Buch, was ein Autor schreibt, verlängert sich nämlich auch balkenförmig in die vierte Dimension hinein, da es ja doch nicht gleich, wenn es der Autor geschrieben hat, von der Erde verschwindet. Nach voriger Weise aber können wir beliebig viele Exemplare daraus schneiden, die überdieß alle das Verdienst der Originalhandschrift des Verfassers haben. Freilich wird jedes dieser Exemplare wieder nur kurze Zeit dauern; aber was thut das bei Büchern, die ohnehin nur da sind, um neue Bücher danach zu schreiben; sie würden ihren Zweck, diesen Platz zu machen, nur um so schneller erfüllen.

Ich würde demgemäß empfehlen, eine Preisaufgabe in Bezug auf diesen Gegenstand zu stellen. Freilich würde sie Niemand lösen, aber was thut das bei Preisaufgaben, die ohnehin nicht da sind, gelöst, sondern nur gestellt zu werden, um neuen Platz zu machen.

Nun kommt aber noch etwas Merkwürdigeres: nämlich, daß wir mit der Bewegung der Fläche von drei Dimensionen durch die vierte uns selbst alle eigne Bewegung ersparen. Es giebt dann gar keine Bewegung mehr in dieser Welt. Um diesen schönen Satz, und hiemit die ewige Ruhe, wonach ja stets das Trachten aller Frommen gegangen, zu gewinnen, wird man sich freilich eine geistige Motion vorher gefallen lassen müssen.

Auf der Mitte *o* eines weißen Papiers, wovon *AoA* ein Durchschnitt durch die Mitte, stehe ein rother und ein gelber Lichtstrahl, oder lieber gleich Lichtbalken auf, der rothe *or* senkrecht, der gelbe *og* schief gegen das Papier gerichtet,

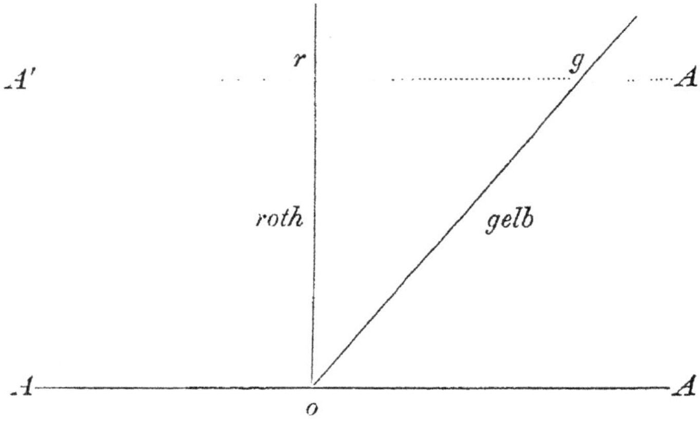

so werden beide Balken da, wo sie zusammen auf dem Papier stehen, in 0, einen Orangefleck hervorbringen, als Zusammenfluß eines rothen und gelben Flecks, von da an sich aber trennen. Nun bewege sich das Papier senkrecht gegen den rothen Balken fort, so daß es z. B. bis in die Lage A′ A′ kommt, so wird ein rother Fleck r fortgehends in der Mitte des Papiers zu ruhen scheinen, obschon das Papier im Fortschritt immer neue Stellen des rothen Balkens schneidet; ein gelber Fleck g aber sich immer mehr vom rothen Fleck, mit dem er erst zusammenfiel, entfernen, immer seitlicher zu liegen kommen, kurz sich über das Papier hinwegzubewegen scheinen, ungeachtet doch der ganze gelbe Balken eben so steif und fest vor dem Papier stehen bleibt, als der rothe. Es liegt Alles an der Schiefe des gelben Balkens und der Bewegung des Papiers. Je schiefer der gelbe Balken gegen das Papier gerichtet ist, desto weiter wird sich bei einer gegebenen Fortbewegung des Papiers der gelbe Fleck vom rothen entfernen, desto rascher also seine eigene Bewegung erscheinen.

Natürlich, wenn sich etwas in unsern drei Dimensionen zu bewegen scheint, rührt dieß nun auch blos daher, daß der Balken, den es in den Raum der Vier hinauserstreckt, schief gegen die drei Dimensionen gerichtet ist, und daher beim Fortgange der Fläche von drei Dimensionen diese immer an anderen Stellen schneidet. Je schiefer, um so schneller scheint die Bewegung. Ist die Bewegung krummlinig, so rührt das blos von einer krummen Gestalt des Balkens her.

Dieß führt nun zu neuen fruchtbaren Betrachtungen. Zuvörderst sieht man, daß der Mathematiker jetzt gar keine Ursache mehr hat, sich über den Zuwachs der Arbeit, den ihm die vierte Dimension macht, zu beschweren, da ihm dafür die ganze Bewegungslehre erspart ist. Alles steht wie es steht, und den Urgang der Welt hat er nicht nöthig zu berechnen, dieser geht immer seinen Strich fort. Um die Gestalten des Raums mit vier Dimensionen zu berechnen, hat er blos nöthig, seine Variable t als vierte Raumcoordinate zu betrachten. Der Naturforscher andrerseits gewinnt schöne neue Naturansichten. Um nur eins flüchtig zu erwähnen. Sehen wir einen Planeten im Kreise herumlaufen, so rührt dieß blos daher, daß der Planet sich spiral- oder korkzieherförmig in den Raum von Vieren hineinerstreckt. Indem nun die Fläche von Dreien, worin sich der Planet in jedem Augenblick befindet, durch diesen Spiralbalken eben so durchschreitet, wie vorhin die Fläche von Zweien durch den Lichtbalken, sieht es freilich so aus, als liefe der Planet in ihr im Kreise. Es erhellt also, daß das Weltall eigentlich nur als ein großes Gewächs mit Spiralfasern zu betrachten, und die ganze Astronomie nur ein mikroskopischer Theil der Botanik ist.

Am wichtigsten aber sind die Folgerungen für das Praktische. Nun erst wird der Mensch recht deutlich erkennen, wie er mit all' seinem Aeschern und Laufen gar nichts gewinnt; er kommt doch im Grunde nicht vom Flecke; daher auch schon in der Bibel steht, zum Laufen hilft nicht schnell sein. Er gewinnt weiter nichts damit, als daß er etwas schiefer wird, und ein Mensch, der krumme Wege geht, macht sich blos dadurch zu einer Schraube. Alle Sorge ist jetzt dem Menschen erspart. Alles Brod ist dem Menschen schon gebacken, was er essen wird, er braucht nicht einmal den Mund aufzumachen es zu essen, er findet ihn schon aufgemacht vor, wenn der Weltlauf ihn bis zur betreffenden Stelle geführt hat, und ein Stück weiter auch wieder zugemacht. Die Brausche, die sich Jemand schlagen wird, ist eigentlich schon vorn an seiner Balkenverlängerung geschlagen, und ein Stück weiter auch schon wieder geheilt; dazwischen liegt das Pflaster. Das Geld, was Jemand einnehmen wird, liegt schon aufgezählt da, und wird nur im Durchstreichen der drei Dimensionen eingestrichen, und wenn der Jude jetzt um eines Pfennigs willen von Haus zu Haus rennt: er kann sicher sein, daß, wenn dieser Pfennig nicht schon vorn in seinem Beutel liegt, alles Rennen und Laufen ihn nur nebenweg führen wird. Kurz, der

Mensch kann künftig das bequemste Leben von der Welt führen; er kommt immer dahin, wohin er kommen muß.

Nun bleibt blos noch die Frage zu lösen übrig, wo es doch mit der ganzen Bewegung in Richtung der vierten Dimension hinaus will. Man kann darüber zwei Hypothesen aufstellen, nach deren einer wir auf dem natürlichsten Wege zur Erfüllung alles Dessen geführt werden, was der Mensch je von der Zukunft gehofft hat, nämlich zu einer allgemeinen Auferstehung der Todten, einer Verjüngung unsers Leibes, dem Paradiese und der Rückkehr in Gott, wobei die Juden unterwegs alle in Abrahams Schoß gelangen, zu einem Leben mit einer total neuen Weise des Seins, welches in jeder Hinsicht als die Ergänzung des jetzigen betrachtet werden kann und worin die gerechteste Vergeltung Statt hat, die sich überhaupt denken läßt. Was kann man eigentlich noch mehr wollen? Indeß besorge ich doch, daß der Mensch nach seiner gewöhnlichen unbescheidenen Weise, wenn er erst das ganz sicher vor Augen sehen wird, was er bisher blos wünschte oder zweifelhaft hoffte, anfangen wird, noch mehr oder gar etwas Anderes zu wünschen, daher es immer gut ist, noch die andere Hypothese zur Befriedigung selbst dieser Unbescheidenen bereit zu haben. Jeder sehe nun selbst zu.

Zunächst mache ich darauf aufmerksam, daß fast alle Bewegungen in der Natur hin- und hergehend sind. Das Pendel schwingt hin und wieder, die Saite schwingt hin und wieder, der Aether im Lichte schwingt hin und wieder; der Mensch läuft auch hin und wieder; ja jedes

Bein für sich schwingt dabei hin und wieder. Es erscheint also von vorn herein mehr als wahrscheinlich, daß auch die Bewegung der Welt von einer gewissen Zeit an wieder rückläufig werden wird, so daß Alles, was schon geschehen ist, noch einmal in umgekehrter Richtung geschehen wird; da zumal man sonst der Natur den Vorwurf zu machen hätte, daß sie nur eine einseitige Richtung verfolge, während ihr doch zwei zu Gebote stehen. Jedes Rad, was vorwärts rollt, kann doch auch rückwärts rollen, und es ist wunderlich, da man stets vom Rad der Zeit gesprochen, daß man nie an diese Rückwärtsbewegung gedacht hat.

Gesetzt nun, eine solche begönne von einem gewissen Zeitpuncte an einzutreten, so leuchtet ein, daß alle Gräber sich aufthun und alle Menschen, die je gestorben sind, wieder auferstehen werden, und wenn Jemandes Knochen noch so weit zerstreut liegen, sie werden sich wieder zu einem lebendigen Leibe zusammen finden; Jeder wird von Tage zu Tage jünger werden; es wird gar kein Altern mehr geben, sondern das ganze Leben in Verjüngung bestehen; endlich wird Jeder in seinen Mutterleib zurückkehren, mit der Mutter wird es desgleichen gehen und so wird immer weiter zurück jedes Aelternpaar seine Kinder und Enkel wieder einsammeln, die Juden also auch alle richtig wieder in Abrahams Schooß gelangen, bis endlich die ganze Aussaat der Menschheit sich in Adam und Eva wie in zwei Säcken wieder beisammen finden und ins Paradies wieder zurückgebracht sein wird, worauf auch Eva wieder in Adam einkriechen und sich in eine Rippe Adams verwandeln, Adam aber von Gott ergriffen und zu einem Erdenkloß zusammengeballt werden wird; wonach dann Gott noch die ganze Erde und Meer, und Sonne und Sterne in seine Einheit aufnehmen wird.

Im Laufe dieser rückgängigen Weltordnung wird nun Jeder dasselbe, was er jetzt Andern geleistet, von diesen wieder empfangen. Der Schuhmacher wird von mir genau dieselben Schuhe wieder empfangen, die er mir jetzt liefert, und ich werde von ihm dasselbe Geld wieder empfangen, was ich ihm jetzt bezahle; der Ochse wird vom Schuhmacher das Leder wieder empfangen, was er ihm geliefert, und der Mensch vom Ochsen das Futter, was er an ihn gewandt; der Acker wird vom Menschen das Getreide zurückbekommen, was dieser von ihm abgemäht, und der Mensch vom Acker den Saamen und Dünger, den er darauf gebracht. Kurz, Keiner wird sagen können, daß er um ein Haar mehr oder weniger, oder Besseres oder Schlechteres erhalte, als er geleistet, da er ja eben genau dasselbe wiedererhält; was unstreitig dem Begriff der Gerechtigkeit in vollkommenster Weise entspricht.

Hiemit wäre alles Versprochene und Gehoffte vollständig erfüllt. Indeß, wie gesagt, der Mensch wird nicht zufrieden sein, und nun die vollkommene Gerechtigkeit ihm zu Theil werden soll, nach der Jedem genau mit dem Maße gemessen wird, mit dem er selbst gemessen, sie vielmehr darin suchen, daß ihm mit einem größern und bessern Maße gemessen werde, er etwas Mehres und Besseres bekomme, als er verdient hat; und da ich selbst zu diesen unbescheidenen Seelen gehöre, so überlasse ich die vorige Hypothese den Männern, die schon jetzt das Rad der Zeit rückwärts laufen lassen wollen, und halte mich an die andre Hypothese, die von einer unendlichen Progression, indem ich die einseitige Richtung, welcher die Welt dadurch anheim fällt, damit entschuldige, daß es doch eben die Richtung vom Schlechtern zum Bessern sei. Sehe ich doch schon jetzt hinter jedem Wesen eine Peitsche, die dasselbe, mag es wollen oder nicht, in dieser Richtung forttreibt oder, ist es noch nicht darin, in dieselbe hineintreibt. Also mag auch wohl die ganze Welt selber mit ihren vier Dimensionen nichts anders sein, als ein großes vierbeiniges Geschöpf, das hinten von einer solchen Peitsche fortgetrieben wird, während vorn der Futtertrog der ewigen Seligkeit steht, an dem sie, wenn sie müde ist, endlich einmal behaglich ausruhen und sich gütlich thun wird; worauf der große Fuhrmann die Peitsche abermals erheben und sie wieder ein Stück vorwärts treiben wird, zu einer Krippe, die noch voller von ewiger Seligkeit ist.

Nun sieht man leicht ein, was man verlieren würde, wenn man diesem Thiere von seinen vier Beinen eins abschneiden wollte, zugleich aber wird man begreifen, warum man das vierte Bein bisher übersehen hat. Weil nämlich das Thier dieses Bein stets zum Fortschritt aufgehoben hält, denken wir auf der Erde stehende Wesen, es sei überhaupt blos dreibeinig, und erblicken, wenn wir einmal vorwärts sehen, in dem erhobenen Beine blos einen Fingerzeig nach Oben, während doch die Erhebung ganz wesentlich dazu dienen soll, daß es auch unten damit weiter gehe.

Nachträglich 1875: Schon Kant hat, was mir zur Zeit der Abfassung dieses Aufsatzes (1846) nicht bekannt war, die Möglichkeit von mehr als drei Dimensionen des Raumes besprochen; nicht minder sind neuere namhafte Mathematiker, als wie Riemann, Helmholtz, Klein auf Speculationen darüber eingegangen. Ferner erinnere ich mich, in der Anzeige einer vor einigen Jahren erschienenen Schrift von Kirchmann, deren Titels ich mich aber nicht mehr entsinne, gelesen zu haben, daß er, unstreitig ohne Kenntniß des vorigen Aufsatzes, die Veränderung in der Welt in ähnlicher Weise als hier geschehen, nur mit mehr philosophischem Ernste, durch einen Bestand zu ersetzen gesucht. Endlich ist mir aus mündlichen Unterhaltungen mit Prof. Dr. Zöllner eine sehr sinnreiche Weise der Erklärung von Wundern, die als solche im Raume von blos drei Dimensionen erscheinen, durch Hineinspielen von Kräften aus einer vierten Dimension, zur Kenntniß gekommen, welche der Art ist, daß, wenn sich die Thatsache dieser Wunder erweisen ließe, darin ein empirischer Beweis für das Dasein einer vierten Dimension gefunden werden könnte; worüber er sich wohl selbst einmal im Zusammenhange allgemeinerer Betrachtungen, in welche dieser Gedanke eingetreten ist, äußern dürfte.

3. Es giebt Hexerei.

Die Menschen haben von jeher bedeutungsvolle Träume und Ahnungen gehabt; aber kein aufgeklärter Mann wird daran glauben, weil ein Aufgeklärter nie selbst bedeutungsvolle Träume und Ahnungen haben wird, höchstens Alpdrücken. Das hängt nun einmal mit der Constitution zusammen. Daher geben auch die Aufgeklärten das Alpdrücken zu, weil ihnen dieß das Zugeständniß selbst abdrückt; aber leichter wird ein Kameel durch ein Nadelöhr gehen, als eine Ahnung durch einen aufgeklärten Kopf, wenn schon das Hohle darin viel größer ist. Sollte auch die ganze Stadt Träume und Ahnungen haben, so wird ja eben damit bewiesen, daß dieselben ein Vorurtheil der Menge sind.

Man darf inzwischen nicht glauben, daß der Glaube hiebei im Ganzen zu kurz komme. Wenn nicht bei den Aufgeklärten, den Lichtfreunden, eine so große Ersparniß an Glauben gemacht würde; woher sollte der große Glaubensseegen an andern Orten kommen? Wir sehen hier nur die gewöhnliche schöne Einrichtung der Weltordnung, das Pfund von einer Stelle, wo es doch nicht wuchern würde, ganz wegzunehmen und an eine andere zu verlegen, wo es um so besser wuchert. Man sollte daher die Versammlungen der Lichtfreunde nicht verbieten, wie geschehen ist, weil es eigentlich nur Veranstaltungen sind, gewisse Orte und Personen ganz des Glaubens zu entledigen, um ihn an andern Orten mit größerm Nutzen zu verwenden, z. B. zu Erlangung guter Aemter und Stellen. Daß der Glaube hiebei aus den eigentlichen Glaubensgebieten gerade durch die, welche ihn möglichst zu pflegen hätten, so viel wie möglich fortgeschafft wird, ist nicht anders zu fassen, als wir ja auch den Wein aus den eigentlichen Weingegenden durch die, welche ihn daselbst zu bauen haben, ausführen und Anderes dafür einführen sehen, was anderwärts seinen Boden hat. Am beßten trinkt man doch den Wein da, wo es zu kalt ist, als daß er von selbst wachsen könnte, und genießt man das Eis da, wo es zu warm ist, als daß es von selbst frieren könnte. In der That sieht man offenbar dieß Princip befolgt, indem man den Glauben massenhaft aus dem Gebiete der Religion in manche Gebiete der Naturwissenschaften übergeführt sieht, wo er eine mächtig treibende, wärmende und belebende Kraft äußert, und dafür aus dem Gebiete der Naturwissenschaften in das Gebiet der Religion das verständige nüchterne Wissen, was daselbst die schönste abkühlende Wirkung äußert.

Zunächst sind es die Physiker, welche das Wissen in den Naturwissenschaften anbauen. Von diesen nehmen es dann die Lichtfreunde in Empfang, um es dem

Volke für seinen alten Glauben zu verkaufen. Und, Dank ihren Bemühungen, es wird jetzt wenig gemeine Leute geben, welche der Bibel nicht ihre groben Irrthümer in Betreff der Schöpfungsgeschichte und des Sonnenlaufs nachzuweisen vermöchten, und nicht ihre kindische Ehrfurcht vor einem Buche ganz abgelegt hätten, das, statt den Menschen zurechtweisen zu können, auf allen Seiten Zurechtweisung vom Menschen annehmen muß.

Von der andern Seite sind die Aerzte bestimmt, den in der Religion zu viel gewordenen Glauben in die Naturwissenschaften einzuführen und darin zu pflegen. Ein großer Theil des Glaubens, der früher im Gebiete der Religion zu finden war, ist jetzt offenbar auf das Gebiet der Homöopathie gewandert, wo jede Portion Glauben mit einer entsprechenden Portion Vernunft willig bezahlt wird. Hier verrichtet nun der Glaube die Wundercuren, die man von jeher für seine Sache gehalten. Es versteht sich von selbst, daß dafür die Religion mit ihren Wundern bezahlen muß. Die Vernunft besteigt die Kanzel, schüttelt die Bibel mit Kraft, daß alle Wunder wie Staub und Motten herausfliegen, und hält nun zum Bibeltext die pharmaceutischen Vorlesungen, die der Homöopath nicht mehr braucht, indem sie den Leuten beweist, daß Christus Wasser in Wein verwandelt habe sei nur so zu erklären, daß zugleich eben so viel Wein in Wasser verwandelt worden, oder, was auf dasselbe herauskomme, eins mit dem andern ausgetauscht worden sei. Als Beweis dieses Wassers, in das sich Christi Wein verwandelt hat, dient eben die Predigt, womit begossen die Leute nach Hause gehen.

Ich würde indeß den andern Aerzten Unrecht thun, wenn ich die Homöopathen für die alleinigen Beförderer des Glaubens in den Naturwissenschaften erklären wollte. Wenn, wie Manche meinen, die ganze Frömmigkeit wirklich am Glauben hängt, so kann ein Frommer in der That nichts Besseres thun, als ein System der Medicin andächtig durchlesen, oder statt eines Liedes ein Recept absingen; man glaubt nicht, wie viel hierin von Glauben steckt; oder, um seinen Glauben auch werkthätig zu beweisen, sich ins Bett legen und Medicin nehmen; die Apothekerbüchsen sind wahre Einmachebüchsen des Glaubens und noch dazu eines solchen, der wohl schon mehr zur Seligkeit gefördert hat, als jeder andere Glaube.

Zur nähern Einleitung meines Gegenstands habe ich die Verdienste einiger neuern Aerzte um die Förderung des Glaubens noch besonders zu erwähnen.

Die Vernunft hatte im vorigen Jahrhundert den Glauben ganz zum Kopfe herausgejagt; da nun der Glaube blind ist, aber mittelst des Magnetismus eben so sehen kann, wie die Vernunft mittelst des Lichts, zog er einem großen Magnete nach, den der Arzt Mesmer gerade an den Bauch gelegt hatte, und quartierte sich dort in den Magen ein, der hierüber alsbald Essen und Trinken vergaß und blos noch weissagen wollte. Solange nun der Mensch satt war, erfreute er sich daran, und fing schon an zu hoffen, daß er sich künftig Schulen, Universitäten, Sternwarten und seinen Kopf selbst, durch den Magen und Magnetismus ganz ersparen könnte; aber da er hungrig ward, und essen wollte, fragte ihn der liebe Gott, ob er den Magen lieber zum Essen oder zum Weissagen haben wollte; beides zusammen ginge nicht; worauf er erwiderte: zum Essen. Da mußte der Glaube wieder ausziehen. Aber wohin? Im Kopfe hatte sich inzwischen die Vernunft breit gemacht und ließ ihn nicht mehr zurück. Nun erbarmte sich ein anderer Arzt, Gall, desselben und legte auf dem Kopfe einen Pflanzgarten mit gut abgetheilten Beeten für ihn an, wo die Glaubenswirthschaft auch ganz gut gedieh, solange der Boden durch die Reste des alten Puders noch fruchtbar war. Nur ward es dem Glauben so unmittelbar über dem Sitze der feindlichen Vernunft nie recht geheuer, und als die Puderreste verzehrt waren, kümmerte die Wirthschaft wieder und er mußte abermals weiter ziehen. Im Menschlichen war jetzt nichts mehr für ihn zu suchen; also blieb ihm nichts mehr übrig, als das Außer-, Ueber-, Unter-, oder Unmenschliche zu suchen, womit aber nur eine neue um so glänzendere Epoche für ihn begann. Da die Weltgeschichte zur Einleitung ihres großen Vorhabens der Eigenschaften eines Dichters, Arztes und Schwaben in Verbindung bedurfte, ließ sie zunächst Schillern Medicin studiren, der alsbald den Geisterseher, nachmals aber die Götter Griechenlands schrieb, ein prophetisches Gedicht, worin sich das Zeitbedürfniß nach einer neuen allgemeinen Begeistung der Natur nur erst noch in Form der Sehnsucht nach Wieverkehr der antiken heidnischen Naturbegeistung ausspricht. Ein zweiter Dichter, Arzt und Schwabe war dann bestimmt, dieser Sehnsucht im höhern modernen und christlichen Sinne die Erfüllung zu geben. Alsbald ward durch seine Glaubenskraft die ganze Natur aufs neue mit individuellen Geistern bevölkert und der Rückblick auf jenes Gedicht konnte nun dienen, den großen Fortschritt der Zeiten bemerklich zu machen. Während sonst die Götter barfuß oder mit Sandalen und leichtem Flügelschritte, wie es einem kindischen oberflächlichen Zeitalter ziemte, von oben herab zu Tänzen der Hirten und schönen jungen Frauen stiegen, stiegen sie in der jetzt technisch fortgeschrittenen, tiefsinniger gewordenen und die Lust der Welt in ihrer wahren Richtigkeit erkennenden Zeit mit Stiefeln von gutem und gut gegerbtem Leder aus Kellern und Grüften herauf zu hysterischen kranken Weibern, um sie noch etwas mehr zu plagen und warfen statt mit Licht- und Liebegeschossen mit Sand und Stückchen Kalk von der Wand um sich, da die gute Polizei das Schießen in den Häusern inzwischen verboten hatte; und die Geister vor dieser höhern Behörde inzwischen den ziemenden Respect erlangt hatten, den sonst umgekehrt die Menschen vor der höhern Behörde der Götter trugen. Statt steifer Steinstatuen auf festen Sockeln dienten jetzt flackernde Hemden an der Leine zur Nachtzeit den Gemüthern als Gegenstände gläubiger Ehrfurcht; ein Beweis des so viel lebendigern Charakters des neuen Glaubens. Bei zunehmendem Wachsthume des Glaubens ragte zuletzt die Geisterwelt mit ihrer weißen Hand so weit in die irdische Welt und die geisterspürende Welt mit ihrer langen Nase so weit in die Geisterwelt, daß überall eine an die andere stieß. Leider aber hatte dieses seine nachtheiligen Folgen. Allerhand lästige Berührungen erfolgten zwischen beiden; und da, was sich zu leicht findet, sich nicht mehr sucht, trat allmälig eine Erkaltung des ganzen Glaubenslebens ein, die noch jetzt nicht gehoben ist.

Indem ich nun darauf reflectire, daß ich selbst auch einmal Medicin studirt habe, kommt mir der Gedanke, daß ich wohl berufen sein könnte, den Stillstand oder Rückschritt, der so in der großen Glaubensepoche eingetreten ist, wieder in einen Fortschritt zu verwandeln. Einige Inspirationen, die ich eben empfange, bestärken mich darin; ich werde sie mittheilen und demgemäß beweisen:

1) daß die Hexen füglich sehr wohl auf Besen durch die Esse nach dem Blocksberg reiten konnten und noch können;

2) daß es mit der Hexerei überhaupt keine Hexerei, sondern die natürlichste Sache von der Welt ist.

Das Erste anlangend, so ist zu hoffen, daß, wenn man nur erst dieß wieder glauben wird, man dann um so leichter alles Andere glauben wird; und ich würde vorschlagen, nachher den Glauben, statt mit Kelch oder Kreuz, was er lange genug müßig in den Händen gehalten, fortan mit dem Besen vorzustellen, entweder wie er das Wissen damit fleißig ausfegt, oder im Sinne derer, welche den Glauben wie alle andern Dinge dem Princip des freien Fortschritts unterthan wünschen, wie er selbst auf dem Besen durch die Esse ins Himmelblaue reitet, und hinten auf alle die mitnimmt, welche im Glauben, daß es so zum beßten gehe, zusammenhalten.

Der Beweis für das Besenreiten ist freilich jetzt fast eben so schwierig geworden als früher den Hexen der Gegenbeweis, was mit verschiedenen Umständen zusammenhängt, denen es werth ist einige Aufmerksamkeit zu schenken, bevor wir auf die Sache selbst eingehen.

Zuvörderst haben offenbar die Principien der neuern Philosophie einerseits und die Luftballons andererseits dem Credit der Besen sehr geschadet; denn da man gesehen hat, daß man mit großen, hohlen, leeren Blasen in kurzer Zeit die größten Höhen erreichen kann, so hat man den solidern Besen dieß Vermögen nicht mehr zugetraut, ohne zu bedenken, daß es verschiedene Mittel in der Natur giebt, eine Sache in die Höhe zu treiben, wovon die Leere und Leichtigkeit nur eins sind. Sollte man auch wirklich mit den Besen nicht ganz so hoch kommen, als mit den Luftballons aus Taffet oder Philosophie, so beabsichtigt man ja damit auch nur, bis auf die Spitze des Blocksbergs zu kommen, der noch auf der Erde steht und eine gute Aussicht darüber gestattet, nicht bis in die höhern Luftschlösser, wo man von der Erde so viel wie nichts und von Sonne, Mond und Sternen auch nicht mehr als jetzt sieht.

Ein zweiter Umstand liegt darin, daß man es früher

für ganz natürlich hielt, wenn die Hausfrauen das Instrument der Reinlichkeit und Ordnung als Steckenpferd selbst ritten, so daß der Hexenritt nur als eine verkehrte Richtung einer sich von selbst verstehenden Sache erschien; während man jetzt sich der ganzen Sache schämt, und sie den Dienstboten zuschiebt, die sie wieder andern Dienstboten zuschieben, so daß zuletzt der ganze Vorgang in ein zweideutiges Licht gekommen ist.

Drittens ist ein Einfluß abhanden gekommen, der den Menschen ehemals schon von Kindesbeinen an Ehrfurcht vor dem Besen einpflanzte. Sonst nämlich wurde ein Zweig von jedem Besen hinter den Spiegel gesteckt, um, während das Uebrige an der Cultur der Stube arbeitete, an der moralischen Cultur des Menschen zu arbeiten, daher auch die vom Besen und seinem Gebrauche abgezweigten Ausdrücke: Bessern, Bekehren. Jetzt sucht man die Cultur des Menschen weniger mehr hinter, als vor dem Spiegel, verweist ihn auf den Spiegel des Gewissens, und reibt die Kinder sanft mit der Baumwolle der Liebe ab, wo sie dann allerdings auch gut werden, wenn sie nämlich so gut sein wollen. So ist der Besen nach und nach um alles Ansehen gekommen, und man will an keine Leistungen desselben mehr glauben.

Jedoch, kommen wir zur Sache. Hiebei habe ich von einem Grundfactum auszugehen, von dem ich erst das Historische mittheilen muß, und um so lieber etwas dabei verweile, als sich außer dem theoretischen Interesse auch ein großes praktisches Interesse daran knüpft.

Im Jahre 1830 machte der Schornsteinfeger Green

zu London, ein Verwandter des bekannten Luftschiffers, die Entdeckung, daß man sich bei einer Feuersbrunst durch Herabreiten auf einem Besen an der freien Wand eines Hauses auf die nachher anzuzeigende Weise retten könne. Er nahm ein Patent auf diese Erfindung, wonach Jeder, der zur Rettung seines Lebens davon Gebrauch machte, zur Zahlung einer gewissen Summe an ihn verpflichtet war, soviel ich mich erinnere 10 Pfund, welche jedoch für Arme ermäßigt ward. Die erste Nachricht von dieser Entdeckung ward in den Times gegeben und später in dem Repertory of arts der Gegenstand durch Abbildungen erläutert. Die Sache machte Anfangs einiges Aufsehen, indeß widersprachen Physiker sogleich heftig, und die Julirevolution lenkte die Aufmerksamkeit bald ab. Die Hauptsache aber, welche der Aufnahme der neuen Erfindung im Wege stand, war unstreitig der Umstand, daß Green bei einem öffentlichen Versuche, den er zur Bewährung seiner Erfindung anstellte, wirklich den Hals brach. Dieß lag nun zwar jedenfalls an einer Zufälligkeit; aber seiner Erfindung war doch hiemit in den Augen der Menge zugleich der Hals gebrochen.

Inzwischen veranlaßte nicht sowohl der praktische, als ein wissenschaftlicher Gesichtspunct neuerdings die Wiederaufnahme der Versuche. Ein deutscher Philosoph nämlich kam in Paris zufällig mit dem berühmten Physiker Arago in einen Streit über diesen Gegenstand, indem er die Möglichkeit der Sache gegen ihn nach denselben Gründen behauptete, die ich nachher anführen werde, während Arago diese vom Standpuncte des Physikers aus bestritt. Obwohl nun der Philosoph dem Physiker die Richtigkeit seiner Ansicht durch unwiderlegbare Schlüsse darthat, fand er doch nur taube Ohren bei ihm. Ihr übrigen Deutschen, sagte Arago, pflegt von den Thatsachen nur insofern etwas zu halten, als sie sich in Philosophie übersetzen lassen, aber bei uns Franzosen ist es umgekehrt; wir halten von der Philosophie nur insofern etwas, als sie sich in Thatsachen übersetzen läßt. Beweisen Sie mir, statt mit philosophischen Gründen, denen ich nicht zu folgen vermag, durch ein Experiment, dem ich zu folgen vermag, daß sich auf einem Besen an der freien Wand eines Hauses herabreiten läßt, und ich will der Erste sein, der sich zu Ihren Ansichten bekennt; bis dahin erlauben Sie mir zu glauben, daß Ihre Ansichten mit den Principien einer gesunden Naturforschung unverträglich sind.

Unstreitig klingt es recht gut, was hier der Franzose sagte; aber man weiß ja, Franzosen wissen immer gut zu reden, und der Erfolg wird zeigen, daß der Philosoph gegen alle diese wohlgesetzten Antithesen doch Recht behielt.

Zuerst zwar suchte er seinerseits dem Physiker die empirische Bewährung zuzuschieben, indem er bemerkte, diese könne nur im Interesse des Physikers, aber nicht des Philosophen sein, für welchen Experimente, denen der Charakter der Allgemeinheit und Nothwendigkeit abginge, überhaupt nichts bewiesen; als inzwischen Arago die Anmuthung höflich mit der Gegenbemerkung ablehnte, daß die Anstellung des Experiments nach dem, was er vom Schicksal Greens wisse, doch wohl noch mehr im Interesse des Philosophen, der sich um das Empirische nicht kümmere, als des Physikers, der sich darum kümmere, sein möchte, entschloß sich der Philosoph, um dem Franzosen eine Beschämung und der deutschen Philosophie einen Triumph zu bereiten, einmal von allen Regeln derselben eine Ausnahme zu machen und den ideellen Worten eine grobe empirische Unterlage zu geben.

Er stellte nun erst Versuche im Kleinen an, überzeugte sich dabei, daß, was er zwar schon vorher wußte, bei gehöriger Ausführung des Versuchs an Halsbrechen nicht zu denken, vielmehr derselbe ganz einfach zu bewerkstelligen sei, und daß die größere Schwierigkeit weniger in Bewahrung der rechten Sicherheit als des rechten Anstandes beim Herabfahren liege, worauf bei einer Production vor Franzosen freilich besondere Rücksicht zu nehmen. Als er endlich auch in dieser Beziehung sich die erforderliche Vollkommenheit erworben zu haben glaubte, lud er die Akademie der Wissenschaften zu einem größern Versuche ein, bei dem er wirklich an der Außenseite der Sternwarte die ganze Länge derselben mit Bewahrung der vollen philosophischen Würde und Haltung auf einem Besen glücklich herabfuhr. Nach genauer Beobachtung mit einer Terzienuhr fand sich, daß die Fallzeit, die bei freiem Fall im luftleeren Raume aus der Höhe der Sternwarte $3^3/_{10}$ Secunden hätte betragen sollen, durch die von starkem Druck unterstützte Reibung des Besens an der Wand auf $10^6/_{10}$ Secunden vermehrt worden, mithin eine außerordentliche Verzögerung der Bewegung hervorgebracht war, was der zu bewährende und wissenschaftlich wichtige Punct war. Laute Beifallsbezeigungen empfingen den Philosophen unten und selbst Arago beglückwünschte ihn, suchte indeß nachmals die Sache doch rein physikalisch durch eine besondere Polarisation und Interferenz der Zweige des Besens zu erklären, eine Erklärung, die bei näherer Betrachtung nichts weniger als Stich hält und blos den Starrsinn des Physikers bezeugt, der eher Alles, als die Behauptung eines Philosophen zugiebt. Mehrere Discussionen über diesen Gegenstand finden sich in den Ann. de Chim. et de Phys. LIII. p. 18 suiv. Der Besen ist noch jetzt in den Archiven der Akademie niedergelegt.

Indessen faßten die Pariser schnell die praktische Seite der Sache auf, und es wurden alsbald in den Champs elisées Rutschwände errichtet, an denen man auf schön mit Blumen und Bändern gezierten Besen täglich Hunderte von Menschen herabreiten und die Geschicktern unterwegs noch allerlei Luftsprünge ausführen sehen kann, zum Verdrusse aller Physiker, die sich immer noch nicht in die Thatsache finden können und das Gesicht im Vorbeigehen abzuwenden pflegen. Doch hat bei dem schnellen Wechsel der Moden in Paris der erste Eifer in diesem Amüsement allerdings schon etwas nachgelassen. Auf eine nützlichere Anwendung, welche die Deutschen davon gemacht haben, werde ich gleich nachher zu sprechen kommen.

Dieß das Historische. Nun zur Beschreibung des Verfahrens selbst:

Wenn in einem Hause die Treppe brennt und keine Möglichkeit ist, etwa durch Einschlagen der Wände in Nachbarhäuser zu entkommen, was immer das Sicherste bleibt, so öffne man das Fenster, stemme einen Besen mit seiner breiten Seite gegen die Wand, fasse ihn mit den Händen am Stiel, setze sich rittlings darauf, und fahre dann an der Wand damit herab, indem man ihn fortwährend so hart als möglich gegen die Wand drückt. Die starke Reibung des Besens an der Wand verhütet jedes unsanfte Niederfallen.

Hiezu sind einige Bemerkungen dienlich.

1. Da Alles auf der starken Reibung beruht, so ist für Solche, die eine möglichst langsame Fahrt wünschen, gut, den Besen vorher mit Kreide einzupudern. Angestellte Versuche haben gelehrt, daß die Reibung des Besens an einer Kalkwand dadurch im günstigsten Falle um $1/7$ vermehrt werden kann, was nach der bekannten Formel $q = gk - f$ eine Verzögerung der Bewegung um $3/8$ hervorbringt. Zwar ist diese Formel praktisch nicht brauchbar; indessen wird dieß auch von praktischen Formeln nicht leicht verlangt; sie bleiben deßhalb doch schöne Zierrathen der Praxis.

2. Da einige Kenntniß und Uebung zu allen Dingen nütze ist, und namentlich das erste Aufsteigen auf den Besen und die rechte Balance nicht immer beim erstenmale gut getroffen werden, so ist räthlich, sich auf den Ritt etwas einzuüben und einige Anleitung zu haben. In diesem Bezuge dürfte die Anzeige willkommen sein, daß auch in der hiesigen Turnanstalt neuerdings geeignete Veran-

staltungen dazu getroffen sind, wo man täglich Morgens von 11 bis 12 Uhr die erfoderlichen Uebungen theils selbst anstellen, theils anstellen sehen kann. Man wird sich hiebei überzeugen, daß, nachdem man die Sache erst einigemale probirt, der Ritt von den größten Höhen gefahrlos zu bewerkstelligen sei. Nur ist hier die Form der Pariser Rutschwand mit der Form eines langen, mit dem Rücken vertical gestellten, Rutschpferdes vertauscht worden, welches als Compagnon für den nebenbei befindlichen horizontalen Voltigiresel dient. Neben der Anstalt wohnt der Böttchermeister Bestelmann, wo man Besen zur Auswahl, das Stück zu 10 Ngr., vorfindet.

Die Einführung des Besenritts in dieser Anstalt ist übrigens keineswegs blos wegen der Einübung auf die Lebensrettung in vorkommenden Fällen, sondern noch mehr wegen der großen gymnastischen Wichtigkeit, die er an sich hat, geschehen. Bekanntlich nämlich ist das Princip der Turnkunst dieses, jeden einzelnen Muskel des Körpers durch eine geeignete Uebung zur höchstmöglichen Entwicklung zu bringen, hiemit auch einen allgemein vortheilhaften Einfluß auf den ganzen Körper und insbesondere das Gehirn zu äußern, und hiemit endlich jeden Turnenden zum vollkommensten Menschen so leiblicher als geistiger Seits zu machen. Nun aber hatte man bisher für einen kleinen Schließmuskel zwischen den Beinen, welcher den Namen bestioclastercoideus führt, durchaus keine geeignete Uebung entdecken können, er blieb also, je mehr die übrigen Muskeln geübt wurden, um so mehr zurück, verkümmerte, ging wohl gar ganz ein, was die Gestalt und den Anstand der Turner immer ein wenig aus dem Geschicke brachte, und machte, daß sie als Tänzer weniger beliebt waren; ja es traf sich, weil in diesen kleinen Muskel gerade der Schwerpunct des Körpers fällt, daß Mancher mit demselben seinen Schwerpunct ganz verlor. In Zusammenhange mit dieser Mangelhaftigkeit stand, daß der Einfluß auf das Gehirn, auf den man doch so großes Gewicht legte, stets noch etwas zu wünschen übrig ließ, und nicht selten Fälle vorkamen, daß derselbe, der die geschicktesten Sprünge über den Voltigiresel zu machen wußte, zugleich die eselhaftesten Sprünge in der Logik machte, was immer bewies, daß die Turnkunst ihre idealen Zwecke noch nicht ganz zu erreichen vermochte. Nun aber hat sich merkwürdigerweise eben in dem Besenritt die noch fehlende Uebung jenes kleinen Muskels in vortheilhaftester Weise gefunden, und die hiesigen Turner sind seitdem auch auf Bällen und wegen ihrer zierlichen Haltung vorzugsweise geschätzt; und zugleich hat sich in der Erschütterung, welche der ganze Körper und mithin auch das Gehirn durch die Reibung des Besens an der rauhen Wand erfährt und die beim Anlangen unten mit einem kleinen Choc abschließt, ein so heilsamer Einfluß auf die geistigen Vermögen ergeben, daß man der Klage, die Jugend werde in Schulen zu viel angestrengt, fortan die einfachste Abhülfe versprechen darf. In der That hat sich durch genaue vergleichende Versuche herausgestellt, daß ein einmaliges Herabfahren auf einem Besen ohne Kreide einer ganzen Lehrstunde mit Kreide, auf einem Besen mit Kreide aber einer Lehrstunde ohne Kreide gleich zu achten. In Folge dessen findet sich denn auch in der neuesten Schrift über die Turnkunst, welche den Titel führt: „Die Turnkunst als Mittel vollkommene Menschen zu erziehen," die Hoffnung ausgesprochen: die Zeit dürfte nicht mehr fern sein, wo die ganze sowohl leibliche als geistige Bildung des Menschen sich auf das Turnpferd und den Turnesel gründen werde, wie es denn schon jetzt etwas sehr Erfreuliches sei, eine ganze Schulclasse auf einmal, mit dem Lehrer an der Spitze, in Form einer Cascade das Rutschpferd hinabgleiten und unten jedesmal mit einem Zuwachs von Bildung anlangen zu sehen.

3) Von selbst dürfte es dem moralischen Gefühle eines Jeden widersprechen, den Besen, der ihn wirklich einmal aus Feuersgefahr gerettet, ferner zu niederem Dienste zu mißbrauchen. Schicklich wäre es wohl, für lebensrettende Besen einen eigenen Verdienstorden zu stiften und der Unterschied von den Verdienstorden für Menschen würde dann einfach darin bestehen, daß das Ordensband am Menschen, dagegen der Besen am Ordensbande aufgehangen würde. Daß Fälle vorkommen könnten, wo es zweckmäßig wäre dieß umzukehren, soll hiemit nicht in Abrede gestellt werden.

Da nun nach dem Vorigen ein Thatbestand vorliegt, der von Jedem in Augenschein genommen werden kann, so würde der theoretische Beweis der Möglichkeit überflüssig sein, wenn nicht auf demselben die Verwandlung des Besenrittes nach Unten in den nach Oben fußte. Auch würde ein wahrhaft aufgeklärter Kopf, selbst wenn er mit leiblichen Augen die ganze Turngesellschaft auf Besen herabreiten sähe, keinen Anstand nehmen, dieß eben so, wie alles andere Wunderliche, was sie vornimmt, für eine Phantasmagorie, eine Täuschung des groben Sinnes, zu erklären, sofern seine Vernunft den Ritt nicht mit zu machen vermöchte. Für solche Vernünftige ist Beweisen immer mehr als Weisen, und nur ein Beweiser, nicht ein Weiser, ist ihnen ein wahrer Weiser. Ich schreite also jetzt zum Beweise:

Daß Reibung die Bewegung verzögert, ist anerkannt; aber wie lange es oft dauert, fruchtbare Anwendungen von den bekanntesten Thatsachen zu machen, zeigt sich daran, daß man Jahrtausende lang auf den rauhen Straßen einhergerutscht ist, ungeachtet man doch schon längst Schlitten zu fahren wußte; erst ganz neuerdings hat man die Eisenbahnen erfunden, d. i. die Schlittenkufen auf die Erde gelegt. Aber nun ist man wieder dabei stehen geblieben, den Einfluß der Reibung auf horizontalen Flächen in Betracht zu ziehen; bei unserm Gegenstande aber kommt es blos darauf an, ihn auch an verticalen Flächen anzuerkennen, und ebenso Nutzen von der Vermehrung derselben, als dort von der Verminderung zu ziehen. Das ist Alles.

Noch Etwas zwar ist nöthig. Soll die Reibung wirksam erfolgen, so muß sie durch Druck unterstützt werden. Aber ganz eben so gut, als ich einen Besen gegen eine horizontale Wand drücken kann, kann ich ihn ja auch gegen eine verticale Wand drücken. Man versuche es nur, man wird nicht den geringsten Unterschied finden.

Wir haben also Reibung und Druck, Alles, was wir brauchen, die Bewegung zu verzögern. Auch wird in so weit der Physiker ganz einig mit uns sein, nur wird er die Bemerkung machen, daß der Druck sofort kraftlos werden müsse, wenn der Mensch den Stützpunct verliere. Und diese Bemerkung ist auf seinem Standpunct ganz richtig; aber durch unser Factum wird eben gegen den Physiker und für eine philosophische höhere Natur-Anschauung bewiesen, daß in der Welt da, wo organische Kräfte und Zwecke ins Spiel kommen, nicht mehr Alles nach todter physikalischer Gesetzmäßigkeit hergeht, sondern nach höhern Principien, deren Andeutung wir kurz versuchen.

Jedermann hat doch wohl etwas von der Lebenskraft, diesem Bosco oder Rappo, gehört, welche den Arm der Schwere entgegen hebt, das Blut im Körper bergan laufen macht, den Menschen bei lebendigem Leibe einbalsamirt, so daß er nicht fault; Alles gegen den Strich der physikalischen Gesetze. Diese Kraft wird nicht durch todte Massenverhältnisse, sondern allein durch den Zweck bestimmt, und es steht ihr vollkommen frei, jedes physikalische Gesetz zum Nutzen oder zur Erhaltung des Lebens abzuändern; wovon sie den ausgedehntesten Gebrauch in Heilung von Wunden und Krankheiten macht; wie sie denn z. B. oft Kugeln und Nadeln auf ganz verwickelten Wegen aus dem Leibe unschädlich nach Außen befördert, die nach blos physikalischen Gesetzen ganz träg liegen geblieben wären oder quer durch den Leib gestochen hätten. Daher mißt auch jeder bescheidene Arzt die Heilung der Krankheiten allein der Lebenskraft bei, und, wenn er sich dafür bezahlen läßt, ist es nur wegen der Stärkung und Leitung der Lebenskraft; denn obschon die Lebenskraft viel weiß und kann, weiß und kann ein studirter Arzt doch noch mehr. Alles, was diese Kraft thut, thut sie gegen alle Rechnung, da sie einen angebornen Abscheu gegen alle Mathematik hat, und mit Recht, denn eben dadurch, daß sie sich dieser Fessel ganz entledigt, vermag sie solche Wunderdinge zu verrichten und mit ihr Alle, die diesen Abscheu mit ihr theilen. Nun sieht man aber durchaus nicht ein, warum diese Kraft, die, um den Menschen zu erhalten, das Blut die Wände der Adern herauflaufen läßt und die verwickeltsten Processe durchführt, nicht im Stande sein sollte, ihn mit dem Arme ganz einfach einen solchen Druck gegen die Wand machen zu lassen, um ihn auf einem Besen etwas langsamer, als es ohnedem sein würde, daran herabgleiten zu lassen; hier, wo es die Lebensrettung, den wichtigsten Zweck, gilt. Ja, wie die Lebenskraft in gefährlichen Fällen ganz besondere Anstrengungen instinctartig macht, so darf man voraussetzen, daß unter diesen Umständen auch der Arm instinctartig von selbst mittelst des Besens einen besonders starken Druck gegen die Wand ausüben werde. Es ist, nachdem man einmal sich bis zur Idee einer nach Zwecken wirkenden Lebenskraft erhoben hat, nicht der allergeringste Grund daran zu zweifeln. Wollte der Arm hiebei so verfahren, wie es sich nach der physikalischen Gesetzmäßigkeit berechnen läßt, so würde er in diesem Augenblicke verdorren, weil eben nur ein todter Arm auf berechenbare Weise verfährt. Nur dadurch unterscheidet sich ja der lebendig herabreitende Mensch von einem Leichnam, den man auf den Besen setzt, daß letzterer nach physikalischen Gesetzen herabplumpt, ersterer aber den physikalischen Fall- und Druckgesetzen noch ein Schnippchen schlagen kann, und nur insoweit er es thut, beweist er sein Leben.

Wie schön, daß diese Argumentation nun auch durch das Factum vollkommen bestätigt wird. Man kann in der That behaupten, daß der Schornsteinfeger Green durch seine Entdeckung mehr zur Entscheidung der wichtigsten Streitfrage der Physiologie im Sinne der höhern Naturauffassung geleistet hat, als alle Physiologen und Philosophen zusammengenommen durch ihr Geschwätz, ich nehme Den aus, der Green's Entdeckung bestätigte. Man kann jetzt sagen: so wahr der Mensch sein Leben durch Herabreiten auf einem Besen an der freien Wand eines Hauses retten kann, so wahr giebt es eine, nach Zwecken die physikalische Gesetzmäßigkeit abändernde, Lebenskraft.

Dieser Beweis wird für Naturphilosophen und Aerzte völlig genügend sein; wenigstens würden sie ihre eigne Stärke verkennen, wenn sie ihn nicht dafür halten wollten. Man kann ihn übrigens noch durch den Hinweis verstärken, wie in diesem Falle die Lebenskraft durch den Willen regiert wird, der als Princip der Freiheit von den todten Massen so wenig Gesetze annimmt als der Kutscher von seiner Kutsche, zu der ihm die Lebenskraft selbst nur als Pferd dient.

Noch viel leichter zu erweisen wird aber die Sache für Geistesphilosophen, wenn man sich nur an die rechte Schmiede wendet. In Hegel's System finde ich fast auf jeder Seite Beweise für den Besenritt, welche zugleich als Bild dieses Rittes dienen können, indem sie gleich kühn, aber auch gleich gut zum Ziele führend sind. Ich schlage z. B. Band VII. der Werke auf, da finde ich (S. 69): „Die Schwere ist, so zu sagen, das Bekenntniß der Nichtigkeit des Außersichseins der Materie in ihrem Fürsichsein, ihrer Unselbstständigkeit, ihres Widerspruchs." Hier sieht man nun, daß die Schwere selbst schon hinreicht, den Besen gegen die Wand zu drücken, um dadurch das Außersichsein der Materie des Besens und der Materie der Wand möglichst zu negiren. Man kann so den Herabritt an der Wand als die Ablegung des philosophischen Bekenntnisses eines Besens aus der Hegel'schen Schule betrachten. Sollte aber jener Hegel'sche Satz bei dieser Auslegung mißverstanden worden sein, so würde dieß nur ein Beweis sein, daß ich selbst der beßte Schüler Hegel's bin, da bekanntlich Hegel gesagt, von allen seinen Schülern habe ihn nur Einer verstanden und dieser habe ihn mißverstanden.

Nachdem nun erwiesen ist, daß ein Mensch vermöge seiner Lebenskraft oder der philosophischen Kraft der Schwere gegen alle physikalische Gesetzmäßigkeit auf einem Besen an der Wand herabreiten kann, ist es eben so leicht zu erweisen, daß er gegen alle physikalische Gesetzmäßigkeit eine Wand damit bergan reiten kann. Hiezu ist blos nöthig, daß die Lebenskraft und der Wille, statt auf das Heil der Menschheit oder das Gute, eine verkehrte Richtung, nämlich auf das Böse nehme, so wird sich auch ihr Erfolg polar umkehren, und der Mensch statt abwärts, aufwärts, statt nach dem Centrum der Einigung mit allem Menschlichen in die egoistische Leere und Vereinsamung hinausgestoßen werden. So ist also ohne alles Weitere vollkommen erklärlich, wie durch einen Bund mit dem Bösen die Eigenschaft entsteht, auf einem Besen durch die Esse fahren zu können. Auch werden Sprachforscher die Verwandtschaft des Bösen mit dem Besen leicht erkennen, und da vorhin eben so dessen Verwandtschaft mit Bessern und Bekehren aufgezeigt war, wird auch hiedurch die entgegengesetzte Richtung, die der Besen annehmen kann, genügend documentirt.

Man sieht also, daß der Hexenritt erwiesen ist:

1) durch historische Gründe, 2) durch experimentale Gründe, 3) durch teleologische Gründe, 4) durch physikalische Gründe, 5) durch physiologische Gründe, 6) durch philosophische Gründe, 7) durch philologische Gründe.

Combinirt man alle diese Gründe, so ist der Hexenritt siebenmal fertig, oder giebt eine Regenbogenbrücke, auf der jede böse Sieben gefahrlos durch die Luft reiten kann.

Mögen sich also die Hexen freuen, alte und junge; haben sie sich den Winter über erst satt unten auf der

Erde getanzt, hindert sie nun nichts mehr, noch einen lustigen Beschluß zur ersten Mainacht auf dem Blocksberg zu machen, wenn sich nur jede überwinden kann, wenigstens an diesem Tage einmal den Besen zur Hand zu nehmen.

Ich gehe jetzt zum zweiten Theile meiner Aufgabe über, zum Beweise, daß es mit der Hexerei überhaupt keine Hexerei, sondern die natürlichste Sache von der Welt ist.

Die ganze Welt ist bekanntlich nur ein Gedankenspiel, wobei sich blos fragt wessen? Nach den Einen ein Gedankenspiel Gottes; das Geschehen der Dinge sein Denken, seine Gedanken wirkliche Begebenheiten, unsere Gedanken nur im Scheine Das, was seine im Sein sind; nach den Andern ein Gedankenspiel des Menschen, wobei umgekehrt Gottes Gedanken, die wirklichen Dinge, nur im Scheine Das sind, was unsere im Sein sind. Man kann zwischen beiden Ansichten wählen, nach deren erster Gott groß und der Mensch klein, nach der zweiten Gott klein und der Mensch groß ist. Natürlich, daß Viele das Letzte vorziehen. Aber für uns kommt nichts darauf an, welche Ansicht man wählen will; immer bleiben nach beiden die Grundgesetze des Seins und Denkens wesentlich dieselben.

Fragen wir uns nun, wie gehen Gedanken aus einander hervor? Auf eine doppelte Weise. Einmal folgt aus gegebenen Vordersätzen mit Nothwendigkeit der Schlußsatz; so wenn ich die Vordersätze habe: alle Menschen sind sterblich, Cajus ist ein Mensch, folgt nothwendig daraus: also ist Cajus sterblich. Dem entspricht im Reiche des Seins der Umstand, daß, wenn die Vorbedingungen gegeben sind, die Folge mit gesetzlicher Nothwendigkeit eintritt. Lassen wir z. B. einen Stein in der Höhe los, so fällt er nothwendig nach der Erde, zufolge des factisch verwirklichten Schlusses: alle Steine, die man in der Höhe losläßt, fallen nach der Erde, dieser Stein wird in der Höhe losgelassen, also fällt er nach der Erde.

Aber es giebt noch eine andere Weise, wie Gedanken auseinander folgen: Wenn ich sage: „Ins Land, ins Land" — wem fällt nicht gleich dazu ein: „wo die Citronen blühen!" Warum? Liegt hier ein Schluß vor? Nein. Man hat oft das Eine hinter dem Andern hergesagt oder gelesen, hört man nun das Eine, kommt das Andere von selbst. — Ich sah heute einen Mann von hinten und mir fiel gleich seine lange Nase vorn ein; warum? ich hatte früher die lange Nase mit dem Mann oft gesehen; nun ich den Mann wiedersah, fiel mir die Nase von selbst dazu ein. Wer kennt nicht die Association der Ideen! Nichts geht hier mehr nach Schluß, nach allgemein bindender Nothwendigkeit vor sich, und doch Alles auch nach einer Regel, welche die ist: was oft mit oder nach einander im Geiste zusammen gewesen ist, zieht nachher eins das andere von selbst im Geiste mit oder nach sich. Soll aber eins recht sicher und bestimmt sich an das andere im Denken associiren (knüpfen), so muß es auch möglichst ausschließlich oder vorwiegend oft damit in Beziehung getreten sein, sonst greifen die andern Associationen störend ein. Wenn ich einen weißen Fleck sehe, kann ich dabei an einen Schwan, eine Lilie, an Schnee, ein Hemde denken; denn an alle dem habe ich oft die weiße Farbe erblickt; aber eben weil ich an so vielerlei dabei denken kann, denke ich nicht sicher an etwas Bestimmtes von alle diesem; sehe ich aber einen Schwanenkopf und Hals, so werde ich am leichtesten an den ganzen Schwan dabei denken, weil ich Schwanenkopf und Hals immer blos am ganzen Schwan gesehen habe. Auch Aehnliches ruft sich gern durch Associationen hervor; so denken wir leicht bei der Rose an das blühende Mädchen und umgekehrt.

Um nun hievon gleich eine praktische Anwendung auf das Reich des Geschehens zu machen: gesetzt, Jemand wünscht viel Geld zu erwerben, so kann er dieß zuvörderst im Sinne der Schlußmethode durch Fleiß und Arbeit erwerben, wo der Erfolg bei sonst erfoderlichen Vorbedingungen in jedem Falle nothwendig eintreten wird. Aber er kann auch in die Lotterie setzen. Hier hat man es nun gewöhnlich dem reinen Zufall überlassen, ob man gewinnen wird oder nicht; das ist aber gerade so, wie man es im gewöhnlichen Gedankenlaufe dem Zufall überläßt, ob dieser oder jener Gedanke kommen wird oder nicht; da man es doch in seiner Gewalt hat, sich werthvoller Gedankenverbindungen durch Auswendiglernen zu versichern. In ähnlicher Weise kann man sich aber auch des Gewinnens versichern. Und dieß fängt man so an:

Man nimmt längere Zeit hindurch, ein halbes Jahr

oder ein Jahr lang, alles Geld und was man sonst einzunehmen hat, stets mit denselben drei Fingern der linken Hand ein; giebt aber nie etwas damit aus. So gewöhnt man diese Finger daran, zu gewinnen. Nachdem dieß hinreichend geschehen ist, zieht man endlich das Loos mit denselben Fingern; dann kommt ein Gewinnloos in die Hand, man weiß nicht wie. Die drei Finger und das Gewinnen haben sich einmal an einander associirt.

Seit ich diese Methode befolge, bin ich nie ohne Gewinn in der Lotterie geblieben, und die Gewinnste wachsen von einer Lotterie zur andern; wofür die sichtbare Zunahme meines Wohlstandes bürgt. Natürlich, die Gewöhnung der Finger an das Gewinnen wächst immer mehr. Man hat zwar bei Spitzbuben schon sonst eine solche Gewöhnung der Finger an das Gewinnen bemerkt; man sieht aber, wie man hier das Handwerk auf die ehrlichste Weise von der Welt treiben kann; man muß nur eben das Geld mit den Fingern nicht aus der Tasche anderer Leute, sondern aus der Lotterie nehmen, die es selbst erst andern Leuten aus der Tasche genommen hat. Ich bin nicht mißgünstig, und theile also das Mittel uneigennützig mit. Freilich, wenn künftig Alle die Finger blos üben sollten, Gewinne zu ziehen, und Niemand mehr damit arbeiten wollte, um sie recht rein für den Gewinn zu halten, würde die Frage entstehen, wo die Gewinne zuletzt überhaupt herkommen sollten. Inzwischen haben sich die Lotterieen, die sich eigentlich diese Frage schon vorher aufzuwerfen hatten, deßhalb nie Scrupel gemacht. Im Kopfe giebt es übrigens ein ganz ähnliches Aber. Wenn alle Welt blos in Associationen oder Auswendiggelerntem denken wollte, und Niemand sich Mühe gäbe, etwas zu schließen, so würde es bald um alle Erkenntnisse schlecht stehen, und es würde auch nichts Gescheites mehr zu associiren geben. Man sieht hier, wie schön unser Princip über die Identität des Denkens und Seins durchgreift.

Eine zweite Anwendung ist folgende: Jemand lasse sich einen neuen Ring machen; einen neuen, weil ein alter schon mit vielen fremdartigen Associationen behaftet sein möchte. Es ist sogar gut, wenn er diesen Ring aus einem seltnen Metalle verfertigen läßt, wozu ich eins der neuen Metalle, Vanadin, Lantan oder dergl. vorschlagen würde, was nur in kleinen Mengen auf dem Erdboden gefunden wird; wenn er ferner diesem Ringe eine ungewöhnliche Form geben läßt, damit nicht Associationen mit ähnlichen Ringen Einfluß gewinnen; zweckmäßig ferner, wenn er allerlei seltsame Worte und Zeichen darauf eingräbt, die wo möglich an gar nichts erinnern. Wirklich hat man ähnliche Grundsätze praktisch von jeher bei Zauberringen angewandt, nur daß man fälschlich gemeint hat, es komme hiebei auf einen besondern Sinn der Formen und Zeichen an, während das Beßte gerade das ist, so sinnlose Formen und Zeichen zu wählen, daß man voraussetzen darf, Niemand, der überhaupt Sinn habe, sei je darauf gefallen, um so den Ring zu einem für neue Associationen ganz frischen Wesen zu machen. Aus diesem Grunde ist es auch räthlich den Verstand bei Anlage und Verfertigung des Zauberringes überhaupt so viel möglich außer Spiele zu lassen; je mehr er als ein Werk der abgeschmacktesten Phantasie erscheint, desto Wundervolleres, allen Verstand Uebersteigendes vermag er nachmals zu leisten; während ein mit Verstand gemachter Ring auch nicht leicht mehr leisten wird, als man von dem Ringe verständigerweise erwarten kann. Das Vorige ist aber nur die Vorbereitung; denn bis jetzt leistet der Ring noch nichts. Nun stecke man denselben an einen Finger, an den er so genau paßt, daß er sich nie von selbst dreht, und drehe ihn im Laufe eines Jahres jedesmal, wenn etwas Glückliches begegnet, rechts, wenn etwas Unglückliches begegnet, links; dann wird es später hinreichen, um irgend eine Unternehmung glücklich gedeihen zu lassen, den Ring dabei rechts zu drehen, indem sich der glückliche Erfolg unsers Thuns und das Rechtsdrehen des Ringes nun wiederum vollständig an einander associirt haben werden. Man wird sich mit einem solchen Ringe, ist er nur erst recht eingewöhnt, in die größten Gefahren und schwierigsten Unternehmungen muthig stürzen und sicher sein können, siegreich daraus hervorzugehen, wenn man nur das Rechtsdrehen nicht mit dem Linksdrehen verwechselt.

Ein solcher Ring ist ein unschätzbares Ersatzmittel für Verstand und Ueberlegung beim Handeln, deren Anwendung er ganz und gar erspart; auch liegt in dem erwähnten Umstande, daß seine Verfertigung am beßten Leuten ohne Verstand gelingt, eine Andeutung, daß die Weltordnung ihn auch vorzugsweise für solche bestimmt hat.

Eine dritte Anwendung: Jemand hat beispielsweise ein krankes Bein, Gicht, Flechten, Schwinden, Lähmung oder was man will, daran. Er nehme ein neues Band, schneide es in sonderbarer Form zu, bezeichne es mit eigenthümlichen Charakteren und lasse es nun von einer Person, die ein vorzugsweise kräftiges und gesundes Bein hat, längere Zeit als Strumpfband, oder besser auf dem bloßen Beine tragen. Darauf trage er es am eignen Beine. So wird das Band, welches sich mit der Gesundheit des fremden Beines associirt hat, nun das eigne kranke Bein mit dieser Gesundheit anstecken.

Ist freilich die Krankheit hartnäckig, so wird sie blos gemindert und hebt durch ihr Uebergewicht die heilsame Kraft des Bandes allmälig auf, ja schwängert es gar mit Krankheitsassociation, daher man ein solches Band dann verbrennen muß. Der Kranke übergebe daher, wenn er das Band von der gesunden Person nimmt, derselben ein zweites gleiches zum Tragen, und ersetze nach einiger Zeit das kraftlos gewordene Band durch dieses. So kann zuletzt die hartnäckigste Krankheit gehoben werden. Man sieht leicht ein, daß sich nach einem ähnlichen Verfahren auch alle Krankheiten anderer Theile heben lassen.

Diese Entdeckung ist sehr wichtig. Nämlich während bis jetzt die Aerzte gleich nach ihrer Promotion andre Leute haben gesund machen wollen, und damit in der Regel nur das Gegentheil erreicht haben, wird es fortan nur darauf ankommen, daß sie sich selbst erst zu den möglichst gesunden Menschen machen; dann werden sie, soviel sie gesunde Theile ihres eignen Leibes haben, auch so viele Krankheiten an andern Leibern mit Hülfe derselben curiren können, und der gesundeste Mann wird der beßte Arzt sein. Nach dem Princip der Uebereinstimmung des Seins und Denkens wird sich dann vom Leiblichen auch leicht die Uebertragung auf das Geistige machen lassen, und statt Seelsorger, die gegen die Sünden Anderer losziehen, wird man künftig nur auf solche halten, die ihre eignen Seelen erst gesund machen, um dann fremde mit dieser Gesundheit anzustecken.

Man übersieht nun leicht, wie sich auch Worten eine beliebige Zauberkraft ertheilen läßt, indem man sie in Beziehung zu gewissen Arten des Geschehens immer ausspricht; wie ich denn meinem Bedienten nur zu sagen brauche: Johann, die Stiefeln! so kommt er und mit ihm die Stiefeln; weil sein und der Stiefeln Kommen schon von Alters her mit diesen Lauten associirt sind. Will man aber sonderbare und curiose Dinge bewerkstelligen, so muß man auch zuvor absichtlich diese curiosen Dinge mit sonderbaren und curiosen Worten associirt haben, die noch sonst nicht in Gebrauch gewesen sind, damit nicht statt des Ungewöhnlichen das Gewöhnliche geschieht, mit dem sie von jeher associirt wurden.

So kommt es bei Einrichtung von Zaubermitteln für neue Zwecke überhaupt auf Neuheit und Sonderbarkeit dieser Mittel an, dagegen es um so räthlicher ist, einmal für gewisse Zwecke gebrauchte Zaubermittel auch immer für diese oder doch ähnliche Zwecke beizubehalten, weil sie durch Uebung nach dem Associationsgesetze an Kraft gewinnen. Mit Recht stehen daher auch alte Zauberworte in besonderm Ansehn; und gewiß ist das alte Abrakadabra ein überaus kräftiges Wort, nur daß man nicht weiß, wofür. Man erkennt jetzt auch, woher der scheinbare Widerspruch kommt, daß bald neue ganz ungebrauchte Sachen, bald Erbstücke zu Zauberzwecken empfohlen werden. Sie sind beide in ihrer Art gut; man hat bisher nur nicht das Princip gekannt, in welcher Beziehung.

Auch die Associationen der Aehnlichkeit lassen sich nutzbar anwenden, und dieß ist das Princip der sympathetischen Curen. So betupft man eine Warze mit einem Stück Fleisch und vergräbt dieß. Nach Maßgabe, als das Fleisch fault, vergeht dann die Warze. Das Verfaulen des Fleisches ruft hier nämlich nach dem Associationsgesetze der Aehnlichkeit als sein Gegenbild das Vergehen der Warze hervor; und das Betupfen der Warze mit dem Fleische ist nur der Act, gerade auch das beabsichtigte Bild sicher hervorzulocken. Man kann es zwar auch mathematisch beweisen, daß sympathetische Mittel helfen; nämlich es liegt hier die einfache Proportion der Regeldetri zu Grunde. $a : na = b : nb$. Gegeben sind: Fleisch, Vergehen des Fleisches, Warze, woraus als viertes Glied folgt: Vergehen der Warze. Man sieht, daß das Princip der Identität des Seins und Denkens sogar auf zwei ganz verschiedenen Wegen die Wirkung dieser Mittel beweist.

Hiemit ist dann zugleich bewiesen, daß es Anzeichen giebt. Man muß nicht glauben, daß der Menschenkopf allein witzig und geistreich ist. Nein, auch in dem realen Denken der Dinge wird gern eine große Sache mit einer kleinen oder umgekehrt bildlich verknüpft. Freilich sind das auch hier nur Einfälle, auf die man nicht rechnen kann und eine Zeit ist reicher daran als die andere.

Man sieht so, wie sich die Zauberei, die man früher für einen Wahn des Pöbels hielt, principmäßig aus den Denkgesetzen selbst entwickeln läßt und gleiche Nothwendigkeit mit ihnen hat; zugleich aber, warum dieser Gegenstand bisher so lange im Unsichern geblieben ist. Indem man nämlich die störenden Associationen nicht hinreichend ausgeschlossen, hat man lauter schwankende Data erhalten. Indem ich nun der Zukunft die fernere Ausbildung und Entwicklung dieser Lehre anheimstelle, begnüge ich mich, zum Schluß das Experimentum crucis mitzutheilen, womit ich die Statthaftigkeit derselben außer Zweifel gesetzt habe.

Ich ließ mir zu Anfange vorigen Monats einen neuen Tisch machen, beschrieb ihn mit einigen seltsamen Zeichen, und deckte ein neues Tischtuch darauf, in dessen Mitte ich ein Loch schnitt, in der Voraussetzung, daß noch nie eine Hausfrau ein Loch in ein Tischtuch geschnitten oder gar ein durchlöchertes aufgedeckt haben würde, Männer sich aber ohnehin sonst um das Decken nicht kümmern. So war nun der Tisch für die Annahme neuer eigenthümlicher Associationen selbst eigenthümlich genug hergestellt. Durch eine geeignete Vorrichtung ließ ich darauf aus der Höhe allerlei gute Gerichte und Weinflaschen auf den Tisch herab, indem ich das Wort

akalpa dazu sagte. Nach einiger Zeit ließ ich die Gerichte und Flaschen wieder in die Höhe ziehen, indem ich das Wort verkehrt dazu aussprach **aplaka**. Dieß wiederholte ich hundert Mal. Seitdem brauche ich nur den Tisch wieder zu decken, mich davor zu setzen und das Wort **akalpa** zu sprechen, so kommen Gerichte und Wein durch die Luft; ich speise dann, spreche darauf das Wort **aplaka,** so fliegt alles Uebriggebliebene wieder fort. Die Armen stehen draußen vor der Thür und suchen das Fortfliegende unterwegs aufzufangen; aber meinen Nachbarn fehlt seitdem immer etwas in Küche und Keller, und meine Frau kann mir das Loch im Tischtuch noch nicht verzeihen.

4. Die Welt ist nicht durch ein ursprünglich schaffendes, sondern zerstörendes Princip entstanden.

Die wichtigste Entdeckung der neuern Philosophie besteht unstreitig in der dialektischen Methode, ja man kann sagen, daß mit ihr die Philosophie sich eigentlich selbst erst entdeckt hat. Aber so hoch sie es auch mittelst dieser Methode gebracht hat, hoffe ich doch, alle bisher dadurch gemachte Entdeckungen durch den Beweis vorstehenden Satzes zu krönen und hiemit die Philosophie selbst noch eine Stufe über ihren gegenwärtigen Standpunct zu erheben.

Zuvor aber will ich versuchen, den noch Uneingeweihten einen kurzen Begriff von der dialektischen Methode und den Vortheilen derselben zu geben.

Die dialektische Methode läßt sich bezeichnen als die Kunst, zuvörderst Rechts in Links dadurch zu verwandeln, daß man zeigt, ein bloßes Rechts widerspreche sich selbst. Nachdem nämlich das Rechts dieß eingesehen hat, schlägt es sofort durch Selbstbewegung in Links als Nicht-Rechts um. Dann ferner das so gewonnene Links wieder in Rechts zu verwandeln dadurch, daß man zeigt, ein bloßes Links widerspreche sich selbst. Nachdem nämlich das Links dieß eingesehen hat, schlägt es sofort durch Selbstbewegung wieder in Rechts als Nicht-Links um. Hiedurch ist man dann endlich zu einem Rechts gekommen, welches zwar dasselbe als das erste Rechts scheint, aber doch, bei Strafe dem gemeinen Menschenverstande anheimzufallen, nicht damit zu verwechseln ist, da es ja die Aufhebung und höhere Wahrheit des Links und die höhere Einheit oder Identität des Rechts und Links zugleich, der concrete Begriff des Rechts, die Wiedereinkehr des Rechts in sich selbst, das seinem Begriffe gemäß gewordene Rechts, die Zusammenschließung des allgemeinen Rechtsbegriffs mit dem Besondern im Einzelnen, gleichsam die Blüte zur Knospe des Links und zum Stengel des ersten Rechts ist.

Wer dieß Alles, wie nicht anders zu erwarten, wohl begriffen hat, hat hiemit das ewige Verhältniß von Links zu Rechts begriffen und kann fortan, wenn er an einen Scheideweg kommt, unmöglich mehr irren, da, wenn er auch den linken Weg einschlüge, er den rechten aufgehoben mit gienge, Irrthum aber nur die höhere Wahrheit der Wahrheit selbst ist, auch im dialektischen Proceß nichts darauf ankommt, wohin das gleichgültige verschwindende Moment der Beine, sondern nur wohin der ewige Begriff der Beine kommt.

In anderer Weise kann man auch die dialektische Methode erklären als die Selbstbewegung des Begriffs im Blauen. Der Dialektiker setzt nämlich seinen Begriff ins Blaue, giebt ihm das Negationszeichen als Stock in die

Hand und sagt: jetzt mache deinen Weg! Der Begriff findet nichts, worauf sich im Blauen zu stützen, und macht eine Zeit lang vergebliche Anstrengungen, von der Stelle zu kommen; endlich fällt er auf das rechte Mittel, ergreift den Stock und prügelt sich selbst damit von der Stelle; jeder Schlag treibt ihn nämlich einen Schritt vorwärts in der Richtung, die er selber zu gehen Lust hat, ohne daß sich der Dialektiker noch darum zu kümmern und etwas Anderes dazu zu thun nöthig hat, als das Blaue recht weit und rein zum ungehinderten Fortschritt des Begriffs zu erhalten; was vor Allem nöthig macht, alles empirische Wissen bei Seite zu räumen.

Die vorige Schilderung ist freilich in so fern nicht ganz treffend, als der Begriff die Negation, mittelst deren er sich im dialektischen Proceß fortzuhelfen hat, auch aus sich selbst zu nehmen, und weniger in die Weite zu schreiten, als in die Höhe zu erheben hat. In der That soll mit dem dialektischen Proceß durchaus nichts vor sich gebracht werden, nur um die Höhe, immer um die Höhe ist es dem Dialektiker zu thun.

In diesem Betracht nun kann man vielleicht die dialektische Methode noch passender als das Kunststück des Menschen erklären, der sich an seinem Nichtmenschen dem Zopf selber aus dem Sumpfe zieht; woher auch offenbar der Ausdruck des Sichselbstaufhebens des Begriffs entlehnt ist. Freilich muß man, da die ganze Bewegung das Prädicat der Ewigkeit tragen soll, nicht erwarten, solche in endlicher Zeit erfolgen zu sehen, sich also auch nicht irren lassen, wenn man nach einiger Zeit den Mann immer noch mit der Hand am Zopfe im Sumpfe stecken sieht. Gewiß ist, daß die ewige Idee, sich darüber emporzuheben, ihn bei seinen Anstrengungen ewig durchdringt, und auf die Idee kommt es überall bei der dialektischen Methode nur an. Endlich reißt doch der Zopf los; die Idee fällt von sich selbst als Natur ab, welche im Sumpfe stecken bleibt, den Fröschen und Molchen d. i. Naturforschern zur Beute, indeß der mit dem Zopfe herausgezogene Geist triumphirend in die Höhe geht und die Dialektiker als dienende Engel um sich sammelt.

Eine nähere Erörterung der Vortheile, welche die dialektische Methode zu gewähren vermag, wird dienen, ihr Wesen noch mehr ins Licht zu setzen. Ich betrachte zuvörderst einige praktische.

Einen leeren Beutel kann man dialektisch ganz einfach dadurch zu einem vollen machen, daß man ihn wiederholt umwendet. Zwar hält jeder Dialektiker blos das Geld aus seinem eignen Beutel für gültig; aber er braucht auch kein anderes, da er es sich eben so beliebig selbst machen, als selbst damit bezahlen kann.

Eine Treppe kann man dialektisch ganz wohlfeil aus einer einzigen Stufe bauen, indem man die erste immer wieder wegnimmt und auf sich selbst setzt. Zwar glaubt man beim Hinansteigen einer solchen Treppe auf Nichts zu treten; aber man kommt doch oben an, und das ist die Hauptsache. Anfangs schwindelt man; zuletzt geht es in Sprüngen.

Sein Vieh mästet man dialektisch dadurch, daß man

es wiederholt sich selbst auffressen läßt. Die dialektische Fütterung besteht nämlich nicht darin, dem Thiere Futter in die Krippe zu legen, sondern ihm das Futter möglichst zu entziehen. Hiedurch zwingt man dasselbe endlich, vor Hunger sich selbst aufzufressen, und nach jeder Selbstverschlingung kommt es noch einmal so dick als vorher zum Vorschein, was man beliebig fortsetzen kann.

Seinen Oberboden füllt man dialektisch dadurch, daß man leeres Stroh mit leerem Stroh drischt, und insbesondere auch seine Schüler dazu anhält. Je leerer das Stroh, desto mehr giebt es beim Dreschen her, und die ganze Schwierigkeit liegt nur darin, das Stroh wirklich vorher ganz leer zu machen; indeß gewöhnt sich der dialektisch gebaute Acker allmälig daran, gleich blos leeres Stroh zu tragen.

Sogar dem Thierreich ist die dialektische Methode zu empfehlen. Ein gewöhnlicher Hund kommt nicht vom Flecke, wenn er sich in den Schwanz beißen will; ein dialektischer Hund aber kommt um die ganze Welt, inindem er seinem Schwanze von vorn nachläuft, was unstreitig zu seiner Ausbildung viel beitragen muß.

So viel von den praktischen Vortheilen, welche die dialektische Methode zwar noch nicht geleistet hat, aber theoretisch durchaus zu leisten im Stande ist. Kommen wir jetzt zu den theoretischen Vortheilen, welche sie eben dadurch wirklich geleistet hat, daß sie sich über den Stand erhoben, praktische wirklich zu leisten, insbesondere zu denjenigen, welche uns selbst für unsere wissenschaftliche Aufgabe, der wir nun näher treten, zu Statten kommen sollen.

1 Die Begriffe verlieren durch Behandlung mittelst der dialektischen Methode gänzlich ihre bornirte Steifheit und indem sie selbst nicht mehr wissen, wo ihnen der Sinn steht, werden sie dadurch um so geeigneter, in jeden Sinn des Philosophen einzugehen, wie der Falke erst schwindlich gemacht werden muß, um sich nach dem Sinne des Jägers brauchen zu lassen. Indem nämlich der Begriff sich selbst in eine höhere Region aufhebt, hebt er zugleich seine frühere Bedeutung in so fern auf, daß sie nicht mehr Statt findet, aber zugleich auch in so fern, daß er sie wie andere gut aufgehobene Sachen immer wieder beliebig hervorsuchen kann, so daß nicht nur der Begriff des Aufhebens, sondern überhaupt jeder Begriff in der dialektischen Methode mindestens drei Bedeutungen hat, wovon je zwei einander gerade entgegengesetzt sind, und von denen man vorkommenden Falls sich die passendste auslesen kann. Man sagt in dieser Beziehung auch, die dialektische Methode mache die Begriffe flüssig, und sieht es als ein Zeichen ihrer geschickten Anwendung an, wenn sie alles Handgreifliche zwischen den Händen zerlaufen läßt. Wem des Flüssigen zu viel wird, dem steht es frei, es mit der Streusandbüchse der Herbart'schen einfachen Wesen, die Gott zu diesem Behuf mit der dialektischen Methode zusammen geschaffen, aufzutrocknen.

2) Die dialektische Methode gewährt durchaus absolute Evidenz und Wahrheit; da nun jeder Philosoph, indem er die Begriffe nach seinem Sinne braucht, eine andere absolute Wahrheit findet, so hat die dialektische

Methode vor der mathematischen, die bei jedem Gegenstande nie über eine absolute Wahrheit hinaus kommt, den wesentlichen Vorzug, daß durch sie das Gebiet der absoluten Wahrheiten außerordentlich erweitert wird. Bekanntlich heißt das große Gebot der Wahrheit: eure Rede sei ja ja, nein nein; indem nun immer ein Dialektiker ja ja, ein anderer dagegen nein nein ruft, entwickelt sich so die absolute ewige Wahrheit mit jedem Widerspruch in ihr immer weiter.

3 Die absolute Evidenz und Wahrheit der dialektischen Methode hindert daher auch nicht im geringsten, Alles, was der Erfinder dieser Methode, der große Hegel, mittelst derselben gefunden, für irrig und falsch zu erklären, mit einziger Ausnahme der Methode selbst; ja es wird dieß, wenn nicht die Philosophie zu einem starren, todten, verknöcherten Wesen werden soll, mit der Zeit sogar unumgänglich nöthig. Dieß giebt Jedem, der die dialektische Methode nach ihrem Meister gebraucht, den Vortheil, viel größer als der Meister selbst zu werden, indem er das von ihm Gefundene mittelst derselben Methode wieder aufhebt, durch die es dieser gefunden, natürlich mit schuldiger Danksagung dafür, daß er, der Meister, ihn die absolut wahre und sichere Methode gelehrt habe, sich selbst von ihm aufheben zu lassen.

Von diesen Vortheilen der dialektischen Methode, insbesondere dem letzten, mache ich nun auch meinerseits im Folgenden Gebrauch, indem ich zur Sache komme.

Um die ganze Hegel'sche Philosophie mit einem

Male durch einen Hauptschlag über sich selbst zu erheben, hebe ich gleich von vorn herein die ganze Grundlage derselben in ihr Gegentheil auf, was offenbar durch den Entwicklungsgang der absoluten Idee jetzt eben gefodert ist, da es sonst jetzt nicht geschähe. Hegel geht von der absoluten Position des Seins aus, um sie zur Negation aufzuheben; der zeitgemäß gewordene Umschlag verlangt also, daß man künftig von der absoluten Negation des Seins auszugehen anfange, um sie in die Position aufzuheben. Dieß rechtfertigt sich nach den Gesetzen der dialektischen Aufhebung zum Höhern zwar von selbst, kann aber auch für den gemeinen Menschenverstand so bewiesen werden, daß daraus nachmals dessen eigne Aufhebung in das Gegentheil entsteht, wodurch noch in anderer Beziehung das Hegel'sche System vervollkommt wird. Denn nach diesem ward bisher gefodert, daß man gleich von vorn herein mit Zurücklassung des gemeinen Menschen-Verstandes in die Philosophie hineinspringe, was Vielen, bei denen dieß Erbübel zu fest sitzt, den Eingang sehr erschwerte; da die natürliche Eingangsweise, wodurch die Philosophie zur Weltphilosophie werden muß, doch nur die sein kann, den gemeinen Menschen-Verstand, womit Jeder anfängt, sich durch sich selbst um sich selbst bringen oder in sein philosophisches Gegentheil umschlagen zu lassen, welchem Erfoderniß, wie man sehen wird, das Folgende vollkommen genügt.

Ich sage also, um mich anfangs an den gemeinen Menschen-Verstand zu wenden: eine reine Position mag sich anstrengen wie sie will, sie wird es aus sich selbst nie zu einer Negation bringen; es sei denn, daß sie ihr zuvor heimlich in die Tasche gesteckt worden wäre. Dagegen braucht die reine Negation blos ihr eignes Wesen an sich selbst zu bethätigen, sich auf sich selbst zu reflectiren, sich selbst zu negiren, so schlägt sie sofort von selbst in das reine positive Wesen als ihr Widerspiel um, welches nach dialektischen Principien, wo gegenüber und drüber dasselbe ist, auch ihr Höheres ist. Indem sie nun dasselbe Spiel an sich selbst wiederholt, kommt sie hiemit immer weiter oder höher; und producirt dabei Materie und Geist, Süd- und Nordpolarität, kurz alle Sätze, Gegensätze und aufgehobene Gegensätze der Welt. Trifft sie aber ja unterwegs einen Punct, wo sie nicht mehr vorwärts zu kommen weiß, so geräth sie außer sich,*) dann geht es wieder.

In der That, was kann aus der Negirung einer Negation Anderes herauskommen, als ein positives Etwas. Negirt sich aber dieß Etwas, so wird nach dem Geiste der dialektischen Methode nicht wieder die erste Negation daraus, sondern das Etwas schlägt in sein Gegentheil um, indem der einmal gewonnene Begriff des Etwas in dem neuen Producte als aufgehobener stecken bleiben muß. Negirt sich dieser Gegensatz des Etwas wieder, so wird nicht das vorige Etwas, sondern, da es ja immer aufwärts geht, ein schon höher poten-

---

*) Nach Hegel bekanntlich im Umschlagen des absoluten Begriffes zur Natur.

zirtes Etwas daraus, in dessen Auffindung sich der Scharfsinn des Philosophen zu beweisen hat. Dieses schlägt wieder in seinen Gegensatz um u. s. f., bis die ganze Welt mit allen Positionen und Negationen, die sie einschließt, da ist.

Natürlich nun ist eine Negirung an sich selbst nichts Schaffendes; sie wird es eben nur dadurch, daß sie sich selbst negirt, hiermit ihr eignes Wesen aufhebt, zerstört. Daß sie dieß aber thut, muß in ihrem Wesen selbst liegen; denn warum thäte sie es sonst; also ist Zerstörung, Selbstzerstörung, nicht Schöpfung das Urprincip der Welt. Indem das zerstörende Princip anfangs nichts fand als sich selber, woran es seine zerstörende Macht äußern konnte, zerstörte es sein zerstörendes Wesen selbst und ward so erst zum schöpferischen Princip. Wie hätte dagegen umgekehrt aus einem schöpferischen Princip durch Bethätigung seiner selbst an sich selbst ein zerstörendes Princip hervorgehen können, was doch in der Welt eben so gut als das schöpferische Princip vorkommt; denn Alles, was in der Welt entsteht, vergeht auch wieder.

Hiemit hätte ich meine Aufgabe und zugleich die Pflicht erfüllt, welche jedem dialektischen Philosophen obliegt, Gott, der in Betreff der Einsicht in sich und seine Werke nun einmal ganz auf den dialektischen Philosophen gewiesen ist, darüber aufgeklärt zu haben, wie er eigentlich sich und die Welt geschaffen, gezeigt zu haben, welches der Anfang vor dem Anfang sei.

Natürlich konnte nach Vorigem auch das erste Licht nur aus der Negation des Lichts, dem Dunkel, ja aus einem Dunkel, was noch dunkler war, als alles heutige Dunkel, nicht umgekehrt geboren werden; es konnte nur als Selbstaufhebung dieses Dunkels, als Schatten des absoluten Schattens entstehen, daher auch die Alten ganz richtig Alles aus der Nacht geboren werden lieszen. Sofern nun die im Menschengeiste zum Selbstbewußtsein kommende dialektische Methode demselben nur ein höheres Licht anzündet, kann das Licht, was dadurch dem Menschen zu Theil wird, als der Schatten vom Schatten eines Schattens angesehen werden, wobei zwar der gemeine Menschenverstand nichts sehen kann, der daher ein Talglicht immer vorziehen wird, wohl aber der Schatten des Schattens vom Schatten des gemeinen Menschenverstandes.

Und hiemit gewinnt diese Schrift, welche mit dem einfachen Schatten anhob und mit der dritten Potenz des Schattens endigt, passend selbst ihren dialektischen Schluß als ein in sich zurücklaufender Schatten.

VI.

Stapelia mixta.

1824 — 1873.

Vorwort,

oder im Grunde Nachwort, nämlich zum Titelblatte. — Ich wollte mein Buch, das die Welt sehen sollte, gern die Mode mitmachen lassen, und es demzufolge mit einem Blumennamen taufen. Hiebei gerieth ich in keine geringe Verlegenheit. Ist nichts an einem Buche neu, soll's doch wenigstens der Titel sein. Nun stand der Name fast aller Kinder Florens, die ich kannte, schon auf Büchertiteln; das Werk, an welchem ein berühmter Botaniker jetzt arbeitet, ein Auszug aus einem System der Botanik für Schriftsteller, welche um neue Blumennamen verlegen sind, war noch nicht heraus, und überdieß, wer stand mir bei meiner geringen Bewandertheit im belletristischen Blumengarten dafür, daß eine Blume, die ich noch für jungfräulich hielt, nicht doch schon mit dem Papier eine Vermälung eingegangen war. Was zu thun? Glücklicherweise besinne ich mich, einmal in einem Becker'schen Almanach gelesen zu haben: Guter Rath für diejenigen, welche nicht wollen, daß ihre Kinder mit andern gleichen Namen führen: „Nenne deinen Sohn Judas Ischarioth." Zugleich fällt mir ein auf meinem Fenster stehendes Exemplar von Stapelia mixta in die Augen, einer Blume von sombrer Farbe mit grell untermischten lichten Flecken, die einen Geruch verbreitet, daß die Asfliegen aus Irrthum ihre Eier darauf legen. Nun dachte ich, so wenig je ein Christ sein Kind Judas Ischarioth, so wenig wird je ein duftender Belletristiker das seine mit dem Namen einer solchen Blume benannt haben. Dieß löste meinen Zweifel.

1. Aus einer Symbolik der Kegelschnitte.

Unter Linien zweiter Ordnung oder Kegelschnitten versteht man bekanntlich Kreis, Ellipse, Parabel, Hyperbel, indeß die gerade Linie als Linie erster Ordnung zählt. Kegelschnitte heißen jene Linien, weil sie sich sämmtlich als Schnitte aus einem geraden Kegel erhalten lassen, der Kreis durch einen Schnitt senkrecht auf die Axe, parallel mit der Grundfläche, die Ellipse durch einen Schnitt schief gegen die Grundfläche und gegen die Seitenflächen, die Parabel durch einen Schnitt parallel mit einer Seitenlinie, die Hyperbel durch einen Schnitt parallel mit der Axe. Die mathematischen Gleichungen aller Kegelschnitte treten als besondre Fälle unter eine allgemeine Gleichung, welche alle umfaßt.

Kreis und Ellipse sind geschlossene endliche Figuren; die Parabel läuft mit zwei Armen in die Unendlichkeit aus, indem man den Kegel, aus dem sie geschnitten wird, sich in die Unendlichkeit fortgesetzt denken kann; die Hyperbel besteht in geometrischer Vollständigkeit sogar aus zwei gleichen, aber von einander abgesonderten, einander ihre Convexität zukehrenden Figuren, deren jede mit zwei

Armen in entgegengesetzter Richtung als die andre in die Unendlichkeit hinausfährt (S. 336), indem man sich den Kegel, aus dem die Hyperbel geschnitten wird, denselben als stehend angenommen, über seine Spitze hinaus nach Oben ins Unbestimmte erweitert denkt, so daß über der Spitze des untern Kegels ein gleicher nur umgekehrter Kegel (ähnlich wie bei einer Sanduhr) zu stehen kommt. Denselben Schnitt aber denkt man sich durch beide Kegel im Zusammenhang geführt.

Der Kreis hat blos einen Brennpunct, die Ellipse schließt deren zwei ein, von der Hyperbel hat jede beider Theilfiguren ihren Brennpunct. Alle diese Brennpuncte liegen noch in der Endlichkeit; die Parabel aber hat einen Brennpunct in der Endlichkeit, den andern in der Unendlichkeit.

Damit soll blos an Bekanntes oder als bekannt Vorauszusetzendes erinnert werden. Nun meine ich, daß durch die Verhältnisse dieser einfachen Figuren manche allgemeine Verhältnisse in abstracter Versinnlichung, kurz symbolisch, dargestellt werden können, und gebe hievon folgendes Beispiel:

Der Brennpunct in jeder der angeführten Linien stelle eine Seele vor; die Strahlen, die von da nach dem Umkreise, welcher die Außenwelt repräsentirt, gezogen werden können, stellen die activen Bestrebungen und Thätigkeiten, die von der Seele in die Außenwelt ausgehen, vor; hingegen die Strahlen, die vom Umkreis in den Brennpunct fallen, die Empfindungen und Gefühle, welche die Seele receptiv von Außen in sich aufnimmt.

Wenn also ein Strahl, der von einem Brennpuncte an den Umkreis fiel, in einen andern Brennpunct zurückgebrochen wird, wozu man sich den Umkreis spiegelnd zu denken hat. so sind des zweiten Brennpuncts Gefühle nach dem Symbole durch Bestrebungen oder Handlungen des ersten Brennpuncts unter Zwischenwirkung der Außenwelt, ohne welche überhaupt kein Verkehr von Seelen möglich ist, veranlaßt worden.

Hienach symbolisirt mir der Kreis die Selbstliebe, den Egoismus; die Ellipse das Ideal der Freundschaft; die Parabel das der Liebe gegen das Unendliche, Göttliche; die Hyperbel das des bittersten Hasses, — das Ideal, sofern das Symbol das betreffende Verhältniß in größter Reinheit und Vollendung, als gäbe es nichts Andres, vorstellt.

Der Kreis also soll für den Egoismus gelten. In der That der absolute Egoist handelt nur um seinetwillen; er läßt nur Strahlen gegen die Peripherie ausgehn, damit angemessene Gefühle und Empfindungen in seine Seele durch die Rückwirkung kommen; er ist ganz in sich abgeschlossen: was er auch thun mag, davon hat nichts auf eine Seele außer ihm einen Zweckbezug. Der Strahl, der aus dem Mittelpuncte des Kreises kommt, wird ewig wieder in ihn zurückgebrochen.

Die Ellipse läßt sich als ein Kreis mit in zwei Brennpuncte auseinandergetretenem Mittelpunct betrachten. Eine Seele hat sich in zwei gespalten, und beide existiren noch mit und durch einander; jede ist die Seele eines Freundes; jede wirkt nur, um in der andern angemessene Gefühle und Empfindungen zu erregen; denn welcher Strahl auch von dem einen Brennpuncte an die äußere Peripherie fällt, der nimmt seine Richtung nach dem andern Brennpunct zu; was der eine denkt und hat, das gießt er in des andern Seele aus; um die Außenwelt bekümmern sich beide nur, insofern sie mittelst ihrer in Bezug auf einander wirken können, sie leben nur für einander; beider Gefühle und Bestrebungen ergänzen einander stets; alle gebrochnen Ellipsenradien sind nach bekannter Eigenschaft der Ellipse gleich der großen Axe, welche beide Brennpuncte, Seelen, zunächst verbindet; sie können jede einzeln nichts denken und fühlen, was nicht mit der andern Gefühlen und Bestrebungen so zusammen stimmte, daß es dieses Band darstellte. Es ist kein Mein und Dein in der Ellipse, was in ihr vorhanden ist, gilt für beide Brennpuncte gleich. *)

*) Wollte man die Liebe zwischen Mann und Weib darstellen, so würde dieß nicht wohl durch die Ellipse geschehen können, weil die Ungleichheit beider Geschlechter keine Repräsentation darin fände. Aber wahrscheinlich würde die Eiform dazu tauglich sein, welche eine höhere Modification der Ellipse (eine Linie 4. Ordnung) ist. Sie hat nämlich 2 Brennpuncte gleich der Ellipse; aber statt daß bei der Ellipse die Summe beider Radii vectores, die von den Brennpuncten nach demselben Puncte des Umkreises gezogen werden, eine constante Größe ist, also, wenn der eine a, der andere b heißt, $a+b=$ Const. ist, ist bei der Eifigur $a+nb=$ Const. wo n ein bestimmter Bruch; d. h. der eine Radius, plus einem ganz bestimmten Bruchtheil des andern Radius ist eine constante Größe. Vergl. hierüber eine Abhandlung von

Nehmt nun die Hyperbel: beide Freunde sind durch einen ungeheuren Haß gespalten worden; der eine hat sich von dem andern abgekehrt; jeder reißt seinen Brennpunct heraus, hält ihn für sich fest, und mag mit dem andern nichts zu schaffen haben, sie fliehen sich in Ewigkeit; nein, sie sind noch aneinander gebunden, aber durch die Bande des feindseligsten Hasses, ihre Gesinnungen beben divergirend vor einander zurück bis ins Unendliche, aber doch bleiben sie hadernd einander gegenüberstehn; und daß jedes Gedanken nur vor des andern Seele zurückfahren, sieht man daraus, daß die Divergenz der Strahlen ihr Centrum in dem gegenüberstehenden Brennpuncte findet. Stellt man nämlich ein Licht in den Brennpunct einer hyperbolischen Wölbung, so werden die Strahlen von dieser in solcher Weise divergirend zurückgebrochen, daß sie, nach der gegenüberstehenden Hyperbelfigur verlängert gedacht, in deren Brennpunct sich schneiden würden. Was in der Ellipse das Band war, die große Axe, ist in der Hyperbel in den Gegensatz übergegangen; und alle Strahlen, die von einem Brennpuncte in den andern fallen könnten, sind sich nur in der Differenz gleich.

Die Parabel ist ein erhabnes Symbol, das Symbol der Liebe zu einem Ideal, zu Gott, zum Uebersinn-

---

mir in den Berichten der sächs. Soc. vom 18. Mai 1849. S. 50. Indeß würde zur Anwendbarkeit des Symbols noch gehören, daß auch eben so wie bei der Ellipse jeder von einem Brennpunct ausgehende Strahl durch die als spiegelnd gedachte Oberfläche nach dem andern zurückgeworfen wird, mithin wirklich ein eigentlicher Brennpunct hier anzunehmen, worüber noch keine Untersuchung vorliegt.

lichen, zu jedem Schönen und Großen, was, nur in der Unendlichkeit erreichbar, der Seele vorschwebt. Alle Strahlen, die der Brennpunct der Parabel aussendet, laufen nach einer bekannten Eigenschaft dieser Curve in gleichförmiger Richtung nach dem andern Brennpunct, der in der Unendlichkeit liegt; alle Bestrebungen und Gedanken sind nur dahin gerichtet; umgekehrt kann kein Strahl in die Seele fallen, der nicht vom Unendlichen ausgegangen wäre; alle Gefühle beziehen sich auf dieses. Es müßte eine schöne symbolische Bedeutung geben, wenn man eine Kirche mit parabolischer Wölbung bauen könnte, die freilich an einem Ende offen bleiben müßte, weil die Parabel selbst keine geschlossene Figur ist, und dann an einer Stelle anzubringen wäre, wo die davor liegende Gegend dem kirchlichen Charakter entspräche. In dem Brennpunct wäre Altar oder Kanzel anzubringen, so daß der Priester gleichsam als die Seele der Gemeine erschiene, und wenn er betete, sein Gebet in der Idee in die Unendlichkeit, des Ewigen Wohnung, hinein hallte, und man sich selbst dabei im Symbol anschaulich vorstellen könnte, wenn er lehrte, daß es Stimmen des Ewigen seien, die in das Allerheiligste der Kirche, den Brennpunct, sich concentrirten, und so in des Priesters Seele fielen, die darin stände, und sie nur wieder aus sich hervor strahlte.

Eine Liebe des absolut Teuflischen giebt es nicht; ja das Symbol für sie ist unmöglich ($y^2 = \sqrt{-px}$); es müßte eine Parabel sein, die sich vom Brennpuncte, der in der Unendlichkeit läge, abkehrte, und seinem Gegensatze zueilte; aber die Mathematik zeigt, daß es ein solches Symbol gar nicht geben kann. Es giebt nichts Schlimmres in der Welt, als den absoluten Egoismus, die Selbstliebe, die Alles, was sie thut, auf sich zurückbezieht; was die Parabel thut, das thut sie ohne allen Bezug auf sich, denn der Strahl hat in Unendlichkeit zu laufen, ehe er zum ersten Brennpunct wiederkehren kann; daher ist die Parabel zugleich das Symbol der Tugend, welche nur dadurch, daß sie für das All gewirkt hat, für sich und auf sich zurückwirken will; und das Symbol der Tugend fällt mit dem Symbol der Liebe gegen das Göttliche zusammen.

Denkt man sich einen unendlich großen Kreis, der das All befaßt, so ist, wie sich Extreme stets berühren, und im Unendlichgroßen alle unsre Symbole in einander verlaufen, dieser Kreis zugleich das Symbol des absolutesten Egoismus und der absolutesten Liebe gegen Andre. Gott, als Mittelpunct des Allkreises, kann sich nur selbst lieben, insofern außer ihm nichts ist; denn die Peripherie, die Welt, gehört ihm wesentlich wie uns der Körper zu; aber indem er nur sich liebt, liebt er zugleich Alles, was es giebt; die Liebe gegen seine Geschöpfe ist ihm Selbsterhaltungstrieb; und er mag nur sich erhalten, indem er alle seine Geschöpfe, nur Theile desselben unendlichen Ganzen erhält.

2. Extrema sese tangunt.

Ich habe früher einmal den Satz ausgesprochen, daß, wenn man sich von einem Puncte in zwei entgegengesetzten Richtungen eine gerade Linie bis ins Unendliche fortlaufend denkt, ihre beiden Endpuncte in der Unendlichkeit zusammenstoßend gedacht werden müssen; dagegen sie dem ersten Anschein nach schlechthin unendlich weit von einander entfernt sein sollten,

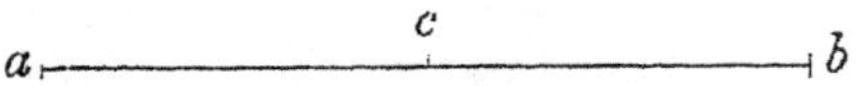

daß z. B., wenn man sich ca auf der einen und cb auf der andern Seite bis ins Unendliche verlängert vorstellt, der Endpunct a mit dem Endpunct b zusammenfalle. Für diese Paradoxie lassen sich doch mathematische Gründe aufstellen.

Jede Linie ist von jedem Punct aus nicht blos nach einer Richtung hin zu betrachten, sondern nach zweien; es wäre möglich, daß zwei Puncte nach Einer Richtung unendlich weit von einander abständen, und nach der entgegengesetzten doch sich unendlich nahe wären, d. h. zusammenfielen. Ich will dieses erst an einer krummlinigen Richtung deutlich machen; wiefern es sich auf die gerade übertragen lasse, wird sich zeigen.

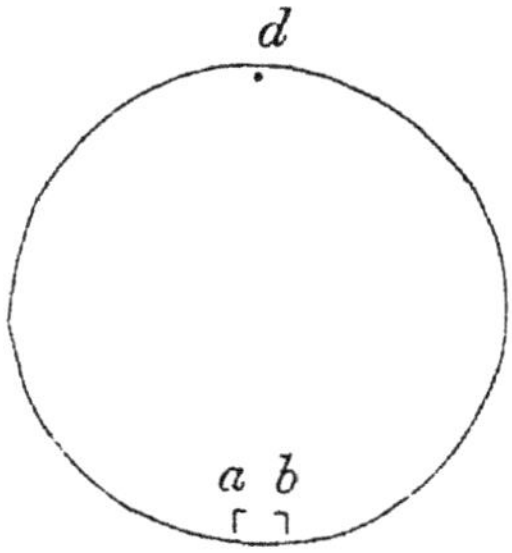

Gesetzt, man habe eine Kreisbahn, und zwei Personen a und b ständen erst beide im Puncte d, so werden sie, wenn sie in entgegengesetzter Kreisrichtung von d aus nach da und db fortschreiten, doch wieder, ungefähr da, wo es die Figur zeigt, zusammenkommen; auf gleiche Weise, wie zwei Menschen, die von einem Puncte der Erde in demselben Breitegrade nach entgegengesetzter Richtung fortschreiten, auch wieder zusammentreffen. Das gilt aber nur von der krummlinigen Richtung, sagt man; sollen deßhalb auch zwei Menschen, die in gerader Linie von einem Puncte nach entgegengesetzten Richtungen fortschreiten, wieder zusammenkommen? In der Unendlichkeit, ja. Man lasse den Kreis, der oben klein dargestellt worden ist, noch einmal so groß werden, so wird seine Krümmung an jeder Stelle um die Hälfte vermindert sein; man lasse ihn so groß, als den Aequator unsrer Erde werden: für unser menschliches Auge wird jedes Stück dieses Kreises von einer geraden Linie nicht mehr unterschieden werden können; man lasse den Kreis geradezu unendlich groß werden, und alle seine Stücke, so groß man sie auch nehmen will, werden absolut von einer geraden Linie nicht zu unterscheiden sein, und doch wird immer noch das Obige von ihm gelten, daß, wenn man von einem Puncte desselben in entgegengesetzter Kreisrichtung — die aber hier mit der geradlinigen zusammenfällt — mit Jemandem fortschreitet, man wieder mit ihm zusammentrifft, aber freilich erst in der Unendlichkeit. Gesetzt also, ich schreite wirklich im Raume auf gerader Linie mit Jemand in entgegengesetzter Richtung von demselben Puncte fort, so ist es für mein Vorstellungsvermögen gleich, ob ich jedes beliebige Stück der durchschrittenen Linie für ein Stück eines unendlich großen Kreises oder einer geraden Linie nehme, und ich kann mich mithin freuen, — wenn ich sonst nicht davor zurückbebe die Unendlichkeit auszumessen — mit meinem Freunde endlich wieder zusammenzutreffen. — Auf eine andre Weise ließe sich die Sache so probabel machen: zwei Puncte fallen dann für die Anschauung, wie für den Begriff, zusammen, wenn absolut kein Punct mehr zwischen ihnen gedacht werden kann; für die Anschauung ist die Unendlichkeit nicht, also müssen wir, wiefern wir noch von Beziehungen in ihr sprechen wollen, uns an den Begriff halten. Nun sieht in einer geraden Linie jeder Punct nach zwei entgegengesetzten Richtungen, z. B. in der Linie 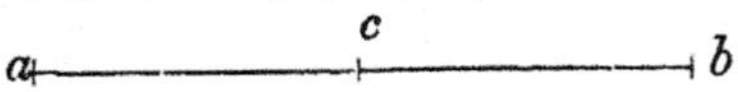

der Punct c sowohl nach ca, als nach cb, wie theils die unmittelbare Anschauung, theils die Beschaffenheit des

Puncts als Theil einer Linie ergiebt. Hat nun ca und cb das All durchgelaufen, so kann es über ca und cb hinaus keine räumlichen Pun te mehr in diesen Richtungen geben (obwohl nach bc und ac zwischen a und b noch unendlich viel Puncte existiren), weil diese, vermöge der angenommenen Unendlichkeit der beiden Linien, sonst schon durchlaufen sein müßten; da nun zwischen a und b in der Richtung ca und cb kein Punct mehr gedacht werden kann, der sie trenne, denn dieser wäre durchlaufen, so müssen, dem Begriff vom Zusammentreffen zufolge, beide nach diesen Richtungen zusammenfallen, und werden nun in einer Richtung unendlich nahe, in der andern unendlich weit entfernt sein, was auch im Grunde in der Linie 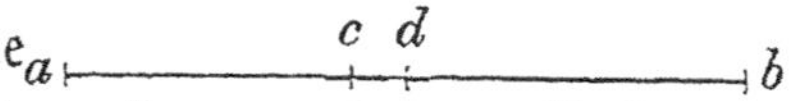

mit den Puncten cd Statt hat; nach den Richtungen cd, dc sind sie ganz nahe, nach ca, db unendlich weit auseinander, und man kann daher selbst jeden Punct cd in unsrer Welt als in dem Zusammentreffen zweier, von einem unendlich entfernten Puncte entgegengesetzt ausgelaufenen, geraden Linien existirend betrachten. Auf diese Weise ist ein endlicher Kreis nur das endliche Bild einer unendlichen geraden Linie, und umgekehrt eine gerade endliche Linie ist nur ein Fragment eines unendlich großen Kreises, und sich linear ausdehnen heißt, zum unendlich großen Kreise werden wollen.

Auch die Mathematik giebt zu dieser Behauptung einen auffallenden Beleg in der Art, wie die Formel für die Hyperbel aus der für die Ellipse entsteht. Die Formel für die letzte, die Abscissen vom Anfangspuncte der großen Axe angenommen, ist bekanntlich $y^2 = px - \frac{px^2}{2a}$; man nehme nun die große Axe negativ, daß also alle ihre Beziehungen umgekehrt werden, so wird aus der Ellipse die Hyperbel,

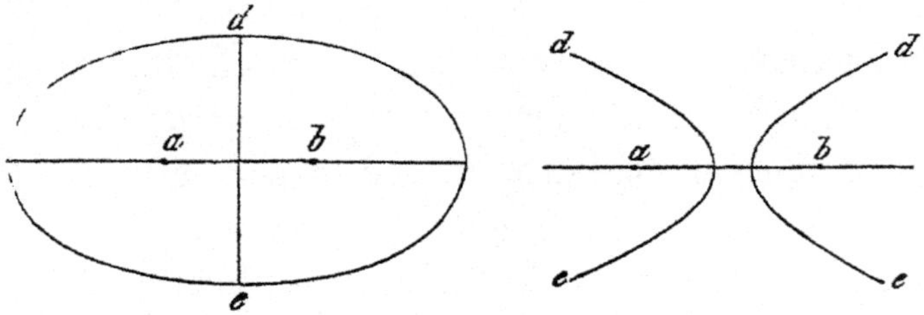

in welcher die Hälften a und b, statt wie in der Ellipse sich ihre Concavität zuzukehren, sich die Convexität zuwenden; und wo beide Hälften in den Puncten d und e zwar erst in der Unendlichkeit zusammenstoßen können, aber doch zusammenstoßen müssen, da die Gleichung für die Hyperbel ganz die für die continuirliche Ellipse ist, nur daß das Zusammenlaufen in der einen Richtung, durch Substitution des negativen Zeichens an die Stelle des positiven in der Formel, in ein Zusammentreffen in entgegengesetzter Richtung verwandelt werden muß; wodurch die Hyperbel mit ihren Spinnenbeinen entsteht.

Dieß ist übrigens nicht der einzige Beleg, den die Mathematik für diesen Satz giebt: sie giebt ihrer sehr viele, die zuletzt alle ihre Gültigkeit von dem allgemeinen Satz erhalten, daß eine Größe in die entgegengesetzte eben so wohl durch Unendlichkeit als durch Null übergehen kann.

Als einen so zu sagen sichtbaren Beweis ließe

sich vielleicht eine bekannte Erscheinung der Katoptrik anführen. Wenn man auf die Axe eines sphärischen Hohlspiegels, in eine sehr große Entfernung von seiner Oberfläche, ein Licht bringt, so werden alle Strahlen desselben in den Hauptbrennpunct des Spiegels von dessen Oberfläche zurückgeworfen, und man erblickt in diesem Puncte das Bild des Lichtes. Bringt man das Licht dem Spiegel näher, so entfernt sich das, zuvor im Hauptbrennpunct erblickte, Bild des Lichtes weiter von der Oberfläche des Spiegels und rückt dem Mittelpuncte der Spiegelkrümmung, der in der doppelten Entfernung, als der Hauptbrennpunct, von der Oberfläche des Spiegels, auf seiner Axe liegt, näher. Sowie das Licht in den Mittelpunct der Krümmung selbst gelangt, fällt es mit seinem Bilde, das jetzt auch in diesen Punct zurückgeworfen wird, zusammen. Nähert man das Licht dem Spiegel nun noch mehr, so geht das Bild, an Größe immer zunehmend, über den Mittelpunct hinaus, so daß das Licht jetzt zwischen seinem Bilde und dem Spiegel ist; und so, jemehr das Licht von dem Mittelpuncte der Krümmung nach dem Hauptbrennpuncte zu rückt, um so weiter entfernt sich des Lichtes Bild, so daß es, wenn das Licht in den Hauptbrennpunct selbst gelangt, in unendliche Ferne fällt, und in der Wirklichkeit gar nicht mehr erblickt werden kann. Nähert man jetzt das Licht der Spiegelfläche noch mehr, so daß es zwischen den Hauptbrennpunct und die Spiegelfläche tritt, so erscheint das Bild von neuem, aber jetzt auf einmal in entgegengesetzter Richtung, als vorhin; anfangs noch sehr fern und groß; allein immer näher und kleiner werdend, je näher man das Licht an die Spiegelfläche selbst bringt, wo es mit seinem Bilde abermals zusammenfällt. — Offenbar müßte man, wenn das Licht im Hauptbrennpuncte steht, sein Bild, wofern es möglich wäre mit den Augen in die Unendlichkeit zu reichen, eben so wohl wenn man sich nach der einen, als wenn man sich nach der entgegengesetzten Richtung kehrte, erblicken; da der Punct, wo es dann steht, blos den Grenzpunct der beiden Richtungen abgiebt, wo diese zusammenstoßen.

3. Verkehrte Welt.

Ich glaube, man kann kaum zu dem Anschein nach widersinnigern Vorstellungen gelangen, als wenn man sich die ganze Welt in Zeit und Bewegung, wie ein Uhrwerk, gleichsam rückwärts laufend denkt, so daß das consequens überall zum antecedens und umgekehrt wird.*) In einer solchen Welt legt man sich zu Bett, wenn man am muntersten ist, und erwacht schläfrig, so daß man sich die Augen reibt. Die Geburt besteht darin, daß Würmer und Pflanzen Stoffe von sich geben, aus denen man zu einem zusammengeschrumpften Greise zusammenbäckt, mit den Jahren jünger wird, zuletzt kindisch; nachdem man vielleicht der größte Weltweise gewesen ist, in den Windeln schreit; ja sein Leben endigt, indem man in den Leib eines Weibes hineintritt, und in deren allgemeine Säftemasse aufgenommen wird. Ein Schlag auf den Kopf, ein Giftpulver u. s. w. werden für lebenerregende Potenzen gelten; denn jedesmal wird man sich nachher wohler befinden als vorher; die Kirchhöfe werden Geburtsplätze und die Todtengräber Wehemütterstelle vertreten; der Zeugungsakt wird zum

*) Einige hieher gehörige Betrachtungen wurden schon S. 273 angestellt.

Tode selbst werden, der den Menschen ins Nichts hinübernimmt. Alle Gespräche werden so geführt, daß der Mensch erst nach seinen Worten bedenkt, was er sprechen will; jede Versöhnungsscene ist das Zeichen eines eintretenden Zankes; die Strafe geht allemal dem Laster voran, der Lohn der Tugend, inwiefern jetzt beides nachfolgt; wem als Mörder der Kopf abgeschlagen ist, der wird erst hingehn, die Strafe zu rechtfertigen. Nach dem Waschen ist man jedesmal am schmuzigsten und den Bart kann man sich nur anbarbieren. Mancher Handwerksmann wird die Stiefeln oder den Rock, den er macht, Jahre lang zuvor bezahlt bekommen; ja es ließe sich die Frage aufwerfen, ob dann nicht mancher Rock bezahlt werden würde, den der Schneider in Ewigkeit nicht machte. Man fängt an zu essen, wenn man am sattsten ist, und steht nach Ende der Mahlzeit hungrig auf; im Grunde indeß, bei entgegengesetzter Bewegung, wird das Essen auch nicht mehr **a priori**, sondern **a posteriori** erfolgen; der Dünger des Feldes wird in unsern Leib hineintreten, und dort synthetisch zu Fleisch, Aepfeln, Kartoffeln und anderm Gemüse verarbeitet werden, und als solche zum Munde heraustreten, das Obst an die Bäume hinanfallen, aus der Frucht dann die Blüte werden, diese in die Knospe übergehn, zuletzt der ganze Baum, immer kleiner werdend, zum Samenkorn sich zusammenziehn; das Fleisch wird aus dem Munde in den Topf übergehn, dort roh gekocht werden, dann in den Fleischbänken zusammen kommen und auf der Schlachtbank selbst werden daraus neue Ochsen und Schafe zusammengesetzt werden u. s. f.

Glücklich ist der, der einen zerrissenen Rock, ein verfallenes Haus erbeuten kann, aber je neuer beide aussehen, um desto näher sind sie ihrer Vernichtung; der neue Rock wird vom Schneider in Tuchlappen zertrennt werden, dann in den Kaufmannsladen wandern, von da zum Tuchmacher, zum Wollhändler und alle diese Menschen müßten arbeiten, um zuletzt den Rock des Menschen zu einem Kleide für das Schaaf zuzubereiten, dem es der Schaafscheerer anschüre; so würde es in allen Stücken gehen, daß der Mensch nur als Diener des Thieres erschiene, und, statt daß er jetzt von diesem Alles an sich reißt, dieß alles vom Menschen an sich risse.

Wie wäre es, wenn einmal ein solches Gericht ergienge? wenn die Welt, nachdem sie eine Weile vorwärts gelaufen ist, einmal anfienge, auf solche Weise rückwärts zu laufen? Es würde dieß nichts anders sein, als, während jetzt progressiv Gott sich in die Welt verwandelt, das Allgemeine in das Einzelne, daß dann regressiv die Welt in Gott übergienge, das Menschengeschlecht zum ersten Elternpaar würde, und dieß selbst in den Schooß, aus dem es hervorgieng, zurückkehrte. Eine Welt, wie die gesetzte, ist wenigstens an sich nichts Unmögliches; denn ist das ganze Weltgesetz umgekehrt, so ist der Zusammenhang um nichts weniger gesetzmäßig; ich mag eine unendliche Reihe vorwärts oder rückwärts, was freilich nur ein unendliches Wesen könnte, lesen, sie bleibt darum nichts desto weniger Einem Princip unterthan; jedes Wort, das sich vorwärts aussprechen läßt, läßt sich auch rückwärts aussprechen.

4. Friedrich Rückert.*)

Bei Gelegenheit der jüngst erschienenen Sammlung seiner Gedichte.**)

Man charakterisirt Rückert zur Hälfte, wiewol nur zur Hälfte, wenn man ihn einen Virtuosen in der Poesie nennt; nicht, weil er die Virtuosität blos halb besäße, sondern umgekehrt, weil die ganze Fülle derselben doch nur die Hälfte von Dem ist, was an ihm zu betrachten und großentheils zu schätzen ist. Ueber Ausdruck, Bilder, Rhythmus, Reim, kurz die ganze Aeußerlichkeit der Poesie übt er eine angeborene Macht aus; was nur immer zum äußern Zubehör des Gedankens gehört, von Andern erst mühsam diesem als Zuthat bescheert wird, wächst bei ihm ungesucht mit dem Gedanken, ja, zu üppig oft ohne den Gedanken hervor und gestaltet sich so bald als natürliche Anmuth, Leichtigkeit und Zierlichkeit, bald als eine Künstlichkeit, die eine Bewunderung ihrer Art in Anspruch

*) Aus den Blättern für literarische Unterhaltung 1835. No. 60—63.

**) Friedrich Rückert's gesammelte Gedichte (in Einem Bande). Erlangen, Heyder. 1834. Gr. 8. 2 Thlr.

nimmt. Ihm ist die Sprache der Poesie, die Andere erst wie eine ausländische erlernen müssen, die angeborene, die Muttersprache; er braucht den Mund nur zu öffnen, so entquillt ihm, wie jener märchenhaften Prinzessin, eine Blume und eine Perle. Darum beträgt sich aber auch Rückert als reicher Mann. Wenn man Wilh. Müller Jahr aus Jahr ein in seinem saubern sonntäglichen Handwerksrocke, Heine in seinem phantastischen Studentenaufzuge, Platen in seinem ängstlich gebürsteten antiken oder arabischen Maskenanzuge einhergehen und das alternde Kleid mit einigen zurückbehaltenen Abschnitten vom ersten Stück immer wieder aufputzen sieht, sieht man Rückert in immer neuen und prächtigen Gewändern sich verkleidet bald unter die Indier, Araber, Perser, Chinesen, Juden, jetzt unter den Pöbel und jetzt unter die Götter mischen; kein Ungeschick im Tragen des fremden Gewandes verräth ihn, und, was das Beßte ist, wenn er sich dann als Rückert gehen läßt, behält er nichts von jenen fremden Anzügen an sich, und indem er sich in schlichter Erscheinung vor uns stellt, sieht man jetzt, daß jene bunten Aeußerlichkeiten nicht die Zersplitterung, sondern die Ausstrahlung eines innern poetischen Kerns sind.

So schön aber dieser Kern ist, so verdient doch die fast noch wunderbarere Schale die erste Betrachtung. In der Kunst der poetischen Aeußerlichkeiten hat Rückert vielleicht die Dichter aller Zeitalter übertroffen; hierin ist sein Talent universal; hier fehlt er höchstens durch Ueberschreitung, nie durch Zurückbleiben hinter den Grenzen; hierin hat er seine Kraft und Meisterschaft vom frühesten Auftreten in seinen „Geharnischten Sonetten" bis zu seinen neuesten orientalischen Wunderwerken gleichmäßig beurkundet. Was die innere Seite der Poesie betrifft, so geselle ich zwar auch hierin Rückert unbedenklich den Beßten bei, aber nur auf beschränkterm Gebiete und nur in seinen beßten Erzeugnissen, zu denen freilich fast alle seine neuern gehören, denn diese sind goldener Sand, seine frühern aber nur Goldsand und öfters nur Sand. Rückert hat nie einen Inhalt ohne Form gegeben; aber öfters Formen oder Zierrathen ohne Inhalt. Er hat zu beiden einen unerschöpflichen Quell in sich; aber dennoch überwiegt der Reichthum an äußern Formen; er kann ihn nicht für die Gedanken verbrauchen; so überlud er manche damit, und andere Male warf er ihn fast ohne Gedanken hinaus; und erst in seiner letzten Periode hat er besser damit wirthschaften und ihn auf die rechten Stellen häufen lernen.

Es giebt Gedichte aus Rückert's früherer Zeit, in denen wir die künstlichen Bewegungen der Sprache bewundern, zugleich aber den armen Gedanken bedauern müssen, der ihnen nur unbehülflich folgen kann und sich unnatürlich zieren und schmiegen muß, um das Spiel, das er eigentlich leiten sollte, mitzumachen. Manche haben an Rückert verzweifelt, die nur solche Gedichte von ihm gelesen, und freilich ist der Dichter nichts werth, dessen ganzer Werth in solchen Gedichten läge. Aber ernsthaften Tadel verdienen sie doch nur, wenn sie es auf ernsthaftes Lob absehen. Als Spiele aber und gymnastische Uebungen der Poesie, um ihrer äußern Gelenke Herr zu werden, sind sie doch mindestens eben so anerkennungswerth, als geläufig ausgeführte Exercitien in irgend einer andern Kunst, indem sie eine Meisterschaft im Aeußern beurkunden und schaffen helfen, die dann blos ein anderes Mal als Dienerin der innern Poesie aufzutreten braucht, um eben so bewunderswerthe als hier verwunderliche Producte zu liefern. In der That, wie nicht der Bauer oder Knecht, der nie etwas Anderes als seine natürlichen Bewegungen gemacht hat, sie am schönsten und ungezwungensten vollbringt, und viele, die doch auch in der Natur der Gelenke liegen, gar nicht vollbringen kann, sondern Der, welcher ihrer künstlichsten Weisen wenigstens Herr geworden ist: so ist auch bei Rückert die ganz mühelose ungezwungene Weise, in der bei ihm die Sprache in seinen schönsten Gedichten dem Gedanken folgt, nicht die Folge mangelnder, sondern vielmehr vollendetster Kunst im Aeußern, die sich nun auch wol manchmal ohne den Gedanken auf das Seil stellt und Verrenkungen und Sprünge statt Bewegungen zeigt, denen es ein Anderer nicht so leicht nachthut. Hiemit hängt denn auch theilweis Rückert's ungeheure poetische Fruchtbarkeit zusammen: er macht schon ein andres Gedicht, wenn ein Anderer erst einen andern Gedanken macht; denn die Gestaltung einer ganzen Gedankenreihe kostet ihm kaum so viel Mühe als einem Andern die Gestaltung eines einzigen Gedankens; er gebiert seine Gedichte nicht mit Schmerzen, sondern sie wachsen aus ihm hervor mit Lust; seine Poesie ist wie ein schwärmender Kolibri, der mühelos den Honig aus den Blumen aussaugt; Andere aber müssen ihn erst mühsam ausquetschen und auskochen und dürfen ein anderes Mal nicht wiederkommen, während Rückert immer den Augenblick erschöpft und bei jeder Rückkehr eine neue Ernte zu machen vorfindet. Die Poesie ist ihm ein Garten, der sich nicht wie bei Andern durch den Anbau erschöpft, sondern immer fruchtbarer wird, und worin ihm Liebe, Wein und Weisheit des Lebens, je öfter sich der Frühling erneut, um so schönere Früchte und um so müheloser in den Schooß fallen lassen. Andere sehen zwar wol auch die Nester voll poetischer Eier, wissen jedoch oft nur vor den Knorren der deutschen Sprachstämme nicht dahin zu kommen; aber Rückert hüpft wie ein Eichhörnchen von einem zum andern wie auf Stufen und saugt mit Zierlichkeit ein Ei nach dem andern aus, während Andere mit langen Stangen darnach zielen und mit Steinen darnach werfen und dabei auf Rückert schelten, daß er so zierlich hüpfen könne.

Man muß es gewiß anerkennungswerth finden, daß Rückert die grenzenlose Gewalt über die deutsche Sprache, die er besitzt, und die zu verführerisch ist, als daß sie ihn nicht manchmal auch zum Mißbrauche derselben hätte verleiten sollen, mit der Zeit hat in ihre Schranken einzudämmen und von den unrichtigen Gebieten abzuleiten gewußt, dagegen er sie mit genialer Kraft und Freiheit noch da und nur da walten läßt, wo sie an ihrer rechten Stelle ist. Dieß ist in den Uebersetzungen und Nachbildungen orientalischer Dichtungen. Was er hier in sprachlicher Hinsicht geleistet hat, ist bisher unerreicht, ja ungeahnt gewesen. Mit den schwerfälligsten Ausdrücken wirft er da so behend um sich, daß er fast wie der Indianer erscheint, der mit dem Wurfe schwerer eiserner Kugeln leichte Bogen und Rings durch die Luft zieht. Die widerspenstigsten Worte und Reime zäumt er auf und koppelt sie zusammen, daß sie den Gedankenwagen ziehen müssen wohin er will, manchmal ein wunderbares Gespann! Wo ein Anderer eine ganze Zeile braucht, etwas ringsum zu beschreiben, da schweißt er gleich drei Worte zu einem bezeichnenden Beiworte zusammen, das er als fassenden Ring darum legt. Für jeden Gedankenknäuel findet er einen entsprechenden Wortknäuel. Manches Wort sieht bei ihm aus wie ein kleiner indischer Götze, so vielgliedrig und heterogen ist es zusammengesetzt. Die Worte wachsen, wachsen zusammen, verlieren und gewinnen Formen unter seinen Händen; es ist als wenn er die Sprache nicht schon geschaffen vorfände, sondern selbst erst schaffte; er zwingt sie zu was er will, und scheint es auch manchmal, zu Dem was sie nicht will, so wundert sie sich doch in der Regel nur für den ersten Augenblick über die Anmuthung, und zuletzt macht ihr das neue Spiel ihrer Gelenke, was er sie lehrt, doch selbst Vergnügen: denn für so gewandt hätte sie sich nimmermehr gehalten. Er lehrt sie ja gradezu indisch und arabisch sprechen, und in den künstlichen Windungen und Verschlingungen und Schnörkeln, worin sich die orientalische Sprache geberdet, folgt er ihr nicht nur auf das genaueste, sondern thut es ihr, gleichsam mit ihr wetteifernd, oft zuvor, wenngleich diese den Vortheil voraus hatte, in freier Entwickelung, blos ihrem Genius folgend, ihr Product haben gestalten zu können, während Rückert der deutschen Sprache dieselben Bewegungen, die der orientalischen von Natur eigen sind, als Taschenspielerkunststücke erst lehren muß.[1] Daß dieses sich nun nicht immer ganz so ungezwungen als im Original ausnehmen kann, ist natürlich; aber, wenn man auch manchmal die Sprachgelenke knacken hört, hat es doch Rückert so weit gebracht, daß man versucht ist zu glauben, es sei mehr, weil die steiferzogene deutsche Sprache dergleichen Künstlichkeiten nicht gewohnt ist, als daß es ihr an natürlicher Anlage dazu fehle, und indem man zugiebt, daß ihr manchmal Gewalt geschieht, ist man doch geneigt, diese Gewalt nur als ein nützliches Erziehungs- und Bildungsmittel anzusehen. Hierüber hat übrigens Jeder seine eignen Ansichten. Daß Rückert in sprachlicher Nachbildung das Aeußerste geleistet habe was sich leisten läßt, wird Niemand leugnen; daß er die Nerven und Sehnen der Sprache auch oft überspannt habe, scheint Vielen so. Auf das Urtheil hierüber hat aber gewiß die Gewöhnung großen Einfluß. Wer mit Rückert's fremdartigsten Producten anfängt, wo die deutsche Sprache gewissermaßen über sich selbst hinausgeht, wird aus Ungewohntheit leicht Vieles für übertrieben, gezwungen, selbst lächerlich halten, woran sich Der, der sich erst mit dem Gemäßigtsten befreundet hat, wahrhaft erfreut. Dieser wird nicht sowol

---

1) Vgl. als Belege hiezu seine „Makamen des Hariri", „Nal und Damajanti", „Sanskritische Liebesliedchen" im „Musenalmanach" f. 1831 u. s. w.

ein Spiel zügelloser Willkühr, als das einer sinnreichen, verständigen und muthigen Hand darin erblicken, die Das, was im Gedanken verbunden ist, auch im Worte zu verknüpfen weiß und wagt, und das deutsche Wort, wenn es als Kleid von einheimischem Stoffe dem orientalischen Gedankenkörper nicht zusagt, durch geschickte Abänderungen und Faltungen ihm anzuschmiegen vermag. Das leuchtet wol ein, daß der Poesie ein ganz neues kräftiges Wirkungsmittel in die Hand gegeben werden würde, wenn sie nicht mehr blos eine gewisse Anzahl fertiger Worte, die immer nur fertige, abgemachte, in Prosa erdachte und in poetischer Anwendung längst abgestumpfte Begriffe, wie eben so viel Mosaikstifte, aneinanderzusetzen hätte, sondern sie mit derselben Freiheit verschmelzen und biegen könnte, mit welcher sie ja auch die gewöhnlichen prosaischen Lebensverhältnisse verrückt und in andere Beziehungen setzt. Was für feine und neue Nuancen der Gefühle und Bilder würde sie dann adäquat ausdrücken können; was für eine Kunst gewissermaßen eines sprachlichen Colorits würde entstehen, wenn diese Freiheit der Sprache erst sanctionirt wäre, wenn sie als poetische Regel und nicht mehr als poetische Ausnahme gälte. Nichts wäre hiebei zu fürchten als der ungeheuere Mißbrauch, der dann mit diesem neuen Mittel getrieben werden würde; denn wenn die Dichter dieselbe Freiheit, die sie in Verzerrung und widernatürlicher Verknüpfung prosaischer Verhältnisse zu haben und äußern zu müssen glauben — wobei sie aber doch die eisernen Worte noch unangetastet lassen müssen —, auch auf die flüssig gewordene Sprache ausdehnen könnten, so möchte das Wort „Poet" mit Recht bald noch verrufener bei den Verständigen werden, als es leider jetzt schon ist.

Es giebt außer Rückert allerdings noch andere Dichter, die wegen ihrer Kunst im poetischen Ausdrucke berühmt sind; die meisten aber sind es deßhalb, weil sie, im Besitz eines schöngeformten Leisten, nun Alles über denselben schlagen und die Spitzen und Ecken der Sprache wegbrechen oder vorsichtig umgehen, die Rückert seinem Verse ganz natürlich einzubauen weiß. Sein deutscher Vers, von seinem orientalischen eben so verschieden als die deutsche von der orientalischen Natur, behält immer Charakter und Physiognomie; er schreitet anmuthig und natürlich mit freientwickelten Gliedern fort, wo Anderer Verse wie mit Seife oder Oel bestrichen auf dem Bauche glitschen, und wenn man Rückert einmal keuchen oder schwitzen sieht, so ist es, wenn er wirklich Massen bewegt oder fremde Felsen ersteigt, bei denen Andere klüglich vorbeigehen oder die Hälse brechen. Die Form quillt bei ihm mit dem Gedanken hervor und ist zierlich oder zierig, prächtig oder schwülstig, je nachdem dieser es ist; er beleckt nicht erst lange was er geboren hat; es soll nicht glätter sein, als es gewachsen ist; er feilt die Gestalt nicht aus dem Block heraus, sondern der Meisel macht bei ihm die Feile selbst überflüssig. Wo hätte auch Rückert Zeit gehabt, seine unzählige Menge Gedichte zu feilen; denn Rückert gleicht einem Weinstock, der nicht einzelne Beeren, sondern ganze Trauben von Gedichten auf Einmal mit natürlicher Rundung und Fülle hervorquellen läßt. Er kann sich um das Gedicht nicht mehr kümmern, was er einmal geboren oder verloren hat; denn das zweite wartet schon und drängt sich jenem nach. Statt das erste zu bessern, macht er ein besseres, oder doch ein anderes.

Ueberhaupt hat sich Rückert von jeher als eine Art Rabenvater gegen seine poetischen Erzeugnisse bewiesen. Andere Dichter sammeln Das, was sie mit Mühe erbrütet haben, sofort zum Haufen, zärtlich darüber wachend, daß ja kein theures Haupt verloren gehe, und recken die Hälse dem schwarzen Punct, der Kritik, die drohend über ihnen schwebt, in fieberhafter Angst entgegen. Rückert aber, ganz aus der Dichternatur geschlagen, hat seine poetische Brut sorglos sich zerstreuen lassen in alle Winkel, so daß er selbst kaum sie wieder zusammenfinden dürfte.*) Wol der größte Theil seiner Gedichte ist verzettelt in Taschenkalendern und Musenalmanachen, und ungern vermißt man viele der allerschönsten darunter in seiner jetzigen Sammlung, die solchergestalt Rückert vollständig weder von seiner günstigen, noch auch von seiner ungünstigen Seite kennen zu lehren vermag. Hat Jemand ihn um eine Gabe angesprochen, so hat er in seinen Wundersäckel gegriffen und herausgelangt Goldmünzen und Kupferdreier, wie sie ihm in die Hand gekommen; nur aber

*) In seinen 5 Bänden von Gedichten und eben so viel Bänden „Weisheit des Brahmahnen" hat Rückert dieß allerdings später nachgeholt.

immer eine ganze Hand voll, und hat sich nicht gekümmert, was weiter daraus geworden ist, wohl wissend, daß jeder neue Griff ihn eine neue Hand voll finden lassen würde.

Wer blos Rückert's Glanzleistungen im Sprachlichen hat kennen lernen, wird sich übrigens überrascht finden, wenn er sieht, wie Rückert eben so geläufig als den höchsten, auch den niedrigsten Dialekt der Poesie zu sprechen, da wo es gilt, ihren Bänkelsänger- und Dudelsackton nicht minder als ihren Harfen- und Glockenton zu treffen vermag. Als das gesammte deutsche Vaterland der Aufregung zum Kampfe bedurfte, sandte Rückert seine „Geharnischte Sonette", Engel mit feurigen Schwertern durch Würde, Kraft und Pracht ihrer Sprache, aus, den edeln Kern des Volkes zu versammeln und gegen den Feind zu führen, und zugleich erschienen von ihm in seinen „Deutschen Gedichten" und seinem „Kranz der Zeit" Lieder, grob, ja fast lumpig angethan, um sich wie gemeine Landsknechte unter den Troß des Volks zu mischen und es in seiner Sprache und nach seiner Weise nach gleicher Richtung zu treiben. An sich freilich haben diese Productionen gar kein sprachliches und nicht mehr poetisches Verdienst, als eben an seinem Platze war; aber mit den andern zusammengenommen dienen sie so gut wie die vollendetsten Sprachkunststücke Rückert's, seine Universalität in der Kunst des poetischen Ausdrucks zu bezeichnen, dessen erste Regel ja die Angemessenheit zu Stoff und Zweck ist.

Der Reichthum an äußern Mitteln der Poesie bei

Rückert würde aber nur ein kaltes Staunen erwecken, wenn er nicht durch eine Fülle innerer poetischer Elemente Werth und Bedeutung erhielte. Möglich, daß die letztern für sich keine so ungetheilte Bewunderung verdienen als die erstern; wenn jedoch etwas an ihnen zu tadeln ist, so rührt es nicht von einem Mangel, sondern nur von einem mangelnden Gleichgewicht daran her. Man kann frei üh leicht versucht werden, wenn man eine gewisse Anzahl von Rückert's Gedichten gelesen, ihm das gemüthliche Element, diese Seele der Poesie, abzusprechen; es ist wahr, in hundert Gedichten desselben ist kein Funken davon vorhanden, und bei mancher Sammlung von Gedichten in manchem Taschenkalender kommt es mir fast vor als wenn Rückert mit seinem Federkiele in eine Schüssel Seifenschaum geblasen hätte, so daß ein Haufen von bunten aber leeren Blasen herausgequollen ist. Und doch frage ich, welcher von unsern Dichtern, die durch und durch nichts als Gemüth sind, im Stande gewesen wäre, etwas Aehnliches hervorzubringen als des gemüthlosen Rückert's „Liebesfrühling", seine „Märchen" und so manches andere Gedicht in seiner Sammlung so wie in den neuern Jahrgängen des „Musenalmanachs". Meines Erachtens löst sich dieser Widerspruch so: es fehlt Rückert gewiß so wenig an Gemüth als an irgend einer andern Eigenschaft eines echten Dichters; aber die andern Elemente, Geist und Phantasie, sind überwiegend und lassen jenes oft selbst da nicht zu Worte kommen, wo es allein zu sprechen hätte; sie greifen dem Gemüth oft ins Handwerk und glauben Das, was dieses allein machen kann, auch durch Nachmachen hervorbringen zu können. Geist und Phantasie spielen und läppschen bei Rückert mit dem Gemüthe oft nur, wie ein paar Erwachsene mit einem schönen Kinde. Dieß ist denn auch unstreitig Ursach, daß Rückert der orientalische Charakter der Dichtkunst so zusagt, oder vielmehr, jenes Uebergewicht von Phantasie und Geist über das Gemüth, und das Spiel der erstern mit letzterm macht ihn unmittelbar zum orientalischen Dichter; denn dieß ist der gemeinsame Charakter dieser Dichtungen. Die ganzen „Oestlichen Rosen“ Rückert's sind ein Beleg hiezu. Man muß nicht sagen: Rückert wollte sie in orientalischem Geiste dichten, sondern der orientalische Geist Rückert's hat sie gedichtet. Man kann dieses Buch, das einzige, was Viele von Rückert kennen, weil es bis jetzt das dickste war, mit nichts besser vergleichen als mit einem Kaleidoskop, worein Liebe, Wein, Rosen und Nachtigallen geworfen; man dreht es, wenn man es zur Hand nimmt, immer mit Vergnügen ein paarmal um, aber legt es auch bald gesättigt wieder hin. Für uns gemüthliche Deutsche, die entweder eine handfeste Gestalt oder ein dickes Gefühl im Gedichte verlangen, werden diese blos aus Rosenschaum zusammengeflossenen Gedichte im Ganzen wenig Ansprechendes behalten; aber den Orientalen würde Rückert ein zweiter Hafis dadurch geworden sein. Immer ist etwas Sinnreiches in jedem Gedicht; aber es ist nicht der natürliche Sinn der Dinge, der, aus der Tiefe herausgeholt, auch wieder zur Tiefe dringt, sondern ein conventioneller Sinn, der kunstreich eingebildet worden, mehr Sache der orientalischen Convenienz als der unsern ist. Wie das gemüthliche Element gewissermaßen mit den andern Elementen kämpft und doch immer von ihnen überwogen und unterdrückt wird, davon giebt auch seine „Amaryllis" einen recht auffallenden Beleg. Was man so recht eigentlich ein gemüthliches Lied nennt, hat Rückert wol kaum gemacht; das im Blauen schwebende Lied verwandelt sich bei ihm immer in ein gehendes Gedicht oder einen stehenden Spruch, und in der Klarheit, Bedeutsamkeit und Rundung solcher Gedichte und Sprüche ist Rückert von Niemandem übertroffen worden; ja, er übertrifft darin meines Erachtens selbst Goethe; nicht, als ob nicht die beßten Goethe's den beßten Rückert's gleichkämen, aber nur wenige von Goethe kommen vielen Rückert's gleich. Nicht die Poesie ist in diesen Gedichten alt und weise, sondern die Weisheit jung und poetisch geworden und reicht uns, um mit Sirach zu sprechen, ihre goldenen Aepfel in silberner Schale. Es ist ein stiller, erfreulicher Friede darin zwischen der Poesie mit dem Verstande. Pflanze eine dürre Regel in Rückert's Garten, sie wird ausschlagen und grünen. Rückert hat sich in diesen Gedichten, worin er seinen Verstand, so wie in denen, worin er sein wirkliches eigenstes Herz gab, so durchaus alles fremdartigen Schmucks entäußert, daß man ihn hier, um mich so auszudrücken, ganz in seiner nackten Schönheit erblickt.

Im Gegensatz gegen diese Art von Gedichten, worin der Gedanke von Rückert nicht zugestutzt, vorgetragen oder entwickelt wird, sondern wie eine selbstlebende Erscheinung seiner innersten Natur vor uns heraustritt und uns anspricht, lassen sich unzählige andere als Beispiele Dessen anführen, was er in künstlicher poetischer Arbeit zu leisten vermag. Ich will hier nur an ein paar kleine Beispiele erinnern, seine Dreizeilen (Ritornelle) und Vierzeilen,[1] die niedlichsten Dinger, die mir noch je in der Poesie vorgekommen sind; kleine Gedanken, so spitz und glatt und zierlich und überaus allerliebst zugerichtet, daß nichts darüber geht. Spielend zusammengereiht wie ein Kranz oder Band von kleinen sauber geschliffenen Juwelen, wollen sie alle nur Dasselbe, das Haupt oder Herz der Geliebten schmücken oder ein anderes Mal den Pokal umkränzen; aber in welch lieblicher Abwechselung poetischen Schimmers thun sie das! Nichts beweist vielleicht mehr die üppige Triebkraft und Unerschöpflichkeit von Rückert's Poesie, als diese Kleinigkeiten, deren jede eigentlich die Knospe eines vollständigen Gedichts ist und deren übermäßige Wucherung zu hemmen ihn wol mehr Arbeit kostete als ihr Hervortreiben. Wie glücklich würde sich mancher andere magere Dichter schätzen, wenn ihm die Natur die Brosamen geschenkt hätte, die hier von Rückert's Tische abfallen, oder das Brot, das er, um Ueberladung zu vermeiden, gar nicht darauf bringt. Was Rückert aber an einem Tage verliert, das zu suchen hätte

---

1) Vgl., außer den persischen Vierzeilen in seiner Sammlung, die hier noch mehr ins Auge gefaßten im Jahrgange 1822 der „Urania“. Die Stelle der Ritornelle vermag ich nicht mehr nachzuweisen.

unsern Tagesdichtern Jahre gekostet; und wenn sie es gefunden, so würden sie jedem dieser Gedanken, der bei Rückert mit dem zephyrleichten Leibe von drei oder vier Zeilen so rasch und munter, vom folgenden gedrängt, vorübereilt, einen dicken Bauch von schwerem Stoffe angemästet haben und uns statt 67 dreizeiliger Ritornelle, die wenig Seiten füllen, einen Band mit 67 dreistrophigen Gedichten dargeboten haben. Wie viel schöner aber ist es, eine Schnur von 67 Perlen als Geschenk für die Geliebte durch die Finger laufen lassen, als 67mal den Stein des Sisyphus wälzen.

Wenn Rückert in diesen kleinen Gedichten Herz und Seele immer auf die anmuthigste Weise, aber doch nicht anders handhabt als der Juwelier Edelstein und Perle, so hat er dafür einem Edelstein und einer Perle selbst Geist und Seele einzuhauchen gewußt. In der märchenhaften Auffassung der Natur, die sich in dem Gedichte, das jenen Titel führt, kund giebt, hat Rückert seines Gleichen nicht einmal an sich selbst wiedergefunden. Eine solche Vereinigung der quellendsten und doch in den reinsten Schranken der Anmuth sich haltenden Phantasie mit der zartesten Sinnigkeit und erquickendsten Gemüthlichkeit, dieses vertrauliche und verträgliche Mit- und Durcheinanderleben der Natur- und geistigen Wesen, dieser niedliche Pomp, diese vom kleinsten Stäubchen freie Nettigkeit und spiegelnde Abrundung der Form, und was sonst noch Alles darin zu finden ist, weiß ich in nichts Aehnlichem wiederzufinden, und nichts ist mir wunderbar geblieben, als daß die Deutschen, die dieß Gedicht nun schon seit 12 Jahren haben,[1] es auch fast eben so lange vergessen haben, so daß nicht einmal beiläufig mehr seiner gedacht worden ist, während sie so vieler Andern Schwachheiten noch nicht satt geworden sind. Freilich sollte man sich noch mehr wundern, daß der größere Theil sogar der Gebildeten unter dem deutschen Volke vom ganzen Rückert bisher noch so gar wenig erfahren hat, als daß es ein Gedanken- und Wortverdreher sei, von dem man nur Spaßes halber einige Proben zum beßten geben könne, und daß es die vollen goldenen Aehren, die er nicht müde geworden ist jedes Jahr unter dasselbe auszustreuen, immer noch hat unbeachtet liegen lassen, um nach alten, längst leergedroschenen Aehren und einigen neuen tauben Körnern daneben zu hacken. Ich hoffe wohl, Rückert's Gedichte und Rückert selbst werden das Schicksal des Edelsteins theilen, den er besingt; denn ihr unverwüstlicher Werth kann sie nicht untergehen lassen, aber bevor nicht das deutsche Volk seine 50 Folianten Commentare über Goethe's beide „Faust" vollendet haben und die poetische Kritik nicht mit der Hydra Heine und Börne fertig sein wird, wird es freilich noch nicht Zeit haben, sich um den lebendigen Rückert zu kümmern.

Was bei Rückert eben so wenig vorkommt als rein gemüthliche Lieder und unstreitig theilweis aus gleichem Grunde, sind Romanzen und Balladen. Uhland wandelt wie ein Geist oder Geisterbeschwörer in alten Burgen um; aber Rückert baut lieber wie Amphion Schlösser

---

1) Es erschien zuerst in der „Urania" von 1823 und ist in seiner jetzigen Sammlung mitaufgenommen.

durch seinen Gesang, als sich auf ihre Trümmer zu setzen, und wenn er einen Trauerzug führen soll, behält seine lebensmuthige Gestalt wol den willkürlichen, aber nicht den unwillkürlichen Anstand bei, der dazu gehört; er kann es nicht lassen, den lebensdurstigen Blick rechts und links zu wenden und erstickt noch die Leiche mit Blumen, die er auf sie wirft und die einem Hochzeitschmuck ähnlicher als einem Grabesschmuck sehen. Die „Ländliche Todtenfeier"[1] ist ein guter Beleg dazu. Seine Poesie ist weder eine Poesie der farblosen Zukunft, noch der nebligen Vergangenheit, noch der grauen Ferne, noch der blauen gestaltlosen Höhe über, noch der finstern Tiefe unter uns; sie weiß nichts von der Nachtseite, ja nur dem Dunkel der Natur und Seele; seine Poesie ist vielmehr eine reine Poesie des erquickenden Morgens und sonnenhellen, oft nur zu heißen und trockenen Tages, der bunten wechselnden Gegenwart, des lebendigen, quellenden Daseins in allen seinen reichen und von ihm bereicherten Beziehungen und Symbolen um und an und in uns. Wie ein Janus aber mit quergesetztem Haupte blickt sie mit göttlicher Klarheit rechts und links in die Gegenwart hinein und weiß Alles, was auf dem Weltkörper außer uns und im Weltkörper in uns, dem Herzen, geschieht, soweit es geistiger Klarheit zugänglich ist, aber nichts von ihren unheimlichen Heimlichkeiten. Ihr Hauch vermag nicht das unergründliche Meer dieser innern Welt,

[1] „Agnes", Bruchstücke einer ländlichen Todtenfeier, in 30 Sonetten, gedichtet im J. 1812, erschien im „Taschenbuch für Damen" für 1817.

das Gemüth, von seiner einsamen, dunkeln Tiefe aus aufzuwühlen, sondern mit demselben Zuge, mit dem er die lachendsten Gefilde der Natur durchstreift und Blüten von Bäumen und Sträuchern schüttelt und Düfte und Nachtigallen mit sich führt, gleitet er auch über den zu Tage liegenden Spiegel der menschlichen Seele und schlägt glitzernd Wellen darein, doch kräftig genug, um bis zur Tiefe zu dringen.. Die Deutschen aber lieben in der Poesie Träume, Schäume, Nebel, vorwärts oder rückwärts sich dehnende und krümmende Sehnsucht, verzehrende Schmerzen, Verschmachten, Verbluten; darum haben Rückert's Gedichte bei dem größten Theile derselben bisher so wenig Anklang gefunden. Und zu leugnen ist freilich nicht, daß der ganze unendliche Zauber, der in dem Mondlichte der Poesie enthalten ist, bei Rückert nicht zu finden ist; es ist ein anderer, aber nicht und nie dieser.

Dafür tritt uns aber an Rückert eine um so schätzbarere Eigenschaft entgegen, eine kernhafte poetische Gesundheit, wie sie Wenigen eigen ist. Man hat verschiedentlich als den Charakter der neuern Poesie Zerrissenheit und Selbstironie ausgesprochen; dann aber muß man Rückert aus den Repräsentanten derselben streichen. Weder weinerliche Klagen noch greuliche Selbstzerfleischungen, daß alle Eingeweide dem Dichter zum Leibe heraushängen, wie sie seit Heine und durch Heine so Mode und eben als Mode abscheulich geworden sind, findet man bei Rückert. Seine Poesie ist immer nervig, selbst wenn sie spielt, und oft macht sie, ohne zu ermatten, lange Reisen durch die anmuthigsten Gegenden, immer den Blick offen und frei behaltend; aber sie wirft sich nie träge hin und verkauft uns das Seufzen und Stöhnen dieser Faulheit für ein tüchtiges Werk. Wenn Andere alle Gewänder zerreißen, um ihre nackte, mit poetischem Blute beschmierte Brust zu zeigen, putzt Rückert mit ein paar bunten Lappen ein paar Püppchen an und macht seine eigne Brust nur frei, um sie vom Ostwinde umspielen und von der Morgensonne kräftigen zu lassen. Er ist immer auf dem Platze, schafft und wirkt immer in seiner Poesie, er bindet, gießt und sät, drechselt, schnitzelt und verschnitzelt; aber er geht nicht müßig umher und freut sich nicht, den schönsten Blumen mit dem Spazierstock die Köpfe zu knicken. Darum hat aber auch Rückert für Jeden etwas, der nur in sein gastfreies Haus kommen will, woran er sich erbauen, erfreuen, erquicken und nähren kann.

Es mag sich übrigens mit der Zeit in Rückert vielleicht manches noch gar schön gestalten von Dem, was wir jetzt an ihm vermissen. Denn Rückert scheint mir noch nicht fertig; nicht, als ob sich neue Elemente in ihm bilden könnten, aber die angeborenen können in andere Verhältnisse zu einander treten. So scheint mir schon jetzt eine frühere und spätere Periode bei ihm deutlich zu unterscheiden und ein bedeutender Fortschritt von ersterer zur letztern, zwar nicht in jedem einzelnen Gedichte, aber doch im Ganzen seiner dichterischen Thätigkeit sichtbar. In jener hatten sich die verschiedenen Elemente derselben noch nicht gehörig gesondert, und hier ist es namentlich, wo das Verdecktwerden des Gemüthlichen durch andere Elemente oft mißfällig hervortritt; wiewol die Macht und Tiefe seines Gemüths sich schon damals recht wohl geltend zu machen wußte, wenn es vom Leben, nicht von der Phantasie aus angeregt ward, wie der größte Theil seines „Liebesfrühlings“ und so manches andere Gedicht jener Periode beweist. Wenn ich aber recht bemerke, so ist bei Rückert neuerdings eine sehr wohlthätige, bleibende Spaltung seiner verschiedenen Seiten, ein klarer gesondertes Wirken seiner mannichfaltigen Mittel eingetreten. Wie reich auch der innere Born seines Gemüthes war, so wurde er doch von der Hitze seines Geistes und seiner Phantasie immer wieder ausgetrocknet, und statt des fröhlichen und freien Wachsthums, das die Quelle aus jenem hätte unterhalten können, kamen oft nur fremdartige Treibhausblumen und Früchte, oft zum Verwundern prächtig und glänzend hervor, oder es entstand auch zuweilen eine fast gänzliche Dürre; aber jetzt nährt er den Ueberfluß jener Flamme in einem abgesonderten Raume mit orientalischen Hölzern, und nun fließt die Quelle des Gemüths rein und lebendig, nicht mehr verzischend und in Regenbogenfarben versprühend, sondern blos noch durchwärmt vom Geiste und brechend die bunten Lichter der Phantasie. So enthalten namentlich die neuern Jahrgänge des „Musenalmanachs“ eine große Menge Gedichte von ihm mit gemüthlichem Grundtone, aber dabei einer so geistigen Bewegung und einem so anmuthigen Colorit, daß sie nur mit der größten Erfreuung gelesen werden können.

Den Umstand haben allerdings mehre Dichter mit Rückert gemein, daß das Fehlerhafte ihrer Poesie im

Zuviel liegt, aber nicht den, daß durch Beschränkung dieses Zuviel etwas Gutes entsteht; blos ein Uebel wird entfernt. Wer blos schwülstig ist oder in der Poesie rast, kann allerdings den Schwulst wegschneiden oder zu Verstande kommen; allein hiemit ist auch meist zugleich die ganze Poesie weggeschnitten, weil die Poesie nicht den Schwulst als Auswuchs trug oder in Raserei war, sondern die Poesie selbst war dieser Auswuchs oder rasende Paroxysmus eines sonst gewöhnlichen, prosaisch und praktisch vielleicht recht nützlichen Menschen, und die Kritik leistete ihm einen Dienst, wenn sie ihn davon zu heilen vermochte und in seine Expedition curirt zurückführte. Bei Rückert's Zuviel kommt es aber nicht sowol darauf an, es wegzuschneiden, als es zu organisiren, alle Elemente in rechter Harmonie und am rechten Orte wirken zu lassen. Er ist so reich, daß er sich nie ganz geben darf und, wenn er einmal alle Köche zusammenarbeiten lassen will, einen versalzenen oder überwürzten Brei bringt; aber er stelle jeden an seinen Platz, und es kann ein herrliches Gastmahl geben. Andere fühlen wohl, daß, wenn sie sich ganz geben, sie doch noch nichts geben, sie wollen sich daher verdoppeln oder verdreifachen und geben ein doppeltes, ein dreifaches Nichts, die dreifache Menge Wasser; sie fühlen, daß das einfache klare Wort für ihre Empfindungen keine Poesie enthalten würde; sie schreien es daher in unverständlichen Zungen in die Welt hinein, und weil ihre gewöhnliche Physiognomie keinen Reiz hat, fangen sie an, fremdartige Gesichter zu ziehen. Führt man das Alles auf seine Elemente zurück, so kommt das alte

Nichts, die alte Klanglosigkeit und Unbedeutendheit heraus; führt man aber Rückert auf seine Elemente zurück, so findet man, daß sie gut und tüchtig sind, und daß blos ihre übermäßige Häufung und falsche Vertheilung ihn manchmal außer Gleichgewicht gebracht hat.

Um zum Schluß zu kommen, so hat Rückert zwar nicht das ganze Gebiet der Poesie in gleichem Grade durchmessen, noch wird er es zu durchmessen vermögen; er ist ein Ungeheuer, das viele andere Dichter in seinem Bauche beherbergen kann; aber die Poesie ist allerdings ein noch größeres Ungeheuer, das unsern Rückert selbst nur als eines seiner ausgebildetsten Jungen im Bauche trägt. Wenn andere, übrigens ganz nette Dichter blos kleine Maulwurfshügel sind, welche die Aussicht auf die nächsten Blumen und Bienen ringsherum haben und mit jedem Jahre überharkt werden, so ist Rückert vielmehr eine große Gebirgsmasse, die ununterbrochen von Osten nach Westen verläuft. Aber sie ist im Osten mehr angebaut, bietet größere Plateaus und weitere Aussichten dar als im Westen, giebt dort als Hauptgebirge Flüsse zum Meere, während sie sich hier in die andern Gebirge verläuft und nur einzelne schöne Bäche abgiebt.

Betrachte ich Rückert von einer Seite, so kommt er mir vor wie eine Art orientalischer Palast aus „Tausend und eine Nacht", Alles darin schön geordnet, geschnitzt, getäfelt, blitzend von Gold und Krystall, gekühlt von Weinranken und Springquellen, erhitzt und durchduftet von brennendem Gewürz und von Rosen. Nachtigallen, verzauberte Prinzen, Perlen, Edelsteine, Blumen, Alles spricht; prächtige goldene Sprüche stehen an den Wänden: blos Menschen sind nicht darin, die sprechen. Das Herz selbst und die Liebe mit Freud und Leid sind hier nur wie Blumen in Teppiche gewebt. Köstliche Arabesken ziehen sich allenthalben herum; überall gucken Gesichter, lustige, weise, trunkene, liebliche und fratzenhafte daraus hervor, nur keine Physiognomie. Was das aber prächtig und glänzend und laut und lustig und zum Theil wieder trocken, fabrikmäßig und seelenlos, und geschwätzig und endlich ermüdend ist! Doch das ist blos die eine Seite. Angebaut ist aber an diesen Palast eine Hütte, worin Rückert selbst wohnt, und daran ein Garten mit heiterm Grün und einer verständig lispelnden Quelle. Willst du Rückert besuchen, er wird dich durch alle jene prächtigen Gemächer führen, und zuletzt wirst du doch am liebsten bei ihm selbst in seinem kleinen Hause ausruhen.

5. Heinrich Heine als Lyriker.*)

In gewissem Sinne ist es das größte Lob, was man Gedichten beilegen kann, wenn man sagt, es sei kein Verstand darin. Die Poesie kann ja wachsen lassen, was der Verstand schneiden und schnitzen würde, schauen lassen, was er definiren würde, glauben und fühlen lassen, was er beweisen und predigen würde, und über alles Dieses noch Dinge schaffen und gestalten, wovon der Verstand gar nichts weiß. Wozu also noch Verstand in einem Gedichte? Manche der neuern Dichter haben auch von dieser früher weniger benutzten Erlaubniß, denselben aus poetischen Schöpfungen wegzulassen, mit Vergnügen und Leichtigkeit Gebrauch gemacht, wenn schon nicht immer in der rechten Weise; denn freilich reicht nicht hin, daß der Verstand fehle, sondern die Poesie eben soll ihn ausgetrieben haben. Dieses Lob nun gebührt wenig Dichtern in höherm Grade als Heine und würde um so rühmlicher

*) Aus den Blättern für literarische Unterhaltung. 1835. 182—185.

für ihn sein, wenn die Riesin einen Riesen und nicht vielmehr einen Zwerg zu verdrängen gehabt hätte. Bei vielen andern der bessern Dichter ist die Poesie zwar vielleicht eben so lebendig und tüchtig als bei Heine; aber weil sie außerdem auch noch einen lebendigen und tüchtigen Verstand haben, der Heine abgeht, so kommen sie nie dazu, die Poesie von den Eingriffen des letztern rein zu erhalten. Ihre Lieder gleichen daher schönen grünen Wäldern, worin man aber doch immer mitunter auf trockne Holzklaftern stößt, die durch verstandesmäßige Zerspaltung poetisch gewachsener Stämme entstanden sind, weil der alte Verstand sich immer moralisch wärmen und philosophische Suppe kochen will. Das fällt aber Heine nie ein. Er legt nie die Axt oder das Messer an ein poetisches Gewächs, um es zu einem andern Zwecke zuzustutzen, als zu dem es für sich selbst gewachsen ist, und so grünt und blüht und singt und zischt Alles bei ihm wie in einer mit gutem Schlamm gedüngten Wildniß voll Farren und Palmen und Paradiesvögeln und Schlangen und Kröten. Das Unkraut und Ungeziefer nimmt freilich in der Wildniß mehr überhand als die guten Kräuter und frommen Geschöpfe, aber es ist doch poetisches Unkraut, poetisches Ungeziefer, und auch die guten Kräuter sind aromatischer, die Palmen kühner und üppiger, das Wild muthiger oder muthwilliger, als wenn das Alles unter der Scheere oder im Stall nach verständigen Principien gehegt und gezogen würde.

Die Kraft und Lebendigkeit von Heine's Poesie haben daher auch dessen entschiedenste Gegner zugestanden, aber ihm die unverschämte Nacktheit und Rücksichtslosigkeit vorgeworfen, mit der sie im Bewußtsein, daß sie eben Poesie sei, sich nun nicht kümmere, was sie sonst noch sei und die poetische Freiheit oder vielmehr Licenz von der Form auf den Inhalt ausdehne. Sie wollen, daß die Poesie eben außer der Poesie noch etwas Anderes sein, wenigstens ein vernünftiges Gehirn und moralisches Herz aufweisen solle. Und sie haben nicht Unrecht. Eigentlich soll ja nichts so rein für sich selbst sein, daß es nicht wenigstens den Keim oder den Reflex, oder die Stütze oder die Schranke von etwas Höherm oder doch etwas Anderm entlehnte; aber Heine's Lieder kümmern sich um nichts als um sich selber; sie klingen in die Welt hinein, unbekümmert, zu was sie mitklingen oder mißklingen. Schönheit, Wahrheit und Tugend sollten immer beisammen wohnen und sich wechselseitig dienen; aber Heine's Poesie ist den Schwestern entwichen und hat ihnen nur Einiges, was sie gerade zu brauchen denkt, diebisch mitgenommen, was nun das Wahre und Gute ist, das man noch an Heine's Poesie findet; aber schön bleibt sie, soweit es eben für sich allein geht. „Da sitzt sie mit goldnem Kamme und singt ihr Lied dabei, das hat eine wundersame, gewaltige Melodei", und so zieht sie das Gemüth in ihren Zauberstrudel hinein, daß man sich an den Mastbaum binden möchte, um nicht fortgerissen zu werden, aber vermag es für nichts zu kräftigen und zu stärken als für einen gleichen Taumel, als in dem sie sich selbst bewegt. Heine's Poesie ist in ihrer Art so abstract als bei Andern der Verstand, es ist die

Quintessenz einer Poesie, rein herausdestillirt aus den Gegenständen; nichts Holziges, nichts Klümperiges, nichts Fettiges noch Mehliges ist mitübergegangen, obwol manches feine, flüchtige, wohlschmeckende Gift. Soll das dein alleiniges Getränk sein, so bist du verloren an Leib und Seele; es ist nicht der gemeine Teufel, der in diesen Gedichten umgeht, es ist der gefährlichere Teufel, der den Pferdefuß in schöne Striefeletten von goldverbrämtem Leder versteckt, freundlich mit der Hahnenfeder nickt und ein Schätzchen im Arme wiegt, das blos an einer unheimlichen Glut fühlt, daß hier nicht Alles mit rechten Dingen zugeht. Ehe man sich's versieht, guckt er wieder einmal durch die Gebüsche durch, und hat man ihn erst einmal gesehen, sieht man ihn überall, auch wo er nicht ist. Aber es spielen auch Engel in den Baumzweigen, die er wie Vögelchen zu seinem Vergnügen zu halten scheint; es glänzen schöne Burgen im Abendgolde und silberne Wellen, und unschuldige Fischer und Fischerinnen wohnen daran, die nichts vom Bösen wissen, und er geht umher und sagt, wenn ich euch haben will, habe ich euch doch.

Alles in Allem ist der ganze Grundzug dieser Gedichte eine Libertinage der Empfindungen, die aber so liebenswürdig und leichtsinnig spielt, daß keine Perücke vor ihr auf dem Kopfe sicher ist. Andere Dichter, wenn sie einmal ein Gefühl erlegt haben, weiden es aus, zergliedern es, stopfen den Leser voll damit; aber Heine spielt mit den Gefühlen wie die Katze mit der Maus, läßt sie laufen, hascht sie wieder und mordet sie zuletzt, nachdem er sie eben aufs freundlichste gestreichelt hat, blos aus Spaß und Scherz, um einem andern nachzulaufen und es mit gleicher Lust zu liebkosen und zu zerstören. Manche seiner Lieder kommen mir vor wie jene Dämonen in Callot's Bilde von der Hölle, die man von Martern gepeinigt und furchtbar schreien sieht, und denen man doch ansieht, sie fühlen eigentlich keinen Schmerz und schreien blos aus Spaß und um zu zeigen, daß sie es besser können als die armen Menschen, denen wirkliche Qual die Töne auspreßt. Wie leuchtend die Poesie sei, die in Heine's Gedichten erscheint, greifen muß man nichts dahinter wollen. Sie hat von der Blume die köstlichsten Farben und den erquickendsten Duft, vom Himmel den glänzendsten Sonnenschein und das reinste Sternenlicht, aber es ist keine Blume, keine Sonne, kein Stern dahinter, sondern ein phantastisches Wesen, was das Alles für einen Augenblick ist und im nächsten wieder das Gegentheil ist, ja das Gegentheil schon dahinter ist.

So nun können Heine's Lieder schaden, indem sie das Gemüth, was sich bisher eines regelrechten Ganges und einer soliden Diät der Empfindungen befleißigt und dabei wohl befunden hat, zu einer Liederlichkeit und Unordnung verführen, die später schlechte Früchte tragen wird, ohne doch so schöne Früchte, als manche von Heine's Liedern selbst sind, hervorgebracht zu haben. Sein Feuer kann Andre anstecken, aber es brennt sie blos zu Asche, weil sie nicht wie sein böser Geist in ihrem Elemente darin sind und blos den todten Brennstoff, aber nicht den lebendigen Zünder in sich tragen. Ein junger Mensch wußte vielleicht gar nicht, daß das Leben sich anders verhält als ein Stück Brot, von dem man ein Stück nach dem andern abschneidet, es mit mäßiger Butter genießt und, wenn das letzte genossen ist, sich hinlegt, zufrieden, daß es wohlgeschmeckt hat, und des Vertrauens, daß es Gott Einem nach dem Schlafe gesegnen werde. Aber von Heine wird das Brot mit leichtem Wurfe unter den Tisch geworfen und das Getreide, woraus es gemahlen werden soll, mit leichtsinnigem Fuße niedergetreten. Wohl ihm, wenn ihm die Ambrosia, mit der ihn die Poesie auferzogen und verzärtelt hat, nie mangelt; aber schlimm, daß Andere, die dem Himmel für ihr hausbacken Brot und die rüstigen Arme, mit denen sie es im Schweiß ihres Angesichts verdienen können, danken sollten, nun es Heine nachthun und glauben, es reiche hin, die mütterlich für sie sorgende Prosa zu verhöhnen und den offenen Mund nach dem Himmel zu kehren, um auch mit poetischem Götterbrot gespeist zu werden.

Wenn ich Heine's Poesie ein abstractes Gift nannte, so ist sie es doch nur dann, wenn sie auch abstract genossen wird; sonst kann sie Gewürz, Arznei oder Gegengift sein, und in diesem Sinne soll man seine Lieder betrachten, wenn man sie von der günstigen Seite ansehen will. Nicht wie ein Gastmahl muß man diese Lieder nehmen, zu dem man sich niedersetzen und mit gesunder Kost seinen Leib stärken könnte, sondern wie eine Flasche Spiritus, die, mit dem schlechtgegangenen Brote und harten. Rindfleische, der gewöhnlichen Kost in der deutschen

Literatur, bewirkt, daß der Magen wenigstens einigen Nervenreiz behält. Heine steht wie ein üppig aufgeschossener Gewürzbaum da, welcher Geist und Phantasie, zu deren Gedeihen es sonst bei uns an Sonne fehlt, in reichem Maße trägt, durch ein inneres, Mark und Wurzel allmälig verzehrendes, Feuer erhitzt. Freilich, wenn Heine auch noch besonnen, philosophisch verständig, moralisch gut wäre, oder vielmehr Geist und Phantasie sich bei ihm mit diesen Eigenschaften ebenso durchdrängen, als sie in der Regel mit dem Gegentheile davon durchdrungen sind, so würde Heine noch für etwas mehr als ein bloßer Baal der Poesie zu gelten haben; insofern es aber nicht der Fall ist, kann man ja wol zu eignem Frommen der Policei oder dem lieben Gott überlassen, ihn für seine etwaigen schlimmen Streiche hier und dort zu bestrafen, und sich selbst zu Nutze machen, was er Gutes und Schönes zu bieten vermag. Viele Kritiker aber übernehmen lieber selbst das Amt der Policeidiener, denen es gar nicht darum zu thun ist, etwas Gutes an einem Menschen, der einmal ihrer Aufmerksamkeit verfallen ist, zu entdecken, sondern ihn durch jedes Mittel an den Schandpfahl zu bringen. Es giebt Gedichte in Heine's Sammlung, die, für sich betrachtet, so engelrein sind, um keinen andern Vorwurf zu verdienen, als daß sie eben von Heine herrühren, und daß freilich ihre Gesellschaft nicht durchgehends die frömmste ist. Sie wachsen wie weiße Lilien unter Stechäpfeln und Tollkraut, und derselbe heiße Boden, der in diesen das berauschende Gift auskochte, hat diese Lilien Palmen gleich emporgetrieben und den wunderbarsten Duft in ihnen bereitet. Was helfen aber Heine diese Gedichte ohne Makel und Tadel? Die Kritiker, denen sie ein größerer Anstoß sind als seine schlechten, mit denen sie schon wissen was sie anfangen sollen, sagen: mit gefangen, mit gehangen; was unter Unkraut wächst und das Unkraut nicht überwächst, ist selbst Unkraut und fällt von demselben Sensenhiebe. Ein Mensch ist eine Totalität; ist der Grund schlecht, so ist das Ganze schlecht, und es kann an ihm blos noch etwas gut aussehen, aber nicht gut sein. Freilich ist ein Mensch eine Totalität, aber wie die Totalität eines Apfels, der eine faule und eine frische Seite hat, wovon man die eine wegwerfen und die andere genießen kann. Und wer heißt es uns, den ganzen Apfel auf einmal in den Mund zu nehmen? Freilich kommen jene schönen Gedichte nicht aus Heine's Herzen, sondern aus seiner Phantasie; sie beweisen weiter nichts für ihn, als daß ihm im Grunde die Tugend eben so viel werth ist als ihr Gegentheil, wenn sie ihm gleiche poetische Dienste leistet; aber das Alles kann doch eigentlich nur die Wirkung haben, daß wir nichts von Heine selbst wissen wollen, ohne deßhalb nichts von seinen Gedichten wissen zu wollen. Wol giebt es Gedichte, die wir nicht blos um ihrer selbst willen, sondern auch um ihres Ursprungs willen lieben, oder in denen wir ihre Quelle lieben lernen. Gewiß, Heine's Gedichte gehören nicht zu diesen; aber wird ihr eigner Werth dadurch verringert, daß sie Heine's nicht vermehren? Jedoch ich gebe zu, ganz läßt sich Beides doch nicht trennen.

Ziehen wir Vergleiche, so kann man sagen, daß

Schiller in fast allen Stücken achtungswerth ist, worin es Heine nicht ist, und das sind sehr viele Dinge; aber es ist gewiß, daß Schiller nur ein paar lyrische Gedichte gemacht, und in den übrigen, die er dafür ausgegeben, kein gutes Muster gegeben, während Heine's ganzes Verdienst in seiner lyrischen Kraft und der Leichtigkeit, mit der er sie braucht und freilich auch mißbraucht liegt; und in erster Beziehung das Schiller'sche Muster überboten zu haben, hat ihm die Deutsche Lyrik zu danken. Andre werden nun singen, ohne wie er Gott, die Geliebte und sich selbst zu lästern, aber sie werden von Heine lernen können, wie die Prosa einen Mantel, und wäre es der schönste, nicht um die Gegenstände und Gefühle werfen, sondern davon abwerfen soll, so daß sie in ihrer eignen Lebendigkeit erscheinen. Das konnte sie nicht von Schiller lernen.

Freilich wird man sagen, hiezu brauchten wir Heine nicht, denn das hat Goethe schon lange vor ihm in so viel höherm und edlerm Sinne gewirkt. Dieß aber kann nur theilweis zugegeben werden. Ich glaube, oder die Erfahrung lehrt es vielmehr, daß Goethe noch nicht ausreichte, Schiller's Lyrik zu verdrängen; dazu ist sie zu ruhig, zu geduldig, zu sehr auf das Object gerichtet; aber Heine's Lyrik wird es, indem sie die Kraft des Pfeils dem Jäger, der ihn künftig führen soll, nicht am Wilde, sondern an seinem eignen Herzen zeigt. Nur langsam bekehrt sich der Jüngling von Schiller zu Goethe. Nachdem er seine Leidenschaft an der Laura erschöpft hat, die den Felsenadern Pulse leiht, fühlt er endlich an dem lebenswarmen

Athem der Mignon und Ottiliens und Gretchens und selbst Philinens, daß jene Laura auch selbst nur aus Felsen gehauene Adern hat, daß ihr Lächeln versteinert ist. Goethe mit seiner stillen Lebendigkeit umwächst, umschlingt, umkriecht ihn allmälig, und hat er ihn erst bei Einem Haare, so hat er ihn dann allerdings ganz, und zuletzt bemächtigt er sich seiner mit solch einer dämonischen Gewalt, daß dem von Goethe Besessenen auch dessen Schweißtropfen als Perlen und dessen Schnarchen als ein Ton aus der Harmonie der Sphären erscheint.

Dieß ist das Definitivresultat bei Vielen; doch giebt es auch Viele, die zu schnell ins Amt kommen, als daß die Poesie Zeit behielte, sich von Schiller zu Goethe durchzuarbeiten; sie erstarren noch mit dem ganzen Schiller im Leibe, und seine Verehrung bleibt ihnen nun Glaubensartikel, dagegen sie Goethe als einen eindringlichen heidnischen Götzen betrachten, zu dessen Dienst nur Verblendung veranlassen konnte. Aber Heine's Poesie faßt gleich von vorn herein und unmittelbar das Herz des jungen Menschen, und stachelt und reizt und drückt es an jeder einzelnen Fiber, und bei der süß krampfhaften Zusammenziehung, die dabei entsteht, fallen alle die geschnitzten und gehauenen Bildwerke und Denktafeln Schiller's heraus.

Schiller's sogenannte Lyrik erscheint wie ein kunstvoll gebautes Pantheon voll Götterstatuen, zu denen man erst voll heißer Anbetung tritt, aber zuletzt kühl hinausgeht, weil sie nichts Menschliches zu reden wissen; da tritt man in Goethes Lyrik wie unter einen klaren blauen Himmel, unter dem die menschlichen Originale dieser Götterstatuen lebendig wandeln, freilich auch unbedeutende darunter; dieser Himmel überwölbt ruhig und großartig und geduldig Schiller's Pantheon, und läßt die Anbeter darin ruhig gewähren, bis sie von selbst heraustreten; aber Heine's Lyrik ist wie eine Wetterwolke, halb von der Sonne prachtvoll vergoldet, halb blitzend und schwarz, von heulenden Stürmen gejagt, Gespenster und Engel, die sich wie aus einem Schiffbruche darauf zusammengefunden haben, zugleich tragend, und mit ihren Blitzen das Pantheon treffend und die Götterstatuen zerschlagend und die Anbeter hinaustreibend, die nun mindestens für einen Augenblick die Erscheinung des Göttlichen in dem lebendigen aber verderblichen Naturwunder zu erblicken glauben. Es wird vorübergehen, und dann wird der blaue, klare Himmel noch so ruhig und geduldig wie vorher stehen und Geschlechter und Sangesweisen unter sich hinwegziehen sehen.

Was den speciellen Inhalt von Heine's Liedern anlangt, so ist sein Umfang nicht groß. Ein sich selbst und Andere maltraitirendes Herz, eine verfehlte Liebe, eine tolle Wuth gegen Philistrosität, die sie überall ins Bein beißt wo sie ihr auf dem Wege vorkommt, Gespenster, deren fast mehr sind als Fleisch und Bein, und er selber immer mitten drunter, das ist Alles; ja selbst seine Reisebilder und Romanzen sind nur eine besondere Form für diesen Inhalt. Freilich, da ist Goethe reicher; in seinen Gedichten fahren wir in der ganzen Welt herum, durch die schönsten und manche langweilige Partien; Heine führt uns blos an den Krater eines halb ausgebrannten, halb brennenden Vulkans voll Asche, glühender Lava und Steine, und dieser Vulkan ist sein Herz. Begnügen kann man sich bei diesem Schauspiele nicht; aber man muß zugeben, daß es, wenn nicht ein erfreuliches, doch ein fesselndes ist, in einer Art, die bei Goethe nie vorkommt. Der Eindruck, den beide Dichter machen, die übrigens zu vergleichen Manchem Blasphemie erscheinen mag, hat daher auch ein ganz irrationales Verhältniß.

Goethe's Poesie ist mächtig im Schaffen, Heine's ist es nur im Zerstören; jene schwingt sich wie ein Adler in den hellen Tag hinein und überschaut klar das Ganze, diese sieht mit ihren feurigen Eulenaugen nur im unheimlichen verneinenden Dunkel der Nacht und ergreift mit Sicherheit ihre einzelne Beute, taumelt aber matt, wenn es gilt, durch den lichten Tag zu fliegen. Wie schlecht es Heine gelingt, der bejahenden Seite des Lebens etwas abzugewinnen, zeigen unter andern recht gut seine neuesten „Liebeslieder", worin er den unglücklichen Einfall gehabt, in der Liebe glücklich zu werden. Heine giebt, wie die Orange, nur geritzt und gequetscht würziges Oel und süßen Saft. Wenn er daher seinen Vortheil versteht, möge er ja wieder in sein altes Unglück verfallen, oder vielmehr in ein neues, da das alte nun freilich ausgequetscht genug ist.

Das Wort subjectiv ist in der Betrachtung der Poesie nun fast zu einem Schimpfwort geworden, seit Goethe die Objectivität in die Mode gebracht hat. In gewissem Sinne verdient freilich Heine dieß Beiwort mehr als irgend ein Anderer, da im Grunde so gar nichts als er selber Gegenstand seiner Lieder ist; denn merkwürdigerweise selbst in seinen Liebesliedern besingt er nicht die Geliebte, sondern nur sich, und aus seinen ganzen Liedern kann man kein Bild von ihr zusammensetzen. Alle, selbst die diametral einander entgegengesetzten Gedichte Heine's sind doch nur wie eben so viel Oeffnungen, durch die man von entgegengesetzten Seiten in ihn hinein, nie aus ihm heraussieht. Aber eben darin liegt der Unterschied Heine's von andern subjectiven Dichtern, daß er wie eine camera obscura die Welt und das Leben in zusammengedrängter Klarheit und Farbenfülle in der dunkeln Kammer seines Innern erscheinen läßt, während Andere die ganze Welt nur zu einem langweilenden Spiegelbilde ihres ewig gleichen Ichs machen. Wenn diese sich in ihren Gedichten wie Ausrufer vor ihr sprach- und kraftloses Bild stellen und rufen: hier ist zu sehen die ungeheure Liebe, der tiefe Todesschmerz, die Resignation und die Dichterglut! blickt und ruft das Alles von selbst aus den Bildern hervor, die in Heine erscheinen. Genau die Art Subjectivität, die man bei Heine findet, ist es, welche der lyrischen Poesie überhaupt ihre Macht giebt. Das Object soll sich nicht hüten vor der Vermischung mit dem Subject; denn das ist eben die kalte Prosa, die den Gegenstand genau so betrachtet, wie er an sich, nicht, wie er in seiner Aufnahme und Aufhebung in lebendigen Individualitäten ist. Der Gegenstand soll dem Subject Gestalt und sinnliche Kraft leihen und dafür Seele, Gefühl, Empfindung von ihm erhalten; so wird die Seele des Dichters zur

Seele des Gedichts und dieses zu einer lebendigen Erscheinung mit lebendiger Wirkung. Sei es nun eine gute oder böse Kraft, die im Dichter walte, sie wird sich durch das Gedicht fortpflanzen und in andern Seelen ihres Gleichen zeugen. Wenige Gedichte haben diese Macht in gleichem Grade ausgeübt als Heine's; es liegt eine ansteckende Kraft in ihnen, vor der die Einen wie vor einer Verpestung zurückweichen, während Andere ihr rettungslos unterliegen. Heine's Gedichte können nur Ekel oder Entzückung, oder Beides zugleich erregen; man kann sie nicht wie andere gegenständlich betrachten und leidenschaftlos loben oder tadeln; man muß sich dafür oder dagegen ereifern; man kann sie verwerfen, verachten, aber nur scheltend, nicht übersehend.

Und doch sind Heine's poetische Mittel im Ganzen so einfach. Wenn der eine Dichter mit einem Strauße, der andere mit einem Füllhorn, der dritte mit einem Frachtwagen kommt, um ihrer Königin der Poesie zu huldigen, bringt Heine nichts als seine ausgemergelte Gestalt und seinen spöttischen Zug um den Mund mit, und ihm wirft sie doch ihre günstigsten Blicke zu. Jenes künstliche Gewebe von Gedanken, Gefühlen, Bildern, was Vielen allein Poesie heißt, ist bei Heine nicht zu finden. Er giebt keine Bilder von der Sache, dieses Surrogat der Poesie, er giebt die Sache als Bild, nicht die Noten, sondern die Klänge der Gefühle. Er sucht vielleicht manchmal sein Gedicht, aber er sucht es nie zusammen. Sein Lied enthält gewöhnlich nur Eine Idee, nur eine subjective Idee, nur einen einzelnen Wellenschlag dieser Idee, aber es enthält diesen ganz, voll, überschwellend in Andrer Herzen, sie mit erfüllend, überfüllend und fortflutend.

Freilich tief ist Heine nicht, da wir tief die Dichter zu nennen lieben, bei denen sich der Gedanke im Gedicht versteckt, daß der Leser ihn mühsam suchen muß und im Dunkel nicht erkennen kann, ob der, den er fängt, der rechte ist, — Goethe hingegen manchmal nur zu tief. Ich meine aber, der Gedanke, der in der Seele dunkelm Grunde dämmerte und sich seiner selbst nur halb bewußt war, soll durch die Beschwörung des Dichters wach und licht hervortreten und eindringen auf das Gemüth des Andern und es überkommen, und diese Erscheinung und Selbstbewegung des Gedankens soll das Gedicht sein. So ist es bei Heine, und es ist eine wunderbare Leichtigkeit und Anmuth, mit welcher der Gedanke diese Bewegung bei ihm vollzieht. Leichtgegürtet, nicht gedrückt noch gehemmt durch fremden Schmuck und Anhängsel, blos seiner eignen dämonischen Kraft vertrauend, schreitet er einher. Es ist oft ein nichtswürdiger Gedanke; aber die freie und kecke Geberde, mit der er heraus- und herantritt oder heranspringt, läßt ihm Thor und Thüre in Gemüthern offen finden, die der vortrefflichste Gedanke, wenn er dick eingepackt, schwerfällig oder zappelnd in Andrer Gedichten auftritt, sicher verschlossen findet.

Noch habe ich Heine nicht durch das Wort charakterisirt, womit man ihn sonst zu charakterisiren anfängt. Man nennt Heine den Zerrissenen, ungefähr wie man Karl oder Goethe den Großen nennt; ja, wenn ich nicht irre, sagt Heine selbst einmal irgendwo von sich, der Riß der Welt sei durch sein Herz gegangen. Weit entfernt indeß, daß diese Zerrissenheit ihm in den Augen des Publicums geschadet, hat es vielmehr in den Ritzen und Spalten so schöne Goldadern erblickt, daß Viele sich sofort auch freiwillig zerrissen, ja Manche ihr taubes Gestein mit größter Mühe zerarbeitet haben, um es Heine gleich zu thun, freilich ohne etwas von seinem Inhalt zu Tage zu bringen. Heine erscheint jetzt als der Koryphäe einer ganzen Bande mit zerlumpten Herzen, mit denen man, wenn auch nicht das in Anspruch genommene poetische, doch ein prosaisches Mitleid fühlen würde, wenn man nicht der Ueberzeugung leben könnte, daß die selbstbeigebrachten Wunden nur eben von derselben Beschaffenheit sind als die künstlichen Selbstentstellungen der Bettler, mit dem Zweck, das Gemüth des Publicums zu erregen, und daß sie, wenn die Leute in die Jahre oder in prosaisches Brot kommen, von selbst wieder zuheilen werden, so daß auch nicht eine poetische Narbe zurückbleibt. Dieß verhält sich freilich bei Heine selbst, dem Urzerrissenen, anders. Er wird in der Maße, als er älter wird, immer mehr auseinanderfallen. Sein Herz war eine Wurzel, die im Beginn ein prächtiges Kraut getrieben, aber gleich anfangs faule morsche Flecke inwendig hatte; es hat ihm Vergnügen gemacht und, wie es scheint, einen eignen Kitzel erregt, darin herumzuwühlen und Höhlen und Fisteln zu graben; so fressen diese Stellen immer weiter um sich; und man sieht ihn unaufhaltsam sich der Auflösung nähern, die zuletzt auch seine Glanzseite verdirbt. Schon seine letzten Poesien zeigen den Fortschritt zu diesem Endpuncte an. Er ist darin zu seinem eignen Nachahmer herabgesunken und vom Troß der übrigen nicht mehr verschieden. Früher hat er einen würzigen Wein ausgeschenkt, möge er die Hefen nun für sich behalten. Wir haben sogar genug an dem, was wir von jenem gekostet und wollen kein neues Faß mehr, auch wenn er eins darzubringen hätte. Seine Poesie ist ein Individuum, was nur einmal zu leben die Berechtigung hatte, keine Gattung, die immer neue Individuen zeugen soll. Sie hat ihre Bestimmung erfüllt, ein Fortleben derselben ist ein Ueberleben, und jeder Nachahmer war gleich anfangs zu viel.

6. Warum wird die Wurst schief durchschnitten?*)

In einer größeren Gesellschaft von Professoren und Docenten der Universitäts- und Weltstadt L. warf ich die Frage auf: warum wird die Wurst vielmehr schief als gerade durchschnitten, so daß die Schnittfläche wie die Scheiben sich nicht kreisrund, sondern elliptisch (oval) darstellen?

Die Sache scheint nicht der Frage werth; doch kann sich der Scharfsinn spielend daran üben, und vielleicht erfährt man nicht ungern, wie sich der Scharfsinn so gelehrter Männer daran geübt hat. Und wenn sich selbst große Principien am Kleinen oft eben so gut, nur niedlicher als am Großen erläutern lassen, warum nicht um so mehr die kleinen Principien, die wir hier zur Beantwortung der Frage in Anspruch nehmen wollen?

Drücke man nur künftig jedesmal ein Ohr zu, wenn man dem ästhetisch widerhaarigen Worte „Wurst" begegnet, was manchem Feingebildeten den Geschmack an der Wurst selbst verleidet und somit diesem Aufsatze dasselbe Schicksal zu bereiten droht. Zwar könnte die Wurst versuchen, es mancher deutschen Sängerin nachzuthun, die sich dem deutschen Geschmacke nicht ohne

*) Aus dem J. 1873; bisher ungedruckt.

Erfolg durch Italienisirung ihres Namens zu empfehlen sucht, würde aber mit dem schönen Namen wahrscheinlich noch schlechter werden, als sie ohnehin schon in jetziger Zeit gegen früher geworden ist. Denn mag man auch an der alten Zeit noch so viel auszusetzen finden, seit Freytag sie um ihren guten Namen gebracht hat, aber in Würsten war sie wirklich eine gute. Dazu spottet der ehrliche Name des Versuches; und da man es sich sonst oft genug gefallen lassen muß, daß es schlecht klingt, wenn man eine Sache beim rechten Namen nennt, kann man es sich ja auch wohl hier gefallen lassen.

Von vorn herein dürfte man wohl kaum glauben, daß sich so viele Antworten auf die einfache Frage finden ließen, als ich erhielt, und die Entscheidung dazwischen so zweifelhaft bleiben kann, als sich zeigen wird, was einigen Respect für die Frage erwecken kann, da sie das mit den größten Problemen gemein hat. Manche unter den Anwesenden gaben sogar mehrere Antworten; und am fruchtbarsten in dieser Hinsicht war der Professor der Philosophie W., welcher zwar das Factum selbst in Abrede stellte, aber vier verschiedene Erklärungen von dem Factum gab, ungleich andern Philosophen, welche für alle Facta in der Welt nur e i n e Erklärung haben. Dafür stimmten Manche in derselben Antwort zusammen oder wechselten nur die Form derselben. Da die Frage selbst halb scherzhaft gestellt war, waren auch die Antworten zum Theil nur scherzhaft oder im Interesse der Originalität gesucht. Doch muß es auch eine ernsthafte Antwort darauf geben, die sich suchen läßt ohne gesucht zu sein. Ehe wir aber darauf ausgehen sie zu finden, lasse ich die Antworten unterschiedslos nach der Reihe folgen, wie ich sie in der darüber aufbehaltenen (schon seit einer Reihe von Jahren datirenden) Notiz verzeichnet finde. Es sind Alles wirklich gegebene, nicht von mir gemachte Antworten. Dabei werde ich die Urheber (worunter auch einige Auswärtige) durch den Anfangs- und Endbuchstaben ihres Namens bezeichnen, um bei einer späteren Geschichte des Problems das Errathen der Urheber zu erleichtern ohne es zu ersparen, indem ich mich erinnere, wie sehr es bei der großen Kunstfrage nach dem eigentlichen Urheber der Dresdener Holbein'schen Madonna den Kennern, welche sie für eine Nicht-holbein'sche erklären, bei ihrer Rathlosigkeit im Errathen desselben zu Statten kommen würde, wenn sie nur den Anfangs- und Endbuchstaben seines Namens kennten; kennte man diesen aber ganz, so fiele mit der Frage auch das Interesse der Frage weg. Folgendes also die Antworten auf die hier wiederholte Titelfrage:

„Warum wird die Wurst schief durchschnitten?"

1) Weil der schiefe Schnitt der natürlichste ist; denn unter unendlich vielen schiefen Schnitten kann der gerade nur einmal getroffen werden. (W—e.)

2) Weil man bei der runden Gestalt die Besorgniß hat, das Wurstscheibchen könne davon laufen. (W—e.)

3) Weil die elliptische Form an sich anmuthiger ist, wenn nicht umgekehrt sie darum anmuthiger ist, weil sie an die durchschnittene Wurst erinnert. (K—e.)

4) Weil die elliptische Form sich dem länglichen Zuge der Wurst mehr anschließt. (K—e.)

5) Weil die Wurstscheibchen bei der elliptischen Gestalt größer ausfallen. (R—r, M—l, Sch—r.)

6, Nach dem mechanischen Verhältnisse der Wurst zur Hand läßt sich die Wurst leichter schief als gerade durchschneiden. (R—e, S—l, H—n, letzterer mit der Bemerkung, daß man ja auch Bohnen schief durchschneidet.)

7) (Bestimmtere Motivirung von Nr. 3.) Weil die Ellipse als eine Curve höherer Ordnung ein höheres Wohlgefallen erweckt als der Kreis. (O—ck, A—s.)

8) Das Factum wird von W—e in Abrede gestellt, weil seine Frau und Töchter die Wurst eben so oft gerade als schief durchschneiden, womit W — ch, W — ck, W—r (merkwürdigerweise durch den gleichen Anfangsbuchstaben lauter Namensverwandte der Wurst) übereinstimmen.

9) Man muß unterscheiden. Eine Blutwurst wird leichter und lieber gerade, eine Leberwurst schief durchschnitten, weil die Leberwurst fester ist. (L—r.) F—n unterscheidet in derselben Hinsicht vielmehr zwischen dicken und dünnen Würsten. Also der Eine nach Substanz, der Andere nach Dimensionen.

10) Die Hausfrau sucht durch den größeren Schnitt dem Gaste die Güte der Wurst zu zeigen. (P—l.)

11) Der gerade Schnitt hat etwas Gewaltsames, wie denn der Dichter sagt:

„G'rad aus geht der Blitz,
Des Kanonenball's fürchterlicher Pfad" ꝛc.

Der schiefe Schnitt hat mehr den Charakter des sanften Zuges; bei den Frauen aber wiegt das Sanfte vor. (W—e.)

12) Eine dünne Scheibe bietet schief aus einem Cylinder geschnitten dem Auge bei gleicher Dicke mehr Randfläche dar und läßt sich daher leichter schief als gerade schneiden, wie der Urheber dieser Ansicht bei feinen Pflanzendurchschnitten nreichend Gelegenheit gefunden zu beobachten. (H—r.)

13) Aus Widerspruchsgeist gegen die Männer, welche das Gerade lieben. (W—e.)

14) Aus Rücksicht auf die Wurstzipfel. Bei geradem Schnitte werden die Scheibchen gegen Ende kleiner, bei schiefem Schnitte wird die Ungleichheit nicht so auffällig. (W—ch.)

15) Weil aus den schiefgeschnittenen Scheibchen die Fettgriesen minder leicht herausfallen, als aus den gerade geschnittenen. (v. St. M—e.)

Weiß Jemand noch eine andere Erklärung zu finden, so wird er damit mehr Scharfsinn beweisen als alle Professoren, die sie nicht zu finden vermochten. Freilich, da nicht blos Prof. W. sondern noch einige Andere das Factum selbst bestritten, so kann es von von herein mißlich erscheinen, an eine ernsthafte Erklärung desselben überhaupt zu denken, denn es fallen mir die bekannten bedenklichen Geschichtchen dabei ein: von dem König, der die Gelehrten seines Landes befragte, warum ein in ein ganz mit Wasser gefülltes Gefäß gethaner Fisch dasselbe nicht überlaufen mache; und von dem Mitgliede einer gelehrten Akademie, der, nachdem er eine im Garten von der Sonne beschienene Glaskugel umgekehrt hatte, an seine herbeigerufenen Collegen die Frage stellte, warum der Sonnenschein die Kugel oben kalt, unten warm mache.

Inzwischen haben wir nicht zu besorgen, uns mit der hier gestellten Frage in einem ähnlichen Falle zu befinden; denn man wird zugeben müssen, daß, wenn nicht überall, doch weit vorwiegend der schiefe Wurstschnitt dem geraden vorgezogen wird; also läßt sich auch eine Frage nach dem Grunde des Vorzugs stellen. Von den versuchten Erklärungen aber lassen wir die, die sich durch eine ernsthafte Berücksichtigung zu sehr geschmeichelt finden dürften, von vorn herein bei Seite, und werfen die, die sich zu sehr schmeicheln dürften die richtigen zu sein, zuerst zur Seite.

Vor Allem die erste. Zwar, scheint es nicht ganz natürlich, daß der schiefe Schnitt als der allgemeinere Fall viel öfter und leichter zufällig getroffen werden muß, als der gerade? Ja, wenn nur das Vorschneiden einer Wurst eine Sache des Zufalls wäre. Ueberall aber sehen wir, wenn eine Verrichtung oft wiederholt wird, daß sie sich auf eine bestimmte Weise einrichtet, die entweder durch Wohlgefälligkeit oder Zweck oder Beides bestimmt ist. So schneidet man auch nicht in einen Braten nach Zufall hinein, sondern es hat sich eine bestimmte Regel des Vorschneidens gebildet, nach deren Grunde man eben so fragen könnte, als nach dem Grunde des Wurstschnittes; doch bleiben wir bei diesem stehen.

Will die erste Erklärung nicht recht passen, so scheint gleich die zweite jede andere überflüssig zu machen, wenn wir daran denken, wie leicht uns das runde Geld unter den Händen fortläuft, und wie unangenehm es ist, daß es fortläuft; auch beim Wurstscheibchen aber würde es uns unangenehm sein. Inzwischen ist, um das Wurstscheibchen daran zu hindern, die Gabel beigelegt, und man hätte nur zu wünschen, daß es manchem jungen Verschwender an der entsprechenden Gabel für sein Geld nicht fehlte. Also werfen wir diese Erklärung zu der vorigen und springen mit einem Satze gleich mitten unter die übrigen hinein, zur sechsten.

Ist es nicht wirklich der Hand, nach ihrem mechanischen Verhältnisse zur Wurst, bequemer, die Wurst vielmehr schief als gerade zu durchschneiden? — Aber eher wäre das Umgekehrte zu erwarten. Denn, legt man die Wurst mit der linken Hand vor sich hin, um sie mit der rechten zu schneiden, und thut Beides so ungezwungen und bequem als möglich, so nehmen Wurst und Messer beide zwar eine schiefe Lage zum Körper, aber rechtwinklige gegen einander an, als deren Resultat man den geraden Schnitt zu erwarten hat. Außerdem ist der gerade Schnitt wegen Durchsägens geringerer Masse rascher und leichter vollzogen. Wäre die Schiefe des Schnittes durch die Leichtigkeit seiner Ausführung bestimmt, warum würde nicht auch das Holz vielmehr schief als gerade durchhackt, durchsägt. Also auch mit dieser Erklärung nichts.

Versuchen wir es nun mit ihrer Nachbarin Nummer 5, wonach die Wurst schief durchschnitten wird, weil die Wurstscheibchen größer dadurch ausfallen. In der That eigen, daß, während der Kreis unter allen möglichen Figuren von gleichem Umfange die größte Fläche einschließt, der kreisförmige Durchschnitt eines Cylinders, wofür man eine regelrechte Wurst nehmen kann, bei gleicher Dicke desselben unter allen möglichen Durchschnitten die kleinste Fläche einschließt. Auch die Mathematik hat, wie man sieht, ihre Launen. Nun greift doch im Allgemeinen Jeder lieber nach einer großen Pfirsich, Pflaume als nach einer kleinen, warum sollte er nicht auch im Allgemeinen lieber nach einem großen Wurstscheibchen greifen als nach einem kleinen? Die zugleich sparsame und gastfreie Hausfrau aber sucht den Eindruck großer Scheibchen dem Gemahl oder Gaste selbst noch mit der dünnsten Wurst, die das niemals langen wollende Wochen- oder Monatsgeld hergiebt, zu erwecken. Das leistet der schiefe Wurstschnitt. Er wirkt so zu sagen wie ein Vergrößerungsglas. Denn freilich würde sich der Gast sehr täuschen — und ich hoffe seinen Dank für diesen Wink zu verdienen, — wenn er mit dem größeren Wurstschnitte mehr Wurst zu erhalten meinte. Vielmehr, wie sich überall große Tiefe nicht mit großer Oberflächlichkeit verträgt, kommt hier die von dem Professor der Botanik H. unter Nr. 12 gemachte Bemerkung in Betracht, daß schief geschnittene Scheiben leichter dünn gemacht werden können als gerade geschnittene.

Inzwischen soll das Wurstscheibchen doch auch nicht für einen unanständigen Appetit berechnet erscheinen, da ein großer Magen eben so wenig für eine innere Zierde des Menschen gilt als ein großer Mund für eine äußere; also kehrt die Hausfrau bei den elephantenartigen Massenwürsten zum geraden Schnitte zurück und nimmt überhaupt die Neigung zu diesem Schnitte mit der Dicke der Wurst zu, was in die unter Nr. 9 von F. gemachte Bemerkung hineintritt. Aus demselben Grunde bietet man ja auch Niemandem Butterschnitten über das ganze Brod an, es sei denn Kindern, die kleine Vielfraße sind, oder Aufläden, die große sind. Die Hausfrau aber beweist ihre Bildung dadurch, daß sie die Scheiben richtig nach dem Bildungsgrade ihrer Gäste abmißt.

Ist man hiemit zufrieden? Die vorige Erklärung mag wirklich, wie man sich ausdrückt, nicht ganz ohne sein; ist aber sicher auch nur etwas mit; und sollte sie Jemand zu den etwas gesuchten rechnen, wie kann ich ihm beweisen, daß sie es nicht ist? Vielleicht nur dadurch, daß sie doch nach Nr. 5 von mehr als Einem gefunden wurde, und da es ein Professor der Nationalökonomie, ein Professor der Medicin und ein Professor der Mathematik war, welche darin übereinstimmten, auch das daneben eingeholte Gutachten einer Dame damit zusammentraf, so stellt sich diese Erklärung als ein Rom dar, wohin viele Wege führen. Nun haben wir aber überhaupt bisher blos Zweckerklärungen in Betracht gezogen, und die Erklärungen aus Wohlgefälligkeits- oder Schönheitsrücksichten noch gar nicht angesehen, wozu in einander hineintretend Nr. 3 und 7, in gewisser Weise aber auch 4 und 11 gehören; und da bei diesen Erklärungen ein Professor der Jurisprudenz, ein Professor der Kunstarchäologie, ein Professor der praktischen Philosophie und ein Professor der theoretischen Philosophie betheiligt waren, denen ich mich noch als Professor von Dem und Jenem zugesellen mag, so haben wir damit ein zweites Rom, wohin viele Wege führen.

In der That mag sich die vorige Zweckerklärung nicht einbilden, daß sie allein reiche. Was auf die Tafel kommt, will nicht blos satt machen, sondern auch wohl schmecken und wohl aussehen; die vorige Erklärung thut aber als wenn es auf das Sattmachen ohne übersatt zu machen allein ankäme. Und bei allen Dingen sonst kommt es nicht blos auf Größe, sondern auch auf Form an; die vorige Erklärung thut aber als wenn es auf Größe allein ankäme. Vielmehr wird die schiefe Richtung und die elliptische Form des Wurstschnittes dazu dienen, die Wohlgefälligkeit zur Zweckmäßigkeit zu fügen, um damit die Wurst von einem Gegenstande, der blos schmeckt, zu einem Gegenstande des Geschmackes zu erheben.

Aber, wird man sagen, ist das nicht rein verkehrte Welt? Was könnte überall dem Schiefen einen Vorzug der Wohlgefälligkeit vor dem Geraden ertheilen und dem Kreise einen solchen vor allen anderen Figuren rauben? Wie schlecht nimmt sich eine schiefe Nase, ein schiefer Mund, ein schiefer Thurm, ein schiefer Blick u. s. w. aus. Ja, gehe man einmal in die Stuben zweier Professoren oder Studenten, und sehe, woran es hängt, daß die eine durchweg den wohlgefälligen Eindruck der Ordnung, die andere den mißfälligen der Liederlichkeit macht. Man wird finden, daran, daß in der einen Bücher, Manuscripte, Schreibzeug, Federn, Cigarren u. s. w. Alles gerade d. i. parallel und senkrecht zu einander, in der andern Alles schief gegen einander liegt. Und von der andern Seite, welche Figur wäre reiner und einheitlicher in sich abgeschlossen, machte den Eindruck einer harmonischern Fülle, eines vollendetern Gleichmaßes, einer mehr in sich ruhenden Befriedigung als der Kreis? Er repräsentirt unter den Figuren das allseitige Genie, jede andre nur ein einseitiges Talent. Auch hat man ja von jeher wirklich den Kreis für die vollkommenste Figur erklärt, und anfangs gar nicht an die elliptische Gestalt der Planetenbahnen glauben wollen, weil sie als himmlische zugleich die vollkommensten, also kreisförmig sein müßten. Das sind sie nun freilich nicht, aber man sieht sie auch nicht, und so stören sie nicht sichtlich die himmlische Harmonie. Hiegegen sind Sonne, Mond, der Umkreis des Horizontes, die man sieht, kreisrund; das irdische Geld, die Teller, die Räder, die Zifferblätter sind kreisrund, der Querschnitt der Bäume, der Säulen, der Gefäße, der Stäbe und Stecken ist kreisrund, und Alles das sähe schlecht aus, wenn es anders als kreisrund wäre. Alles in der Welt überhaupt würde kreisrund sein, wenn nicht so viel einseitige Zwecke, die nur Bruchwerthe der Vollkommenheit sind, an den Dingen herumzerrten, drückten und meißelten, und das ist auch allein der Grund, daß der ganze Mensch keine Kugel ist; doch nähert sich sein Haupttheil, das Haupt, und sein schönster Theil, das Auge, der Kugel und der Stern des Auges ist sogar der reinste Kreis. Ja meint man, daß Paris der Venus als Preis der Schönheit eine Citrone dargeboten habe?

Das klingt Alles recht schön, ist aber Alles weit her geholt, ohne deßhalb weit her zu sein, da es doch nur vom Studirtische her ist, sogar mit von meinem eignen aus früherer Zeit. Aber jetzt stelle man den ganz einfachen Versuch an, auf den es hier ankommt, d. h. schneide aus zwei nicht zu dicken Würsten die eine gerade, die andre schief durch, und man wird finden, wenn man sie neben einander legt, daß die eine danach eben nur wie gerade durchgehackt aussieht und uns mit ihrem Cirkelgesichte steifpetrig anglotzt, indeß die andre unsre Neigung gewinnt, indem sie uns das liebliche Oval ihres Gesichtes mit eben so lieblicher Neigung zukehrt. Und um den Versuch zu vollenden, so setze man einen Teller mit kreisrunden Scheibchen und einen andern mit elliptischen Scheibchen aus derselben Wurst einander gegenüber. Mag nun auch der erste appetitlich aussehen, wenn man gerade Appetit hat, so doch nur der letzte anmuthig, sogar wenn man keinen hat.

Wie den Widerspruch lösen? Ist denn die Wurst ein so apartes Wesen, daß zum schönheitswidrigen Namen sich alle Schönheitsregeln der Gestalt bei ihr verkehren? Durchaus nicht; man muß nur nicht verkehrte Regeln machen, und meinen, daß der Fuß nicht zum Schuhe paßt, wo vielmehr der Schuh nicht zum Fuße paßt; und bisher ist noch jeder Schuh, den man der Schönheit hat anziehen wollen, zu weit oder zu eng für sie gefunden worden, daher man die Göttin der Schönheit auch immer barfuß abbildet. Das Gerade kann schön sein, aber auch das Schiefe kann schön sein. Ein schief sitzender Gürtel um den Leib sieht freilich schlecht aus, aber ein schief über den ganzen Leib weggehendes Bandelier sieht gar nicht schlecht aus, und das schiefe Band, woran Diana den Köcher trägt, nimmt es mit dem Schönheitsgürtel der Aphrodite wohl auf. Wie schön steigt eine Guirlande oder blühende Ranke in schiefen Windungen an einer Säule hinauf, und wie schlecht würde es sich ausnehmen, wenn man gerade herumgehende Ringel daraus machen oder die schiefen Windungen aus den Landesfarben an Wegweisern und Schlagbäumen durch quere Streifen ersetzen wollte. Die Etiketten an den Weinflaschen laufen zwar meist gerade um den Bauch; soll es aber recht anmuthig aussehen, so laufen sie schief, trotz dem, daß das Lesen dadurch erschwert wird. Ich sah neulich einen Grabstein in Form eines abgestutzten Baumstammes mit der gewöhnlichen Inschrifttafel daran; er war nicht gerade, sondern ganz nach dem Beispiel der Wurst schief abgestutzt. So also stutzt der Künstler ab, indeß der Holzhauer, dem es auf Wohlgefälligkeit nicht ankommt, die Stämme im Walde gerade abstutzt; und sähe man zu, so würde man sicher finden, daß er auch die Wurst viel öfter gerade durchschneidet, als die gebildete Hausfrau, weil er eben ein Holzhacker ist, dessen Geschmack an der Materie der Wurst nicht ebenso wie bei ihr durch den Geschmack an der Form der Wurst veredelt wird.

Kurz überall, wo sich ein Körper lang streckt, findet sich das Auge durch den schroffen Gegensatz, in dem das gerade Durch oder das gerade Herum dagegen steht, beleidigt, wo nicht das natürliche Ende oder eine natürliche Gliederung im Laufe der Länge ihm einen motivirten Halt gebietet. Niemand will sich ohne Grund in seinem Wege aufhalten lassen, auch das Auge nicht, aber der sich an die Länge anschmiegenden Schiefe folgt es gern. Das hat die Antwort unter Nr. 4 richtig getroffen, und eben so treffend die Antwort unter Nr. 11 im Widerstreben der selbst so anschmiegsamen Frauen gegen den geraden Wurstschnitt nur einen besondern Fall ihres allgemeinen Widerstrebens gegen das Schroffe erkannt. Der gerade um die Taille herumgehende Gürtel gefällt uns nur deßhalb, weil es eben eine Taille ist, in die er paßt und die er bezeichnet; die Wurst aber hat keine Taille, welche dem Schnitte den Weg vorschriebe, also schreibt das Schönheitsgefühl den Weg vor und es schreibt ihn schief vor; ja rücke man den Gürtel selbst etwas höher oder tiefer, so sieht es übel aus, weil er eine Taille macht, wo keine ist. Keiner Dame fällt es daher auch ein, ein Kleid mit queren Streifen um den Leib zu tragen: sie würde sich damit wie in Scheiben geschnitten vorkommen, und wenn sich eine quer um sie herumgehende Kante als untere Umrahmung des Kleides ganz wohl ausnimmt, ist es nur, weil sie statt der Länge der Figur der Länge des Kleiderrandes folgt, welcher die nächsten Ansprüche daran macht; geht aber eine Reihe Stufen oder Falbeln zu hoch hinauf am Kleide, so sieht die Dame aus wie eine wandelnde Treppe. Auch haben noch in keinem Baustile Säulen mit queren Cannelüren Platz gefunden; gerippte Säulen würden sich ausnehmen wie Gerippe.

Nun freilich an einem Kleide will man nicht nur keine queren sondern auch keine schiefen Falten und Streifen. Natürlich, da man vom Kleide verlangt, daß es sich nach der Form des Körpers richte, würde man meinen, es richte sich nach einem schiefen Körper; und eine Hauptgestalt will freilich nicht schief sein oder erscheinen. Schief sein ist ja nicht das einzige Princip der Schönheit. Ob sich nun eine Nebenform ganz nach der Länge der Hauptform strecken oder blos durch schiefe Richtung anschmiegen soll, kommt auf Umstände an. Niemand wird die Wurst ganz nach der Länge schneiden wollen: so schneidet man sie wenigstens schief; was aber die Schiefe am vollen Anschlusse vermissen läßt, kann sie durch den Reiz der Abwechselung wieder einbringen.

Wäre nur mit der Schiefe des Schnittes auch der Abweichung der Scheiben von der Kreisgestalt genug gethan; aber wer sieht den Scheiben auf dem Teller die Schiefe des Schnittes noch an; und was hilft es den elliptischen Scheiben, daß sie schöner aussehen, wenn philosophisch erweislich ist, daß die kreisförmigen schöner sind. In der That aber haben die Philosophen Batteux, Baumgarten, Herder, Moriz, Zschokke, Hermann, ja wer nicht noch alles übereinstimmend bewiesen, daß Schönheit die Vollkommenheit der sinnlichen Erscheinung oder sinnliche Erscheinung der Vollkommenheit ist, und was entspricht diesem Begriffe vollkommener als die Erscheinung des überall mit sich selbst gleichen, allen Richtungen gleich gerechten, von allen Auswüchsen, Lücken, Einseitigkeiten freien, sich einer größern Fülle als jede andere Figur erfreuenden Kreises.

Nun, um Philosophen zu fürchten zu machen, braucht man blos Mathematiker gegen sie ins Feld zu führen. Ach lebte nur noch der alte Professor Möbius, der so sinnreiche Einfälle hatte und die Mathematik für die poetischste aller Wissenschaften erklärte: er war ganz der Mann dazu, allen philosophischen Kreisbeweisen für den Kreis mit einem Kepler'schen Beweise für die Ellipse die Spitze zu bieten; er würde sicher den Kreis, statt für die poetischste aller Figuren, nur für eine hausbackene Tortenform erklärt haben, die auszuwirken man den Lehrlingen in der mathematischen Backstube überläßt. Dabei fällt mir ein zu erzählen, um dem Princip der Abwechselung zu genügen, wie ich einmal in einer Gesellschaft neben ihm saß, und ihn um Rath wegen der Einrichtung einer Welt befragte, die statt dreier Dimensionen blos eine hätte, und die mir große Vortheile zu versprechen schien, weil damit alle lästigen Verwikelungen in der Welt fortfielen, und es darin unmöglich wäre, vom rechten Wege abzuweichen. Die größte Schwierigkeit schien nur, wie die Leute in einer solchen Welt sollten bei einander vorbei oder über einander hinaus kommen können; und der Leser mag selbst überlegen, ob er ein Mittel dazu finden kann; wir sind aber durch gegenseitiges Forthelfen sogar auf zwei Mittel gekommen, wonach diese Welt ganz praktikabel erscheint. Das eine war, sich die lineare Welt elliptisch in sich zurücklaufend, mit der göttlichen Monade als Brennpunct zu denken; dann brauchten die Leute, die nicht bei einander vorbei könnten, blos umzukehren und sich nach der andern Seite entgegen zu kommen, was, da eine solche Welt zugleich ein natürliches Eisenbahngleis darstellte, sehr schnell würde geschehen können, aber freilich nur auf zwei Leute paßte. Das andre, keiner solchen Beschränkung unterliegende, war, daß man sich die Leute blos als lineare Wellen zu denken hätte, die ja bekanntlich ohne Störung durcheinander durchschreiten können, und da unsre Gedanken ohnehin schon an Aetherwellen im Gehirn hängen, würde man sich solchergestalt mit dem Gedanken zugleich in Wirklichkeit über den andern hinaus versetzen können. Aber da der Professor Möbius todt ist, und seine Hülfe bei dem vorigen Problem mir bei dem jetzigen nichts hilft, so muß ich selbst damit zurecht zu kommen suchen, und frage also, um nun auch wieder dem Principe des Anschlusses zu genügen:

Kann man denn im Ernst im Kreise die schönste der Figuren sehen wollen? Ein Jeder wird den Umriß eines schönen Mädchengesichtes doch schöner als den des gemalten Mondgesichtes, ein arabisches Pferd schöner als einen zusammengeballten Igel, der nach allen Richtungen kreisförmige Durchschnitte giebt, und die Statue, die ein Künstler aus einem kuglichen Thonklumpen modellirt, schöner als diesen Klumpen finden; sonst brauchte es ja der

Künstler nur bei dem kuglichen Klumpen zu lassen. Nun freilich geht die Statue doch aus dem kuglichen Klumpen wie aus einem rundlichen Ei hervor, und so mag man auch den Kreis oder die Kugel chaotischer Regellosigkeit gegenüber als das Ei der Schönheit gelten lassen; wenn aber der Kreis mehr bedeuten will, so ist er eben nur ein Ei, was mehr sein will als die Henne. Die Ellipse ist so zu sagen der erste Schritt zur Entwicklung der Schönheit aus dem Ei, oder, wenn der Kreis das A der Schönheit ist, so ist die Ellipse das B derselben, indem sie vom einfachen Gleichheitsbezug der Theile zu einem Bezuge höherer Ordnung aufgestiegen ist, wie sich triftig unter Nr. 7 bemerkt findet. Nun kommt man freilich über das ABC der Schönheit mit sichtbaren Formen überhaupt nicht hinaus, wenn sie nicht die höhere Schönheit einer unsichtbaren Bedeutung tragen, doch können sie auch ohne das etwas von einfachem Reize tragen, und davon hängt mehr an der Ellipse als am Kreise.

Daß der Kreis doch so viel öfter in der Natur und den Anwendungen vorkommt als die Ellipse, macht ihn nur gemeiner aber nicht schöner; er paßt eben mehr zu gemeinen Zwecken.*) Ein Töpfer, ein Drechsler können nur kreisförmig, nicht elliptisch drehen, und die Natur

---

*) Der Widerspruch dieser Aussprüche gegen die nicht überall im Scherz gemeinten Aussprüche der vergleichenden Anatomie der Engel ist nur scheinbar und vermittelt sich durch den dort ausgesprochenen Satz der Berührung der Extreme. Die Bedeutung des Niedern und Gemeinen kommt blos dem unentwickelten und unentwickelbaren Kreise zu.

kann ihre Baumstämme nicht anders drehen. Das Rad will rollen, nicht elliptisch humpeln. Das Geld, der Querschnitt der Gefäße sind um eines Zweckes willen da, der keinen Vortheil einer Richtung vor der andern kennt, und bestehen daher ihrerseits auf dem Kreise. Auch wollen Teller schnell gesetzt, Geldstücke schnell gezählt sein; wie soll das mit elliptischen gehen, ohne daß sie kreuz und quer gegen einander zu stehen kommen; da verlöre die Wohlgefälligkeit mehr durch die Lage als sie durch die Gestalt gewänne. Zu gemeinen Diensten soll man sich überhaupt nicht putzen, sonst verliert der Putz durch Alltäglichkeit seinen Werth; und so giebt sich auch die Ellipse zu gemeinem Dienste nicht her, sondern sucht sich wie alles Schöne die schönsten und beßten Plätze, wo die Wohlgefälligkeit selbst zum Zweck gehört ohne einem andern Zwecke in die Quere zu kommen.

So, nachdem die griechische Vase dem allseitig gleichen Zwecke im kreisförmigen Querschnitte genug gethan, krümmt sie sich nach der Höhe elliptisch, und nachdem der Blechlöffel mit dem kreisförmigen Mundstück den Bauer satt gemacht, streckt der silberne auf der feinen Tafel dasselbe elliptisch, ja überelliptisch. Indeß der nützliche Knopf und das nützliche Geld kreisrund sind, ist das zierende Medaillon und der Toilettenspiegel elliptisch. Auf Glückwünschungskarten und in der obern Ecke eleganter Briefbogen sieht man oft elliptisch, niemals kreisförmig umrahmte Bilderchen, Namen, Sprüche. Winkelmann sagt schlechthin, nicht: die Linie der Schönheit ist kreisförmig, sondern: „Die Linie der Schönheit ist elliptisch." Und wo der Kreis im Wechselspiel von Zweck- und Wohlgefälligkeitsrücksichten mit der Ellipse wechselt, bei Gartenbeeten, Tischen, Kaffeebretern, Wappen, Siegeln, Brillengläsern wird man sich immer sagen, daß die elliptischen wohlgefälliger aussehen als die kreisrunden.

Manches Beet macht man freilich lieber kreisrund als elliptisch, weil Strahlen von ihm ausgehen, für die es als Centrum aufzutreten hat; man spricht von einer Tafelrunde, nicht einer Tafelellipse, weil der runde Tisch geselliger ist, indem er alle daran Sitzende in ein gleiches Verhältniß zu einander setzt; und soll ein Tischchen oft hin- und hergesetzt werden, so behält die kreisrunde Form den Vortheil in jede Lage gleich gut zu passen. Aber Nebenbedingungen können ja Alles ändern.

Auch am Himmel, wo die Einfachheit durch Erhabenheit gut gemacht wird, und am Gipfelpunct einer Entwicklung, die in den Anfang zurückkehrt, gewinnen Kreis und Kugel eine hohe Stellung und Würde, und wird der Kreis, wie sich Extreme überall berühren, mit dem A der Schönheit gewissermaßen auch das O der Schönheit, worin der Reichthum ihrer Entwicklungen abschließt; dieser selbst aber liegt zwischen dem einfachen Anfange und dem hohen Ende. Und da man doch im Wurstscheibchen weder etwas Himmlisches noch einen Gipfel irdischer Entwicklung sehen kann, so kann es auch weder durch seine Bedeutung dem Kreise eine ideale Höhe ertheilen noch seiner Simplicität eine besondre Wohlgefälligkeit verdanken, indeß es in seiner Niedrigkeit der Ellipse sein bescheidenes Maß daran verdankt.

So weit war ich in Auftischung meiner Gründe für den elliptischen Wurstschnitt an bloßen Phantasiewürsten gekommen, und wer weiß, wie weit ich noch damit gekommen sein würde; da traf sich's, daß mir von einer Hausfrau eine wirkliche Wurst aus der Küche aufgetischt und vorgeschnitten ward, wobei ich genau Acht gab, wie sie's machte, indeß sie denken mochte, ich sähe nur auf ihre hübschen Hände, was ich freilich auch that, und dabei auf den Gedanken kam, daß ich darin einen besseren Gegenstand für meine ästhetischen Betrachtungen gehabt, als den Wurstschnitt. Nachdem ich aber auch dabei gesehen, wie sie die Wurst zur Hand nahm, und ohne vorheriges Studium dieser gelehrten Abhandlung, ja ohne hinzusehen, sorglos in die Wurst, wie sie nun eben zu liegen kam, hineinschnitt, und dabei irgend einen schiefen Schnitt traf, kam mir weiter das Bedenken, ob meine vorigen Wohlgefälligkeitsgründe nicht eben so gut als meine vorigen Zweckmäßigkeitsgründe zu den gesuchten gehören, und ich dem Zufalle nicht Unrecht gethan, ihn von den Gründen auszuschließen, ihm nicht vielmehr die erste Stelle anzuweisen. Inzwischen sieht Manches bei einer Frau wie Zufall aus, weil es nicht wie Absicht aussieht, indem der Tact die Absicht ersetzt; und da man doch in jedem Falle Recht behalten muß und eine lange Abhandlung nicht umsonst geschrieben haben will, so sage ich nun erstens: gesetzt der Wurstschnitt hienge vielmehr vom Zufalle als von einem ästhetischen Vorzug ab, so hätte es mir die Ellipse immerhin zu danken, ihr bei dieser Gelegenheit zu ihrem ästhetischen Rechte, was gegentheils ja nicht vom Wurstschnitt abhängt, verholfen zu haben; zweitens aber, sollte es wirklich Zufall sein, so würde sich eine geschmackvolle Hausfrau demselben gar nicht überlassen, wenn er nicht von selbst mit der Wohlgefälligkeit gienge, sondern auf den geraden Schnitt halten, wäre er der wohlgefälligste, wie sie denn auch ihre Haube nicht nach Zufall schief setzt; also behält die Wohlgefälligkeit jedenfalls ihren Antheil an den Gründen, mag ihn der Zufall auch in so weit behalten, daß bald dieser bald jener schiefe Schnitt getroffen wird; und so hätte ich mein Recht auch in dieser Beziehung gerettet. Darin aber, daß der Zufall an der Wurst von selbst mit der Wohlgefälligkeit geht, ist die Wurst wirklich ein ganz apartes Wesen, denn sonst ist es nicht des Zufalls Art; was beitragen kann, die Wurst in unsrer Achtung zu heben. In der sehr scharfsinnigen und von mir sonst mit Vergnügen gelesenen Schrift von Windelband über den Zufall habe ich freilich die Bezugnahme auf diese Eigenschaft der Wurst vermißt.

Da sich nun so viele Gründe bei unserer Frage unter einander verwickeln und mit einander streiten, so viele gelehrte Köpfe umsonst versucht haben sie zu entscheiden, und ich selbst mich mit Vorigem zu einer reinen Entscheidung unfähig erkläre, so wäre es freilich am beßten, wenn eine Akademie zur gründlichen Erledigung der Frage eine Preisaufgabe daraus machte; und bei der bekannten Schwierigkeit, passende Preisaufgaben zu finden, glaube ich mit diesem Vorschlage selbst schon den halben Preis verdient zu haben. Außerdem habe ich noch etwas in der Frage gethan. Da es verschiedenartige Ellipsen, schlankere und corpulentere giebt, so habe ich durch Versuche herausgebracht, welches Verhältniß der Ellipsenaxen oder von Breite und Länge der Ellipse dasjenige ist, was den schönsten Wurstschnitt giebt, und denke auf den so ermittelten Schnitt ein Patent zu nehmen. Nun wird man vielleicht sagen: dazu bedurfte es keiner Versuche, nachdem Zeising philosophisch bewiesen, daß der schönste Schnitt in der Welt überhaupt der sog. goldne Schnitt ist, wo Breite und Länge sich wie 5 : 8 verhalten, also auch der Wurstschnitt kein andrer sein kann; aber was für eine philosophische Wurst triftig sein mag, braucht deßhalb noch nicht für eine reale zu gelten, die ja gar nicht auf aprioristischem Wege herzustellen ist; und in der That finde ich auch hiebei die übliche Abweichung zwischen der idealen Construction und dem realen Resultate. Bis zur Erlangung des Patents bleibt die Sache mein Geheimniß; wer es aber nicht erwarten kann davon Kenntniß zu erlangen, braucht mir blos für die private Mittheilung eine gute Wurst einzusenden; indeß ich Jeden, der sich nach der Patentirung noch des von mir entdeckten Wurstschnittes bedient, auf Confiscation der Wurst für mich verklagen werde, um endlich alle Leser dieses Aufsatzes zu einem großen Wurstschmause einzuladen. Hiebei werde ich vor Aller Augen den schönsten Wurstschnitt an den beßten Würsten vollziehen, von den schlechten durch den geraden Schnitt hindurch abschrecken, und den Grad der Güte der übrigen durch die danach abgewogene Schönheit ihres Schnittes bezeichnen, hiemit, da nach Plato Schönheit und Güte Eins sind, unsern Wurstschmaus zu einem wahrhaft Platonischen Gastmahl erheben.

7. Ueber den Tanz.

Der Tanz ist die erste Kunst, nicht blos auf der Erde, sondern überhaupt auf der Welt. Ist es doch als wenn dem ganzen Universum bei der Schöpfung auf einem Oberonshorn wäre geblasen worden, so daß es sich drehen muß in ewigen Kreisen. Alle Planeten umtanzen ihre Sonne, und die Sonne selbst, der wegen ihrer Corpulenz zu viel Bewegung nicht zuzumuthen ist, dreht sich um sich selbst, von der allgemeinen Tanzlust hingerissen. Was unsre eigne Erde betrifft, so hat die Art Zweitritt, die sie mit dem Monde macht, ohnstreitig die erste Veranlassung zur Erfindung des Walzers gegeben, den man daher mit vollem Rechte einen himmlischen Tanz nennen kann. An diese großen Beispiele halte man sich und lasse Moralisten und Aerzte schwatzen, welche den Tanz verdammen, erstre, weil sie guter Sittenregeln sich gewöhnlich zwar im Kopfe, desto schlechterer aber meist in den verdorrten Füßen bewußt sind, letztre, weil sie nur zu wohl einsehen, daß der Tanz das einzige Mittel ist, uns, indem wir den Winken der Natur folgen, gesund an Leib und Seele zu erhalten, und sie daher durch denselben um ihr ganzes Verdienst kommen würden. Denn lehrt ihnen nicht ihre Anatomie, wie unser ganzer Fuß durchaus zu nichts weiter als zum Tanzen eingerichtet ist, wie ein Muskel daran für das pas glissé, ein andrer für das pas floré gebaut erscheint u. s. f., wonach es jedenfalls eben so viel Arten Pas als Beinmuskeln geben muß; wie der Mensch blos darum Zehenspitzen und ein Gelenk am Fuße hat, damit er auf den Spitzen sich heben und den Fuß gebührend strecken könne; wie ihm auch polstrige Wadenmuskeln, oder wenigstens Stellen, künstliche daran anzubringen, mitgegeben sind, um sich durch das Zusammenschlagen derselben beim Entrechat nicht wehe zu thun, und wie in alle jene Muskeln Nerven laufen, blos damit sie, sowie ein Geigenstrich ertönt, in die zum Tanzen gehörigen Convulsionen gerathen können. Der Arzt weiß es, daß er bei einem Tanzenden nichts zu suchen hat, der ein Glas Punsch oder Limonade auf einmal hinunterzustürzen der Flasche „Alle zwei Stunden ein Eßlöffel“ vorzieht; darum geht er in die Stuben, wo Leute matt umherschleichen oder träg im Bette liegen: an diesen rächt sich die Natur für die Vernachlässigung ihres Willens; warum tanzen die Narren nicht? dann wären sie sicher nicht krank oder todt. Es giebt doch gewiß auf der Welt keine bessere Motion, als einen recht raschen Walzer nach einer gut gestrichenen Geige. Wer sonst gegen diesen Tanz eingenommen ist, braucht sich nur vorzustellen, wenn er einem Balle mit zusieht, die Leute darauf, die sich die Woche hindurch krank gesessen, trieben sich blos des Schwitzens und um den Säfteumlauf zu befördern, im Kreise herum, weßhalb auch Mancher noch mit Armen und Füßen dabei rechts und links nach Vermögen ausschlägt; und er muß die Sache ganz zweckmäßig finden.

Ich für mein Theil wollte lieber ein hölzerner Kreisel sein, den der Knabe mit der Peitsche, wie uns der Musikant mit dem Fidelbogen zum Tanzen antreibt, als ein grundgelehrter Mann, dessen Beine nichts andres leisten als daß der Stuhl, auf dem er sitzt, statt vier, sechs hölzerne Füße hat. Nur darum ist ja die Kugel die vollkommenste Gestalt, weil sie unendlich viel Beine zum Tanzen hat, ja rundum blos aus solchen besteht; denn jeder Punct an ihr ist eine Zehenspitze, auf der sie sich drehen kann und wirklich dreht bei der leisesten Anregung. Wir unvollkommne Wesen haben nur erst zwei Puncte mit dieser Gestalt, die ein alter Weiser die göttliche nannte, gemein, mittelst deren wir die kreisförmigen himmlischen Bahnen nachahmen sollen; aber diese beiden Organe sind auch die edelsten unsers ganzen Körpers; wie zwei Consuln einst die ganze Last des Staats, so haben sie die ganze Last unsers Organismus zu tragen, zu lenken und zu regieren, der ihrer Willkühr unbedingt gehorchen muß; denn wohin die Beine gehen, muß der ganze Mensch gehen. Und wie an einer Nadel der plumpe Knopf blos wegen der Spitze vorhanden ist, so hat auch am Menschen der Kopf nur in Bezug auf seine Füße Werth, indem er durch seine Schwere hindert, daß sie von der Erde, die sie doch zum Stützpunct beim Tanze brauchen, fortfliegen.

Um den Vorzug, den die Tanzkunst vor allen andern Künsten hat, einleuchtend zu erkennen, braucht man sie blos etwas näher dagegen zu halten.

Wer bleibt vor einem schönen Gemälde länger als 5 Minuten stehen, dann spricht er: „wunderschön!“ und geht weiter; wer aber geht willig vom Ball, ehe nicht das Morgenroth das Abendroth abgelöst hat, und welche Dame thut es nicht mit dem glücklichen Gefühl, dabei selbst der Gegenstand der Bewunderung gewesen zu sein, wozu gehört, daß sie sich oft herumdreht und herumdrehen läßt, um immer neue Ansichten darzubieten; und nur solche bleiben sitzen, bei denen man schon mit einer Ansicht mehr als genug hat.

Nie hat sich der Tanz dazu herabgelassen, der Musik zum Accompagnement zu dienen, denn wo sähe man zu einem Concerte tanzen; wogegen allwärts die Musik dem Tanze zum Accompagnement dient; und warum haben sich so große Harmoniekünstler bilden müssen, als damit sie Opern schreiben, aus denen sich Wiener und Hopser machen lassen; kann man es doch als Kriterium einer guten Musik ansehen, daß sie hiezu tauglich ist. Und wer von den schönen Herren besucht in L. aus einer andern Ursache das Concert, als um sich zum nächsten Balle zu engagiren, und wie oft zieht er nachher die Uhr heraus, ob nicht die Pause bald kommt, wo er sich mit Thee und Eis von der Langeweile erquicken kann.

Wer aber hat je während des raschen Walzers seine Hand hinter der schlanken Taille weggezogen um nach der Uhr zu sehen oder die Hand gähnend vor den

Mund zu halten? Und wer von denen, die nur die Füße auf dem rechten Flecke haben, wählte wohl lange, wenn dort eine Beethoven'sche Symphonie gespielt wird und hier ein Ypsilanti, ob er dort in Harmonieen sich wiegen oder hier die Füße zierlich schlenkern soll? Wer schwitzte nicht willig, daß ihm der Schweiß zu allen Poren herausdringt, als wäre er ein Faß der Danaiden, und keucht und stöhnt und zerarbeitet sich und läßt sich's unendlich sauer werden, daß der Zuschauer, der keine Ahnung von der Kunst hätte, inniges Mitleid mit ihm fühlen müßte; und das Alles thut er, ohne bezahlt zu werden; er läßt sich die Kleider voll Staub dabei werden, den Frack mit Wachs beträufeln; zerkratzt sich die Schuhe am Boden, macht einen ganzen Waschanzug auf einmal schwarz, spuckt, wenn der Schweiß nicht mehr zureicht, Blut aus Nase und Mund, hat nichts, gar nichts davon; nur also der hohe innere Werth des Tanzes kann Ursach sein, daß er sich allem diesem Ungemach so willig unterzieht. Mit Recht läßt sich aber auch in der That der Tanz als ein Aufflug nach dem Himmlischen, Göttlichen betrachten, als ein Streben zur Engelsnatur: wir glauben Flügel zu haben, wollen uns in die Höhe schwingen; aber es wird nur ein Hopsen, weil uns die Last unsers irdischen Körpers wieder zurückdrückt. Doch wir lassen es nicht an Einem Versuche bewenden, und erst wenn wir matt sind vom vergeblichen Mühen, lassen wir ab, und Mancher fand seinen Himmel schon in dem Aufstreben nach demselben.

Insoweit sich von einem Reize der Musik auch

ohne Tanz sprechen läßt, verdankt sie ihn doch nur offenen oder geheimen Beziehungen zum Tanz. Schöne Hände wollen zeigen, daß sie so gut auf den Tasten tanzen können, als die Füße auf dem Boden. Die Töne selbst bestehen im Grunde nur in einem Tanze der kleinsten Körpertheilchen, die dabei so zierliche Touren (Klangfiguren) bilden, als unsre größten Tanzkünstler nur immer hervorzubringen vermögen, so daß ein Tonkünstler eigentlich nur für einen Tanzmeister der Körpertheile zu achten, der in ihr sonst ungeordnetes Hüpfen Regel und harmonische Ordnung bringt.

Mit der Dichtkunst sich heutzutage in Vergleich zu stellen kann der Tanzkunst nicht wohl einfallen. Abgesehen, daß sie doch wenigstens auf zwei gleichen, die Dichtkunst aber überall auf einem langen und einem kurzen Fuße einherschreitet, ist auch die Tanzkunst eine freie Kunst, die nicht nach Brode geht, sondern aus einer uninteressirten Begeisterung dafür geübt wird, was man höchstens von solchen Dichtern sagen kann, welche die eigne Begeisterung so hoch schätzen, um auch die Kosten ihrer Veröffentlichung selbst zu tragen, indeß den Andern die Begeisterung als Brodbäckerin dient, und jede neue Auflage ihrer Gedichte nur ein neuer Brodschub für sie ist.

Gar wohl erkannten auch die alten Griechen, daß die Tage; die der Gottheit heilig sind, nicht würdiger gefeiert werden können, als durch „schöngeschlungne seelenvolle Tänze, die um den prangenden Altar kreisten“. Im Grunde ist's heutzutage noch nicht anders; Festtag und Balltag sind eins, nur trennt man die

Sache jetzt mehr: statt um den Altar, wie ehemals, zu tanzen, setzt man sich, wenn für das Wesentlichere, den Ball selbst, nicht noch nöthige Vorkehrungen zu treffen sind, des Morgens eine Weile vor den Altar, und denkt dabei wenigstens andächtig an den Abend, dann Abends wird der Tanz ohne Altar ausgeführt; denn als Untersatz von Weihrauch- und Myrrhengefäßen braucht er nicht mehr dabei zu dienen, da jeder an der Feier Theilnehmende seinen Parfüm bei sich führen muß, auch hat man ja an vielen Orten noch einen Platz für das Büffet im Tanzsaale zu ersparen. Der Griechen Tänze mochten wohl auch einen ganz andern Charakter tragen, als unsre jetzigen. Den Walzer kannten jene antiken Leute gar nicht, wie sie denn überhaupt sich mehr um eine Objectenwelt außer sich drehten, als um ihr eignes Ich, wie wir thun, weil sich Jeder jetzt selbst als Centralpunct kennt und achtet, der als solcher sich nur um sich selbst zu bewegen hat, wie's denn im Walzer nicht anders geschieht. Mir geht's freilich, wenn ich höre, daß die Griechen und besonders die Griechinnen keinen Walzer hatten, wie jenem Indianer, der sich wunderte, daß man in England leben könnte, da man ihm sagte, das Land habe keine Cocosnüsse.

Es ist nicht zu leugnen, wie überhaupt das schöne Geschlecht uns häufig an feinem Gefühl für das Schöne übertrifft, daß wir auch in der Schätzung der Tanzkunst die Segel vor ihnen streichen müssen. Es ist wahr, wir drehen uns gern auch einmal herum, aber wir jagen, wir reiten, wir fechten auch gern; dem

Mädchen aber geht nichts über den Walzer, selbst nicht das neue Kleid, das sie dabei anhat, und ich bin überzeugt, daß jedes Mädchen gern den einen Fuß hergeben würde, sobald sie sich dadurch die Erlaubniß erkaufen könnte, mit dem andern noch zu walzen, da ja manche um einen Walzer übers Maß mehr noch willig hingiebt, das ganze Leben, und so im eigentlichsten Sinne des Worts für ihr Leben gern walzt. Erinnere ich mich doch, in Passavant's Lebensmagnetismus gelesen zu haben, daß Mädchen, die so gelähmt waren, daß sie für gewöhnlich sich beinahe nicht rühren konnten, fast ohne müde zu werden sich drehten, wenn es zum Tanzen kam.

Wie so züchtiglich sitzt jenes Mädchen da, und scheint kaum etwas mehr zu sein, als ein kunstreicher Hebel, angebracht an den Stricknadeln, sie in Bewegung zu setzen; ihr Auge kriecht vor jedem es treffenden kühnern Blick furchtsam in sein Gehäuse zurück und streckt erst nach langer Zeit einen Blick wie ein prüfendes Fühlhorn darunter hervor, ob kein Stein des Anstoßes mehr im Wege liege; tippe mit dem kleinen Finger an sie, und sie läuft davon, als ob eine Spinne vorn darauf säße; sieh sie draußen: trippelt sie nicht, als wenn sie mit einem Ameischen spazieren gienge, und St. Andreas gelobt hätte, die Spitze des einen Füßchens nimmer den Hacken des andern sehen zu lassen. Sieh dieses mechanische Kunstwerk auf dem Balle wieder; nur der Tanz ist's, der ihm Leben, der ihm Seele einzuflößen vermag: ihr

Fuß reißt sie jetzt von selbst mit fort, und fängt schon beim ersten Tone an ungeduldig nach dem Tact den Boden zu schlagen, dem muthigen Schlachtroß gleich, das beim Ertönen der Kriegsmusik die Erde stampft, unwillig über den Zügel, der es noch zurückhält. Fügsam schmiegt sie sich jetzt in den kühnsten umschlingenden Arm; alle Muskelwellen wozen stürmisch an ihr; ihr Auge glüht zündend und entzündet durch die Gluth der fremden Blicke; in Wort und Blick und jeder Bewegung spricht sich's aus, daß sie sich einer höhern adlichern Sphäre angehörig fühlt. Und ist der Ball nicht eine solche? Sind nicht die Titel Göttin und Engel so gemein auf dem Balle als der Titel einer Citoyenne in jeder Republik? zieht nicht Jeder und Jede den alten Adam ganz und gar aus und wandelt als neues und verklärtes Wesen im Himmel des Ballsaals? Werden nicht Alternde hier wieder jung und gleichsam aufgekocht? erblühen nicht auf mancher Wange Rosen des schönsten Karmins, schlagen nicht an jeder Dame selbst Haare und Kleider in Blumen aus, wachsen nicht der Haar- oder Lockenlosen die herrlichsten Touren und Locken, dem Wadenlosen die schönsten vollkommenen Waden an? ja, wird nicht das Unmöglichscheinende möglich? ein Fuß, wie ein Kameel, kriecht, er wolle oder nicht, durch die Nadelöhrmündung eines Puppenschuhs, eine Hummeltaille streift einen Wespenbalg über, der keifendste Mund schminkt sich mit einem Engelslächeln; steinharte Herzen, durch Thränengüsse nicht erweichbar, schmelzen sentimental von der Brühe zuckersüßer Worte gewältigt; die schwärzeste Aschenbrödel brüstet sich eine weißgewaschene Prinzessin; kleidermachende Jünglinge entwickeln die sonst ewig zusammengefalteten Beine; der Pharmaceut bietet statt Latwergen neben süßen Worten und Blicken noch süßere Zuckerplätzchen. Wer hält das für unser gewöhnliches irdisches Leben!

Es ist hienach gar nicht zu verwundern, warum für viele Schönen der Sommer die traurigste Jahreszeit ist die es giebt, weil er den Bällen gewöhnlich ein Ende macht; zwar hat man die Freuden der Natur; allein wie wenig Ersatz vermögen diese zu gewähren. Der Sonnenaufgang, ja, er mag ganz herrlich sein; aber die Sonne paßt es allemal ab, daß sie noch früher aufsteht als wir selbst, so daß sie zwar bei der Toilette unsrer Damen durchs Fenster zusieht, umgekehrt aber sich nicht von diesen bei ihrer Toilette zusehen läßt; eben so maliciös verfährt sie beim Untergange; sie nimmt gewiß jedesmal die Zeit dazu wahr, wo die spazierengehenden Damen gerade in einem eifrigen Gespräch über einen Hut, Schuh oder ein andres Stück der menschlichen Hülse begriffen sind, so daß dieselben nichts davon gewahr werden. So wachsen zwar auch recht schöne Blumen im Sommer, allein gerade auf solchen Stellen, wo meist nur Schaafe und Kühe hinkommen, dagegen auf den Spaziergängen der Menschen Wegstaub den Blüthenstaub reichlich ersetzt. Was hat man also am Ende im ganzen Sommer, das uns das Wintervergnügen des Tanzes ersetzen könnte; der Sommer ist höchstens als ein schwacher Versuch der Natur zu betrachten, uns für die Entbehrung des Tanzes in einer gewissen Zeit, in der wir neue Kräfte zum Wintertanze sammeln sollen, etwas zu entschädigen, und blos deßhalb mag auch die Sonne so heiß im Sommer scheinen, weil die menschliche Natur eigentlich auf eine tägliche Schweißausleerung durch den Tanz angewiesen ist, diese aber im Sommer, wo der Mensch auszuruhen hat, unterbrochen werden würde, wenn nicht die Sonne sich hier als Diaphoreticum ins Mittel schlüge. Gewiß ist auch die eigentliche Bedeutung des Spruchs: „Im Schweiße deines Angesichts sollst du dein Brod essen," keine andre, als: du sollst nicht eher essen, als bis du dich in Schweiß getanzt hast.

Wollte man selbst gegen alle Vortheile der Bälle stockblind sein, so würde man doch nothwendig zugeben müssen, daß Bälle die Arbeitsamkeit der jungen Mädchen auf das vortheilhafteste befördern. Manche, die sonst keine Nadel anrühren und die Hände müßig in den Schooß legen würde, wird durch den Ball zum angestrengtesten Kunstfleiße aufgeregt und ihre Finger fliegen vor dem Balle eben so geschwind, als ihre Füße auf demselben. Jedem Mädchen giebt ein Ball acht Tage vorher und dann geistig noch acht Tage nachher zu thun, so daß die ganze Zwischenzeit von einem Balle zum andern entweder nur eine Aussaat für die Ernte des Ballabends oder ein Nachessen von den Früchten desselben ist, die sie in der Nacherinnerung und noch mehr in der Nachrede genießt.

Man denke sich einen Maler, der sich schon wochenlang mit der Idee zur Ausführung eines Gemäldes herumgetragen hat, man denke ihn, wie er die beßte

Leinwand, die glänzendsten Farben in allen Läden aufzutreiben sucht, wie er, fast Essen und Trinken vergessend, von seiner Staffelei nicht weicht noch wankt, einzig und allein mit Ausführung seines Gemäldes beschäftigt, das ihm am Tage der Ausstellung Ruhm erwerben soll, wie er hundertmal übermalt und retouchirt, indem er das Bild, das er im Geiste trägt, nicht so ganz, wie er möchte, anschaulich darzustellen vermag, wie er weiß, daß seine Idee göttlich ist, und wie er, wenn er nun zuletzt Alles geendet hat, das feste Vertrauen hegt, Jeder werde bei den übrigen Gemälden vorübergehn, nur bei dem seinen stehen bleiben. Kann man sich einen solchen Maler lebhaft vorstellen, nun so setze man statt des Malers ein junges Mädchen, statt der Staffelei den Spiegel, statt des Pinsels Nadel und Scheere, statt Leinwand und Farben Seidenzeug und Bänder, statt des Gedankens zum Gemälde die beßte Idee, die ein Mädchen von ihren Reizen nur immer haben kann, und man braucht nichts mehr zum Bilde eines Mädchens, das sich auf einen Weihnachts- oder andern großen Ball zurichtet.

Der Himmel verzeihe den tyrannischen Vätern und Müttern, die ihren Töchtern einen Ball versagen können; gewiß sind mehr Mädchen am Gram über versagte Bälle gestorben als am Balle selbst; und wenn sich selbst eine oder die andre die Schwindsucht auf dem Balle holte, ist es denn nicht schöner, flott aus dem Leben zu tanzen, als krumm und grämlich am Stabe fortzuschleichen, und den einen Fuß ein paar Jahre eher ins Grab zu setzen, als den andern? Wenn ein Mann im Felde fällt, so heißt es, er ist auf dem Bette der Ehre gestorben; nun, für ein Mädchen ist ein Ball ein solches Bette der Ehre, und ein wackres Mädchen wird dem Tode durch den Tanz, und sähe sie ihn leibhaftig vor sich, mit eben solchem Muthe in die Augen sehn, als ein Tapfrer dem auf dem Schlachtfelde, höchstens wird sie noch um Frist zu einem einzigen Walzer bitten.

Grausam auch nenn' ich die Mutter, welche die Tochter, die widerstrebende, die schmeichlerisch kosende, hinwegzieht mit Gewalt vom Balle, ehe noch der Hahn den Nachtwächter schlafen gehen heißt. Barbarin, rührt dich nicht der flehende Blick der Holden, wann bat sie je so süß? — Du schadest dir, mein Kind, es ist genug für heut. — Du wolltest wirklich fort? kaum bin ich warm geworden. — Ja, ja, mich schläfert längst, und sieh, der Vater schilt. — Nur noch den Cotillon, dann will ich gern dir folgen. — Nicht einen Walzer mehr, du hast dich noch zu kühlen, du mäßigst dich auch nicht, du wirst die Folge fühlen. — Und siehe, jetzt rufen die Flöten und Geigen von neuem die Paare zum munteren Reigen; ihr wackelt von selber der Fuß; der süßeste Herr der ganzen Schaar kommt zephyrgleich auf den Zehen gegangen: mein schönes Fräulein, darf ich's wagen? — Die Arme, sie muß es ihm abschlagen; und sieht ihn jammernd in ihrem Innern mit einer Andern durch die Reihen schimmern; sie wickelt den Shawl voll Unmuth um, und schmollt nun mit der Mutter nach Hause; es kommen, es kommen die Paare all, sie rauschen herauf, sie rauschen nieder, das Mädchen siehet keines wieder.

8. Einige Scherzräthsel.*)

1) Wie beweist sich, daß die Kugel eine Ebene ist?

2) Warum ist Aeltern abzurathen, ihre Söhne im Sommersemester in Halle studiren zu lassen?

3) Wie muß man einen Hund schimpfen, um ihn zu einem traurigen Gebell zu veranlassen?

4) Wer ist dümmer, der Esel oder das Schaaf, und warum?

5) Wann ist die Behauptung eines Dummen der eines Klugen vorzuziehen?

6) Welches Pferd ist zu Brode gewöhnt?

7) Welche Vögel hören am schlechtsten?

Auflösung. 1) Damit, daß man auf einem Balle tanzen kann.

2) Weil sie da alle Saalbader werden. (Halle liegt an der Saale.)

3) Belletrist.

4) Der Esel, denn er sagt zu Allem ja, ja, das Schaaf aber hat auf Alles einen Einwand und spricht französisch.

5) Wenn der Dumme einen bessern Hut trägt.

6) Der Schimmel.

7) Die Tauben.

---

*) Bisher ungedruckt.

VII.

Ueber

Einige Bilder

der zweiten

Leipziger Kunst-Ausstellung

1839.

Erster Artikel.

Nr. 196. Eine spanische Bauernfamilie, welche nach langer Abwesenheit in ihre Heimath zurückkehrt, findet ihre Wohnung niedergebrannt und verwüstet, von Baronesse de Lagatiniere, in Toulon. Dieß Bild gehört zu denen, welche man vorzugsweise von theilnehmenden Zuschauern und besonders Zuschauerinnen umlagert findet; ein Beweis, daß es anspricht. Es dürfte daher eine etwas ausführlichere Besprechung wohl verdienen. Vielleicht wird doch Manchem dadurch erst klar, was er der Künstlerin eigentlich verdankt.

Gewiß läßt es sich als eines der schönsten Beispiele von Idealisirung der Natur durch die Kunst betrachten. Welche theils anmuthige, theils ausdrucksvolle Gestalten und Gesichter! Wie einfach und klar die Gruppirung des Ganzen; wie höchst verständig in allen Stücken auf eine Wirkung berechnet, die nun auch nicht ausbleibt. Jede Figur hat sich auf den Wink der Künstlerin, die, von den Meisten freilich unbeachtet, im Hintergrunde lauscht und das Ganze dirigirt, mit Sorgfalt so gekehrt und gewendet, alle sehen uns so ins Gesicht oder lassen sich so ins Gesicht sehen, präsentiren uns so ihren Ausdruck, und einen so allgemein verständlichen Ausdruck, daß kein Wunder ist, wenn alle Herzen gerührt werden. Und welche Sanftheit, Ruhe und Haltung weiß eine jede, wohl belehrt, daß sie vor einem zahlreichen gebildeten Publicum aufzutreten hat, in ihrem Schmerze zu bewahren. Laocoon ist gewiß das größte Werk in seiner Art, und doch scheue ich mich nicht, in gewisser Beziehung dieses darüber zu setzen, denn bei jenem ist man doch nie recht ins Klare gekommen, ob er zu wenig, zu viel oder gerade recht schreit, [1]) während hier das getroffene ideale Maß des Schmerzes, gleich fern nach beiden Seiten von gemeiner Wirklichkeit, in die Augen springt. In der

[1]) Vom Laocoon zu sprechen, ohne eine Kunst-Anmerkung zu machen, würde selbst wenig Kunstbildung verrathen. Da mir gerade keine andere einfällt, will ich folgende machen. Um zu wissen, auf welchem Standpunct der Kunst-Ansicht Jemand steht, reichen zwei bis drei einfache Fragen hin, wovon eine der am beßten gewählten die obige ist: „was er vom Geschrei des Laocoon halte.“ Sagt er: „er schreit mir zu wenig,“ so ist es ein roher Naturalist, mit dem man von Kunst weiter nicht spricht. — Sagt er: „er schreit mir zu viel,“ so ist es einer der verständigen Kenner, die ihre Anschauungen gut zu nutzen wissen, indem er es einigen alten Bildern bald abgelernt hat, wie viel ein ideales Wesen schreien darf, und hienach nun die andern alten Bilder zu belehren weiß. Sagt er: „er schreit mir gerade recht,“ so ist es auch ein Kenner, der sich aber von dem vorigen darin unterscheidet, daß er den andern Theil der alten Bilder, unter welchem der alte Schreier selber ist, zu Lehrern gehabt und sich daher an

gemeinen Wirklichkeit hätte eine spanische Bauernfamilie ja ganz gewiß entweder viel mehr oder viel weniger Schmerz gezeigt. Besonders rührend erscheint das Mädchen das nach dem Himmel blickt. Fast läßt sie mehr den Schmerz ahnen, als sie ihn verräth; man sollte glauben, sie suchte erst einen Gegenstand ihres Schmerzes im Himmel; und das ist ja die wahre Schönheit, die noch mehr ahnen läßt, als sie verräth. Dabei ist das Mädchen so hübsch, daß es gewiß eine weise Eintheilung war, wenn die Künstlerin den größern Theil des Vorraths von Ausdruck, der ihr zu Gebote stand, lieber auf den alten Mann verlegt hat, der allerdings ohne Ausdruck nicht eben so interessirt hätte. Welche tiefe Meditationen über den Verfall des menschlichen Glücks hat die Künstlerin in sein Gesicht gelegt! In der gemeinen Wirklichkeit könnte ich mir allenfalls denken, daß er, nachdem er gesehen, es ist einmal nicht anders, ganz ruhig seine Zwiebel auf dem Steinhaufen verzehrt, und dann eine Cigarre geraucht hätte. Ich denke, der Junge seitwärts wird beides im Sacke mit sich führen, und wenn die Zuschauer fort sind, wird es der Alte auch vielleicht herausnehmen dürfen; aber natürlich hat

---

sein Geschrei gewöhnt hat. Genau so viel als Laocoon schreit, gestattet er daher auch ihm selbst und im äußersten Falle einem andern zu schreien; aber nur ja nicht mehr. Wollte Laocoon jetzt noch seinen Mund um ein Haarbreit mehr öffnen, so würde jener noch ärger darüber schreien, als Laocoon selber schreit; jetzt ist es zu spät; hätte er es eher gethan; wer weiß, er hätte ihn noch eine Linie weiter öffnen dürfen.

ihm die verständige Künstlerin eingeschärft, daß in dem idealen Gemälde, worin er vorzutrauern hat, etwas dergleichen nicht vor Aller Augen geschehen dürfe. Bei einiger Aufmerksamkeit sieht man, daß er auf einer aus einem Theil der Trümmer sehr gut arrangirten, mit bequemer Rückenlehne versehenen Steinbank sitzt, und man kann es ihm natürlich nicht verdenken, daß er, bevor er an das Trauern gieng, diese erst aufbaute (wem sollte es sonst in dieser Einöde eingefallen seyn?), um sich auch zum Trauern bequem setzen zu können, das, wie er ja wohl weiß und man ihm ansieht, nur eine gute Weile wird dauern müssen. Die Mädchen und der Bursch neben ihm sind noch rüstig genug, daß sich die Künstlerin wohl erlauben durfte, sie, statt zum Sitzen, vielmehr zu schönen Stellungen zu verwenden. — Man hört fast, wie sie, nachdem sich der Alte gesetzt, zu ihnen sagt: „so, jetzt rechts und links in eure Stellungen! die Zuschauer werden gleich kommen! du den Kopf in die Höhe! und nur recht wehmüthig ausgesehen! immer noch wehmüthiger! Schlimm, große Augen und große Wehmuth wollen gar nicht recht zusammen passen; ich hätte eher daran denken sollen; das Mädchen ist zu nicht viel zu bringen!“ — Was besonders von der hohen Genialität der Künstlerin zeugt, ist die Verschmelzung so verschiedener Nationalitäten in ihrem Gemälde. Sie selber eine Französin, die Personen und ihre Gesichter spanisch; und der Ausdruck darin ächt deutsch. In der That nur ein deutsches Mädchen kann so nach dem Himmel blicken; nur ein deutscher Bauer in solcher Schmerz-Versenkung dasitzen;

nur ein deutscher Bauerjunge einen so still schmerzlichen Zug in seinem Gesicht aufweisen. Gewiß liegt hierin ein Hauptgrund, weßhalb sie so viel Sympathie in deutschen Herzen gefunden haben, und weßhalb sie, ohne selber zu wissen wie, auf der Wanderung nach ihrer Heimath, statt nach Spanien, vielmehr nach Deutschland gekommen sind. Der Instinct hat sie richtig getrieben. Daß dieser deutsche Ausdruck in spanischen Gesichtern liegt, erhöht blos den romantischen Reiz für uns. Blos das eine der Mädchen sieht nicht rührend genug aus, findet daher auch weniger Beifall; man verkenne aber hiebei nicht die feine Intention der Künstlerin: durch solchen Gegensatz hat sie nur den Beifall für das andere Mädchen sichern wollen. An nichts überhaupt erkennt man den idealisirenden Künstler besser, als an schön berechneten Gegensätzen, Nebensätzen, Vorder- und Hintersätzen; das Ganze heißt darum auch eine Composition, eine Zusammensetzung. Nichtkenner pflegen hiebei meist blos auf das zu sehen, was sich auf den Ausdruck unmittelbar bezieht; und gewiß wird ihnen der Gegensatz der Gemüthlichkeit und Gemüthlosigkeit links, der Jugend und des Alters rechts, der Weiblichkeit und Männlichkeit von links zu rechts nicht entgangen sein. Aber auf Feinheiten der Kunst, wie folgende, welche zeigen, daß sie durch Mannichfaltigkeit einerseits, durch schalkhaft sich versteckende Symmetrie andrerseits auch im Aeußern dem Ganzen ideale Haltung zu verleihen weiß, muß vielleicht erst der Kenner aufmerksam machen, um dem Nichtkenner zur vollen und klaren Einsicht zu verhelfen, weßhalb ein Kunstwerk einen so ganz andern Eindruck macht, als ein Naturwerk. Man bemerke, wie die eine der Figuren mit dem Gesicht nach oben, die andre nach unten, die eine nach rechts, die andre nach links trauert; die eine schlägt die Augen ganz, die andre halb nieder, die dritte macht sie gerade auf, und die vierte so große Augen, als möglich. Die eine Figur faltet die Hände auf dem Bauche, die andre auf der Brust, die dritte über den Achseln: höher hinauf geht es nicht; darum hält sie die vierte aus einander. Die beiden äußersten Figuren stehen gerade aufrecht; von den beiden mittlern muß nun natürlich die eine einen Zug nach rechts, die andre nach links haben. Die Gesichtslinien der Figuren rechts bilden zusammen ein V, natürlich also die der Figuren links ein Λ. Die Bank, auf die sich der Alte gesetzt, ist in die rechte Mitte zwischen zwei noch stehende Mauerwände gebaut, in genau so abgemessener Entfernung, daß die übrigen Figuren rechts und links noch gerade Platz haben. Und ich zweifle nicht, daß sich bei genauer Betrachtung noch mehr dergleichen erfreuliche Spuren von der ordnenden Hand der Künstlerin entdecken lassen würden, in deren Auffindung überhaupt der Hauptgenuß besteht, den Werke dieser Art dem verständigen Zuschauer gewähren. Schließlich kann ich die vielen Personen, die Antheil an dem Unglück der Familie nehmen, durch die Bemerkung beruhigen, daß sie sich noch in hinreichend guten Umständen befindet, um ihr Haus wieder aufbauen zu können. Man sieht es an ihren noch sehr blühenden Ge=

sichtern und dem nach einer so langen Reise im Ganzen recht wohl erhaltenen Costüm, daß sie bisher keine Noth gelitten hat. Das Gepäck kommt wahrscheinlich mit Gelegenheit nach, da keins vorhanden ist. Unstreitig freilich ist das Alles nur ein Geschenk der idealisirenden Künstlerin; inzwischen, da sie so viel Mitleid mit der Familie gehabt hat, können wir billig etwas am unsrigen sparen. Am meisten davon scheint mir noch der arme Junge rechts wegen seiner zwei hölzernen Beine zu verdienen. Wie mag er den langen Weg damit zurückgelegt haben! Fast ist für eine ideale Natur das Holz zu natürlich.

Als ein Hauptvorzug unsers Gemäldes ist noch endlich zu rühmen, daß man es auch nach den einzelnen Figuren in Stücke schneiden könnte (die Mädchen gut als Bruststück zusammen), wo dann jedes noch für sich so schön ist, als das Ganze, ja noch schöner. Da man also offenbar Vortheil hiebei hat, so empfehle ich, insofern der Besitzer das Gemälde nicht dazu wird hergeben wollen, diese Zertheilung wenigstens in der Betrachtung vorzunehmen; was ja übrigens ohnehin geschieht; denn in der That erinnere ich mich nicht, das Gemälde anders haben loben zu hören, als nach den einzelnen Figuren, woraus es besteht. Immer bleibt es durch Leinewand und Lagenbezüge der Figuren ein Ganzes, aber es ist wie mit einer Semmelzeile, die man auch zwar im Ganzen gebacken bekommt, aber nur in Stücke gebrochen genießen kann.

Nr. 109. Die Ueberschwemmung, von Guet

in Paris. Eine reizende Frau, das schmerzliche Gesicht nach dem Himmel kehrend, in ihren Armen ein ruhig schlummerndes rosiges Kind, und an sie geschmiegt ein größerer hübscher Knabe. Eben so vortrefflich idealisirt, als das vorige Bild. Gliedmaßen, Gewänder, Alles in den reinsten Schönheitslinien fließend. Ueberall erkennt man den Fleiß, mit welchem der Künstler frühere Vorbilder und dabei das Modell studirt hat; ja zum Theil sogar frühere Vorbilder selber. Wie pathetisch ist der Gegensatz zwischen der Verzweiflung der Mutter und dem sorglosen Schlafe des Kindes, das noch nicht einmal von Unglück, von Gefahr zu träumen weiß; und wie schön ist doch dieser Gegensatz verbunden durch den Knaben, der an der Mutter hinauf blickt. Was aber verursacht die Verzweiflung der Mutter? Unnütze Frage bei einer so idealen Verzweiflung, die ja doch ihrer Natur nach nur ganz allgemein sein kann. In der That hat der Künstler mit berechnender Sorgfalt selber Alles gethan, zu verhüten, daß wir durch Reflexion auf die individuelle Ursache des Schmerzes abgehalten werden uns in die Allgemeinheit seines Ausdrucks zu versenken: der Knabe blickt nach der Mutter, die Mutter blickt nach dem Himmel; wer möchte nicht diesem Zuge folgen; aber da oben ist nichts von Unglück zu lesen. Nur um der Schwachen willen, die überall nach einer physischen Ursache fragen, hat der Künstler sie doch angedeutet. In der That erst das zweite Mal, als ich, selbst zu diesen Schwachen gehörig, zum Gemälde trat, überraschte mich die Entdeckung derselben. Betrachtet man nämlich das Gemälde genau, so findet man, daß die Gruppe auf einem Strohdache sitzt, das nicht viel über Wasser emporragt. Der ganze unscheinbare Hintergrund ist von Wasser ausgefüllt, welchem die Mutter aus zarter Rücksicht gegen den Zuschauer den Rücken kehrt; er hätte ja ihren schönen Schmerz gar nicht sehen können, wenn sie ihm und nicht dem Wasser den Rücken gekehrt hätte. Sieht man jedoch näher hin, so zeigt sich dunkel, daß auch vorn etwas Wasser ist, und wie viel kann man sich nicht noch vorn hinzudenken! Recht schön gedacht ist, daß der Maler die Leiter, welche die Familie gerettet hat, gleichsam wie einen treuen Haushund, der sie nicht verlassen will, immer noch um das Haus treiben läßt. Ich möchte nur wissen, ob die Frau wirklich eine Bäuerin ist. Ihre reinen Formen, wobei Arme und Finger sind, um die sie eine Pariser Gräfin beneiden würde, ihre edle Stellung und Haltung den Zuschauern gegenüber sagen: nein! Das Strohdach, ihre Barfüßigkeit, das Loch im Aermel des Jungen sagen: ja! Ei nun, warum sich quälen? Sie ist keins von Beiden. Das Ganze ist ja eben kein Naturwerk, es ist ja Kunst; ein Product des Menschengeistes; blos mit der erfoderlichen Beimischung von Natur. Ob nun die nackten Füße und das Loch im Aermel aus dem Menschengeiste, die schöne Haltung und zarten Finger aus der Natur herrühren oder umgekehrt, ist am Ende gleichgültig. Genug, ich bin nun aller Angst enthoben: diese Frau ersäuft nicht, und wenn sie ersäuft, ersäuft ja nur ein Product des Menschengeistes, das sich doch leichter ersetzen läßt, als ein Menschengeist selber.

Dieß Gemälde hat allerdings nicht den Vorzug des vorigen, daß es sich in Stücke schneiden läßt: dazu ist es viel zu schön verflochten; aber dafür einen andern, fast noch größern. Nicht den beschränkten Zweck verfolgte der Künstler, uns zu zeigen, wie sich Schmerz, Verzweiflung etwa gerade individuell bei einer Bäuerin in einer Ueberschwemmung ausdrücken; vielmehr kann die Gruppe ganz allgemein gebraucht werden, wo es für eine Mutter mit Kindern etwas zu klagen giebt; die Andeutung der Ueberschwemmung ist blos aus dem Gesichtspuncte eines beiläufigen Beispiels der Anwendbarkeit zu betrachten, und in dem Weibe gar nicht eine Bäuerin, Bürgerin oder Gräfin zu suchen, sondern nur eine allgemeine ideale Klagefrau, die jeden Gegenstand, den man ihr vorlegen will, gleich gut beklagen wird, wozu auch ihre Tracht vortrefflich paßt. In der That braucht man an der Gruppe selber gar nichts zu ändern, sondern blos aus dem Wasser Feuer, aus der Wasserleiter eine Feuerleiter zu machen, so hat man statt des Unglücks in Wassersnoth den gleich getreuen Ausdruck des Unglücks in Feuersnoth. Läßt man sie den Rücken auch hier gegen das Feuer kehren, so erspart man sogar den rothen Schein im Gesichte, den die Kunst sonst als rothe Fahne auszuhängen pflegt, um anzuzeigen, daß Feuer sei; was freilich meist wegen des Vergnügens, was dieß Aushängen gewährt, erst angelegt wird. Oder statt die Frau auf das Strohdach zu setzen, setze man sie unter das Strohdach, so kann man sie brauchen, um mit ihren Kindern den gestorbenen Mann und Vater zu betrauern. Oder man mache aus dem Strohdache eine wüste Insel, so stellt sie eben so gut eine schöne Schiffbrüchige vor. Wenn man will, auch keins von allen, wie das in der Natur aller dergleichen idealen Darstellungen liegt.

Nr. 369. Raphael und Fornarina, von W. Volkart aus Bochum. (Preis 60 Friedrichsdo'r.) Auch ein anmuthiges Bild, das Jeder gern in seine Stube hängen wird. Ein junger Mann, dessen Gesicht und Gestalt das Gepräge der reinsten idealen Schönheit trägt, macht seine nicht minder schöne Geliebte auf die Schönheiten eines angefangenen Gemäldes, vor dem er sitzt, aufmerksam. Die schwärmerische Begeisterung, die sich in seinen Zügen ausspricht, das Pathos in seiner Armbewegung gegen das Gemälde und in der Art, wie er ihm den rechten Fuß entgegenstreckt, sind als Zeichen der tief-innigen Bewunderung eines großen Werkes unvergleichlich gut getroffen. „Sieh, scheint er zu sagen, schon in diesen rohen Zügen erkennst du den Meister," und sie, die reizenden Arme um ihn schlingend, lauscht aufmerksam seinen Worten. Aus einer sonderbaren Verwechselung hat man den jungen Mann für den Maler des Bildes selbst gehalten, und weil eine Aehnlichkeit in den Köpfen in der That nicht zu verkennen ist, gar einen Raphael und eine Fornarina in Beiden finden wollen. Aber das wäre ja lächerlich und heißt, die deutlichsten Absichten des Künstlers mißkennen. Wo sah man jemals einen Maler, und noch dazu einen Raphael, mit solchem Pathos sein eignes Werk bewundern und noch dazu eins, wovon erst die rohen Umrisse vorhanden sind. Man hat folgende Erklärung versucht: Raphael von der Arbeit ruhend — es scheint in der That gegen Abend zu sein — zeige seiner Geliebten ihre eigne Schönheit im Entwurf ihres Bildes. Ich denke aber doch, Raphael würde nicht auf den, wirklich noch gar nicht sehr sauber aussehenden, Anfang von Untermalung gezeigt haben, um zu seiner Geliebten zu sagen, „sieh, so schön bist du;“ sondern vielmehr auf seine Geliebte, um zum Bilde zu sagen: „so schön kannst du doch nicht werden;“ wenn er überhaupt hätte so sentimental sein wollen, als man es ihm zuzutrauen scheint. Sonst macht sich's so, daß die gemalte Person den Maler auf Allerlei im Gemälde aufmerksam macht, was sie darin findet oder vermißt, aber nicht umgekehrt. Ich denke mir das z. B. so: Raphael, müde vom Malen, hat nicht mehr Lust, sich um das Gemälde zu kümmern, sondern um den Gegenstand, der ihm mehr am Herzen liegt. Sie aber sagt: „nun muß ich mir das Bild doch auch einmal besehen.“ — „Was siehst du daran? spricht er, laß es doch erst fertig werden.“ — „Nein, ich muß sehen, ob du mich hübsch genug malst. Sieh da, spricht sie, das sitzt mir nicht gut,“ und tippt mit dem Finger aufs Gemälde, daß ihr ein Oeltips auf dem Finger und der Fingertips im Gemälde sitzen bleibt. Er schlägt sie etwa mit dem Malerstocke auf die Hand. Was weiß ich's. Wenn nicht so, doch ähnlich. Statt dessen sehe man die scheue ehrerbietige Ferne, aus der Beide das Bild betrachten. Ja, es kann, nach der Weise, wie es von ihnen geschicht, ein Bild Raphael's sein, nur der Mann, der davor sitzt, kann dann eben nicht Raphael sein. Sonst würde ja doch auch nicht blos sein Gesicht in und vor dem Gemälde, sondern auch etwas von Raphael's Gemälde im Gesichte desselben sichtbar sein; aber der Mann ist so gar im Allgemeinen idealisch edel und schön, daß er durchaus nur geschaffen sein kann gemalt zu werden, nicht zu malen. Man frage doch den Maler des Bildes selber: er wird sich auf diese subtilen Gründe nicht einlassen, sondern uns einfach auf das Nächste aufmerksam machen. „Denkt man denn, wird er sagen, daß ein Maler sich mit einem so funkelnagelneuen Sammtrock hinsetzt, um zu malen, und daß dieser Sammtrock, falls es ihm wirklich eingefallen wäre, noch so aussehen würde, nachdem er den ganzen Tag gemalt hat. Im Gegentheil, ich selber habe, als ich den jungen Mann malte, ihn veranlaßt, sich den neuen Rock dazu machen zu lassen; er hat ihn das erste Mal an, und jedes Fältchen ist, man sieht es ja, sorgfältig von mir zurechtgelegt, damit es seinen gehörigen Effect mache." Sinnreich, wie man ist, hat man das so deuten wollen: Raphael habe den neuen Rock deßhalb angezogen, weil er seine Geliebte habe zu empfangen gehabt. Ich denke aber, dazu waren Raphael und seine Fornarina zu gute Bekannte. Kurz, außer der sichtbaren Allmacht und Allgegenwart des Malers, der das ganze Bild gemacht hat, ist es nicht möglich, etwas von einem Maler darin zu sehen.

Doch ich vergesse, daß, da ja die Kunst gar nicht die Wirklichkeit darzustellen hat, sie auch nicht die wirkliche Kleidung Raphael's, ja nicht einmal den wirklichen Raphael darzustellen hatte; und daß sie uns so schön in Ungewißheit läßt, was falsch ist, der Name oder die Figur, ist ein Beweis, wie gut sie ihre Aufgabe gelöst hat; denn in der That ist dieß ein Kennzeichen aller gut gelungenen idealisirenden Darstellungen aus dem Gebiete der Wirklichkeit. Uebrigens nicht etwa blos Leute wie Raphael, die sich wohl selber einen neuen Rock anschaffen könnten, versorgt die idealisirende Kunst aus ihrer Garderobe. Wie blank und putzig saß der Federviehhändler in dem Wagen mit den durchgehenden Pferden da; man hätte geschworen, er führe zur Hochzeit, statt zum Hühnermarkte. Und da sind auch noch einige Bilder, — die holländischen meine ich nicht, — auf denen die Leute saufen oder sich prügeln, wo man durchaus nicht klug werden kann, sind es Lumpenkerle oder nicht. Ich will hier eine feine Bemerkung machen. Bekanntlich muß die idealisirende Kunst immer noch ein Ueberbleibsel von Natur an sich behalten; und das rechte Geschick des Künstlers und Kenners besteht nur in der rechten Abwägung, wie viel. Löcher, zumal reinlich geflickte, fallen noch auf die Seite dessen, wodurch an die Natur erinnert werden darf; Schmutzflecken aber sind schlechthin verboten, und ist das Kleid gar zu verschossen, so wird es auch neu gefärbt. Es scheint, daß es der Natur eines idealen Pinsels geradezu widerstrebt, einen Fleck auf ein selber ideales Kleid hervorzubringen; man halte ihm das Kleid dazu hin: er kann nicht. So rief ich dem Künstler des vorigen Gemäldes ängstlich zu, er möchte doch die Palette mit den Pinseln wegnehmen, an die der ideale Sammtrock bei der nächsten idealen Bewegung des idealen jungen Mannes ganz gewiß anstreichen wird; wenn es nicht etwa schon geschieht. „Da sei'n Sie ganz ruhig, sagte er mir, der Pinsel und die Palette sind auch ideal; in der idealen Welt aber geht es nicht zu wie in der Wirklichkeit. Mit Voraussetzungen, die in dieser gelten, muß man gleich gar nicht zu den Werken der Kunst treten". — Uebrigens müssen auch die geflickten Löcher blos an wirkliche erinnern, nicht etwa sich damit verwechseln lassen. Es müssen Löcher und doch keine Löcher sein.

Um den Unterschied eines idealen von gemeinen geflickten Löchern deutlich zu machen, verweise ich auf drei Knielöcher: eins, das ideale, in dem zuerst betrachteten Bilde auf dem Knie des spanischen Bauern, was er unstreitig angewiesen ist vorzuzeigen, wenn man ihm wegen seiner übrigens noch gut scheinenden Umstände das rechte Mitleid versagen will, denn selber sieht man es nicht so leicht; und zwei gemeine, eins auf dem Knie eines der Vernet'schen Schleichhändler, das andre auf dem Knie eines Rustige'schen Zigeuners. Alle drei bilden folgenden Klimax. Das Loch in den Hosen des spanischen Bauern ist nicht nur mit Zeug und Zwirn von derselben Farbe, sondern auch von derselben Neuheit als die Hosen selbst geflickt; oder fast erscheint (wenn auch nur durch die Beschattung des Flecks) das Zeug der Hosen noch ein klein wenig neuer als der darauf gesetzte Fleck, was alle Verwechselung mit einem wirklichen sofort ausschließt. So geben diese geflickten Hosen selber ein Bild des ganzen Bildes, ja der ganzen idealen Kunst im Kleinen; denn hat nicht die Künstlerin dadurch schön symbolisch angedeutet, wie sie einen kleinen Fetzen alter Natur noch zurückbehalten, um darum die ganzen neuen Kunsthosen zu setzen. — Auf dem Knie des Vernet'schen Schleichhändlers ist ganz aufrichtig ein neublauer Fleck in altblaue Hosen mit weißem Zwirn eingesetzt; auf dem Knie des alten Zigeuners endlich hat der Fleck sich nicht einmal um die Farbe der Hosen gekümmert. Und wie unverschämt zeigen beide Kerle den Fleck, als wüßten sie gar nicht, daß sie ja keine wirklichen, sondern nur gemalte gemeine Kerle sein sollen. Freilich haben sie sich der Flickerei auch nicht zu schämen; ihre Flecke sind viel besser aufgesetzt, als der des spanischen Bauern; wer kann aber auch einer Baronesse zumuthen, sich hierauf zu verstehen.

Zweiter Artikel.

Bevor ich weiter gehe, eine kleine Erzählung: Das Kind einer vornehmen Mutter war den ganzen Tag sehr artig im Zimmer geblieben, hatte nichts angerührt, nichts beschmuzt, und die Erklärungen gut gelernt, die man ihm zu den bunten Bildern in seinen Bilderbüchern gegeben. Gegen Abend lehnte es gähnend zum Fenster hinaus. Die Mutter trat freundlich zu ihm und sprach: „Du gutes Kind, womit könnte ich dir denn eine Freude machen?" — „Ach, sagte es, was ich möchte, darf ich doch nicht!" — „Sag' es nur!" — „Nun, so erlaube mir doch, ein bißchen mit den Kindern unten im Kothe zu spielen." — Natürlich erlaubte es ihm die Mutter nicht; es ist später groß geworden und hat nie mehr an den Koth gedacht.

Glücklicherweise weiß ich der Mutter noch davon zu laufen. Ich bin im vorigen Artikel artig genug gewesen. Ich will nun hinuntergehen und auf der schmuzigen Straße thun, als hätte ich nie gute Lehren empfangen.

Sieh da, den Schleichhändler von Poittevin (Nr. 259, im Privatbesitz). Schmuzige Schuhe, schmuzige Strümpfe, schmuziger Rock, schmuziges Gesicht, schmuziger Hals, schmuzige Hände und schmuzige Beine. Die Frau, die sich an den ungewaschenen Gesellen lehnt, ist auch keine von den feinsten. Man sieht, sie hat keinen Begriff von idealer Haltung und Tournure. Es ist nun eben nichts als ein Schleichhändler und seine Frau, gemeine Leute, aber doch nicht von der gemeinsten Sorte. Der feste Charakter und nicht unedle Zuschnitt im Gesicht des Mannes, sein kräftiger Bau, seine sichere Haltung, das Fernrohr am Auge, und daß sich die Frau nicht vor ihm, sondern an ihn schmiegt, zeigt uns in der Art, wie es sich darstellt, immer nichts als einen Schleichhändler, aber einen von denen, die nicht erst des Malers bedürfen, um des Malens werth zu sein, sein rohes Gewerbe und Leben, aber nicht von seiner rohen Seite. Stät schaut er nach dem Meere, wie es scheint ein fernes Schiff verfolgend; sein Dichten und Trachten geht für den Moment in dieser Thätigkeit seines Berufes auf; er läßt sich nicht stören durch das sanfte Anklammern der hinter ihm stehenden Frau; er scheint es nicht einmal zu merken; sein Gedanke ist mit seinem Blick nur nach vorwärts gerichtet. Wohin aber richtet sich der Blick der Frau? ich hätte es wohl errathen wollen, wenn Guet oder die Baronesse ihn zu richten gehabt hätten, aber hier hat die Natur selber ihn gerichtet. Weder zärtlich noch schmachtend auf den Mann, noch in sentimentalem Gegensatz des Ausdrucks gegen ihn auf das Meer, vielmehr über seine Schulter hin schaut sie seinen Augen nach, durch das Fernrohr, durch das sie doch nichts sehen kann. Und was drückt sich aus in diesem Zuge? Dein Auge ist mein Auge; — was in ihrer Miene? Deine Sorge ist meine Sorge; — was in ihrem Anlehnen? Dein Halt ist mein Halt; — und was in der ganzen Figur? Wenn ich recht sehe, der Gedanke: wenn er das Fernrohr vom Auge wegnehmen wird, wird er sich umdrehen, und — dich umarmen? nein, so sentimental denkt blos eine Schleichhändlers Frau in einem geschriebenen oder gemalten Roman — sondern sich schmecken lassen aus dem Korbe, was du ihm mitgebracht: deine Pflege ist mein Geschäft! ist der Anfang und der Schluß der Scene. Aber sie weiß wohl, daß sie geduldig warten muß. Warum aber hat sie das Oberkleid abgeworfen, das dort in einem unbeschreiblich schlechten Faltenwurf, wie ihn nur eben eine hingeworfene gemeine Jacke zu haben pflegt, hingefallen ist. Das ist nun eine der Schönheiten dieses Gemäldes, daß man auf alle diese Fragen aus dem Gemälde selbst antworten kann. Nicht darum hat sie es abgeworfen, um uns einen schönen Busen zu zeigen; denn dieser ganz offen sich preisgebende Busen ist gar nicht schön und nur das Gemälde darum um so schöner; sondern sie hat es abgeworfen, weil sie im raschen Gehen über Stock und Stein etwas warm wurde, wie auch die leicht geröthete Wange, die freilich bei einem idealisirenden Künstler nur Roth aus dem idealen Schminktopfe bedeuten würde, zeigt. Sie ist eben angekommen; sie scheut — denn es ist eine Schleichhändlers Frau — die Seeluft nicht, warum soll sie sich's nicht leicht und kühl machen. Wäre es freilich eine unsrer Damen, so hätte der Künstler fein gehandelt, sie vielmehr darzustellen, wie sie ihre Jacke nun recht um Hals und Brust zusammennimmt, und gewiß hat manche Dame in dem Blosgeben des Busens einen Fehler der Frau und des Künstlers zugleich erblickt.

Wenn man will, so kann man es auch als einen ganz anmuthigen Zug betrachten, wie die Jacke der Frau gerade auf die Flinte des Mannes gefallen ist und sich an diese schmiegt, fast wie die Frau selber an den Mann. War es Absicht des Malers, welcher diese Begegnung des Kleides und der Flinte bewirkte, so erscheint sie uns doch, da sich sonst nirgends im Bilde ein Streben zeigt symbolische Kunststückchen anzubringen, nur als ein Einfall der Natur, wenn nicht gar als ein sympathetischer Zug, der das Kleid der Frau, von dessen noch warmer bloßer Brust es abfiel, zur Flinte des Mannes trieb.

Im ersten Fall erfreut uns das nachahmende Spiel des Zufalls selber, im zweiten die noch wirksamere Vorstellung, wie wahrhaft natürliche lebendige Seelenbewegungen selbst die todte Natur gleichsam zur Mitwisserin und Mitfühlenden zu machen vermögen.

So ist Alles Seele in diesem Gemälde, und doch nirgends eine Spur von Sentimentalität. Was ist aber Sentimentalität? Warum soll ich es sagen, da man es in der spanischen Bauernfamilie so schön gemalt gesehen hat. Und warum spricht die spanische Bauernfamilie doch im Ganzen so viel mehr an? Weil es den Leuten besser gefällt die Kirschen gepflückt und auf einem Teller arrangirt entgegengetragen zu bekommen, als selber auf den Baum zu steigen und sie aus dem Gesträuch heraus zu pflücken, wo sie gewachsen sind, und wo sie freilich am frischesten schmecken. Soll nun wohl die Kunst eine Kirschenpflückerin, oder eine Kirschenpflanzerin und Pflegerin für uns sein? Ich denke, das letzte ist vorzuziehen; denn der Baum giebt mir immer neue Früchte, wenn ich mir nur die Mühe nehmen will, sie selber zu pflücken; die gepflückt dargereichten Kirschen esse ich einmal und nie wieder. Jedesmal, wenn ich zum Bilde des Schleichhändlers hinzutrete, finde ich etwas Neues daran was mich erfreut, wenn ich nur achtsam hinschaue: das Bild der spanischen Bauernfamilie läßt man sich vielleicht beim ersten Blick gefallen, das zweite Mal findet man von den Kirschen nur noch die Stiele. Schade nur, daß die Natur denen, die sich einmal gewöhnt haben die Kirschen blos von Tellern zu essen, auch dieselben nicht blos auf Tellern wachsen läßt, mit dem nöthigen Laube zur Zierrath darum. Wie muß es ihnen erst gefallen, wenn gleich der Garten wie ein gedeckter Tisch aussieht.

Am vorigen, wie an den folgenden Bildern kann man recht gut erläutern, was eine Regel, die noch hier und da umläuft, eigentlich sagen will: man solle ein Kunstwerk nicht zergliedern, um sich nicht den Genuß daran selber zu verkümmern. Ist es das rechte Kunstwerk, so wird es die sogenannte Zergliederung schon vertragen. Freilich bei den im ersten Artikel betrachteten Bildern wurde aller Genuß dadurch verkümmert, daß man den vortheilhaften Eindruck, den das Bild etwa im ersten Anlauf machte, nun durch Beschauung des Einzelnen zu befestigen und zu beleben suchte; bei denen aber, die hauptsächlich in diesem Artikel betrachtet werden, wächst der Eindruck, wird immer reicher, voller, lebendiger, je mehr man auf das Einzelne eingeht. Bei der Zergliederung eines Balges kommt man auf Spreu, bei der Zergliederung eines Leibes auf Muskeln. Ja es ist die Betrachtung des Einzelnen hier im Grunde gar nicht einer Zergliederung, sondern einer Bewegung dieser Muskeln zu vergleichen. Nur müssen freilich die entsprechenden Muskeln in uns beweglich sein; denn diese Bewegung erfolgt nur durch Sympathie. Nicht *was* man sieht allein, sondern auch *wie* man es sieht, macht die Dinge schön.

Am vorigen Bilde sieht man wohl, daß es eine Kunst giebt, die auch mit einem schmuzigen Kleide und schmuzigen Gesichte bestehen kann; inzwischen sind doch auch reinliche Kleider und feine Gesichter in der Kunst nicht zu verachten. Ich denke wohl, als Romeo Julien besuchte Nr. 332, von Sohn in Düsseldorf, werden sich Beide nicht übel angezogen haben; darum hat ihnen auch der Künstler keine schlechten Kleider angezogen und keine schlechten Gesichter dazu. Er malte ja jetzt eben nicht Schleichhändler. So schön habe ich mir Romeo wohl denken können — die Fabrik der idealen Kunst macht ja schöne Gesichter wie Puppenköpfe über gegebenen Formen gleich zu Dutzenden und Schocken — aber nicht zugleich so charakteristisch, wie ihn mir der Maler dargestellt hat: ich bin um eine Anschauung reicher. Wäre jener Raphael des ersten Artikels etwa der wirkliche Raphael, so wäre ich um eine Anschauung ärmer. Auch die Kirchgängerin Nr. 21, von Blanc in Düsseldorf, ein liebliches Wesen, hat weder Kleckse noch Risse auf dem Kleide. Ich denke wohl, daß eine reiche Patrizierstochter so schön gekleidet wirklich zur Kirche gieng. Und so, denke ich, giebt es noch mehr Gelegenheiten, schöne Kleider und schöne Leute zu malen. Warum giebt sich nun doch die idealisirende Kunst damit ab, gemeinen Leuten die Hosen zu waschen und die Kleider zu flicken und zu bügeln?

Im Schleichhändler Poittevin's hatten wir den einzelnen Mann mit der einzelnen Frau. Gewiß, wenn nicht eine gewisse innere Bedeutung in ihren ruhigen Gestalten und dem einfachen ruhigen Verhältnisse derselben gelegen hätte, so hätte er sie gar nicht gemalt. Aber warum hat denn Vernet solch Gesindel gemalt, als wir in seinen Schleichhändlern erblicken (Nr. 360, Preis 3350 Francs). Die Bedeutung liegt in der Handlung, in jeder Person nur, insofern sie zu ihr beiträgt. Aber was kann denn für eine Bedeutung in einer Scene liegen, die von solchem Volk aufgeführt wird? Nun, ich glaube, wenn man diese Scene in der Wirklichkeit sähe, — und genau so, wie sie Vernet gemalt, könnte sie vor sich gehen, — man vergäße sie sein Lebtage nicht, und was man sein Lebtage nicht vergißt, ist doch wohl bedeutend genug, um durch die Kunst fixirt zu werden. Man betrachte das Gemälde recht genau, wie das vorige von Poittevin, und halte das dagegen, was sich bei gleich genauer Betrachtung der Gemälde des ersten Artikels ergeben hat, so wird man wieder den Unterschied bestätigt finden, wie die vom Künstler recht eigentlich componirten Werke die schlimme Eigenschaft haben, daß sie um so mehr zerfallen, je mehr man sie betrachtet; die aus der Natur herausgewachsenen den Vortheil, daß sie sich um so mehr componiren, je länger man sie ansieht.

Sechs Kerle (einer nur dunkel im Rücken sichtbar) in einer erhabenen Gebirgsgegend. Was kümmert sie die Gegend? und was kümmert sie uns? gut; es ist auch blos so viel davon zu sehen, als es eben braucht, um der Handlung ihren natürlichen Boden zu geben. Mancher Andere hätte sich die Gelegenheit, eine breite Landschaft dazu zu malen, wohl nicht so leicht entwischen lassen. — Kampf mit der Natur, Kampf mit Menschen, jener noch nicht überstanden, dieser schon drohend, denn ob zwei von den Kerlen nicht noch den Hals brechen werden, ist sehr zweifelhaft, und kommen sie dann um die Ecke herum, so werden sie den Soldaten begegnen, die dort über die Brücke schreiten, neben welcher die Schleichhändler den Weg oder vielmehr Unweg in der eisigen Schlucht hinauf geklettert sind. — Ungesuchter Gegensatz, wie ihn die Natur hat; dort bequemer lässiger dienstbarer Pflicht-Weg, hier steiler, gefährlicher, alle Kräfte in Freiheit setzender verbotener Pfad. — Jene sehen nicht, aber sie werden gesehen. Das Wild hat stets schärfere Augen als das zahme Geschöpf; auch das ist Natur. — Jene denken wohl nicht, wie sie so gemächlich ihres Weges einherschreiten, daß der eine alte Kerl die Flinte schon schußrecht legt, um gleich den ersten, der ihm um die Felsecke entgegenkommt, aufs Korn zu nehmen. Man sieht es ihm an: es ist selbst ein alter Soldat. Woran sieht man es ihm an? er hat doch keine Uniform; er schultert nicht; er präsentirt nicht; er zieht kein martialisches Gesicht; vielmehr eins, als triebe er die gleichgültigste Sache von der Welt. Ich weiß es nicht, woran man es ihm ansieht, wenn es nicht eben der letzte Umstand ist, aber es ist ganz gewiß ein Soldat. Er ist ganz bei der Flinte und die Flinte ganz bei ihm; sie verstehen sich längst ohne Gesichter; das jetzige Handwerk ist ihm nur eine geläufige Fortsetzung des frühern. Mit dem jungen Kerl, der hinter dem Felsstück hervorlauscht, ist es anders. Eine Mischung von Gems und Luchs, aber vom rohesten Gepräge. Er ist aufgewachsen in dem Gewerbe. Die zwei einzigen Leidenschaften des gemeinen Schleichhändlers, Liebe zum Schnaps und Abschen vor den Schergen der Douane, Furcht, solange sie fern sind, und Verwegenheit, wenn sie nahe sind, sind schon in seinem Gesichte eingefleischt. Man sehe nur Augen und Nase an. Welch wunderlich Räthsel aber der junge Mann mit der kleinstädtischen Haltung und Kleidung, dem weichlichen schwammigen Gesichte, worin doch jeder der sparsamen Eindrücke den Ausdruck von Energie hat, aber einer Energie, die noch nie einen Gegenstand fand sich zu äußern oder zu üben. Wie kommt er unter diese Bande? Wenn ich recht sehe, ist es ein verdorbener junger Kaufmann, der, weil er nicht zum Kaufmanne gemacht war, in Wohlleben und Müßiggang so hingelebt hat, bis er sein Hab und Gut durchgebracht, wo er dann selbst unter diese Sippschaft gegangen ist, mit der er oft wohl früher schon verkehrte. Ich glaube, er macht den ersten Zug mit; er kennt das Handwerk noch nicht; hat sogar die Handschuhe vergessen; er kneipt die Hände ein vor Frost, er kneipt die Lippen ein, er verzieht die Augen, die Nase ist roth nicht von Schnaps, sondern von Frost; denn es ist nicht der Sattel, sondern die Spitze. Freilich ist's auch kalt; man sieht's am gefrornen Wassergusse, der vom Felsen herabhängt; — dieser Wasserguß und diese rothe Nasenspitze sind selbst aus einem Gusse. Und doch hat dieser junge frierende Mensch mit seinen philisterhaften Sammtmanchesterhosen und seiner gestreiften Weste, indem er sich dem physischen Eindruck der Kälte so hingiebt, selber in der Art, wie er es thut, etwas, was zeigt, daß er, wenn ihn erst der Frost gestählt, die Arbeit ausgearbeitet haben wird, einmal den Kopf der Bande wird abgeben können. Woran man das im Einzelnen sieht, ist freilich wieder schwer zu sagen; aber es sieht aus als wenn das ganze Gesicht, statt passiv vom Froste zusammengezogen zu werden, sich vielmehr kräftig und mit Depit gegen ihn zusammenzöge; und selbst der Umstand, daß er sich gar nicht einmal bemüht sein Frieren vor seinen Kumpanen zu verbergen, die kein Zeichen davon verspüren lassen, zeigt, daß er ihnen anderweit zu imponiren weiß. Was unmöglich scheint zu vereinbaren, ist hier so verbunden, daß es unmöglich scheint es zu trennen. Das ist wieder ein Kunststück der Natur. — Man betrachte nun den alten Kerl, der die Eiswand noch hinauf klettert, nachdem die andern schon alle oben sind. Warum ist gerade dieser der letzte, warum nicht ein anderer? Abermals eine Berechnung, wie sie blos die Natur, und wer ihren Calcul versteht, macht. Sieht man es ihm nicht gleich an, daß es ein armer furchtsamer tölpischer alter Kerl ist, den sie mitgenommen haben, weil er sein Pack willig schleppt, und der mitgeht, weil er sein Brod sonst nicht haben würde; und er würde es nicht haben, weil er sich im Leben nie besser zu helfen gewußt, als jetzt, wo er gar nicht die Wand heraufkommen würde, wenn ihn der andre alte Kerl nicht am Stock halb heraufzöge, den er mit einer Hand faßt, während er mit den übrigen drei Händen und Füßen unbeholfen genug heraufrutscht. Aber er kann auch ganz bequem wieder herunterrutschen, und dann möchte es um den Helfer mitgeschehen sein, der ohnehin auf dem nach dem Abgrunde abschüssigen Eise so steht, daß er nur durch Stemmung des Fußes gegen einen Eishöcker sich hält. An Weste und Nase allein schon sieht man es diesem an, daß es seiner Zeit ein flotter aber roher Bursche gewesen ist, der es mit dem Leben gehalten; aber auch schnell bereit gewesen ist zu sagen: verdirbst du es mit mir, verderbe ich es mit dir. Jetzt ist er ausgelernt in seinem Handwerk.

Man kann in Erklärungen, wie sie hier gegeben worden sind, irren; aber das liegt dann an unsrer Physiognomik, nicht an den Physiognomien. Kann man minder irren, wenn man Gestalten und Gesichter des wirklichen Lebens zu deuten sucht? Bei der spanischen Bauernfamilie kann man nicht irren: was ganz auf der Oberfläche liegt und mit Fleiß darauf ausgelegt ist, wer sollte es nicht finden? Freilich ist es auch nur Oberflächliches. Das Unbestimmtgelassene kann man natürlich nicht einmal suchen. Im Vernet'schen Bilde fühlt man, daß mehr darin liegt als man finden kann, aber man fühlt sich unwillkührlich gedrungen es zu suchen, weil Alles die entschiedenste Bestimmtheit darin hat, und mit dieser Bestimmtheit zugleich nach vorwärts, rückwärts und gegen einander weist. Jedes Gesicht erscheint als das Resultat einer Lebensgeschichte, wozu es doch eine wirkliche Lebensgeschichte geben muß, der ganze dargestellte Moment als ein Querschnitt der Handlung durch die Zeit, wozu man die vordern und hintern Querschnitte construiren möchte. Es kann für uns unmöglich sein, das genau zu treffen; aber man fühlt, daß es für einen durchdringenderen Verstand als den unsrigen möglich sein müßte, so wahr als Bedingung nicht ohne Bedingtes, Beziehung nicht ohne Bezognes sein kann. Und bei dieser Bestimmtheit alles Einzelnen, welche Klarheit des Ganzen, so daß wir nicht nur den Sinn des Ganzen selbst, sondern auch den Beitrag jedes Einzelnsten dazu fast im ersten Blick übersehen! Ungeachtet diese complicirte Scene sich im kleinsten Raume zusammendrängt, verdeckt, verwickelt und stört sie sich nirgends selber; und bei allem diesem haben wir nirgends das Gefühl, als sei uns zu Liebe etwas gedreht, geordnet oder überhaupt arrangirt worden; es geht und steht und liegt Alles zu einander, als hätte es die Natur selbst in ihrer gewöhnlichen Zerstreuung hingeworfen. Die gewöhnliche Collision in der Kunst, die Wahrheit der Klarheit oder umgekehrt opfern zu müssen, ist hier so glücklich vermieden, daß man nicht einmal eine Mühe des Vermeidens bemerkt.

Hätte ich nicht vorhin schon so viel über die Leute in diesem Bilde geschwatzt, möchte ich noch eben so viel über die Kleider schwatzen. Darin liegt noch eine ganze unerschöpfliche Physiognomik. Diese Handschuhe passen nicht blos an die Hand, sie passen eben so gut zum Kinn und zur Nase. Man hält es für unmöglich, wenn man einen der Kerle angesehen hat, daß er eine andre Kleidung tragen könnte, als er wirklich trägt; so genau wiederholt, ergänzt die Kleidung den Charakter des Gesichts und des Körpers. Will man in diesem Bilde nach Gegensätzen suchen, man findet sie in Menge, aber es sind natürliche, nicht künstliche, durchgreifend, soweit sie ihrer Natur nach greifen können; und doch im Ganzen aufgelöst, indem sie durch dasselbe bedingt werden. Man betrachte z. B. beide letzten Figuren; den alten Tölpel, der hinaufrutschen will und den alten Mordkerl, der ihn am Stock hinaufzieht, trotzig und doch sorglos dabei sich gegen die eigene Gefahr stemmend. Gewiß hat Vernet beide nicht dem Effect und der Mannichfaltigkeit zu Liebe in einen so entschiedenen Gegensatz zu einander gestellt; ihr Verhältniß in der Handlung fodert es vielmehr ganz von selbst, denn ohne diesen Gegensatz hätten sie gar nicht in dieß Verhältniß zu einander treten können. Aber dieser Gegensatz spricht sich nun auch, trotz dem daß es beide Leute von derselben Classe, derselben Beschäftigung und nicht zu weit im Alter von einander entfernt sind, in jedem Stücke, von der Schuh- bis zur Nasen- und Mützen-Spitze aus, so daß man absolut zwei verschiedene Wesen sieht; an jenem Alles schlotternd, ungefügig, lehmfahl; an diesem straff, aus dem Zeuge gehend, blau und scharlach; und in allem diesem ist doch weder etwas Uebertriebenes noch etwas Gesuchtes; nicht einmal etwas Gemachtes, nur ein Gefundenes und Gewachsenes kann man darin sehen. Wie schön konnte man im Bilde der spanischen Bauern die Wege des Künstlers verfolgen, wie schön in diesem die Wege der Natur!

Ungeachtet ich dieß Gemälde in genialer Auffassung des Gegenstandes für das bedeutendste der ganzen Ausstellung halte, ist es doch keins der bedeutendsten von Vernet selber, und mag auch für Kenner in Betreff der Ausführung Einiges zu wünschen übrig lassen; wenigstens erinnere ich mich, daß solche nach einem allgemeinen Lobe des Gemäldes sehr geschickt auf eine mangelhafte Ausführung der Felspartien aufmerksam zu machen wußten. Was diejenigen Felspartien anlangt, die den Boden und die nächste Scene der Umgebung selbst bilden, so scheinen sie mir selbst zwar fleißig genug und mit gelungener naturgetreuer Wirkung ausgeführt, inzwischen bescheide ich mich des Urtheils; ich denke es kann blos Sache der Maler, oder die sich wie sie gebildet haben, sein, über die größten Feinheiten in diesem Bezuge zu urtheilen; der Maler, weil diese ihre Augen geübt haben müssen dergleichen in der Natur zu sehen, und weil ihnen die Kenntniß beiwohnen muß, welche Approximationen der Kunst an die Natur möglich sind. Von den fernen Felspartien, die nur den Boden der Scene bis zum Rande und nach der Ecke des Rahmens fortsetzen, leuchtet es ein, daß sie vernachlässigt sind. Auch im Gemälde des Poittevin'schen Schleichhändlers ist ein blos zur allgemeinen Charakterisirung des Bodens, auf dem die Handlung geschieht, beitragender, hinten und seitlich stehender Fels ziemlich nachlässig behandelt.

Inzwischen fühlt man sich, wenn man die Darstellung blos als Mittel betrachtet die Idee zur reinsten Erscheinung zu bringen, was sie doch eigentlich blos sein soll, zu keinem sonderlichen Tadel gegen das Werk dadurch aufgelegt, denn diese Dinge sind, als in ferner Beziehung mit dem Motive der Idee, und seitlich von der Scene selber, gar nicht da, den Blick besonders auf sich zu ziehen; auch den Künstler mag man eben nicht tadeln, weil man weiß, daß er es hätte besser machen können, wenn er gewollt, und nicht einmal seinen Willen, weil man weiß, daß er jene Nebensachen blos deßhalb vernachlässigt, weil er gedacht, während der Zeit, daß du solche eckensteherische Felspartien in deinem Bilde besorgst, kannst du einen tüchtigen Schleichhändler oder ein anderes tüchtiges Bild mehr malen, was dir und dem Publicum zum bessern Frommen gereichen wird.*) In diesem Princip scheint mir, aufrichtig gestanden, mehr

---

*) Ich bin weit entfernt, in diese Bilder mehr Feinheiten legen zu wollen, als darin liegen, und glaube nicht, daß der Künstler an Folgendes gedacht hat; aber es scheint mir fraglich, ob es nicht in der That an sich gerechtfertigt sei, seitliche Partien des Bildes, welche in der Natur weit rechts und links von der Scene, auf die sich unser Auge hauptsächlich zu richten hat, liegen bleiben würden, gegen diese zu vernachlässigen, nicht damit weniger, sondern damit mehr Natur-Wahrheit der Anschauung heraus komme. Alles Seitliche erscheint uns in der Natur undeutlich gegen den direct fixirten Punct und dessen nächste Umgebung. Nun wird in einem, aus einiger Entfernung betrachteten, kleinen Bilde Alles nächste Umgebung seiner Mitte; wir sehen auf einmal Alles deutlich, wovon wir in der Natur selbst blos die Mitte deutlich sehen würden, wenn nicht der Künstler mit Fleiß uns das Undeutliche auch mit malte. Freilich würde dieß wieder andere Uebelstände mit sich führen, die wohl überwiegen könnten. Wir wollen ja die verschiedenen Theile des Bildes auch nach einander durchlaufen können, wie in der Wirklichkeit. Jedenfalls befindet sich hiebei die Malerei in einer schlimmen Collision, welche nebst andern Umständen macht, daß sie den Anschein der plastischen Natur nie vollkommen wiedergeben kann. Daraus hat man nun sogar gemacht, daß sie ihn nicht vollkommen wiedergeben solle.

wahre Großartigkeit zu liegen, als wo man Scepter und Krone des Königs vernachlässigt, damit nicht der selbst in allem Detail vernachlässigte König von dem verdunkelt werde, was ihn zieren könnte. Den sogenannten gefrornen Wasserfall am Felsen im Vernet'schen Bilde wird freilich auch Niemand recht täuschend finden; er sieht eher wie ein Milchguß aus. Inzwischen liegt das wohl mehr in einem Unvermögen der Kunst als des Künstlers. Bekanntlich stehen der Malerei keine so hellen Spiegel-Lichter zu Gebote, als der Natur; will sie dieselben einigermaßen nachahmen, so muß sie alle andern Lichter um so dunkler halten; allein natürlich konnte es nicht gerathen sein, um das Beiwerk den Wasserfall natürlicher erscheinen zu lassen, die Scene selbst zu verdunkeln. Das kleinere Uebel ist dem größeren vorgezogen. Doch auch das genauer zu beurtheilen überlassen wir billig dem Maler, der die Grenzen seiner Kunst kennen muß.

Da ist noch ein prächtiges Bild, von dem sich Aehnliches als vom Vernet'schen sowohl hinsichtlich des festen ideellen Bandes, das Alles zusammenhält, als hinsichtlich des Interesses der Idee und der Wahrheit ihres Ausdrucks sagen läßt, ich meine Nr. 19. Das Boot im Polarmeere, von Bären angefallen, von Biard (im Privatbesitz). Man versuche es doch, einen Bären aus dem Biard'schen Bilde herauszunehmen, er würde immer noch nach seiner Beute lechzen; man stelle den Jungen allein, der das Messer in das Maul des Bären senkt, er würde vorwärts den Bären, seitwärts den Alten, den er jetzt wegdrückt, mit den Füßen die Bank, auf der er kniet, suchen; ja jeder Theil am Jungen würde das Uebrige suchen, der Stahl den Arm, der ihn streckt, der Arm den Leib, der ihn streckt, der Leib den Kopf, der ihn streckt, der Kopf zuletzt noch seine Mütze und hinwiederum die Mütze ihren Kopf. Und wollte man die Mütze auf einen andern Kopf setzen, es würde nicht gut thun; man würde es ihr ansehen, wie sie immer wieder herunter wollte. Eine ideale Mütze paßt auf Alles. Und im Grunde wird man ja bei jedem guten Bilde jenen Zusammenhalt alles Einzelnen zum Ganzen bestätigt finden. Man nehme das von Husaren aufgescheuchte Räuber- und Zigeunerlager von Rustige (Preis 600 Friedr. d'or), was für den ersten Anblick aus Einzelnheiten zusammengewürfelt scheinen könnte. Jede Zigeunerin, die man diesem Bilde entführen wollte, würde doch wieder nach ihrem Lager schreien, und wie passen in diesem Bilde die Kleider sogar denen, die sie gestohlen haben, eben durch ihr Nichtpassen. Was ist nun der Vortheil solcher Bilder? Das eine erspart uns eine Reise nach dem Nordpole, das andere nach Ungarn. Denn sieht man etwa das, was darin dargestellt ist, dort wahrer? kaum; *) aber hier sieht man es bequemer, zur Stunde wann man will, in seiner warmen Stube und ohne Gefahr, daß man selbst von den Eisbären gefressen wird, oder daß die Zigeuner mit unsern eignen Röcken fortlaufen, was sich so unvergleichlich mit

*) Etwas zu viel Bären auf einmal im Biard'schen Bilde und auch Einiges im Rustige'schen Bilde gebe ich freilich zu.

den fremden Röcken ansieht. Der Maler hat alle störende Zufälligkeiten, ohne die es doch selten in der Wirklichkeit abgeht, aus dem Bilde herausgeworfen; er hat nicht zwar den Gegenstand so gegen uns, aber uns so gegen den Gegenstand gestellt, daß wir ihn am besten übersehen; und was die Hauptsache ist, wir sehen hier Scenen von lebendigem Interesse für uns, wie wir sie bei einer wirklichen Reise ins Eismeer oder nach Ungarn nur durch einen seltenen Zufall würden zu Gesicht bekommen haben, und zwar diese Scenen in ihrem bedeutendsten Momente für uns fixirt. Ich denke, da hat man genug Vorzüge der Kunst vor der Natur, mit denen man schon zufrieden sein kann. Andere giebt es freilich, die wieder die Natur immer vor der Kunst voraus behalten wird, und die es doch wieder von einer andern Seite wünschenswerther machen könnten, die Reise selbst anzutreten, um die Scene wo möglich an Ort und Stelle zu sehen. So macht weder die Kunst die Natur, noch diese jene entbehrlich.

Das Bild von Rustige ist eins von denen, welche Partei machen. Ich habe eben so gut als schlecht von demselben sprechen hören, und zwar schlecht auch von Kennern, deren Urtheil ich achte. Aber warum sollte ich es nicht gut finden, solange weder mein Gefühl, noch ihre Gründe mich vom Gegentheil überzeugen. Ist nicht Geist, Leben und die individuellste Haltung zugleich doch mit strengster Wahrung des durch die Idee gefoderten gemeinsamen Gepräges in jeder Einzelnheit des Bildes? Die Wahrheit, die es dadurch für mich im

Ganzen erhält, wird durch manchen freilich nicht zu verschweigenden Fehler des Einzelnen, z. B. daß das Fleisch in einigen Figuren zu hölzern, das Auftreten des Hauptmanns der Bande zu theatralisch, der Grundzug der weiblichen Gesichter wahrscheinlich etwas zu ideal gehalten ist, nicht aufgehoben. Eine ungeheure Menge Detail ist so in diesem Bilde zusammengedrängt, daß wir es in seinen interessanten Partien leicht übersehen, und doch wird eine Absicht der Composition nicht sichtbar. Nicht blos das Ganze, sondern fast jedes Einzelne hat Interesse, und das Interesse des Einzelnen widerspricht nicht, sondern wird getragen vom Interesse des Ganzen. Manchem mag es zu viel sein; aber zu viel ist nur, was überläuft über das Gefäß der Idee, oder nicht hineingeht in unser eignes Gefäß. Wo ich solche Vorzüge finde, kann ich mich nicht überwinden, ein Bild schlecht zu nennen; ja ich gestehe ganz aufrichtig, daß mir der Trödelkram und die großartige Lumperei dieses Bildes lieber ist, als eine große Collection von Häuserchen, Bäumen und Bäumchen, bunten und geputzten Männerchen und Dämchen, wozu unsere Ausstellung unter so manchem Schönen eine nicht übel benutzte Gelegenheit der Auswahl dargeboten hat.

Und vermögen wir denn wirklich so bestimmt zu entscheiden, ob das, was ich oben als Fehler bezeichnet habe, es auch in dem Maße sind, als sie es uns erscheinen mögen, wir, die von ungarischen Zigeunern nur so viel wissen, als wir uns davon denken. Hinter Studir- und Ladentischen, im Rosenthale und Kuchengarten lernt man ja doch wohl nicht, wie Zigeuner gemalt werden müssen; auf Galerien aber, glaube ich, kann man mitunter lernen, wie sie es nicht müssen. Das Fleisch in den Wäldern Ungarns möchte ein anderes sein, als das gebleichte, verzärtelte, durch die Cultur mürbe gemachte, an das sich unsere Anschauung gewöhnt hat. Es erscheint uns im Gemälde an einigen Figuren wie gelbes Holz, vielleicht würde es uns in der Wirklichkeit auch nicht viel anders erscheinen. Das Bild sieht mir nicht so aus als wenn es im Atelier hundert Meilen von der Scene gewachsen wäre, vielleicht aber, wenn es der Fall wäre, würden Manche zufriedener mit ihm sein, weil ihr Urtheil in dieser Entfernung gewachsen ist.

Man kann sich, falls man es nicht unter seiner Würde hält Menschen und Scenen dieser Sorte überhaupt seine Aufmerksamkeit zu schenken, lange mit diesem Bilde unterhalten, weil aus seiner Total-Idee eine Menge Einzelnheiten gleichsam von selbst herauspurzeln. Was läuft und rennt nicht alles aus dem Zelte und um das Zelt, wie um einen gestörten Ameisenhaufen, jedes in seiner Weise beschäftigt: die Männer theils mit der Flinte in Hinterhalte tretend, theils das schwere Gepäck fortschaffend, die Weiber den Alten, Kranken und kleinen Kindern forthelfend, die Jungen mit einer Agilität ohne Gleichen und mit wunderlichen Auskunftsmitteln, um nur recht viel auf einmal fortzubringen, das leichtere gestohlene Gut waldeinwärts schleppend; ein paar ganz kleine Knäbchen, der eine mit Axt, der andere mit Flinte, gar zu den Männern im Hinterhalte laufend, fast scheint es aus Begier an dem Kampf, der ihnen ein lustiger Spectakel dünken mag, Theil zu nehmen; aber man winkt sie zurück zum Zelte. Der Hauptmann tritt, zugegebnermaßen, vielleicht etwas gar zu theatralisch auf; aber wie charakteristisch ist doch jeder Zug an ihm. Und welche grandiose Gestalt jener Zigeuner-Nestor, wahrscheinlich der ausgediente Hauptmann der Horde, großartig trotz seiner Schwäche, die ihn nur fortkommen läßt, indem er sich einerseits auf seinen Spieß stützt, anderseits auf eine halbnackte Frau lehnt, wohl seine Tochter, die wie eine Semiramis des Hexenreiches schaut und schreitet. Es ist wahr, diese Figur scheint schlecht gemalt; sie ist ein Entsetzen aller Kenner, wie aus anderm Gesichtspuncte ein Entsetzen aller Weiber. Es mag Geschmacklosigkeit sein, wenn mir ihr einfacher gelber Anstrich inzwischen immer noch eben so gut gefällt, als der schön bunte, der Kennern auf einem kleinen minder heidnischen Bilde so gut zugesagt zu haben scheint. Das Weibervolk überhaupt durch verschiedene Nuancen von Isabell bis Braun; jenes der schöne Schnee der Jugend, dieses, was Sonne und Schmuz im Bunde daraus gemacht haben, alle mit unheimlichen Augen und Zügen, aber doch schöner (ob nicht wirklich etwas zu schöner?) Grundlage der Züge, dabei einer Entschiedenheit und einem Leben in Geberde, Tritt und Mienen, welche ein wunderliches Interesse für sie erregt. Welches Weib das mit den bunten Lumpen, dem üppigen Haarguß, den Eisen-Armen, schön und scheußlich zugleich, die sich so zu sagen nach allen Seiten zugleich wendet, und nach allen Seiten zugleich etwas thut. Offenbar, indem sie mit dem einen Arme eine Kranke — auch ein Wesen, das man nur malen kann, wenn man Aehnliches gesehen hat — aufheben will, will sie zugleich mit dem andern einen der fast hinter ihr Stehenden, der mit seiner Waffe beschäftigt ist, veranlassen, die Kranke mit forttragen zu helfen, und zugleich noch bietet sie den Rücken einem Kinde, das von der Höhe eines Kastens an ihr hinaufklettert. Es ist eine schamlose Kraft in diesem Weibe; aber man zeige mir doch auf der ganzen Ausstellung eine Figur, vor der sie sich wirklich zu schämen hätte. Unmöglich ist es, in der Kleidung des Haufens ein Princip zu entdecken, doch leicht begreiflich, da Jeder nur das Nichtseine trägt und mancher gar wenig überhaupt. Nacktes, Nichtnacktes, Ganzes, Zerlumptes, Geflicktes, Nichtgeflicktes, Unscheinbares, Grelles, alles bunt durch einander. Nur das der griechischen Kunst gerade entgegengesetzte Princip greift durch, daß die Weiber nackter als die Männer sind. Zwei Bände Beschreibungen des Zigeuner-Volks würden mir dieß Bild nicht ersetzen.

Ein andres nettes Bild, das gleicherweise sehr unterhält durch Lumpenkram und Menschen, die sich darum mühen, ist Nr. 361, eine Stadtansicht (von Brabant) mit einer Auction, von Verveer im Haag (angekauft von Herrn Kaufmann Lampe, Preis 450 holl. fl.), aber im Charakter dem vorigen ganz entgegengesetzt. Dort der Schauplatz eine Wildniß, hier eine Stadt mit Häusern von urgroßväterlichem Aussehen; dort Alles in eiligem gesetzlosen Treiben, hier in behaglichster policeimäßigster Ordnung und Ruhe; dort Jeder mit einer andern Form von Hurtigkeit, wie Eidechsen, Füchse, Wölfe, die einen die Hinterläufe, die andern die Vorderzähne gegen die Verfolger kehrend, hier Jeder mit einer andern Form von Phlegma, wie Schaafe, Kühe, Gäule, die wieder in ihren Stall ziehen werden, wie sie hinausgezogen sind. Wie unter diesen ein Hund noch das lebhafteste Wesen zu sein pflegt, so auf diesem Bilde; und noch dazu ein Hund, der nicht einmal läuft, sondern auf den Hinterbeinen sitzt und mit irgend einer Gemüthsbewegung, die ich aus nicht hinreichender Kenntniß der Hunde-Leidenschaften nicht zu deuten wage, den Kopf nach einer Frau erhebt, welche, unter ihren erstandenen Sachen sitzend und vielleicht das Fuhrwerk zum Fortschaffen erwartend, die Hände in den Schooß legt und ihn mit einem gemäßigten Ausdruck einigermaßen wieder ansieht, auf irgend etwas, was ich aus Mangel hinreichender Kenntniß der holländischen Leidenschaften auch nicht zu deuten wage. Das Uebrige, der hinter dem Tische sitzende Notar mit Amtstracht, Amtsbrille und Amtsnase, das vor dem Tisch stehende und doch nicht minder gesetzt aussehende erstehlustige Völkchen, das Fortfahren der erstandenen Sachen, der Neben-Verkehr auf der Wirthshaus-Treppe u. s. w. spricht Alles durch sich selbst. Merkwürdig, was für ein gemüthlicher Ausdruck in einer so kurzen untersetzten Figur liegen kann, wie wohl nie in einer schlanken magern. Man sehe z. B. den großen breiten Jungen mit der rothen Jacke an, der dort am Tische steht. Er kehrt uns den Rücken zu, aber man sieht ihm hinten Alles an, was man ihm vorn angesehen haben würde. Macht schon jede Figur für sich denselben gemüthlichen Eindruck, so kann man sich denken, daß ihn auch das Ganze machen wird. Holländer, wie sie selber aus dem Ganzen sind, malen auch nur Ganzes. In der That, zu demselben gemeinschaftlichen Charakter, den die Leute tragen, stimmt auch alles Andere zusammen. Die kurzen runden Krüge sehen genau aus wie die Menschen und die Menschen wieder wie die Krüge. Wo sie stehen, da stehen sie. Man sieht, die Krüge fassen etwas und geben nichts auf den ersten Anlauf von sich, ihre Kehle ist abgeschnürt vom Bauche. Dem Kunstgeschmack der Häuser sieht man es an, daß die Leute, die darin wohnen, nie in Italien waren und auch nie Lust haben werden dahin zu gehen, es wäre denn, um Heringe und Thran dorthin zu verkaufen. Das Wirthshausschild oben sieht aus wie ein gehangener Holländer, die Pflastersteine selber unten scheinen die Gesichter oben abzuspiegeln. Wer kann sich darüber wundern. Die Leute haben das alles gemacht mit und für ihren Sinn; warum sollte es nicht denselben Ausdruck tragen. So kann man sich durch dieß, gar nicht anspruchsvoll auftretende, Gemälde doch hineinleben in Häuser und Menschen und Treiben der Menschen, ruhig und gemüthlich, wie es nun eben in Holland ist, und wieder in gewissem Sinne besser, als man's vielleicht könnte, wenn man nach Holland selbst reiste.

Ich glaube, daß manche Kenner auch gegen dieses Bild nicht ganz gerecht sind, vielleicht, weil sie die feine holländische Ausführung daran vermissen. Ich verstehe allerdings nichts von den technischen Feinheiten des Colorits; die aufmerksame Betrachtung seiner Wirkung aber, auf die es denn doch zuletzt ankommt, hat mich Folgendes finden lassen. Sieht man das Gemälde aus großer Nähe an, so hat es etwas, als wäre es aus kleinen Fleckchen zusammengesetzt, es scheint fast einem bunten Druck ähnlich; tritt man aber etwas ferner, so erhält das Ganze ein plastisches Leben, womit wenig Bilder der ganzen Ausstellung wetteifern möchten. Was man bei einem andern Gemälde dadurch erreicht, daß man es durch die hohle Hand betrachtet, hat man hier beinahe ohne dieses Hülfsmittel. Ich weiß wohl, daß es Kenner giebt, die den Anschein des Plastischen in der Malerei eher für einen Fehler als anzustrebenden Vorzug ansehen. Ich will mich hier nicht mit ihnen streiten; ich berufe mich auf den Effect selbst, den das Bildchen vermöge dieses Vorzugs macht, und den sie bestätigt finden werden, wenn sie sich in die angemessene Weite stellen wollen. Bei genauem Ansehen des Bildes ergiebt sich die einfache Ursache dieser Wirkung. Alles kleinste Detail, was auch in der Wirklichkeit in einiger Ferne zusammenschwindet, ist immer innerhalb einer kleinen Ausdehnung in seine Resultante zusammengezogen, und diese einzelnen Resultanten sind durch fast scharfe Grenzen von einander abgesetzt. In großer Nähe werden diese Grenzen merklich: in der Ferne verschwinden sie, und man glaubt nun das Leben selbst zu sehen. Es scheint mir hienach, daß Verveer ein sehr verständiger Maler ist, welcher mit den einfachsten Mitteln den Zweck zu erreichen gewußt hat, um den es ihm eben zu thun war; mit den einfachsten und darum auch gewiß wirksamsten. Hätte er die Fleckchen alle auspinseln wollen, so möchte das Gemälde freilich an Ausdruck des Einzelnen in der Nähe gewonnen haben, aber eine Pinselei in der Ferne geworden sein; denn alle Kunst hat ihre Grenzen. Man wird es dabei nicht für ganz gleichgültig zu halten haben, daß es eine Stadtansicht mit Auction, nicht eine Auction mit Stadtansicht sein soll. Weniger um die einzelnen Gesichter der Leutchen war es also hier zu thun, als um die Physiognomie, die ihre Gesammtheit macht, und wodurch sie zur Physiognomie der Stadt selbst mit beiträgt. Ich weiß in der That nicht, ob sich dieß glücklicher erreichen ließ. Uebrigens treten auch an den einzelnen Physiognomien die individuellen Unterschiede auf der Grundlage des allgemeinen Nationaltypus noch gut genug hervor.

Ich will hieran eine etwas allgemeinere Betrachtung knüpfen: Ungeachtet jener individuellen Unterschiede weicht doch in Verveer's Bilde keine Figur, die nicht gerade ein besonderes Geschäft hat, in Ausdruck, Stellung, Bewegung von den andern sonderlich ab. Das Gemälde verliert nichts dadurch, vielmehr beruht gerade hierauf ein Theil des Eindrucks von Naturwahrheit, den es macht. Etwas Aehnliches wird die Idee der meisten Gemälde, welche Versammlungen darstellen, mit sich bringen. Denn was Menschen auf einen Punct zu versammeln die Kraft hat, hat auch im Allgemeinen Macht, sie auf dieselbe Weise zu stimmen und zu stellen. Je mehr wir nun eine solche gemeinschaftliche Wirkung auf Alle erblicken, desto bestimmter und einiger wird die Wirkung auf uns selbst. In vielen idealisirenden Gemälden, wo es Versammlungen darzustellen giebt, z. B. bei Predigten, Brodaustheilungen u. s. w. findet man das entgegengesetzte Princip befolgt, einen recht verschiedenen Ausdruck in fast denselben idealen Gesichtern. Jeder soll sich da in seiner Weise anders afficirt zeigen von dem Gegenstande der Versammlung; ich denke aber, die dasselbe Gesicht demselben Gegenstande zugewendet haben, werden auch, allgemein gesprochen, dieselbe Affection davon tragen müssen. Und selbst wo Verschiedenheit der Charaktere und sonstiger Umstände die verschiedene Afficirung zu motiviren scheint, schwächt sich doch in dem Maße, als die individuellen Wirkungen in den Einzelnen sich mehr geltend machen, gar leicht der Eindruck der Ursache, die ihn geltend machen soll, da gerade das uns am mächtigsten erscheint, was verschiedene Individualitäten zu einer Weise des Ausdrucks zu zwingen vermag. Viele altdeutsche Bilder (Votiv-Bilder) von höchst unvollkommener Ausführung, wo etwa vor einem gekreuzigten Christus, einer Madonna u. dgl. auf der einen Seite eine Reihe Männer, auf der andern eine Reihe Frauen knieen, alle genau mit demselben Ausdruck, derselben Haltung, machen doch in dieser Hinsicht einen größern Eindruck auf uns, als so viele andere ältere oder neuere künstlich ausstudirte Bilder, wo Jeder mit Gesichtszügen und Armen nach andern Richtungen fährt, denn da zerfährt unser Eindruck zugleich mit nach allen Richtungen; er theilt sich, statt sich zu vervielfältigen.

In dem kleinen Architektur-Gemälde der dießjährigen Ausstellung von A. v. Bayer: das Innere des Doms zu Chur, sitzt eine Gemeinde vor einem predigenden Mönch. Es ist ein Haufen Figürchen, zusammengedrängt vor der Kanzel auf einem verhältnißmäßig kleinen Fleck von den weiten Räumen des Doms. Man kann weder Gesichtszüge noch Geberden recht unterscheiden; aber den Predigenden sieht man mit einer Lebendigkeit der Bewegung oben stehen, welche die Zusammendrängung und die Stille der Gemeinde, die wir hier zu vernehmen glauben, wie wir in andern sprechenden Bildern die Töne zu vernehmen meinen, erklärt. Es ist der Hirt, der durch seine Bewegung die Schaafe zusammengetrieben hat. Indem wir diese Kraft des Predigers und diesen Zwang, den sie ausübt, sehen, fühlen wir diesen Zwang selbst mit. Das kleine Gemälde macht einen gar poetischen Eindruck.

Allerdings kann es Fälle und zahlreiche Fälle geben, wo die Regel, daß die verschiedenen Personen einer Versammlung einen wenig abweichenden Ausdruck zeigen, ihre Anwendbarkeit verliert, wenn nämlich die Idee des Ganzen selbst einschließt, daß der Gegenstand der Versammlung irgendwie in ein widersprechendes oder sehr heterogenes Verhältniß zu den Individuen der Versammlung tritt. Einen Fall dieser Art scheinen z. B. die Hussiten-Predigt von Lessing und die Verbrecher in der Kirche von Heine, Bilder der vorigen Ausstellung, darzubieten. Es scheint in der Natur der Sache zu liegen, daß die sehr verschiedenen Personen, die dort vor dem Hussiten-Prediger versammelt sind, z. B. der feine junge Ritter und der Fleischersknecht (wenn ich mich recht erinnere), so wie die Verbrecher, die aus so verschiedenen Ständen und Verhältnissen her in die Kirche zusammengezwungen sind, nicht auf dieselbe Weise sich bei derselben Sache benehmen können und benehmen werden. Und doch scheint mir auch in diesen Gemälden noch nicht Alles in Ordnung; ich will es aber nicht den Gemälden beimessen: es ist ein Mangel der Malerei. Ich denke mir, daß vor dem Hussiten-Prediger alle die Personen wirklich knieten, die da vorgestellt sind, und uns ihren verschiedenen Ausdruck in Stellungen und Mienen kund geben, aber eingewachsen, zerstreut in einer Masse an sich gleichgültigen Volks, was selbst eine massenhafte Wirkung empfieng und von dem Feuereifer, von welchem der Prediger sich ergriffen zeigt, nach derselben gemeinschaftlichen Richtung fortgerissen wurde. Aus dieser Masse scheinen sie mir vom Künstler herauspräparirt. Es ist wie wenn man die Pflanzen einer Wiese, die sich durch besondere Individualität vor dem Grase auszeichnen, aus dem Grase heraushebt und zusammenpflanzt. Freilich geht es nicht anders, wenn wir alle diese Pflanzen auf einmal übersehen wollen, welche die Wiese charakterisiren; aber hiemit geht uns doch der Eindruck der Wiese selber verloren. Der Prediger predigt doch nun eigentlich vor einer Kunst-Versammlung. Ich mag es nicht tadeln, wenn es wirklich die Absicht war, mehr die Verschiedenheit als die Einheit der Wirkung zu zeigen; denn da die Kunst einmal nicht alle Vortheile der Natur zugleich erreichen kann, wenn sie den einen oder andern besser als die Natur selbst erreichen will, so opfert sie das eine Mal den, das andere Mal jenen. Aber man muß doch auch die Nachtheile neben den Vortheilen nicht übersehen. Daß ein etwas zerstreuender Eindruck von jenem Gemälde bleibt, dessen hohes Verdienst ich übrigens in vollem Maße anerkenne, dürfte Jeder zugeben, der sich den Eindruck unbefangen klar machen will, den er davon empfangen hat. Auch im Bilde Heine's scheint mir etwas zu sein, was der Natur einer Versammlung, wie sie dargestellt ist, nicht entspricht. Ich denke mir, daß, wenn man in eine wirkliche Gefängnißkirche geht, doch Alles dort viel mehr denselben Zuschnitt tragen wird, als es hier dargestellt ist. Die gleiche Kost, die gleiche Arbeit, die gleiche Zucht bringt selbst die verschiedensten Individualitäten leicht unter einen allgemeinen Hut. Diese Leute scheinen mir nicht aus demselben Gefängniß oder gar derselben Gefangenenstube, wo sie diesem gleichmachenden Einflusse ausgesetzt gewesen sein mußten, sondern unmittelbar jeder aus seinem eignen Hause in diese Kirche zusammengekommen zu sein. Ich sehe den zwingenden Charakter des Gefängnisses nicht an ihrer Gesammtheit; und so erscheinen sie mir wieder als Kunst-Gefangene. Aber ich kann Unrecht haben. Will man den Maßstab der Natur an die Kunst legen, so kann man es auch nur nach der Natur-Beobachtung, die mir hier fehlt:

ich habe keine Versammlung dieser Art gesehen; ich urtheile nur nach Analogien der Anschauung; und eine directe Anschauung, wie sie vielleicht Heine hatte, macht alle Analogien zu nichte. Wäre man sicher, daß die Künstler wirklich immer nur die Kunst als Mittel betrachteten, uns die reine Natur der Dinge oder ihrer Ideen durch die selbst naturgemäßesten Mittel darzustellen, so könnte ich mich dem Gemälde Heine's gleich hingeben. Ich würde sagen: ich dachte mir es nicht so; aber sieh da, jetzt sehe ich es so. Wie die Sachen jetzt stehen, wo man der Kunst von so vielen Seiten geradezu die Aufgabe stellt die reine Natur zu verlassen, weiß ich nicht, ob, was und wie viel davon abgegangen ist. Freilich ist die reine Natur der Dinge nicht mit ihrer Wirklichkeit zu verwechseln. Was hat nicht alles der Künstler Störendes, fremdartig Zufälliges, Verwirrendes, Verdeckendes, Zerstreuendes wegzuthun aus dem, was in der Wirklichkeit sein könnte oder ist, damit wir die reine Natur nun auch rein, voll, gesammelt, frei und klar anschauen können. Hierin und in der Wahl wirklich bedeutender Momente scheint mir aber auch das ganze Geschäft des Künstlers zu liegen bei Darstellung von Ideen, die dem Bereiche der Wirklichkeit noch angehören. Greifen die Ideen selber darüber hinaus, so treten freilich neue Gesichtspuncte ein. Doch ich verirre mich mit diesen Erörterungen über die Aufgabe der Kunst in das Boot der Biard'schen Eisbären-Scene, und sehe schon, wie die weißen Bären, ich meine die weisen Einwürfe, geschwommen kommen und mich von allen Seiten packen. Was hilft es, einen zu erstechen: es kommen zehn andere; und ich habe hier nicht einmal Platz, mich umzudrehen. So will ich lieber den Spieß beiseite legen und mich vorläufig ruhig fressen lassen.

Uebrigens verkenne ich auch Folgendes nicht. Gesetzt, ich hätte mit meiner einzelnen Bemerkung Recht gegen Heine, so könnte er doch mit seinem ganzen Gemälde in gewissem Sinne Recht gegen mich haben, und zwar nach meiner eigenen Ansicht von der Kunst. Der Ausdruck eines jeden einzelnen Verbrechers hat gewiß seine volle Wahrheit; aber wie lange müßte ich vielleicht in Verbrecherkirchen umherlaufen, ehe ich dieselben alle sähe, und ich hätte hiebei doch nicht den Vortheil, sie überschaulich auf einmal zu übersehen, den mir Heine's Kunststück gewährt, daß er sie alle in demselben Moment in dieselbe Kirche zusammengebracht hat. Also hat er hiemit einer Foderung der Kunst genügt, daß sie uns die reine Natur der Dinge zugänglicher, faßlicher, überschaulicher als die Wirklichkeit selbst darzustellen suchen soll. Indem wir diese verschiedenen Ausdrücke zugleich übersehen, mithin Gelegenheit erhalten sie zu vergleichen, ist auch einer zweiten Foderung genügt, daß sie uns nur das darstellen soll, was geistige Bedeutung für uns hat; denn hätte uns Heine eine Verbrechermasse genau, wie sie etwa in der Wirklichkeit sich zu einem und demselben Moment in einer und derselben Kirche darstellen mag, vorgeführt, so wäre die Sache doch wirklich nicht der Darstellung würdig gewesen, sie hätte höchstens ein negatives Interesse für den Geist gehabt. Aber die Befriedigung dieser beiden Foderungen hat nun von selbst die Verletzung einer dritten mit sich gebracht, indem die Wahrheit der Idee selbst in etwas gelitten hat: um uns eine bedeutende Sache leicht überschaulich darzustellen, hat der Künstler die Sache nicht mehr wie sie ist dargestellt. Das ist nun eine der Collisionen, in die die Kunst so unzählig oft geräth. Was scheint für sie übrig, wenn sie gar keinen Verstoß begehen will, als Gegenstände, die solchen Collisionen Raum geben, gar nicht darzustellen, oder sie etwa einem Vernet zu überlassen? Inzwischen, wollten wir es so streng nehmen in der Kunst, was bliebe ihr dann überhaupt noch übrig zu Darstellungen und von Darstellern; ihre Darstellungs-Mittel selbst sind ja eigentlich schon Lüge; wir müssen concediren, was nicht anders geht. Das Wahre scheint mir dieses zu sein, daß wir uns solche Darstellungen gefallen lassen und dem Künstler nicht verkümmern, sofern wir nur nicht selber anzugeben wissen, wir, die doch eigentlich weniger Verständniß von der Sache haben sollten als der Künstler, daß der werthvolle Vortheil auch ohne den betreffenden Nachtheil hätte erreicht werden können; aber daß wir die Erlaubniß zu solchen Verletzungen der Naturwahrheit auch eben nur an diese Bedingung des größern Vortheils knüpfen, nicht zum Princip an sich erheben, und immer auch das Bewußtsein der wahren Sachlage zu gewinnen und uns zu erhalten suchen; damit wir nicht, wie zu häufig, Vortheile und Nachtheile der Kunst vermengen, und zum Wesen derselben rechnen, was nur ein Uebelstand derselben gegen die Natur ist. Betrachte ich die Verbrecher Heine's mehr als eine Sammlung denn als eine Versammlung von Verbrechern in der Kirche, so weiß ich, woran ich bin, und der Sache ist noch ihr volles Recht geschehen. Es ist in Wahrheit eine schöne (im Kunstsinne) und bedeutende Sammlung.

Die vorige Erwähnung des Bildes von A. v. Bayer bringt mich noch auf eine andere Bemerkung. Es ist wunderbar, wie sehr uns ein falsches, oder doch für falsch von uns gehaltenes Colorit gleich beim ersten Anblick abstoßen kann, und wie sehr bei öfterer Betrachtung dieser Einfluß verschwindet, wenn das Bild sonst innere Gründe hat, weßhalb es uns anspricht. Es ist als wenn das Colorit nur die Einladung enthielte und seine Wahrheit den Ton aufrichtiger Versicherung, daß wir nicht auf leere Worte geladen sind, das Uebrige aber das Gericht selbst, auf das wir geladen sind. Gewöhnlich werden wir uns nicht täuschen, wenn wir auf diesen Ton achten; aber es ist zuweilen der Fall. Ich bin lange bei den Weiß in Gelb gemalten Bildern A. von Bayer's, deren sich 4 auf der dießjährigen Ausstellung befinden,*) vorübergegangen, ohne sie nur eines Blickes werth zu halten; erst von Andern darauf aufmerksam gemacht, fand ich wirklich so viel poetischen Sinn darin, daß ich der flauen Monotonie des Colorits ziemlich vergessen

*) Nr. 441 das Innere eines Klosters mit einem Karthäuser-Mönch (im Privatbesitz); Nr. 442 der Organist (Preis 50 Carol.); Nr. 443 der meditirende Mönch (36 Carol.); Nr. 444 das Innere des Doms zu Chur (22 Carol.).

lernte. Das eine dieser Bilder, den Organist, will ich etwas näher beschreiben.

Wir sehen hier in einer weißgetünchten Zelle mit offenem vorgothischen Fenster zwei Mönche in weißen Ordensgewändern sitzen, den einen Orgel spielend, den andern, hinter ihm am andern Ende der Zelle, zuhörend. Das Gesicht des Spielenden ist erhoben, sein ganzes Wesen ist erhoben. Die Sonne, welche in die Zelle scheint, beleuchtet ihn. Besonders sein Haupt ist hell, und seine Hände glühen. Der andere sitzt im Schatten, in eine Ecke gelehnt, sein Gesicht mit den Händen verdeckend, versunken in sich und seine Wehmuth. Neben ihm auf einem mit weißem Tuch bedeckten Steintisch steht ein Blumentopf. Die Blume ist eine Passionsblume, mit einer einzigen Blüte. Der Untersatz beweist, daß sie immer naß gehalten wird, und damit es nicht an Wasser fehle, steht der Wasserkrug daneben. In die Zelle hinein durch das Fenster scheint und nickt und blickt das bunte Leben: die freundliche Sonne von Oben, ein Strauch mit hellgelben Blüten aus dem Garten vor dem Fenster, eine stattliche Burg und das Meer mit weißen Segeln aus blauer Ferne. Unter diesem Fenster im Zimmer ist das Lager des Mönchs, eine Strohmatratze, aufgeschlagen. Auch seine Füße ruhen auf einem Strohteppich. Ueber dem Fenster steht der Spruch geschrieben: Et recedebat a Saul Spiritus malus. Das alles klingt sehr zusammengesetzt und gehäuft, und sieht im Gemälde so gar einfach und natürlich aus, daß Hunderte bei dem Gemälde vorbeigegangen sein werden, ohne etwas Anderes als die beiden Mönche zu sehen, so wenig macht sich das Andere geltend. Das ganze Gemälde kommt mir vor wie ein Dreiklang von Poesie, Musik und Malerei, worin die Malerei fast am schwächsten mitklingt. Die Wirkung des Orgel=Dreiklangs wiederholt sich gleichsam auf uns selbst. Wir hören freilich die Töne nicht, aber wir sehen ihren machtvollen Ausgang vom Spielenden und ihre überwältigende Wirkung auf den Hörenden, und so scheint uns der Ton selber durch das Gemach zu schweben, und den ernsten kräftigen Schlag, durch den er vom einen aus der Orgel aufgescheucht wurde, mit seinem letzten Flügelschlage dem andern wieder einzudrücken. Und wie sich dieser die Augen verhüllt, damit nichts als Ton und Gedanke in ihm übrig bleibe, so hat auch uns der Maler gewissermaßen die Augen verhüllt, daß wir am ganzen Bilde nichts schauen als was die Musik und den Gedanken in uns wiedererwecken kann. Fast ist es kein Gemälde zu nennen; es ist nur der weiße Geist eines Gemäldes. Wünscht man inzwischen Farben, so kann ich einige andere Bilder dazu empfehlen; und es wird gut sein, um uns nach dieser Klosterscene zu zerstreuen, ein paar solche jetzt anzusehen.

Schon oben habe ich eins dergleichen kurz erwähnt, welches durch den Reichthum und die Mannichfaltigkeit seiner Farben in der That einen Stoff zu unerschöpflicher Heiterkeit in sich enthält. Die Leute mit den bunten Kleidern darin geben sich für gefangene Christensklaven aus, doch erkennt Jeder leicht verkappte Juden darin, die nach abgelegter Trauer über die Zerstörung ihres Reichs in allerlei Verkleidungen umherschleichen und uns das Geld dadurch aus dem Beutel locken wollen, daß sie vorgeben, sie wären dieß oder jenes; je nachdem unser Mitleid mehr für dieß oder jenes disponirt scheint. Ich bin doch begierig, in welcher neuen Verkleidung wir sie das nächste Mal zu erwarten haben. — Doch ich wollte von Farben sprechen. Es ist noch mancher Stoff dazu da. Auch einzelne kann man schön in Rahmen gefaßt finden. Für schönes Blau insbesondere sehe man sich doch einige christliche Bilder mit Marien und Magdalenen an. Schade nur, daß durch Hinzufügung einiger andern Figuren leere oder mit bedeutungslosen Farben ausgefüllte Flecke darauf entstanden sind. Das hat Ahlborn in seiner Mondscheinlandschaft von Capri besser gemacht. Da haben wir nichts als Blau. Und warum sollte man die Natur nicht ganz blau malen, wo sie es so ist. Auch der Mensch sieht zuweilen ganz blau aus, und vielleicht erhalten wir nun einen solchen das nächste Mal gemalt. Auch schönes Gelb und Roth fehlt nicht; aber ich erspare es mir, meine Stimme für sie zu erheben; da sie ja die ihrige selbst laut genug für sich zu erheben wissen. In der That, das Princip der Meßbuden, wo der Ausrufer um so stärker schreit „hier ist zu sehen," je weniger eigentlich darin zu sehen ist, und um so mehr außen angemalt wird, je weniger Malenswerthes inwendig enthalten ist, wird auch hier mit Recht und zum Nutzen des ärmern Theils des Publicum befolgt, welches nun die Hauptsache gleich außen ganz umsonst sieht. Die Buden, die blos inwendig viel haben, sind theuer, man muß einiges Geld mitbringen, um hier etwas zu sehen. Es würde übrigens gut sein, alle jene Farben-Tafeln um ein Gemälde von v. Bayer herumzuhängen; dann würde man von jenen nicht mehr sagen können, sie schlössen keine Seele ein, und von diesem nicht mehr, es wären keine Farben daran.

Aber, fragte ich Jemand, der mehr gesehen hat als ich: malt denn v. Bayer nichts als Mönche? „Nichts als Mönche!" erwiederte er. Im Grunde, wer kann etwas dagegen haben. Der Hühnerhund jagt Hühner in freiem Feld, der Dachshund Kaninchen in Bauten: warum sollen wir nicht Jemand haben, der uns die Poesie blos in Klosterbauten aufspürt, zumal wenn er es hier besser kann als andre, und vielleicht minder gut im freien Felde, als diese; es wäre recht gut, wenn Jeder blos das jagte, was er sicher ist auch zu erreichen. Erhalten wir auch immer durch ihn denselben Braten, so sind ja eben dazu die andern Künstler da, daß uns jeder einen andern Braten verschaffe, und die andern Leute, daß sich jeder etwas von demselben anschaffen könne. Nur wundert es mich, daß uns v. Bayer nicht wenigstens zur Abwechselung auch einmal einen braunen Mönch und eine braune Wand malt. Auch gienge ja wohl ein brauner Mönch an einer weißen Wand oder ein weißer Mönch an einer braunen Wand an. Ein Hund, der weiße Kaninchen fängt, fängt ja doch auch braune. Vielleicht geschieht's andremale; ein kleines Braunes sehen wir ja auch schon in dem Mönch auf der Kanzel. Aber was will ein Pfefferkörnchen nach so vieler Milch. Im Grunde fallen mir so triviale Dinge bei diesen Gemälden voll wirklicher Poesie, die eigentlich besser charakterisirt werden sollten, blos deßhalb ein, weil, wenn man zweimal wirklich poetisch gewesen ist, und nun zweimal noch ungefähr auf dieselbe Weise wieder poetisch d. h. jetzt sentimental gewesen ist, sich dann bald die Lust zum Gegentheil einstellt. So ist es mir denn doch bei v. Bayer's 4 Bildern ergangen. Zerstreuen sich inzwischen diese Mönche in alle Welt, so kann jeder seinen Heiden bekehren, und was thut's dann, wenn es auch ziemlich durch dieselbe Litanei ist.

Daß sich übrigens auch aus den alltäglichsten Elementen und mit Schwarz statt Weiß ein poetischer Eindruck hervorbringen lasse, beweist das Dämmerstündchen von Wagner in Dresden (im Besitz des Dresdner Kunstvereins), ein hübsches Bildchen. In diesem schreckt das Colorit gleich von vorn herein nicht ab; sondern es ist in diesem Dunkel eine beruhigende Harmonie, wie ich selten bei ähnlichen Bildern gefunden, wo fast immer irgend ein grelles Licht in die Stille der Nacht oder Dämmerung hineinschreit, und uns alles Behagen verdirbt, um so mehr, da dieser Schrei doch für die Malerei immer der unbeholfene Versuch eines Taubstummen bleibt. Das Licht, das in diesem Bildchen aus dem Ofen in das Dunkel der Stube scheint, wirkt nur versöhnend. Ich möchte das Ganze eine Poesie des Ofens nennen. In der That, was sonst die himmlischen Lichter, Sonne oder Mond, bewirken, ist hier dem irdischen Schein des Ofenfeuers anheim gegeben. Man fühlt sich vielleicht nicht so hell, aber gemüthlich wärmer dabei. Die ruhig und warm stehende Kaffeekanne ersetzt uns dabei die kalte unruhige Quelle. Es sind nicht zwei Mönche, sondern zwei Frauen, welche im Zimmer schweigsam sitzen; aber nicht die Vergangenheit, sondern das Heute oder der morgende Tag mag sie wohl kümmern. Ich will nicht in Abrede stellen, daß, wenn uns beide etwas gemüthlicher ansprächen, das Ganze noch gewinnen würde. Inzwischen ist es immer verdienstlich, aus prosaischen Elementen noch so viele Poesie herauszuschlagen, als darin ist. Man muß es so nehmen: die beiden Frauen sind durch das Stübchen poetisch gemacht; nicht es umkehren, und sagen: das Stübchen ist durch die Frauen prosaisch gemacht. Solche an sich uns gleichgültige Frauen sitzen ja doch gar oft in solchen Stündchen oder Stübchen, und es ist vielleicht ihre poetischste Situation. Sollte sie der Maler nicht auffassen dürfen, ohne die aus der Stube zu werfen, die ihm die Thür dazu gastlich öffneten? Mönche freilich lassen sich leichter poetisch darstellen; sie bringen die Poesie schon halb fertig mit, und der Maler braucht einen Mönch blos noch in oder vor seiner Zelle sich setzen zu lassen, so scheidet dieser den Honig der Poesie gleich gar fertig aus. Auf v. Bayer's Bildern sieht man 4 sitzende Mönche mit dieser Operation beschäftigt; so wird ein Kloster mit seinen Zellen ein ganzer Bienenstock voll poetischen Honigs; man braucht nur abzuschneiden und auszulassen.

Nicht minder abstoßend auf mich als in v. Bayer's Bildern wirkte gleich beim ersten Anblick ein Colorit von ganz entgegengesetzter Art, das grelle Bunt der drei

Könige auf dem Bilde von Ehrhardt; freilich auch zugleich der Umstand, daß sie so ganz bezuglos neben einander auf demselben Bilde sitzen. Saul's Kleidung dunkelblau und braunroth, David's grün und roth, Salomon's gelb und roth. Aber bei orientalischen Königen muß man das ja doch gestatten, die Farben der Kleidung sind selbst nicht bezugslos gewählt, und der Zweck der Darstellung ist gleich keine Scene, sondern nur eine Nebeneinanderstellung. Diese Rechtfertigung dessen, was anfangs abstoßend erscheint, sucht und findet man gern, wenn man in Haltung und Ausdruck der Figuren das findet, was keiner Rechtfertigung bedarf. Nur Salomon's Kopf will mir nicht recht der des weisen Königs bedünken: und man muß vom Ganzen nicht mehr verlangen, als das Motiv dieser vereinzelten Darstellung hergab.

Dritter Artikel.

Wenn man Alles nach der Natur malen soll, wie soll man denn Engel malen, die ja gar nicht erscheinen, die man sich blos denkt? Ei nun, so wie man sie sich eben am liebsten erscheinend denkt oder, falls man noch nicht wüßte wie, so wie es uns am besten und liebsten sein möchte sie uns zu denken. Man nimmt dazu das Feinste, Reinste, Edelste vom Menschenleibe, was als Grenze blos angestrebt, aber nie erreicht, oder nur etwa da erreicht wird, wo wir eben glauben einen Engel unter uns wandeln zu sehen. Haben es die Alten mit ihren

Göttern nicht eben so gemacht, wenn auch in anderm Charakter und Sinne? Man giebt den Engeln Flügel, weil man sich doch denkt, und denken soll, daß Engel fliegen. Der Künstler hat hier im Geiste, im Glauben nachzusehen, wie er sonst in der äußern Natur nachsieht und ihm vorsichtig vorzuarbeiten, wenn er unbestimmt ist, aber doch immer nur so, daß das, was in der Idee über die wirkliche Natur hinausgreift, durch Mittel dargestellt wird, deren Bedeutung uns aus der wirklichen Natur geläufig geworden ist, und so kehrt doch Alles zuletzt wieder zur Natur zurück, und das gerühmte Geschäft des Menschengeistes in der Kunst besteht in nichts anderm, als diese natürlichsten Mittel aufzusuchen. Oft, eigentlich immer, geht's nur mit Nothbehelfen; wir gewöhnen uns aber an die Krücken, und der Aesthetiker erklärt sie nun für Beine der Kunst. Die ganzen Gestalten der Engel treten aus der Natur heraus, denn Engel sind keine Menschen; aber wie wollten wir sie anders darstellen. Die Flügel treten noch einmal heraus, denn an Menschengestalten erscheinen nie Flügel; aber durch welche andere sichtbare Mittel will die Malerei das Kommen und Gehen der Engel vom Himmel zur Erde bezeichnen; sollen sie herabfallen wie Säcke? Die verhältnißmäßige Kleinheit der Flügel tritt in dritter Potenz aus der Natur; denn wenn Menschen wirklich mit Flügeln fliegen sollten, müßten diese ohne Vergleich größer sein, als sie je an Engeln gemalt werden, welcher in der That von Einigen gemachten Bemerkung man freilich dadurch begegnen könnte, daß die Engel vermöge der ihnen voraussetzlich inwohnenden göttlichen Kraft durch die Schnelligkeit des Flügelschlags ersetzen könnten, was den Flügeln an Größe abgeht. Aber wer denkt hieran, da die Analogie der Anschauung fehlt! Und zu großen oder kräftigen Flügeln gehören doch auch starke Muskeln, sie zu bewegen. Einem Michel Angelo wäre das eben recht, aber an einem Angelo Michael wäre es mir nicht recht, außer den Flügeln auch noch eine Darstellung der Anatomie zu haben. Jedenfalls können die Engel nicht mit größern Flügeln gemalt werden, wenn nicht ein Gemälde mit Engeln wie ein bloßes Gewirr von Flederwischen aussehen soll, an welchen die Engel blos als Anhängsel erscheinen. Schon jetzt fehlt manchmal nicht viel daran. Sähen wir alle diese Naturwidrigkeiten das erste Mal, sie würden uns beleidigen, wie uns ein Anubis oder sonst eine Mißgeburt beleidigt; aber wir sehen sie seit Jahrtausenden, und so sind wir der Flügel an den Engeln durch die häufige Kunst-Anschauung und die jedesmalige Associirung der voraussetzlichen Function an diese Anschauung so gewohnt geworden, wie der Hände und Beine durch häufige Natur-Anschauung an Menschen selbst. Noch viel größere Natur-Widrigkeiten könnten wir solchergestalt in der Kunst gewohnt werden, und sind sie sogar gewohnt worden; aber nur so weit sollen wir uns daran gewöhnen, als wir uns daran gewöhnen müssen, um die Darstellung überhaupt möglich werden zu lassen. Eine erste großartige Lüge, wollen wir sie durchführen, zieht freilich immer tausend kleinere nach. Ist die erste als Nothlüge gerechtfertigt, sind es die andern auch; aber doch immer nur durch die Noth, und nur soweit sie es gebietet.

So bringt der Umstand, daß wir das Nichtsichtbare durch Sichtbares darstellen wollen und hiemit von vorn herein eine Unwahrheit begehen,° den Fluch über die Kunst, ihrem eignen Princip, den reinsten Ausdruck des Wesens der Dinge zu geben, dann noch auf tausenderlei andere einzelne Weise ungetreu werden zu müssen, um nur der ersten Lüge, die nun ihre Wahrheit geworden ist, treu zu bleiben. Es ist eine Collision zwischen zwei Aufgaben, die ihr gesetzt sind: das für uns geistig Bedeutende darzustellen und es mit voller Wahrheit darzustellen. Da gilt es sich durchzuhelfen, wo möglich so, daß eine niedere und äußere Wahrheit nur immer einer höhern und innern geopfert werde. Schlimm freilich, daß doch letztere immer mit auf ersterer fußt. Die Türken lassen daher lieber gleich gar nichts von dem darstellen, worin es Geist giebt; weil sie den Geist nicht mit malen können. So vermeiden sie die Collision, aber freilich auch die Kunst. Wir wollen die Kunst, und sehen daher durch die Finger, wo es Collisionen giebt; die Aesthetiker verlangen sogar, wir sollen die Augen schließen, und reden der Kunst zu, sie solle nur recht ohne Umstände lügen, es habe nichts auf sich; es sei das ihr Adelsrecht, das sie vor der Natur voraus habe, sie würden uns schon sagen, wo und wann wir die Augen aufzumachen hätten. So dürfen wir denn blos sehen, was die Aesthetiker uns mit Fingern zeigen; ich wollte aber, man dürfte Alles sehen und glauben, was sich uns selbst zeigt. Daß in Wahrheit die Kunst sich der Freiheiten, die sie sich vor der Natur heraus nimmt, nicht als einer Berechtigung zu freuen, sondern als eines von uns nachgesehenen Nothbehelfs eher zu schämen hat, weil er mit Verläugnung eines Theils ihres eignen Wesens verbunden ist, zeigen die Widersprüche, in die sie sich hiebei so oft verwickelt, die Unsicherheit und das Schwanken, worein sie dadurch so oft geräth, und der Umstand, daß, auf welche Seite sie sich auch schlagen möge, der Erfolg doch immer nur insofern sicher ist, als wir ihn schon auf dieser Seite vorauszusetzen gewohnt sind.

Diese Betrachtungen drangen sich mir beim Vergleich der verschiedenen Art auf, wie die Engel auf den Bildern der dießjährigen Ausstellung, wo solche vorkommen, behandelt sind. Im Ganzen ist das Jahr an Engeln nicht sehr ergiebig gewesen. Eigentlich sind nur drei Bilder hier anzuführen, wo die Engel in ihrer gewöhnlichen Geselligkeit erscheinen; kaum hat sich noch hie und da ein einsamer Engel in ein anderes Bild verirrt. Das eine dieser Bilder ist Nr. 336, die Anbetung der Könige und Hirten von Steinbrück in Düsseldorf (im Privatbesitz), das andere Nr. 161, der Tod Mosis, von Jäger in München, das dritte Nr. 491, Ruhe auf der Flucht nach Aegypten, von Kersting in Meißen. Will man ihr Verhältniß kurz bezeichnen, so kann man sagen, im ersten sind die Engel als Seelen, im zweiten als Fleisch, im dritten gar als Kleider dargestellt. Die beiden letzten würden, glaube ich, an sich zu einer ausführlichen Betrachtung nicht so sehr auffodern (obwohl das Gemälde von Jäger ein fleißiges Studium verräth); da sie inzwischen interessante Vergleichspuncte darbieten, so mag hier mit die Rede davon sein. Das erste hat mir gar wohl gefallen mit seinem Lichtwürmchen in der Mitte und seiner Engelsdrei darüber, so lieblich und unschuldig und zart, wie ich mich Engel selten erinnere gesehen zu haben. Nicht die großen vollen blühenden Engel sind es, wie sie bei Himmelfahrten, oder um, wie in Jäger's Bilde, einen todten Moses fortzuschaffen, gebraucht werden, eben so wenig die runden nackten schalkhaften kleinen Uebersetzungen der alten Amoren ins Christliche, sondern die sinnigsten mädchenhaften Engelskinder in langen hellen fließenden Gewändern, die sich des neugebornen göttlichen Kindes freuen, und des Lichts, das von ihm ausstrahlt. Auch die Madonna ist gar anmuthig und holdselig, fast zu verwandt mit den Engeln darüber; und was darum und daran ist, trägt Alles bei, dunkel, wie es ist, den Glanz des Mittelpuncts zu heben, indem es sich ihm dienend, anbetend, bewundernd und wundernd zuneigt. Das Bildchen hängt so tief, daß man knieen muß, es gut zu betrachten. Hat man es eine Weile gethan, so denkt man, indem man sich seines Gefühls dabei bewußt wird, daran, man sei selbst eine der vor dem göttlichen Kinde knieenden Figuren gewesen. Es ist nur Skizze. Dieß entschuldigt manche Einzelnheit, z. B. die mehr als nachlässig gemalten Hände an den Engeln. Dem Vernehmen nach soll es im Großen ausgeführt werden. Wir wünschen, daß es nichts dabei verliere. Jäger's Bild ist wohl nach der Stelle im 5ten Buch Mosis, Cap. 34, V. 16 gemalt: „Und er (Gott) begrub ihn im Thal, im Lande der Moabiter, gegen dem

Hause Peors, und hat Niemand sein Grab erfahren, bis auf diesen heutigen Tag.“ Die erste Vorstellung, die sich darbietet, Gott mit einem Grabscheite in der Hand vorzustellen, wie er wirklich ein Grab gräbt (von der ich wohl wissen möchte, ob sie nicht irgend ein alter Maler in seiner Naivetät wirklich ausgeführt), ist hier nicht unglücklich in die übersetzt, daß Engel den todten Moses im Fluge in eine Felshöhle tragen.*) War inzwischen dieß für Engel eine leichte Aufgabe, so scheint sie doch in mancher Hinsicht die Kräfte des Künstlers überstiegen zu haben. Man wird das leicht aus dem Eindruck abnehmen, den das Bild auf den Beschauer macht. Ich will hier nur fremde Stimmen anführen, denen ich aber doch nach eignem Gefühl nicht unrecht geben kann. Ich trat vor dasselbe mit einem Bekannten. Will denn hier der Teufel eine Seele holen? fragte er beim ersten Anblick. Einen andern hörte ich das Ganze mit der wilden Jagd vergleichen. Merkwürdig, wenn ein Bild, worin Engel einen Todten bestatten, solche Ausdrücke hervorrufen kann. Woran liegt es? Abgesehen davon, daß die Engel so hastig mit dem Todten fortfliegen, daß es wirklich aussieht als wollten sie eine Beute in Sicherheit

---

*) Die talmudische Legende kann hiemit nicht gemeint sein, nach welcher Moses allerdings auch von Engeln entführt, aber nicht todt in eine Höhle, sondern lebendig in den Himmel getragen wurde. Wir haben inzwischen an den Himmelfahrten Christi und der Maria schon genug für die Malerei; und dieß mag Grund für den Künstler gewesen sein, jene Auffassung dieser vorzuziehen.

bringen, sieht man auch noch zwei Engel mitfliegen, die so gewaltig posaunen, daß es in der That hier viel eher auf Erweckung als Bestattung eines Todten, jedenfalls auf einen großen Spectakel abgesehen scheint, und die hellbunten Farben an den Gewändern der Engel helfen stattlich mit schreien; sogar ihre Flügel sind zweifarbig. Auch im Gemälde Kersting's spielen und singen eine Anzahl Engel über der schlafenden Maria und andere machen sich auf der Erde so viel um sie zu schaffen, als gälte es wieder durchaus nicht sie einzuschläfern, sondern sie aufzuwecken. Sonderbar; in Steinbrück's Gemälde, wo allenfalls der Ort schien zu trompeten und zu schalmeien, weil der Heiland geboren war, schauen die Engel das Kind ganz still an, und in den beiden andern Gemälden, wo es gilt einen Todten zu bestatten oder den Schlaf einer Müden zu unterhalten, geigt und trompetet man 1).

Ich will den Vorwurf, den man hieraus gegen die Künstler erheben kann, hier noch etwas weiter in Bezug auf Kersting's Gemälde verfolgen, ehe ich anführe, was sich allerdings auch zu seiner Abweisung aufbringen läßt. Allerdings mag eine leise Stimme uns einschläfern, aber doch nicht ein Concert; und nicht während ich schlafe, will ich Kissen und Decken zurechtgelegt haben, son-

1) Auch an ein anderes Bild, welches sehr bekannt durch den Steindruck ist, will ich hiebei zum Vergleich erinnern: die Menschwerdung Christi von P. Heß. Engel tragen das Christkind nach der Erde. Auch hier hätte sich der schreiende Gesichtspunct herauskehren lassen. Aber welche heilige Wehmuth und Stille spricht uns aus dem Ganzen an!

dern vorher. Freilich soll man sich denken, weil es Engel sind, sei das alles nicht so grob körperlich, sondern nur heimlich, träumerisch, symbolisch zu nehmen; aber ich sehe eben nur ein Symbol der Störung, nicht der Beruhigung; ich kann das Symbol doch nur an gegebene Anschauungen knüpfen, und diese haben mir nie Grund gegeben zu glauben, daß eine solche Wirthschaft um und über Jemand einschläfernd auf ihn wirken könne. Sollen gemalte Engel als beruhigend gedacht werden, so muß sich das doch auch in ihrer gemalten Handlung als sichtbar zeigen; wozu sonst überhaupt die Malerei, wenn sie nicht gemacht sein soll, uns den Glauben in die Hände zu geben. Setzt mich die Malerei in Gefahr, das Gegentheil von dem zu glauben, was sie eigentlich will, so denke ich, die Türken handeln verständiger, wenn sie die Malerei lieber gleich ganz fallen lassen.

Nun kann aber Kersting darauf Folgendes erwiedern: Andere sind doch gewohnter als du, indem sie die Engel selbst als Schein betrachten, das, was sie thun, noch mehr als Schein zu betrachten; du selbst giebst aber zu, daß man auf Gewohnheit hiebei etwas geben muß. Niemand, du selbst nicht, verknüpft mit der Anschauung der Engel im Gemälde die Vorstellung, daß sie Menschen von Fleisch und Bein sind; wie kannst du nun doch die Vorstellunghegen, daß ihre Handlungen wie mit Gliedmaßen von Fleisch und Bein erfolgen, daß sie dabei hörbar klappen, poltern und klappern. Ihrem Singen und Spielen aber sieht man es ja doch wohl an, daß keine Bravourarien und Furiosos dabei vorkommen; daß es ihnen nicht darum zu thun ist, beklatscht zu werden;

und so ist ja keine Veranlassung dazu, sich den Gesang von allen Fünfen zusammen so laut vorzustellen, als auch nur von einem Opernsänger. Im Grunde sogar hast du ihn für dich ganz unhörbar vorzustellen: Engel sind Wesen, die nicht in unser Ohr, sondern gleich in unsere Seele hineinsingen und spielen, und wozu erst rückwärts der Traum und dann die Malerei die Gestalten componirt. Setze ich diese verständige und consequente Betrachtung voraus, und nehme hinzu, daß sich die göttliche wirksame Sorge um die schlafende Jungfrau gar nicht sichtbar anders verdeutlichen läßt, als auf solche oder ähnliche Weise, so denke ich, wird man gegen meine Darstellung nichts einwenden können.

Wer hat nun Recht? Meines Erachtens blos der Schluß, daß wir nicht sicher entscheiden können, wer Recht hat, solange wir kein bestimmtes System von Vorstellungen festsetzen können, nach welchem sich unser Gefühl bilden muß. Jene Ansicht fußt auf der unmittelbaren Analogie der Geschäfte der Engel mit den menschlichen Geschäften, ohne Rücksicht, daß es andere Wesen sind, die sie treiben, wodurch die Geschäfte allerdings auch selber zu etwas Anderm werden müssen; die andere Ansicht nimmt diese Rücksicht in ihr System von Vorstellungen auf; aber was sie hiedurch zu gewinnen scheint, verliert sie auf andere Weise wieder; denn ich muß nun erst jede Handlung, die mir, im Sinne der ersten Ansicht aufgefaßt und dargestellt, unmittelbar verständlich wäre, in das übersetzen, was sie im Reiche der Engel sein würde; was nicht nur der Unmittelbarkeit, sondern auch der Sicherheit der Wirkung schadet. Sehe ich Engel still und fern vom Schlafenden, so geht mir das Gefühl der Ruhe desselben unmittelbar auf, während mir freilich zugleich der Einfluß, den sie auf diese Ruhe selbst äußern, verloren geht; sehe ich sie bei seinem Lager spielen und singen und sich geschäftig drängen, so kann ich durch Ueberlegung, daß es Engel sind, die es thun, wohl auch zu diesem Gefühl seiner Ruhe und dessen, was sie dazu beitragen, gelangen; aber der Zweck der Kunst ist eigentlich, solche Vermittlungen zu ersparen. Wäre freilich unsere Vorstellung vom Engelreiche eine bestimmt ausgebildete; wären uns die Verhältnisse desselben geläufig, so ersparte sich diese Vermittlung von selbst. Aber es ist nicht der Fall; der Künstler kann nur unsicher auf Voraussetzung dieser oder jener Vorstellung bei uns fußen. Die Frage, sollen die Engel spielen, singen u. s. w., um uns das Gefühl der Beruhigung zu erwecken, oder es mit irgend minder lauten Mitteln versuchen, wird solchergestalt eine ähnliche, als die, ob man bei einer aufgeregten Versammlung „Ruhe!" schreien oder nur etwa winken solle. Ersteres ist freilich wirksamer, wenn man es durchsetzt; wo nicht, so ist man ein Schreier mehr. Ob man es aber durchsetzt, kommt theils auf die Stimmung der Versammlung an, die man nicht leicht wird berechnen können, theils auf das Ansehen, das sich der Rufende erworben hat. So bleibt die Kunst hier immer in einer schlimmen Collision.

Zur Betrachtung einer andern Collision giebt mir Jäger's Gemälde Anlaß. Engel sollen gewiß nicht aussehen als wären sie aus gemeinem Menschenfleisch gemacht; die Träger Mosis scheinen es allerdings. Das hat nun sein Motiv. Da sie eine Last tragen sollen, sollen sie auch als Träger erscheinen, und zum Tragen gehören derbe Arme. Engel oder Träger? Beides zugleich schien nicht zu gehen; also zog es Jäger vor, Träger zu malen; zwar keine Sänftenträger, aber doch etwa wohlgebaute Mägde. Ich will es unentschieden lassen, ob sich nicht diese Collision wirklich glücklicher heben ließ; jedenfalls erkennt man in diesem Gemälde die Schwierigkeit, sie zu heben.

Dergleichen Schwierigkeiten kehren nun bei derselben Art Gegenständen so oft wieder, daß es scheint, die Künstler sind schon von Alters her überdrüssig geworden, ihre Hebung nur zu versuchen. Weil Engel weder wahre Menschen noch Vögel sind, hat man ihre Kleider nun auch nicht aus dem Gesichtspuncte von wahren Kleidern, ihre Flügel nicht aus dem Gesichtspuncte von wahren Flügeln, so daß sie noch etwa dasselbe als an Menschen und Vögeln zu leisten hätten, zu betrachten nöthig gehalten; sondern sich die größten Freiheiten und Willkührlichkeiten blos ganz äußerlichen Zwecken der Composition zu Liebe erlaubt. Meines Erachtens aber könnten solche Abweichungen höchstens durch ihre Consequenz aus der Abweichung der Grundvorstellung oder durch andere zwingende Motive, wie ich beispielsweise zu Anfange des Artikels angeführt habe, gerechtfertigt werden. Unstreitig verdiente dieser Gegenstand eine sorgfältigere Ausführung, als wozu bei diesen flüchtigen Bemerkungen Raum und Zeit ist. Nur kurz will ich noch an den vorliegenden

Gemälden aufmerksam machen, welche unmotivirte Willkühr in der That hiebei den Künstlern und in Folge dessen auch dem Publicum zur Gewohnheit geworden ist.

Im Gemälde Kersting's, wo die Scene vor einer Pyramide des heißen Aegyptens spielt, sind die Engel bis an den Hals eingehüllt, im Gemälde Jäger's, wo sie durch den kühlen Himmelsraum nach einer kühlen Höhle fliegen, sind sie halb nackt; doch das mag gleichgültig sein: Engel werden ja wohl weder schwitzen noch frieren. Aber weiter: im ersten, wo sie theilweise auf den Erdboden herabkommen, erstreckt sich das Gewand so weit unter die Füße, daß sie unmöglich damit auf der Erde fortkommen können; im letztern, wo sie nur frei zu fliegen haben, strecken sie nackte Füße weit nach hinten heraus; in ersterm, wo sie alle ruhig sind, haben sie die Flügel so ausgebreitet, wie es einigermaßen zum Flug gehen könnte, in letzterm, wo sie mit einer schweren Last fortzufliegen haben, haben sie die Flügel so auf den Rücken zusammengenommen, daß es diesen unmöglich ist eine Wirkung zu äußern: sie haben die Stellung, wie wenn man Tauben bei den Flügeln anfaßt und forträgt; in ersterm tragen die Engel Locken und geflochtene Zöpfe (warum nicht auch Schuhe und Strümpfe?), in letzterm etwas, was ich an einem Menschen fast für eine Perücke aus falschem Haar ansehen würde. Ist denn alles das wirklich so gar gleichgültig, daß das Verkehrte genau so gut als das Rechte ist. Ich glaube, nach dem Gefühle der Meisten, ja; halte es aber für schlimm, daß es die Kunst bis zu dieser Gleichgültigkeit gebracht hat.

Es müßte in Wahrheit nicht uninteressant sein, eine Abhandlung über die Moden der Engel zu schreiben: sie wechseln bei ihnen wie bei den Menschen. Die Behauptung Mignons, daß keine Kleider, keine Falten den verklärten Leib umgeben, findet sich höchst selten bestätigt, obwohl es vorkommt. Man findet vielmehr von diesem seltenen Zustande völliger Nacktheit oder einem einfachen Umschlage um die Nacktheit an alle Stufenfolgen der Entwicklung des Kleides bis zu einem Luxus, der wenigstens dreimal so viel Zeug durch die Weite und Faltung des Kleides erfodert, als eben nöthig wäre; und in der Farbe vom einfachsten Weiß des Hemdes (man sehe z. B. einen Engel im Hemde, der sich in der That zu schämen scheint, auf Nr. 464 der dießjährigen Ausstellung) bis zur grellsten Buntheit und Stickerei einer türkischen Tracht. Bald ist das Kleid einfach, bald sind mehrere über einander gezogen; nicht selten das Oberkleid einer Art Kasamaika ohne Taille ähnlich. Hier erscheinen die Engel gar nicht gegürtet, hier einfach, dort doppelt gegürtet. Zuweilen ist das Gewand zur Seite aufgeschlitzt, um bei den starken Bewegungen, welche Engel gewöhnlich im Fliegen oder Herabkommen zu machen haben, die Schönheit des Beins sehen zu lassen; viele Künstler wissen dieß selbst bei geschlossen herabgehenden Kleidern geschickt zu bewerkstelligen.*) Hier geht das Kleid bis an die Füße, dort hängt es bis unter die

*) Was für einen Sinn selbst manche alte gerühmte Meister zum Malen solcher Gegenstände mitgebracht haben, ist mir recht deutlich geworden, als ich in diesen Tagen eine ziemliche Anzahl

Füße herab. Ich erinnere mich hiebei folgenden Umstandes. In der Auction des Nachlasses eines merkwürdigen Sammlers, die vor mehrern Jahren in Leipzig statt fand, kam u. a. eine Anzahl dicker Bände vor voll Figuren, die aus unzähligen oft werthvollen Bildern herausgeschnitten und nach ihrer Gleichartigkeit auf die Blätter dieser Bände zusammengeklebt waren. Da gab es einen Band mit Fortunen, einen andern mit Adlern rechts sehend, einen dritten mit Adlern links sehend, einen vierten mit Engeln, die das rechte Bein heben, einen fünften wo sie das linke Bein heben u. s. f. Schade, daß man nicht bei Kunstakademien ähnliche Sammlungen anlegt etwa in Betreff von Engeln, wo das Kleid unter die Beine herabhängt; von Engeln, wo die Beine unter das Kleid hängen; von Engeln, wo Beine und Kleid gleich hängen

Bände, welche Umrisse nach Gemälden von solchen enthalten, durchlief. Domenichino, von welchem mir 3 Bände vorlagen, läßt fast allenthalben, andere Künstler doch sehr häufig, nicht blos bei stark bewegten, sondern selbst ruhig auftretenden Gestalten der Engel das oft mehr als reichliche Gewand so weit sich über die Kniee (mindestens bei einem Beine) heraufschlagen, daß noch ein Theil des Schenkels sichtbar wird. Welches Motiv kann dieses Vorweisen des Fleisches haben, als daß der Künstler zeigen will, er könne es malen. Bei Engeln Michel Angelo's sah ich sogar die ganze Anatomie des Knies zur Schau gelegt. Bei allen Engeln Raphael's dagegen, die ich in einer Collection von 8 Bänden Umrissen nach seinen Gemälden hierauf angesehen, habe ich, höchst wenige Ausnahmen abgerechnet, gefunden, daß selbst bei den heftigsten Bewegungen und wo der Kopf mehr nach unten als oben gekehrt ist, das Kleid nur die Füße, diese jedoch auch immer, bloß läßt.

u. s. f., damit die Künstler immer eine Auswahl guter Vorbilder hätten; und nöthigenfalls dadurch unberufene Tadler zurückschlagen könnten. Es versteht sich, daß auch die Maler der drei Bilder, von denen hier zunächst die Rede ist, ihre Vorbilder gehabt haben, da man in der Kunst der christlichen Bilder nicht mehr etwas erfinden darf, und man in der That wenigstens bei Kersting's Bilde schon froh genug ist, die Erklärung von Manchem nur zurückschieben zu können. Was soll z. B. der ungeheure Ueberfluß unten am Kleide der Engel, der ja nicht blos beim Gehen, sondern selbst beim Fliegen incommodiren muß; was der lange Schwanz an diesem Ueberflusse, wobei ich durchaus nicht weiß woran ich denken soll, als daß ein alter Meister in seiner Naivetät entweder einen Papierdrachen, woran sich ein solcher zu finden pflegt, einmal für einen Engel gehalten oder das Fliegen eines Engels durch Verähnlichung mit dem Papierdrachen deutlicher machen zu können geglaubt, und daß Kersting ihm hierin gefolgt ist. Was kann es übrigens anders bedeuten, wenn bei Engeln die Kleider bis unter die Füße herabhängen, als: es sind rein himmlische Geschöpfe, gar nicht bestimmt auf den Erdboden zu kommen. Aber in Kersting's Bilde kommen sie zum Theil auf den Boden. Hier also paßt diese Vorstellung gar nicht. Bei den drei Engeln Steinbrück's dagegen, die auf einem leichten Wölkchen knieend über der Madonna mit dem Jesuskindlein schweben, paßt sie allerdings. Warum würden sie nicht zu ihm treten, und sich noch näher seines Glanzes freuen, wenn es ihre Sache wäre auf die Erde zu kommen. Aber sie scheinen leicht, ohne Schwere, das Wölkchen trägt sie, und die Verlängerung des Gewandes, die hier mit großem Maß angebracht ist, hat nun theils den Zweck, uns die Füße zu verdecken die doch blos zu irdischem Auftreten bestimmt sein könnten, theils erscheint sie in dem Maße, als sie vorhanden ist, dem Zuge und Fluge der Engel nicht ungünstig. Hier rechtfertigt sie sich in der Idee und kann selbst ihrer Verdeutlichung förderlich sein. Man sieht also, daß es ja doch Motive geben kann, die hier eine Wahl gestatten.

Betrachten wir noch ein oder das andere Gemälde!

Sieh da, Nr. 474, eine große Schüssel mit Aposteln, von Haach in Düsseldorf. Doch nein, es ist ein Schiff. Freilich, wer konnte das gleich sehen; sonst verschwindet das Schiff gegen das Meer, hier ist es umgekehrt. Der Maler entschuldigt sich: er habe das Meer wegen der Kleinheit des Gemäldes nicht anzubringen gewußt, und erbiete sich, wem es um diese Nebensache zu thun sei, sie besonders zuzugeben. Nun, man sieht doch den guten Willen: was in die 4 Ecken geht von Meer, ist da; ja der Maler hat sogar etwas zu viel in den Rahmen gegossen, so daß nun ein Theil davon gar in das Schiff hineinläuft, worüber die Apostel sehr ungehalten werden und dem Maler allerhand verdrießliche Geberden machen.

Natürlich ist das alles nur Spaß; aber schlimm, wenn uns gar zu leicht ein Spaß bei einem ernsthaften Bilde einfällt. Es mag sein, daß hier wieder eine Collision gleich in der Aufgabe liegt, allein indem der Künstler einen Gegenstand aus einem Bereiche wählt, wo die Collisionen nicht mehr so unüberwindlich oder unvermeidlich sind, wird der Fehler der Sache zum seinigen. Wenig Schiff und viel Meer hätte ein Seestück gegeben; das wollte aber der Künstler nicht; er brauchte den Platz für die Jünger so sehr, daß, während das Meer kaum das Schiff faßt, auch das Schiff wieder kaum die Jünger faßt. Wenig Meer und viel Schiff giebt nun aber die Schüssel, und das wird der Künstler wieder nicht wollen. Man soll sich das Meer hinzudenken, verlangt er. Leider muß man sich ohnehin genug in der Malerei hinzudenken, was nicht gemalt werden kann; z. B. das Toben und Wogen der See, den Schrei, die Bewegung der Jünger; das benutzen nun die Künstler zu verlangen, daß wir uns nach ihrem Belieben auch das noch hinzudenken, was sie recht gut malen könnten, wenn sie nicht lieber etwas Anderes malen wollten. Aber da ich weiß, daß der Maler das Meer malen kann, so will ich's auch gemalt haben, wenn es heißt: ein Schiff auf stürmischem Meere. So materiell, als die Malerei sein kann, will ich auch sein; damit ich nicht nöthig habe, den Geist mit Geist zuletzt auch noch aus dem Geiste zu fischen. Vor mehrern Jahren cursirten bei gemeinen Bilderhändlern Bilder, Schilda'sche Albernheiten vorstellend, u. a. eins, wo der Bürgermeister von Schilda über das Spiel seiner Tochter ganz weg ist. In Haach's Bilde sieht man Jünger, die ganz weg sind über ein Ding, was auch nicht da ist.

Sehen wir indeß ab von diesem Umstande, den Mancher am Ende doch nur für eine Aeußerlichkeit ansieht, die so vielen Redens nicht werth ist, so findet man viel Verdienst in diesem Gemälde. Der Schrecken und die Unruhe der Jünger, ihr Eifer den ruhig schlummernden Meister zu wecken, der Gegensatz dieser trüben irdischen Angst und Unruhe und dieser heiligen verklärten Ruhe, der das Erbauliche der Idee für uns enthält, sprechen sich in ausdrucksvollen und lebendigen Gestalten und Bewegungen aus. Auch die Anordnung der Figuren im engen Schiffsraum, wenn er nun einmal so eng im Verhältniß zu denselben gehalten werden sollte, zeigt viel Geschick. Kenner von Fach werden auch Fleiß und Kenntniß im Technischen nicht daran vermissen. Daß das Ganze doch keinen seiner extensiven Größe angemessenen intensiven Eindruck macht, mag größtentheils in dem berührten Mißgriff liegen, uns eine Wirkung mit solcher Deutlichkeit zu zeigen, von der uns die Ursache nicht zugleich eben so anschaulich vorliegt; also kommt es uns leicht vor, die Apostel seien vom Künstler gestellt, während die Anschauung des stürmischen Meeres selbst uns unmittelbar hätte das Gefühl erregt, daß sie vom Sturm gestellt sind. Mehr Wasser hätte mehr Feuer in das Bild gebracht. Inzwischen ist die große Woge, die aus der Ecke ins Schiff schlägt, mit Geschick in Bezug zu den stehenden Figuren gesetzt.

Viel offenkundiger aber zeigt sich das absichtlich Componirte in allen übrigen christlichen Gemälden der dießjährigen Ausstellung. Bei keinem kann uns warm werden, weil man überall sieht, wie der Künstler die einzelnen Scheite zugetragen hat. Weil Geist und Wahrheit der Kern der christlichen Religion ist, so scheint es, viele Maler glauben, Geist und Wahrheit fänden sich auch von selbst in jedem christlichen Gemälde ein; sie selber hätten nur Figuren und Gewänder hinzuzutragen, um jene zu veranlassen auch Platz darin zu nehmen. Alten Vorrath finden sie genug dazu vor, es kommt nur auf ein neues Arrangement an. Ein Beispiel genüge zur Charakterisirung der Classe. Man sehe die zweite Ruhe auf der Flucht nach Aegypten, die sich noch außer der Kersting'schen auf der dießjährigen Ausstellung findet, von Glink in München, an (von drei Bildern desselben Künstlers, welche die Ausstellung aufweist, noch das beßte). Joseph reicht dem Christuskinde eine Frucht und dieß greift danach. Aber dieser ganze Akt geht nur zwischen den zwei Armen der beiden Figuren vor. Es ist wahr, das Christuskind scheint Joseph freundlich ansehend zu fragen: „darf ich nehmen?" oder „ist dieß ein Ding, das sich essen läßt?" Aber Joseph schaut es mehr als ernsthaft wieder an, nicht wie Jemand, der giebt, eher wie Jemand, der verweigert; und was sonst noch an den Figuren ist, hat nicht den geringsten Antheil an Geben und Nehmen. Das Wort, eine Hand soll nicht wissen, was die andere giebt, ist hier etwas zu weit ausgedehnt. Der ganze Joseph weiß nichts davon; die Mutter scheint sich auch nichts darum zu kümmern; wie sollten wir uns darum kümmern. Ich gebe gern zu, daß Personen sich sehr wohl auf dieselbe Weise darstellen können, als hier, wenn sie geben und nehmen; aber es wird dann für uns ein sehr gleichgültiges Geben und Nehmen. Gemüthlich oder ansprechend kann doch eine Scene erst dann werden, wenn wir sehen, daß die Personen auch ganz bei dem sind, um was es sich in der Scene handelt. Freilich das geht bei Joseph nicht so einfach; er hat, außerdem daß er die Frucht reicht, auch noch den Esel zu halten; und es scheint in der That, daß er nicht recht gewußt hat, wie beides zu vereinigen, indem er sich steif genug zu beidem anstellt; denn statt einen Mann, der einen Esel hält, stellt er mehr eine Säule dar, an welche dieser angebunden ist. Auch in diesem Sujet liegt freilich eine Schwierigkeit, die dasselbe von vorn herein als kein glückliches erscheinen läßt: Ein recht rein kindliches Verlangen nach der irdischen Frucht im Ausdruck des Kindes, der hiemit selbst ein irdischer hätte werden müssen, eine väterliche hausbürgerliche Zärtlichkeit im Ausdruck des darreichenden Joseph litt der Gegenstand nicht, aber damit litt er zugleich das nicht, was uns in der Scene hätte gemüthlich ansprechen können. Jedenfalls hat der Maler die Schwierigkeit nicht glücklich überwunden. Der Madonna und dem Christkinde fehlt es nicht an gefälligem Ausdrucke; und daß sich das Gemälde in Privatbesitz befindet, zeigt, daß es wirklich gefallen hat; ein Verdienst, das es zum Theil frühern Vorbildern verdankt, theils dem Arrangement von Seiten des Malers, welches die Schönheit des Ganzen der leichter faßlichen der Einzelnheiten opferte. Das Christkind

z. B. präsentirt sich sehr gut, aber die Marie hat es nicht genommen, es hat sich selber nicht gelegt, der Maler hat es ihr in den Schooß gelegt, und eben so gelegt, daß es sich gut präsentire.

Einen sonderbaren Effect macht in diesem Gemälde auch die Beleuchtung: sie stellt sich ganz dar, wie in den anfangs üblichen Nachahmungen oder vielmehr Vorahmungen der Daguerre'schen Bilder, wo das, was hell sein soll, dunkel ist, das Dunkle hell. Vom Grünen, das diese Art Beschattung, die unstreitig sehr natürlich, doch sehr unnatürlich scheint, hervorbringt, will ich nicht sprechen. Das ist selbst eine Schattenseite des Bildes.

Um an dieses Bild noch eine allgemeinere Bemerkung zu knüpfen, so glaube ich, Maler christlicher Gegenstände könnten, wenn sie dieß überhaupt für möglich hielten, von Genre-Malern Manches lernen. Man vergleiche mit dem eben betrachteten Bilde ein Genrebild, das, freilich in einer Sphäre, die für den ersten Anblick den Vergleich auszuschließen scheint, doch ein für die Composition einiges Analoge darbietendes Motiv behandelt, den guten Großpapa von Ghesquière in Gent (angekauft, Preis 250 Frcs). Das Motiv ist folgendes: Ein Großvater hat ein Kind auf dem Schooße und hält ihm einen Hampelmann hin. Das Kind greift danach. Hinten steht die Mutter des Kindes und schaut zu. Ein Hund blickt auch nach dem Hampelmann. Dieß Bild hätte sich eben so gemüthlos malen lassen, als das von Glink.[1]) Aber der Blick und die Geberde

[1]) Zum Beweise sehe man ein anderes Parallelbild an, Nr.

des noch unbeholfenen Kindes, indem es nach dem Hampelmann blickt und greifen und dabei doch das Gleichgewicht nicht verlieren will; der Ausdruck des Großpapas, der nun das Kind ansieht auf seine Freude, so daß man den Hampelmann gleichsam durch das Kind durch seine Wirkung auf ihn überpflanzen sieht; der Ausdruck der Mutter, die, man sieht es, in Geschäften, doch sich es nicht versagen kann eine Weile hinter den Stuhl zu treten, und vielmehr umgekehrt dem Hampelmann die Wirkung, die er auf das Kind machen wird, absehen

---

210, den Großpapa von Martin in Paris (Preis 40 Fried.d'or). Der Großpapa hat ein kleines Mädchen auf dem Schooß, dem er ein Stück Kuchenbackwerk darreicht, dasselbe in sein Körbchen zu thun. Die Mutter dabei sitzend schaut zu. Ein großer Knabe sucht in dem Korbe unter dem Tische nach, ob es wohl für ihn auch etwas giebt. Ein noch größerer Knabe schaut sich nach der Scene um. Der Alte sieht eher grämlich als freundlich aus; die Mutter hat einen ganz gleichgültigen Ausdruck; der große Junge scheint mir ganz müßig, oder ich verstehe nicht, was er will. Die Personen haben überhaupt sämmtlich nichts, was uns für sie interessirte. Inzwischen ist mir das Bild immer in seiner Art lieber, als das Glink'sche; denn es versinnlicht mir mit individueller Wahrheit eine Scene, wie sie in französischen Bürgerfamilien oft genug vorkommen mag, und den Haushalt einer solchen. (Wie nett z. B. trägt sich die selber sehr nette Frau, und wie salopp ist die Wirthschaft rings umher; eine Bemerkung die man auch an dem Großvaterbilde von A. Scheffer machen kann). Es bereichert doch meine Anschauungen. Nur gemüthliches Interesse erweckt es nicht. Schade (um hier noch Einiges anzuknüpfen), daß die sechs Großvaterbilder, welche die dießjährige Ausstellung enthält, zwei französische: von Scheffer und Martin, zwei niederländische: von Ghesquière und will; der Hund, der offenbar nur der ersten verdächtigen Bewegung des seltsamen Geschöpfes harrt, um es anzubellen; und der Allen gemeinschaftliche Umstand, daß Jeder ganz bei dem ist, was er zu thun, zu sehen, zu handeln hat, das alles wirthschaftet so in einander, und, wenn wir uns nur nicht absichtlich vor geistigen Bezügen verschließen, die eben nicht zwischen Tasso und Leonore oder Romeo und Julie statt finden, auch so in uns hinein, daß wir uns höchlich ergötzen können an dem Bilde, dessen Personen freilich vom gröbsten Schlage der Welt sind. Nun ist eine Frucht eben

---

Elise Grover, und zwei deutsche: von Hopfgarten und Grund, nicht zusammengehangen worden sind. Sowohl die Behandlung der ähnlichen Sujets, als die Betrachtung der Verschiedenheit im Haushalt der verschiedenen Nationen konnte Stoff zu interessanten Vergleichen darbieten. Das anziehendste unter allen ist unstreitig das von A. Scheffer: des Großvaters Schlaf. Hier kurz das Motiv des Bildes: Der Großvater, ein tüchtiger Alter, schläft in dem Lehnstuhl; ein Kind will mit der Klapper zu ihm; die Mutter hält es zurück. Ihr Mann schmaucht, an den Kaminpfosten gedrückt, still sein Pfeifchen. Ein etwas größerer Junge hilft, wie er dasteht, den Eindruck verstärken, daß es nicht gut thut, den Alten zu wecken. Auch der Hund, wie er unter dem Stuhle des Alten liegt, hat das Bewußtsein davon. Das ganze Verhältniß der Familie drückt sich deutlich und in ansprechendster Weise aus. Die Ausführung ist sehr vollkommen, obwohl das Bild schon 1826 gemalt ist. (Preis 4300 Frcs!). Frage: warum sechs Großvaterbilder und kein einziges Großmutterbild? Antwort wohl die: Der Verkehr einer Großmutter mit Kindern erscheint mehr als Fortsetzung einer frühern pflichtmäßigen Beschäftigung, der eines Großvaters mehr als freie Aeußerung der Gemüthlichkeit.

kein Hampelmann; ein dummes Bauernkind, — denn sonderlich geistreich sieht es nicht aus — nicht in Parallele zu stellen mit einem Christkinde, der alte Großpapa kein Joseph, die Trutschel hinten keine Marie und der Hund kein Esel. Aber warum in allen diesen edlern Elementen (wenn ich das letzte, um Niemand Unrecht zu thun, ausnehme) nicht ein eben solches lebendiges Zusammenwirken sein könnte, als in erstern niedern, vermag ich nicht einzusehen. Daß es edlere Elemente sind, sollte mit sich führen, daß wir nur mehr, aber nicht weniger davon afficirt würden. Ich wollte hundert Ghesquières nicht haben für einen Glink, wenn Glink in seiner höhern Sphäre jene Vorzüge, die Ghesquière in seiner niedern erreicht hat, zeigte; jetzt mag ich hundert Glinks nicht für einen Ghesquière haben.

Freilich, wenn gelungene Vorstellungen aus dieser ideellen Sphäre hundertmal werthvoller sind als solche aus der niedern Sphäre des Menschenlebens — weil der Werth eines Kunstwerks Product nicht nur aus der Schönheit der Darstellung, sondern auch der dargestellten Idee ist — so sind sie auch hundertmal schwieriger. Aber, ohne Künstler belehren zu wollen, will ich mir doch erlauben, meine Ansicht zu sagen: Ich glaube, daß die Mehrzahl derselben, welche Gegenstände dieser Art behandeln, der Schwierigkeit auch nicht von der rechten Seite beizukommen suchen. Weil sie Gegenstände malen, die außer dem Bereiche der Natur liegen, glauben sie, sie hätten sich nun auch weniger um die wirkliche Natur zu kümmern, weniger nach ihr zu studiren, als die Genre=Maler; und ich glaube, sie hätten es noch viel mehr nöthig. Eine höhere Stufe setzt ja die niedrigere nicht blos voraus, sondern verlangt auch eine größere Stärke derselben, weil die höhere von ihr noch mit abhängig sein muß.

Die Explication dieses Vergleichs ist folgende: Der Künstler, der Ideales darstellen will, kann das Wirkliche freilich dazu nicht brauchen wie er es vor sich sieht; aber er kann doch auch nicht willkührliche Darstellungsformen für dieß Ideal erdenken. Seine Aufgabe ist, aus dem, was er in der Wirklichkeit sieht, erst das zu finden, was er nicht sieht. Um einen Gott darzustellen, muß er zusehen, nach welchem Gipfel die menschliche Natur tendirt und was noch fehlt zu diesem Gipfel, durch den genausten Verfolg jener Tendenz als erreicht vor uns hinstellen. Um die Leidenschaft und Thätigkeit eines Gottes darzustellen, muß er die menschlichen Leidenschaften und Thätigkeiten beobachten; aber zusehen, welches der Ausdruck derselben wird, im Maße als die Leidenschaft und Thätigkeit selbst edler und reiner von irdischen Motiven wird, und auch diese Tendenz zur Grenze ergänzen. Was Störung und Irrung der Idee durch die Wirklichkeit ist, muß er hiebei wohl von dieser Tendenz der Idee selbst zu scheiden wissen. Alles dieß aber setzt nicht ein geringeres, sondern tieferes Studium der Natur voraus, als beim Genre=Maler, dessen ganze Idealisirung der Natur blos in Auffassung günstiger, für das Gefühl werthvoller Momente des Wirklichen selbst, wie es ist, in der Wahl ihres günstigsten Gesichtspunctes, in Be=

seitigung des dabei zufällig Störenden, oder Ergänzung des zufällig Mangelnden, doch immer nach den Bedingungen der Wirklichkeit selbst, besteht. Es ist sogar jenes Studium so tief, daß, wenn es jeder Mensch von vorn anfangen müßte, wir gar keine ideale Kunst haben würden. Wir sehen aber in den vorhandenen Kunstwerken das Resultat der Beobachtungen dieser Art von Jahrtausenden vor uns, wobei immer ein Künstler auf die Schultern des andern gestiegen. Es wäre Thorheit, das nicht benutzen zu wollen, was uns solchergestalt in den Idealgestalten der Antiken, der christlichen Bilder übermacht worden ist; es hieße dieß Goldstücke wegwerfen, die wir geerbt haben, aus Eigensinn, das Gold selbst mit eignen Händen graben zu wollen, wozu so viele Werkzeuge und Menschen gehört haben. Aber damit, daß wir die Goldstücke anders legen — und was sind die meisten neuen christlichen Gemälde sonst, als anders gelegte Köpfe, Arme, Beine früherer Bilder — richten wir noch nichts aus; damit bleibt doch im Grunde Alles beim Alten; wir müssen sie brauchen, und dieser Gebrauch besteht eben in ihrer Anwendung im Verkehr mit der wirklichen Natur. In jedem alten Bilde, jeder Antike finden wir allerdings Etwas anders; aber nur das Andere, nicht die Aenderung lernen wir daraus. Wir mögen noch so viel davon anschauen, diese Anschauungen bleiben doch immer rhapsodisch, vereinzelt; alle Continuität der Uebergänge fehlt. Im wahren Leben zerfällt jeder Uebergang einer Bewegung, einer Lage der Gliedmaßen in die andere in unendlich viele Momente, und von diesen hat das Bild, nach dem wir etwa studiren möchten, doch jedesmal blos einen fixiren können. Alle Antiken-Cabinete und Gemälde-Galerien zusammen können mir nicht alle Phasen auch nur der Bewegung eines einzigen Gliedes, geschweige ihrer selbst wieder unendlichen Combinationen darstellen. Die lebendige Wirklichkeit blos kann das; nur sie kann mir in ihrer Unerschöpflichkeit Stoff geben, den Zusammenhang und die Phasen aller Aenderungen kennen zu lernen. Durchdringt sich nun das, was wir den stationären Formen der frühern Vorbilder abgelernt haben, in uns geistig mit dem, was wir der lebendigen Wirklichkeit ablernen; bringen wir es dahin, daß wir die Beine und Arme, die wir an den Vorbildern sehen, nach den Gesetzen dieses Lebens, in dem wir durch häufige Anschauung heimisch geworden sind, bewegen, ja nach denselben Gesetzen die Gestalten selbst, die wir überkommen haben, bei sich ändernden Motiven zu ändern vermögen, so wird, denke ich, auch ein wahres Leben in die idealen Darstellungen kommen müssen. Wie eine Madonna aussieht, würde ich nimmermehr lernen, wenn ich auch die 47000 Menschen in Leipzig und die 70000 Menschen in Dresden alle darauf ansähe; dazu gehören alte Bilder; wie aber die Madonna dieser Bilder sich zu benehmen hat, wenn sie das Christkind vom Schooß ins Gras legt, oder von einem Arm auf den andern nimmt, wie sich hiebei nicht blos die Lage der Arme, sondern alles Andere, sei es auch nur leise, mit ändert, das kann ich an einer stillenden Bauerfrau besser lernen als an allen alten Bildern; und woher lernten diese selbst es zuerst? Alle, die selbstständiges Verdienst haben, gewiß nicht von gemietheten Weibern, denen der Maler eine Puppe in den Schooß gegeben und gelehrt, wie sie Hände und Füße halten müssen. Der Maler wird nie so stellen können, wie die Natur stellt. Und doch sind gewiß unzählige Madonnenbilder auf diese Weise gemalt worden, und werden noch so gemalt. Wo die frühern Vorbilder nicht ausreichen, helfen Akte, Modelle aus; aber das ist ja doch Alles keine Natur.*) Allen diesen lehrt der Künstler erst, was er eben erst zu lernen hätte. Gerade die Gestalten hat er ja von früherer Kunst her; nur ihre natürlichen Bewegungen braucht er; er kehrt es aber um: miethet Gestalten und schenkt ihnen Bewegungen.

Freilich große Künstler haben wohl zu allen Zeiten jenen rechten Weg eingeschlagen, worin das wahre Wuchern mit dem ererbten Pfunde besteht, durch das es selbst vermehrt der Nachwelt hinterbleibt. Kleine Meister aber glauben ihren Wegen nachzugehen, wenn sie ihren Werken nachgehen, die doch nur zeigen, was man auf jenem Wege erwerben kann.

Vierter Artikel.

Es ist hinreichend anerkannt, daß manche Gegen-

---

*) Am beßten hat dieß wohl Rumohr im ersten Theil seiner italienischen Forschungen gezeigt.

stände nicht in zu großem Format gemalt werden dürfen. Mit Uebergehung metaphysischer Gründe suche ich den Hauptgrund darin, daß ich von einem Gemälde, welches eine ganze Wand meines Zimmers einnehmen soll, mit Fug verlangen kann, daß der Gegenstand, den es darstellt, auch eine ganze Seite meines Lebens einnimmt. Setzt man freilich voraus, daß die Gemälde blos der Malerei wegen gemalt und gekauft werden, und daß der natürliche Ort für Gemälde Galerien sind, so kommt eine solche Rücksicht nicht in Betracht. Und das ist freilich jetzt im Durchschnitt der Zustand der Dinge. Der rechte Zustand aber wäre wohl der, daß Jeder etwas, aber nur das kaufte und in seine Stube hienge, was ihn seinen individuellen Verhältnissen nach erfreuen, erbauen, werthvolle Erinnerungen in ihm wecken könnte, und daß Städte und Staaten für öffentliche Gebäude das malen ließen, was diese Wirkung auf das ganze Volk, oder den Theil des Volks, zu dem diese Gebäude in näherem Bezuge stehen, haben könnte. Galerien zum Unterricht für Maler und historische Galerien wären dadurch nicht ausgeschlossen. Ein einsames heimisches Beispiel von letztern gewähren die Arkaden in München, wenn gleich kein ermuthigendes. Dazu würde ich Bänkelsänger anstellen, damit nicht der Baier den Sachsen fragen müßte, was diese Bilder bedeuten, wie es mir in München begegnet ist. Dann würden auch die Künstler nur das malen, was irgendeine lebendige Wirkung unter irgend gegebenen menschlichen Verhältnissen äußern könnte; sie würden sich, ehe sie eine Arbeit begännen, selbst fragen: giebt es solche Verhältnisse, und was verlangen diese Verhältnisse im und am Bilde.

Da es nicht oder nur ausnahmsweise so ist, so muß man freilich Gott danken, daß es noch Sammlungen, Galerien giebt, wo die Gemälde, wenn sie ihren eigentlichen Lebenszweck verfehlen, doch ihr Unterkommen finden. Der Nachtheil, daß nun unzählige sich gleich ursprünglich gar keinen Lebenszweck setzen, da sie sicher sind, doch mit in diese Versorgungsanstalten zu gelangen, daß man einen solchen Zweck überhaupt für unwesentlich zu halten anfängt, da er da nicht erfüllt wird, wo man Kunstwerke am meisten sieht, findet freilich statt; aber immer ist doch noch besser ein Kunstzustand, an dem sich die Hauptsache aussetzen läßt, als ein Zustand, wo die Kunst selber ganz und gar aussetzt.

Verstehen übrigens die, welche Sammlungen anlegen, ihren und unsern Vortheil, so sehen sie nicht blos die schöne Arbeit in Farben und am Steine an, sondern sie lernen sich in Anderer Seele hinein freuen über das, was eigentlich für die Freude dieser andern bestimmt war; und laden diese andern selbst mit zu dem Gastmahl, wo nun Jeder sein Huhn im Topfe findet, wozu ihm eignes Haus und Hof selbst abgehen mag.

Schön und dankenswerth ist es, daß diese Gastfreiheit jetzt von so Vielen und mit solcher Freudigkeit geübt wird. Aber wenn dieß für die jetzt bestehenden, in den Grundlagen des Staats und Cultus selbst wurzelnden, daher vom Einzelnen nicht zu ändernden Verhältnisse der wünschenswertheste Zustand für die Kunst ist, so ist es doch nicht der wünschenswertheste Zustand überhaupt. Ihr Lebensprincip, was nur in der Einwirkung derselben auf das Leben besteht, wird nie auf diese Weise zur vollen Entwicklung kommen. Und Sache der Künstler wäre es, nun doch den Keim derselben zu wahren und ihren Zweck wenigstens als Hypothese ihren Werken immer zu Grunde zu legen. Der Künstler mag sich sagen: ich weiß es, dieß Jagdstück wird nicht in der Stube des Jägers hängen, es wird in die Galerie von Jemand kommen, der von jeher vorzog ein Reh zu essen, als eins zu erlegen, aber ich will es dennoch so malen, daß es jeder Jäger und auch Jeder, der es nicht ist, wenn er nur im Jägerleben den Puls des allgemeinen Lebens wiederzufinden weiß, doch in seine Stube hängen möchte, aber auch nach den äußern Verhältnissen des Gemäldes in seine Stube hängen könnte.

Betrachtungen dieser Art knüpften sich bei mir an den Eindruck, den mir im ersten Hinsehen ein großes Bild unserer Ausstellung machte, Nr. 357: Schaafheerde, vor einem herannahenden Gewitter fliehend, von E. Verboeckhoven in Brüssel. Es schien mir, wie der Schäfer die halb lebensgroßen Schaafe vor sich hertreibt, als riefe er den andern menschlichen Bildern zu: Platz für meine Schaafe! und sie müßten rechts und links ausweichen, um nicht umgerannt zu werden. Da läuft nun die Heerde längs einer ganzen Wand allein hin. Aufrichtig muß ich gestehen, daß ich keinen andern Grund der Größe dieses Bildes weiß, als daß es dem Maler beikam, einmal

Wolle zu malen, und diese so natürlich zu malen, daß man sollte sagen können: es bedeutet nicht Wolle, es ist Wolle; was ihm in der That so vortrefflich gelungen ist, daß das Bild den Wollmesser herauszufodern scheint. Aber das Bild ist auch nun durchaus nur Galerie-Werk, was, wenn etwa die Galerien wie die Klöster einmal aufgehoben werden sollten und man den Gemälden die Freiheit gäbe sich ihren Platz im Leben zu suchen, schwerlich einen solchen finden möchte; denn wer wird eine ganze Wand eines Zimmers dazu hergeben wollen. Der Schaafhirt selber allerdings vielleicht, aber er müßte, um diese Schäfchen ins Trockne zu bringen, sie schon ins Trockne gebracht haben. Das Gemälde kostete gleich anfangs 450 Louisd'or, und da später die Wolle aufschlug, 550 Louisd'or. Dafür kaufte er sich, wenn er sie auch hätte, lieber wirkliche Hammel. Der Schaafzüchter selber müßte mehr tüchtiger Kunstkenner als Wollkenner sein, wenn er sich nicht für diese Summe lieber ein paar tüchtige Stäre anschaffen und an seine Wand, statt jenes Bildes, welches ihm die Wolle genau so natürlich zeigt, als er sie alle Tage in der Natur sieht, einige Bilder, welche ihm die Racen-Verschiedenheiten der Schaafe in charakteristischen Zügen darstellen, hängen sollte. Ist er aber poetischer Schaafzüchter, so wird er, denke ich, den Schaafstall von seiner Wohnstube überhaupt trennen, die Schaafe dorthin, die Poesie hieher verweisen, wenn es denn doch zu keiner höheren Durchdringung Beider gekommen ist, als hier das Sujet zuließ.

In seiner Art ist das Gemälde immer ein Meisterstück. Daß die Schaafe schon vor dem Gewitter gewaschen erscheinen, wollen wir dem Künstler als eine etwa überflüssige Mühe nicht weiter verdenken; da es ja hier galt, die Wolle auf den Schaafen zu verkaufen. Um das ganze Verdienst des Gemäldes zu beurtheilen, müßte man freilich nicht blos Kenner der Malerei, sondern auch des Gemalten sein. Ich kann nicht glauben, wie es Manche zu glauben scheinen, daß, wenn man hundert Schaafgemälde, aber nie ein Schaaf recht genau angesehen hat, dieß nun hinreiche zu wissen, wie ein Schaaf gemalt werden soll. Das lebendige Schaaf ist ja Lehrer aller Schaaf-Maler selber, und alle Schaaf-Malereien nur Exercitia, die es ihnen aufgegeben hat; wie sollten nicht auch die Kenner sich zu Schülern desselben erklären. Ich glaube daher, daß, wenn mir mit einigen Andern ein weißes Schaafköpfchen im Gemälde vorn etwas zu klein, ein schwarzer Widderkopf von etwas curiosem Ausdruck erschienen ist, dieß unserer Unkenntniß beizumessen ist. Verboeckhoven wird wohl öfter und genauer Schaafe angesehen haben, als wir. Irrthümer dieser Art waren zu leicht zu vermeiden, wenn sie es wären. Selbst unter uns übrigens giebt es ja große und kleine Schaafsköpfe; und mancher von uns würde wohl eine nicht minder curiose Miene machen, wenn ihn von oben Gewitterregen, von hinten Hund und Stock verfolgte, und er vorn doch auch nicht weiter könnte, in welchem prägnanten und in der That Leben ins ganze Gemälde bringenden Momente die Heerde dargestellt ist. Aber so interessant der Moment sein mag, ist freilich das Gemälde immer noch größer, als dieses Interesse. —

Uebrigens läßt sich auch noch aus einem andern Umstande als der Wahrheit der Wolle beweisen, daß der Maler das alles, was er gemalt, wirklich genau so in der Wirklichkeit gesehen, als er es gemalt. Da unten liegt das Siegel dieser Wahrheit des Wirklichen. Es ist die zerbrochene Thonflasche neben den Baumstämmen. Wie kommt sie hieher in diese Wildniß, entfernt von allen Menschen? Gott weiß es. Hätte sie nicht dagelegen, hätte es keinem Künstler einfallen können, sie zu malen. Blos der Natur fällt so etwas ein; und blos ein Niederländer malt so etwas mit. Er malt im wahren Glauben, die Natur werde schon ihre Gründe haben; seine Sache sei es nicht zu grübeln und zu deuteln. Ein Anderer hätte der Natur die Flasche weggenommen, aus Furcht, es möchte Jemand, wenn er im Gemälde hin und hergeht, um zu sehen, ob er nicht etwas findet, woran er sich stoßen oder schneiden könne, die Scherben dazu bequem finden, und hätte sie auf den Kehrichthügel einer Stadtansicht gelegt. Ich bin weit entfernt dieß tadeln zu wollen; denn zu einer gewissen Policei über die liederliche Wirklichkeit ist die Kunst ja gewiß berechtigt; nur soll sie blos in einer Regulirung der natürlichen Freiheit, nicht in einer Beschränkung bestehen, außer insofern eine natürliche Freiheit die andere von selbst beschränkt; was in rechtes Gleichgewicht zu bringen eben Zweck ihres Strebens ist. Jedenfalls soll sie nicht zu viel regieren. Die Flasche konnte hier wegbleiben; aber als ein Zeichen der Anerkennung der Kunst, daß sie die Freiheit der Natur in jedem Einzelnen respectiren will, soweit es nur immer mit der allgemeinen

Rücksicht verträglich ist, freut es uns, daß sie daliegt, und ich möchte sie nicht weggeräumt haben. Hat nun aber Verboeckhoven diese Flasche mit gemalt, so läßt sich schließen, daß er um so mehr alles was sich an den Schaafen befindet, und so wie es sich daran befindet, mitgemalt haben wird.

Sollte übrigens Jemandem noch nicht schaafsmäßig genug zu Muthe geworden sein beim Hineinleben in dieß Gemälde durch Betrachtung der großen Schaafe, so mache ich ihn noch aufmerksam auf die Zugabe der kleinen Schaafheerde, die im Hintergrunde nach Oben nicht minder eilig der Pelzwäsche zu entgehen sucht. Auch das ist Wirklichkeit. Ein anderer Künstler hätte vielleicht gedacht: zweimal Schaafe, warum? Er hätte Schweine, Ziegen oder Kühe gemalt; so hätten wir doch auch gesehen, wie diese vor einem Gewitter laufen. Die Natur freilich hat wohl gewußt, warum: es ist nun eben eine Gegend, worin nur die Schaafzucht heimisch ist. Warum ist nun Verboeckhoven so klug als die Natur gewesen? Weil er nicht klüger hat sein wollen.

Ich gehe zu einem andern großen Gemälde über, welches, von einem Landsmanne des vorigen Künstlers, Louis Somers in Antwerpen gemalt, einen ganz verschiedenen Gegenstand behandelt. Es stellt Cromwell in dem Momente dar, wie er eben zur Entdeckung einer Verschwörung gelangt ist.*) Das ist nun ein gewaltiges

*) Dieß Gemälde ist für das Museum des Leipziger Kunstvereins angekauft worden, für eine vom verstorbenen Oberhof-

Stück, nicht blos dem Rahmen nach. Ich gestehe, ich möchte es nicht in meiner Stube haben; schon die verdrehten Augen würden mich belästigen, und alle andern Herren und Damen, die vor dasselbe treten, werden derselben Meinung sein. Aber das ist ganz gleichgültig, es ist nun eben nicht für mich und diese Herren und Damen gemalt. Ein historisches Stück muß man sich da denken, wo die Historie Interesse hat. Das Gemälde Nr. 225, welches den Tod des Herzogs von Braunschweig vorstellt (von D. Monten in München), weniger durch poetische Auffassung als den Anschein der Wahrheit ansprechend, hätte ich auch nicht haben mögen. Der Braunschweiger Kunstverein hat es angekauft. Er hat wohl daran gethan. Ich denke mir das Gemälde Cromwell's in einer Halle oder einem öffentlichen Gebäude Englands, wo eine Reihe historischer Tableaus die wichtigsten Begebenheiten oder Personen Englands vorführt. Ob es für diesen Zweck gerade am dienlichsten war Cromwell in diesem Momente und auf diese Weise aufzufassen, will ich nicht näher untersuchen; es ließe sich darüber wohl streiten. Gewiß aber ist der gewählte Moment ein

---

gerichtsrath Blümner zu Kunstzwecken vermachte Summe. Zufällig betrug diese (500 Thaler) wirklich den Kaufpreis des Gemäldes (100 Louisd'or) und abgesehen hievon bot sich dasselbe als besonders geeignet zum Ankauf für das Museum dar. Als einen interessanten Umstand kann man hiemit in Verbindung setzen, daß der Legatar gerade der Geschichte Cromwell's ein vorzugsweises Interesse gewidmet hatte, was aber denen, die über den Ankauf zu disponiren hatten, erst nach geschehenem Ankaufe bekannt wurde.

sehr bezeichnender. Es ist freilich schlimm, daß, da das Gemälde uns erst nöthigt, bei dem gemalten Cromwell uns den wirklichen zu denken — denn jedem Gemälde fehlt zum Wirklichen doch noch viel — ich mir nun auch noch den Ort dazu denken soll, wo es eigentlich hängen müßte, um ein rechter gemalter Cromwell zu sein. Doch, das sind unvermeidliche Uebelstände, die wir bei unserm jetzigen Kunstleben ertragen müssen, wenn wir nicht unsere Galerien ganz eingehen und unsre Künstler, unsere Kunst und unsern Kunstgeschmack verhungern lassen wollen.

Bei diesem Gemälde nun ist die extensive Größe gewiß wohl angebracht, ja es verdankt einen Theil seiner intensiven Größe derselben. Cromwell erfüllt eine große Pagina der englischen Geschichte; er kann verlangen, daß ihm auch die gemalte Geschichte Englands eine große Pagina widme. Und indem wir Cromwell so groß dargestellt sehen, entsteht in uns unwillkührlich selbst die Vorstellung, daß er Großes vorstelle. Daß ihn unser Zimmer nicht gut faßt, übersetzen wir gleich so, daß auch seine Idee über die Idee unserer kleinlichen Häuslichkeit hinausgreift. Wäre er freilich wirklich nur der grobe Bauer, mit dem er die grobe Aehnlichkeit hat, so würde sich der Widerspruch zwischen der weiten Schale und dem magern Kern der Idee bald geltend machen: eine vergrößerte Mücke schwillt ja doch zu keinem Elephanten an; aber da es denn doch immer ein Cromwell und zwar ein gewaltiger Cromwell ist, so finden wir die Vorstellung der äußern Größe dann durch die Idee gleich bequem ausgefüllt, während wir, wenn das Bild ins Kleine gezogen wäre, die anfangs kleine Vorstellung, die wir uns vom Gegenstande machten, erst durch die Idee selbst hätten ausdehnen müssen. Die unmittelbarste Wirkung in der Kunst ist aber immer die beßte. Ich habe in einer fremden Beurtheilung den Eindruck, den dieses Bild macht, sehr glücklich als den einer bäurischen Majestät, in einer andern (von demselben Verfasser?) als den einer tölpelhaften Majestät bezeichnet gefunden. Wäre das Bild kleiner gewesen, ich glaube schwerlich, daß diese Ausdrücke Jemand eingefallen sein würden; eher einen majestätischen Bauer hätte man darin gefunden, oder es hätte, wie die Stellung der Figur ist, wohl gar dem Don Quixote einfallen können, Vetter zu ihm zu sagen. Es ist hier wie mit einem gothischen Dome: ein Modell davon im Kleinen erscheint uns nicht mehr erhaben. Welches Spielwerk, der Dom zu Amiens, der sich im untern Saale findet. Ein Künstler, der Großes denkt, denkt es aber natürlich auch gleich in der Größe, in der es groß ist. Zwar Lysipp soll einen kleinen Herkules gemacht haben, der schon in seiner Kleinheit sich als das erhabenste Werk darstellte. Da sage ich: und wie müßte dieser erst groß ausgesehen haben. Die Wirkung der extensiven Größe in der Kunst ist oft wohl bedeutender, als man es sich selber gestehen will.[1])

---

1) Folgende, aus Hogarth's Zergliederung (Analyse) der Schönheit entlehnte Stelle hiezu wird den Lesern vielleicht Vergnügen machen. „Große Formen, wenn sie gleich übel gestaltet sind, werden dennoch, wegen ihrer Weitläuftigkeit, unsere Aufmerksamkeit an sich ziehen und unsere Bewunderung erwecken.

Außer durch die Extension hat aber der Künstler auch durch die Art der Auffassung für die Intension des Ausdrucks gesorgt. Daß es Cromwell ist, würde uns an sich nicht eben afficiren; was liegt Großartiges in einem tückischen heuchlerischen Politiker, wenn dessen Größe sich mit Grobheit verwechseln läßt, und er uns blos ruhig und politisch ansieht. Aber hier sehen wir einen Moment, wo das mit bösem Geist sonst ruhig ausgefüllte, mit frommem

Große ungestalte Felsen haben etwas angenehm Schreckliches in sich, und der weitläuftige Ocean setzt uns mit den weitläuftigen Sachen, die er in sich faßt, in Furcht. Aber wenn schöne Formen in weiteren Umgebungen sich dem Auge darstellen, so wächst das Vergnügen in dem Gemüthe, und das Schrecken wird in eine sanfte Ehrerbietigkeit verwandelt." — „Elephanten und Wallfische gefallen uns mit ihrer unbehulichen Größe. Sogar große Leute flößen Ehrerbietung ein, blos, weil sie groß sind; ja die Größe ist ein Zusatz zu der Person, welche oft einen Mangel an ihrer Figur ersetzt. Die Staatsröcke werden alle Zeit groß und völlig gemacht, weil ihr Anblick dem Begriff von etwas Großen, den höchsten Ehrenstellen gemäß, erwecken soll. Die Richterröcke haben ein furchtbar ehrwürdiges Ansehen, welches ihnen die Größe dessen, was an ihnen ist, giebt, und wenn die Schleppe gehalten wird, so geht eine ansehnliche wellenförmige Linie von den Schultern des Richters bis zu der Hand seines Schleppenträgers. Und wenn die Schleppe sachte niedergelegt wird, so fällt sie gemeiniglich in viele mannichfaltige Falten, welches wiederum das Auge beschäftiget und dessen Aufmerksamkeit an sich zieht." — „Die volle und lange Perücke hat, gleich der Mähne des Löwen, etwas Edles in sich, und giebt dem Gesichte nicht nur ein ehrwürdiges, sondern auch ein verständiges Ansehen." — „Die jetzigen erstaunlich weiten Fischbeinröcke sind ein starker Beweis der außerordentlichen Liebe zur Größe der Kleidung, noch außer der Liebe zur Anständigkeit oder Schönheit."

Deckel verschlossene Gefäß gerade kochend überläuft und den Deckel abwirft. Mit dem Fuße zertritt, mit der Hand zerquetscht, mit dem Munde zerfleischt, mit den Augen vergiftet er in demselben Momente seine Feinde, und das alles nicht mit der weit ausholenden, zerfahrenden Geberde eines Menschen, der außer sich ist, sondern mit der einschnürenden, welche zeigt, daß mit der Leidenschaft auch alle Kraft gegen einen Punct gerichtet ist; daß es sich hier nicht blos handelt um ein „ich will!“ sondern auch „ich kann und werde!“ Es ist die Chimäre von Riesenbär und Riesenschlange.

Zu dem starken, wenn gleich nicht erfreulichen, Eindruck, den das Bild solchergestalt macht, trägt unstreitig sehr wesentlich auch die bewundernswerthe äußere Wahrheit bei, mit welcher es gemalt ist. Wer würde nicht mehr vor einem wirklichen Wütherich schaudern, wenn er die Augen rollt, als vor jedem Gemälde desselben; wenn aber das Gemälde es dahin bringt, daß wir den wirklichen leibhaftig vor uns zu sehen glauben, so nähert sich dieser Eindruck jenem. Nun finden wir in diesem Bilde ganz die ungeschminkte Treue wieder, mit der die beßten niederländischen Künstler ihren aus der Natur geschöpften Stoff uns von jeher überreicht haben, und womit sie in andern Bildern so oft den mitgeschöpften Fisch der Poesie uns mit überreichen, ohne daß sie selbst es wissen mögen. Dieß Bild leibt und lebt; und auch das leibt und lebt darin, daß hier eine gegen Leib und Leben gerichtete Kraft mit dem Willen dazu vorhanden ist.

Indeß das alles läßt noch die Frage übrig, ob die individuelle Wahrheit dieser gewaltigen Figur auch wirklich die eines Cromwell's sei. Langweilt es die Leser nicht, so will ich mittheilen, welche Wendung meine Gedanken hierüber genommen haben.

Von selbst würde ich nicht darauf gefallen sein, einen Cromwell darin zu suchen. Ich erinnerte mich freilich aus der Geschichte vom Charakter Cromwell's nur so viel, daß es ein Mann gewesen sei, der mit Hülfe einer arglistigen Politik, consequenten Heuchelei, schonungslosen Energie seine ehrsüchtigen Plane durchzusetzen gewußt habe. Aber eben das Arglistige, Heuchlerische, Politische vermißte ich darin; Alles schien mir so geradezu ins Große und Grobe herauszutreten, daß ich mir sagte: wenn der Künstler diesen Cromwell gemacht hat, so hat er ihn doch nicht recht gemacht; es mag eine Seite von ihm in dem Bilde sein, wo finde ich die andern?

Nun hörte ich aber: dieser Cromwell sei nichts als ein lebendig gemachtes Porträt desselben; und jetzt änderte ich meine Sprache. „Oho, sagte ich, du selbst hast also Unrecht; denn die Natur kann doch nicht Unrecht haben. Indem du die feine Politik aus Cromwell's Gesichte hast herauslesen wollen, bist du selbst nicht fein und politisch genug gewesen. Sieh dir das Porträt recht an; lies etwas Näheres über den Charakter Cromwell's, so kannst du etwas lernen.“ Das Bild erschien mir jetzt in der That noch um eins so werthvoll, daß mir der Maler nicht hatte seine Gedanken darin mit verkaufen wollen, was freilich eine arge Ketzerei sein mag gegen die Ansicht, daß die Kunstwerke durch das, was aus dem Menschengeiste hinzukommt, erst ihren rechten Werth erhalten. Ich halte inzwischen das Geschäft der Kunst im Reiche der Wirklichkeit nur für ein reinigendes, frei und blank legendes, nicht für ein hinzuthuendes, mäkelndes, zurechtrückendes.

Da mir gerade keine andere Quelle über Cromwell zu Gebote stand, schlug ich das Brockhaus'sche Conversationslexikon über ihn nach, wo sich in einem ausführlichen Artikel über denselben alles das findet, was zur nähern Beurtheilung des Gemäldes etwa erforderlich sein möchte. Ich glaube, es wird nicht ohne Interesse für die, welche dieß Bild aufmerksam betrachtet haben, sein, wenn ich, um ihnen das Nachschlagen zu ersparen, hier einige Stellen aus diesem Artikel ausziehe, welche zeigen, wie genau die individuellen Züge des Gemäldes in der That mit demjenigen Bilde übereinstimmen, das man sich nach den meisten Zügen der Beschreibung von ihnen machen könnte.[1] Daß in diesem Gemälde eine tiefe

---

1) Eine der gewaltigsten dämonischen Naturen, welche je dem Abgrunde einer Revolution entstiegen. — Steht vor uns in den Hallen der Geschichte als ein Riesenbild der Menschenkraft, die durch Großthaten, mit Verbrechen gepaart, den Sieg der Klugheit und den Nachruhm kalter Bewunderung erkämpfte. — Soll athletische Uebungen bis zur Rauflust getrieben haben. — In seiner Natur lag eine gewisse Unruhe, die ihm heftige Erschütterungen zum Bedürfniß machte. — Widmete sich seit 1635 zu Ely, wo er Grundstücke geerbt hatte, ganz der Landwirthschaft. — Machte sich in dem sogen. langen Parlamente fast nur durch seine bäuerische und nachlässige Kleidung und durch den Zorneifer

Grundwahrheit liege, kam mir dadurch erst recht zum vollen Bewußtsein. Um so mehr fand ich mich veranlaßt, auch noch nach den Spuren von den Zügen im Gemälde zu suchen, die ich bisher darin vermißte, aber ich gestehe, daß ich sie nicht habe finden können, und eben so wenig einiges Andere, was auch in jenem Artikel enthalten ist, mit seinem Ausdrucke habe gut zu vereinbaren vermocht.*) Das Bild stellt mir einen gift-

---

seiner Rede, welche oft in Grobheit ausartete, bemerkbar. Aber dieser Tölpel, versicherte Hampden, der so ungeschickt spricht, wird der größte Mann in England sein, wenn es mit dem Könige zum Bruche kommt. — Wetteiferte an Muth und Tapferkeit, an schneller Entschlossenheit und Gegenwart des Geistes mit den geübtesten Kriegern und den erfahrensten Feldherren. — Hob mit jenem plumpen Leichtsinn, der ein Hauptzug in seinem Charakter war, die Sitzung auf, indem er dem Ludlow ein Kissen an den Kopf warf und dann die Treppe hinab eilte, wo ihm wieder eins nachgeworfen wurde. — Seine Gefühllosigkeit gieng so weit, daß er nicht nur der Hinrichtung des Königs aus einem für ihn besonders ausgeschmückten Fenster zusah, sondern auch den Leichnam desselben im Sarge sich zeigen ließ. — Lebte in der Mitte seiner Familie und einiger Freunde ohne Prunk und Stolz, einfach und zurückgezogen, wie ein Privat-Mann. War dabei nüchtern, mäßig, unermüdet arbeitsam und genau in seinen Geschäften. Sein Aeußeres flößte weder Liebe noch Vertrauen ein. Seine Gestalt hatte weder Adel noch Anmuth; seine Sprache und Sitten waren ungebildet und gemein, seine Stimme ohne Wohllaut; in öffentlicher Rede drückte er sich kräftig und mit Feuer aus aber unzusammenhängend und geschmacklos.

*) Verband den feinsten Machiavellismus und die Klugheit des Argwohns mit der Maske der Frömmigkeit und Tugend; war jedoch ein eben so aufrichtiger, als toleranter Calvinist. — Vergoß Blut aus kluger Berechnung seiner eigenen Lage; Grau-

geschwollenen Bösewicht dar, allerdings in einem Momente, der wohl am geeignetsten sein konnte, die schwachen Spuren ehrenwerther Züge, die er noch an sich trug, zu überfluthen; aber es stellt ihn zugleich ganz ohne die heuchlerische Maske dar, die zu tragen eine zweite Natur für Cromwell geworden sein mußte. Möglich allerdings, daß sie für einen Moment abfallen konnte durch eine augenblickliche Zusammenziehung der Muskeln seiner herausgeforderten Leidenschaft, und im nächsten Moment, wenn ihn das Gemälde mit geben könnte, würden wir ihn vielleicht schon wieder ruhig von derselben bedeckt sehen; ja man kann es dem Maler vielleicht als Verdienst anrechnen, daß er uns einen Moment unter die Maske sehen läßt; aber die Züge einer lange getragenen Maske drücken sich dem Gesichte selbst ein. Und so fällt mir nun wieder ein, ob nicht diese Züge beim Lebendigmachen des Porträts, was doch auf Rechnung des Malers kommt, verloren gegangen sind, ja ob nicht das ganze Lebendigmachen in dieser Art eine

---

samkeit lag nicht in seiner Natur. — Ernannte zu Richtern die redlichsten und aufrichtigsten Männer, ohne Rücksicht auf ihre frühern politischen Meinungen. Als man ihm vorstellte, daß Hale, den er zum Oberrichter des ersten Gerichtshofes ernannt hatte, einer der erklärtesten Feinde der Revolution gewesen sei, antwortete er: ich weiß es; aber er ist ein allgemein geachteter Mann und ich will in ihm eine Scheidewand aufrichten zwischen meiner Rache und meinen Feinden. — Hätte auch im Uebrigen gern nach seinem richtigen Blicke gerecht und milde regiert, aber wie er die Gewalt erworben u. s. w. — Sah die Dinge ruhig, klar und sorgenvoll an, wie sie waren u. s. w.

Lüge ist; ich fange an zu zweifeln, ob es ein Cromwell ist, der sich bewegt, oder den der Maler bewegt hat, ob nicht das Bild nun zuletzt doch nur einen bösen Geist darstellt, der in Cromwell's Gestalt und große Stiefeln gefahren ist, weil sie ihm dienten recht damit aufzutreten, zuzugreifen, weil sich diese Augen gut rollen lassen u. s. w., oder wirklich Cromwell's Geist selber?

Wozu, wird man sagen, diese Betrachtungen, die zuletzt zu nichts führen? Ich thue die Gegenfrage: Liegt es nicht an der Kunst selber, wenn sie zuletzt zu nichts führen? Wenn ihr Princip nicht eine Pflege, sondern eine Zubereitung und Würzung der reinen Natur ist, wie soll man wissen, was noch von dieser zuletzt übrig bleibt. Ist dieser Cromwell nicht zuletzt ein gemalter geschichtlicher Roman? Ich wollte, die Geschichte ließe man rein, soweit sie als Geschichte da ist. Besondere Motive können Ausnahmen machen. Stelle ich die Statue eines Königs in ein Gebäude, dessen Schöpfer er war, als Gegenstand der Verehrung, so liegt eine Art Apotheose in der Idee der Darstellung. Der Zweck heiligt hier das Mittel. Ich fasse alles Edle in seiner Natur zusammen, lege im Kunstwerke das Goldkorn derselben frei von den Schlacken der irdischen Wirklichkeit dar. Es handelt sich hier eben um das Goldkorn, nicht um die Erzstufe. Zur Compensation, daß die Kunst Menschen aus Göttern macht, darf sie auch Götter aus Menschen machen, wenn sie es verdienen und es den andern Menschen selber gut und recht ist. Sie wollen Gegenstände des Dankes, der Verehrung, der Nacheiferung haben. Fälle, wo ähnliche Motive eintreten, kommen oft vor. Die Rücksicht auf das Leben bestimmt auch hier überall die Abweichung. Aber bei Cromwell liegt ein solches Motiv nicht vor, was geböte, irgend etwas Besseres oder Schlechteres, überhaupt Anderes aus ihm zu machen, als er ist. Er kann nur als Geschichtstafel Bedeutung haben, und eine Geschichtstafel nur durch getreueste Wahrheit Werth. Und so lasse ich es dahin gestellt sein, was der Werth dieser Tafel ist, weil ich nicht weiß, welches die Wahrheit derselben ist.

Fünfter Artikel.

Man kann es dem Künstler nicht gerade verargen, wenn er sich gern einfacher Mittel bedient, von denen er sich fast sicher eine große Wirkung versprechen kann, insofern diese Wirkung fast mehr in den Mitteln, als in deren Anwendung liegt; wir selbst kommen nicht dabei zu kurz, und so wollen wir denn auch nichts dagegen einwenden, daß die dießjährige Ausstellung wieder eine große Anzahl von Landschaften bietet, welche Variationen des bekannten Themas: Berg, See und Nebel sind. Die steile Höhe des Berges, die ruhige Breite des Sees, die geheimnißvolle Tiefe des Nebels erfüllen gleich von vorn herein alle Dimensionen des Menschengemüthes, und was der Maler etwa noch von Modulationen hineinlegt, erscheint uns, getragen von so Bedeutendem, dann selbst leicht bedeutend. Kehren wir ja doch selbst in der Wirklichkeit gern jedes Jahr zu Seen und Bergen zurück und sogar zu denselben, wenn es eben keine Gelegenheit giebt andere zu sehen. Ein besonderes Verdienst des Künstlers in Betreff der Auffassung möchte inzwischen bei solchen Darstellungen nur dann anzuerkennen sein, wenn er mit dieser bekannten Zusammensetzung bekannter Mittel doch wirklich Neues und Individuelles darzureichen vermag. Am wenigsten möchte dieß von der angekauften Landschaft Nr. 113: der nördliche Theil des Gardasee's bei Torbole, von L. Gurlitt in München, (50 Carol.) gelten, in der That ganz das alte und, wie mir dünkt, sogar etwas heisere Geläut der drei großen Glocken der Landschaftsmusik. Ebenso haben wir uns an den jährlich wiederkehrenden, und dieß Jahr besonders häufigen Wiederholungen der Landschaften mit Seen des bairischen Hochlandes doch nun für einige Zeit fast satt gesehen, obwohl in Betreff der Ausführung manches sehr Verdienstliche darunter ist. Den Preis darunter gebe ich der Landschaft von Crola: der Ammersee bei München (im Privatbesitz), eine Landschaft voll Frische und Freudigkeit, voll Saft und Kraft. Nicht in Abrede will ich freilich stellen, daß es mir immer vorkommt als wenn ein Ueberfluß von Saftigkeit des Pinsels sich bei Crola auf der Oberfläche seiner Landschaften ausschiede und eine Art Lack bildete, der mir hier und da natürliche Poren zuzukleben scheint, und in dem doch vielleicht das Geheimniß des eigenthümlichen Zaubers liegt, den seine Landschaften haben. Sie erscheinen mir meist wie solche, wo ein frischer Regen alles Staubige abgespült hat und die Natur selbst sich ihrer Frische freut. Manche ziehen der ebengenannten Landschaft Crola's die gegenüberhängende von Fohr, Nr. 73, welche den Starnberger See vorstellt (70 Louisd'or), noch vor.

Daß übrigens mit den obigen Elementen der Landschaftsmalerei sich immer noch Neues und Eigenthümliches leisten läßt, zeigen einige andere Landschaften. Ich will zunächst deren zwei nennen: Nr. 131 der Schwansee bei Hohenschwangau von Heinlein in München (im Privatbesitz), und Nr. 515 der stille See von L. Richter in Dresden (Eigenthum des sächs. Kunstvereins), beide von sehr entschiedenem und entgegengesetztem Charakter, jener sanft, hell, voll unbeschreiblicher Heiterkeit, in einer Art märchenhafter Verklärung; dieser einsam, kahl, öde, wie eine nackte traurige Wahrheit auf dem Gipfel des Lebens. Die Staffage schließt sich diesem Gegensatze an: dort Schwäne in seliger Müßigkeit, hier ein Mann, der seine schwere Bürde trägt. Für jede beider Landschaften möchte es wohl ein Individuum geben, das gern dort weilen möchte, nur möchte ich nicht das Individuum sein, das den Sitz am letzten See vorzöge. Es hätte wohl nicht mehr viel im Leben zu suchen.

Ich denke, daß, wenn man diese Landschaften sieht, uns nicht gleich einfällt, daß wir Aehnliches gesehen haben; obschon sie auch nichts von der gesuchten Originalität zeigen, welche die Aehnlichkeit ausschließt. Manchem ist bei Richter's Landschaft Lessing's Eifel-Landschaft, welche sich auf der vorigen Ausstellung befand, eingefallen; doch scheint mir die Aehnlichkeit entfernt.

Den beiden vorigen, welche hauptsächlich Berg und See combiniren, reihe ich eine andere an, welche Fels und Nebel combinirt, Nr. 290 Aargegend von Scheuren in Düsseldorf (im Privatbesitz), ebenfalls von ganz individuellem Charakter, Alles darin schroff, unersteiglich, grau, mittelalterlich dunkel. Die Leute, die dort wohnen möchten, sind als Staffage dazu gemalt, gewappnete Ritter mit ihren Knappen; und oben auf einem Fels klebt auch das Nest, die Burg, in der sie horsten. Diese Landschaft erscheint frappant und doch zugleich wahr; eine schöne seltene Vereinigung! Vom Herumklettern auf ihren trocknen nackten Felsspitzen konnte man dann ausruhen im weichen, quelligen, moosigen, waldigen Grün einer andern Landschaft von demselben Künstler, Nr. 291, der Mühle im Walde (90 Friedr. d'or), welche inzwischen die Ausstellung bald verlassen hat. Unstreitig gehören diese beiden Landschaften Scheuren's zu den schönsten und charakteristischsten der ganzen Ausstellung. Dieser Künstler versteht es, prägnante Situationen, welche das Gemüth sicher fangen, aufzufassen und glücklich darzustellen; während man in so vielen andern Landschaften zwar die laute Jagd bemerkt, die aber das achtsame Wild nur verscheucht. Dabei erscheint er in jedem Bilde neu und eigenthümlich, und man bemerkt nichts von dem besondern Firniß, den so manche andere Landschaftsmaler als gleißende Spur über jedem Boden zurücklassen, über den ihr Pinsel gekrochen.

Noch möchte ich als ausgezeichnet durch charakteristische, wenn auch minder lebendig das Gemüth ansprechende, Auffassung der Natur drei Landschaften von Achenbach, Crola und Rottmann erwähnen. Giebt es irgendwie Erdlebenbilder, so sind meines Erachtens diese dazu zu rechnen, so bezeichnend legen sie uns bestimmte Physiognomien des Terrains dar.

Nr. 430, Schwedische Herbstlandschaft von Achenbach in Düsseldorf (Eigenthum des Danziger Kunstvereins) stellt uns ein arides Erdreich dar, dessen Wirkung auf die Vegetation sich in kenntlichster Weise ausspricht: nichts ist recht freudig fortgekommen, an vielen Stellen überhaupt nichts; das Laub der Bäume erscheint wie halb ausgerupft. Man fühlt die schmucklose Wahrheit und Einheit des Ganzen und hierin liegt ein besonderes Interesse. Es ist eine bestimmte, in sich zusammenhängende, Art des Seins der Natur; nicht die erwünschteste; aber die Kunst ist ja auch nicht dazu da, uns stets anzulachen, wozu hätte sie, deren Physiognomie ein Spiegel der unsrigen ist, denn die andern Mienen. Was das Leben an Wahrheit und Bedeutung enthält, mag sie uns, ist es auch eine ernste Wahrheit, in seiner Reinheit vorführen. Wie viel lieber ist mir doch diese trockne selbstgewachsene Wahrheit in Achenbach's Landschaft, als der üppige Schwulst in Nr. 159, die

Klosterfrauen im Walde, von Huxoll in Frankfurt (25 Friedr.d'or), wo vom Künstler Alles mit Absicht zusammengepflanzt und nachher noch ein paar Nonnen hinein gesetzt worden sind. Dort sehen wir das Leben, wie es sich ehrlich durchhilft durch Armuth und Kümmerniß; hier beschleicht uns unwillkührlich das Gefühl, Alles sei zusammengeborgt und zusammengelogen. Ich kann es dem Künstler freilich nicht beweisen, aber seine Landschaft hat nicht das einfache, offene Gesicht, dem wir trauen, auch wenn wir nichts weiter als das Gesicht kennen.

Nr. 453, Gegend der Hermannsschlacht von Crola (Eigenthum des sächsischen Kunstvereins), stellt eine monotone Gegend vor, ein waldiges, zumeist kurz bewachsenes, weit auslaufendes Terrain; aber wieder fühlt man: hier ist nicht blos der Pinsel des Künstlers, hier ist der Künstler selbst gegangen; man sieht auch hier wieder die Consequenz der Natur, und so wird uns doch wieder auf eine ganz bestimmte Weise dabei zu Muthe, wenn wir auch nicht in bestimmten Worten ausdrücken können, wie; wie denn überhaupt die Landschaft wie die Musik Stimmungen erweckt, die höchstens theilweis sich in Worte fassen lassen, obwohl aus anderm Grunde. Gelingt es ganz, so ist hundert gegen eins zu wetten, daß sie nach Gedanken, die sich von vorn herein in Worte fassen lassen, gemacht, und keine wahren Werke der Natur, oder eines Künstlers, der ihre Wege weiß, sind.

Nr. 277, Sikyon mit den Gebirgen von Corinth, den cyclopischen Mauern, der Stadt und dem Parnaß, von Rottmann (im Privatbesitz), ist ebenfalls nur eine Oede, noch mehr als die beiden vorigen Landschaften; aber man vergleiche die griechische Oede mit der deutschen. Jenes eine noble und hohe Nacktheit und Sterilität, die sich gar nicht die Mühe giebt noch etwas zu treiben, selbstbegnügt ihre eigenen scharfen felsigen Formen getrieben zu haben; und wozu auch sich noch erst das Grün erzeugen, da das Blau ihr vom Himmel geschenkt wurde. Dieses eine stumpfe gemüthliche Breite, die noch treibt was in ihren Kräften ist, und es glücklich dahin bringt, einen grünen buschigen Teppich über die Erde auszubreiten. Rottmann's Landschaft scheint fast aus viereckigen Bruchstücken zusammengesetzt; wir können nicht recht unterscheiden, was den Felsen, was den cyclopischen Mauern angehört. Die ganze Landschaft hat selber den Charakter der Ruine eines antiken großartigen Gemäuers, dessen Trümmer noch Ebenmaß und Regelmäßigkeit zeigen; selbst das ferne Gebirge ist architektonisch in diesem Charakter; und es scheint uns, indem wir diese Weise der Natur sehen, erklärlich, daß aus ihr Kuppel und Spitzbogen nicht hervorwachsen konnten, ja die Landschaft selber macht dieß in den in die Erde noch halb eingewachsenen Uranfängen der Baukunst sichtbar. Dagegen kommt uns Scheuren's oben bemerkte Aar-Landschaft in ihren neben und über einander sich thürmenden Felsspitzen fast wie ein Urwald von gothischen Domen vor.

Es sind von Rottmann noch einige Landschaften da, die sich doch mit der vorigen und unter einander etwas mehr gleichen, als die Natur sich zu gleichen pflegt. Die kleine Landschaft Nr. 517 14 Carol. könnte allerliebst sein, wenn nur etwas mehr Sorgfalt auf ihre Ausführung verwandt wäre; soll es Skizze sein, so ist es doch wohl eine von denen, die man nicht ausstellt. Man sagt: ex ungue leonem; hier hat man unguem ex leone. Künstler scheinen aber oft beides für gleichbedeutend zu halten, und warum soll ein Künstler, der es so weit gebracht, daß man schon für seinen Namen an einem Bilde bezahlt, sich noch gar zu viel Mühe mit dem Bilde selbst geben. Die Ansicht von Corfu Nr. 518 (48 Carol.) ist immer eins der reizendsten Stückchen von der alten griechischen Leier, die Rottmann mit solcher Virtuosität spielt, wenn schon der Vordergrund auch vernachlässigt. Ob man in Nr. 519 (18 Carol.) eine Gegend aus der römischen Campagna wiedererkennt, vermag ich nicht zu beurtheilen; aber ganz gewiß ist, daß man auf den ersten Blick eine Gegend Rottmann's darin wiedererkennt; es ist unmöglich zu irren.

Wenn ich die bisher betrachteten Landschaften, welche uns die Natur in ruhigen Gleichgewichtszuständen darstellen, als solche bezeichne, welche uns Charaktere der Natur anschaulich machen, so möchte ich vergleichungsweise damit andre, welche uns Stürme und Sturmfluthen, Beleuchtungen, die aus den gewöhnlichen Verhältnissen heraustreten, selbst bleibende Scenerien mit einer Enormität nach einer gewissen Richtung zeigen, als solche bezeichnen, welche uns Leidenschaften derselben darstellen, sind wir es auch nur selbst, welche unsre leidenschaftlichen Zustände darin abgespiegelt finden.

Es sei mir erlaubt, hier kurz einzuschalten, wie ich mir überhaupt die Entstehung unserer landschaftlichen Gefühle denke. Sehe ich in einer Landschaft beispielsweise einen See, so fällt mir Alles ein, was ich je auf und an dem See erfahren habe, oder wovon ich lebendig im Bewußtsein trage, daß es Andere darauf und daran erfahren haben: das Baden darin, das Schiffen darauf, die kühle Luft am See, das Spiegeln von Sonne, Mond und Bergen darin; daß er so gar weit und tief, jetzt glatt und ruhig, dann wieder stürmisch und gefährlich ist; dann fällt mir Anderes ein, was auch weit und tief, bald ruhig, bald stürmisch ist, selbst in geistige Gebiete hinein; Gedanken, unzählige, durch lebendigen Wechselverkehr mit dem See früher gezeugt, plätschern darin wie die Fische, singen im Walde wie die Vögel, murmeln im Bache wie die Wellen; jedes lockt lebendig die Seite meines Lebens hervor, die selbst lebendig irgendwie darin eingriff, oder bildlich sich ihm verglich, der Wald die Jagd, den Schatten, die Kühle, die Frische, das Geheimniß, der Bach das Wandeln durch Blumen, die Reinheit, die Regsamkeit, den bewußtlosen Trieb, brechend das Himmlische, sich brechend am Irdischen. Ich sage, das fällt mir Alles ein; nein, es will mir einfallen; alle Gedanken wollen zugleich hervor; einer drängt den andern, es kommt zu keinem, wenn ich ihm nicht selbst helfe, nicht selbst plätschere, singe und murmele; aber dieser gemeinsame Drang einer gewissen Gruppe von Gedanken, in der noch keiner oder nur immer einer auf einmal zum bestimmten Bewußtsein kommt, ist nun das Gefühl, was die Landschaft weckt, schon ihren einzelnen Elementen nach, und reicher in ihrer Totalität; anders bei Jedem, nach Maßgabe als Jedes Leben und Sinn ihn anders in Berührung gebracht mit diesen Elementen. Denn das Gefühl, was wir heute dabei haben, ist nur das in Eins Gefaßte aller der Gefühle, die wir durch lebendigen Umgang, bewußte oder unbewußte Vergleiche je einzeln daraus geschöpft haben. Und wie sich nun die einzelnen Elemente in der Landschaft zusammensetzen und wechselseitig bestimmen, so in uns die diesen Elementen entsprechenden Gefühle, freilich nicht nach einem todten Mechanismus, sondern nach der Regel eines Parallelogramms lebendiger Kräfte. Und eben deßhalb, weil jedes solcher Gefühle unsägliches Sagbare auf einmal in sich enthält, im Grunde nur die aus Allem zusammengeflossene Resultante ist, ist es selber unsagbar; wir können es in seine einzelnen ursprünglichen Elemente zerlegen, zu seinen Wurzeln verfolgen, aber hiemit zerstören wir es zugleich. Ein Gedanke quillt nach dem andern daraus hervor, gelockt theils durch den vorhergehenden, an dem er hieng, theils gezogen durch unsern leitenden Grundgedanken; aber nicht die einzelnen Gedanken bilden das Gefühl, wenn schon sie zur Charakterisirung desselben dienen können, sondern das Ei, was sie alle im Gemüth zusammenfaßt, unentwickelt und dennoch mit der Triebkraft zur Entwicklung ihrer aller.

Was nun auf uns im Naturzusammenhange gewirkt hat oder voraussetzlich nach gegebenen Analogien auf uns wirken kann, das weckt uns auch Gefühle, die sich selbst zu einem umfassendern Gefühle zusammensetzen können; was wir aber künstlich, ohne natürliches Band, äußerlich zusammenbringen wollen, das fällt auch im Gefühl für uns auseinander; denn es fehlen uns die geistigen Verknüpfungsglieder, wenn uns die natürlichen fehlen, die ihre Quelle sind. Daher knüpft sich der schroffste Gegensatz in uns zum schönsten Bunde zusammen, wenn die Natur selbst unser Leben zwischen ihn stellte, so daß es seine Wurzeln dorthin und dahin trieb. Wie lacht uns z. B. der flache, klare, ruhige See am steilen, rauhen, nebligen Felsen an! Aber was die Natur für uns nicht associirte, vermögen wir auch im Gefühl nicht mehr zu associiren und schiene es selbst noch so verwandt; wer möchte den scharfen, blauen, kahlen italienischen Gebirgszug auf derselben Landschaft vertragen mit den stumpfen grün bewachsenen Aufblähungen des Harzes oder Thüringer Waldes. Ja sogar in dem, was wir in der Natur wirklich schauen, fällt Alles für unser Gefühl auseinander, was nicht wenigstens in analoger Combination den Zusammenhang seiner Wirkungen früher auf uns lebendig geltend gemacht hat, und so giebt es, bei der unendlichen Mannichfaltigkeit der Natur, in fast jeder neuen Landschaft, die uns die Wirklichkeit darbietet, für uns dergleichen, was sich im Gefühl nicht zusammen knüpfen will. Solche Landschaften legen nicht Ein Ei in unser Gefühls-Nest, sondern eine Menge Eier, und was auskriecht, hängt nicht wie die verträglichen Gliedmaßen eines Leibes zusammen, sondern es ist eine Heerde, die sich leicht um das Futter beißt.

Warum nun afficirt uns eine gemalte Landschaft anders als eine wirkliche, und warum mag doch der Künstler so manche Landschaft, die uns in der Natur gar wohl behagt, nicht oder nur mit Veränderungen, Ausschließungen u. s. w. malen? Ich suche den Grund in Folgendem: In der wirklichen Landschaft habe ich nicht blos das Silberband der Quelle, sondern auch ihr Glitzern und Plätschern, nicht blos den Wald, sondern auch das Rauschen darin, nicht blos den Vogel auf dem Baume, sondern auch seinen Gesang und Flug, nicht blos die Wärme oder Frische der oberflächlichen Farbe, sondern auch der ganzen Tiefe der Luft; da ist ein Kommen und Gehen, ein Wehen und Wogen; die Sonne wandelt, und jedes Licht, jeder Schatten geht weiter, der Nebel wälzt sich, der Rauch steigt. Die wirkliche Landschaft ist nicht blos ein Bret vor dem Kopfe wie die gemalte, sondern ein Bad, in das unser Auge, unser ganzer Leib eingetaucht ist; nicht blos stumme Malerei, sondern Concert, Gymnastik, ein Zusammenspiel von allen Elementen des Seins, an denen wir selber Antheil haben. Was giebt uns die gemalte Landschaft von allem diesem? Sie fixirt nur einen einzigen Moment, von diesem Moment blos das Sichtbare, von diesem Sichtbaren blos ein Stück, was sie uns auf einem Stückchen Leinwand zwischen Tischen und Stühlen vorhält; wir dürfen uns weder umsehen, noch streng genommen das Auge verrücken; und dieß Stück endlich noch sehr unvollkommen; denn das Plastische kann die Malerei doch nicht erreichen, wir müssen erst die Hand hohl machen, damit uns die Landschaft nur etwas erhaben dünke. In der That, es wäre nicht der Mühe werth eine Landschaft zu malen, wenn nicht einerseits sich unser Geist gewöhnte, Alles, was dabei wegbleiben muß, associirend zu ergänzen, was doch aber im glücklichsten Falle nur ein Schatten des Wirklichen, ja man möchte sagen oft ein Schatten des Schattens wird; denn was ist der gedachte Gesang der gedachten Nachtigall viel mehr? — wenn nicht zweitens uns der Vortheil durch solche Darstellung entstünde, dauernd und an jedem Orte das doch von einer Seite erblicken zu können, was wir ganz sonst nie erblicken würden; und wenn nicht endlich drittens sich die gemalte Landschaft einen innern Vorzug vor der wirklichen zu sichern wüßte: die Zusammenstimmung ihrer verschiedenen Theile zu einem und demselben Gefühle, und zwar, insofern die Wahl der Combinationen frei steht, zu einem nicht werthlosen Gefühle. Die wirkliche Natur ist so reich, so groß, daß wir ihr ihren Mangel an Einheit wohl verzeihen; schließt sich auch in einer Gegend nicht Alles für uns zu demselben Eindruck, so halten wir uns an die Einzelnheiten; sondern uns diese oder jene Partie heraus, wie wir uns in einer Gesellschaft lebender Personen, auch wenn die Unterhaltung nicht allgemein ist, doch sehr gut mit Einzelnen und nach einander gut mit Allen unterhalten können; und die größere wechselvolle Lebendigkeit, mit der jedes Einzelne oder die einzelnen Combinationen des Einzelnen wirken, ist uns ein Ersatz für die geringere oder fehlende Lebendigkeit, mit der das Ganze wirkt. In der wirklichen Landschaft kann ich eine Viertelstunde unter einem Baume sitzen, auf dem eine Nachtigall schlägt; der Abend ist lau, der Himmel vor mir golden, ich höre in diesem Augenblicke nichts als die Nachtigall, verfolge das Spiel der Sonne mit den Wolken und genieße die schöne Luft; da habe ich mein Bild aus Tönen, Farben und Luft; stimmt das Uebrige nicht damit zusammen, so sehe ich es nicht. Aber sitzt die Nachtigall in der gemalten Abend-Landschaft auf dem Baume, so kann ich mich nicht eine Viertelstunde mit ihr und dem Abendhimmel allein unterhalten, ich muß Alles zusammen nehmen, was in der Landschaft ist, um mich zu unterhalten, und so verlange ich, daß hier alles Sichtbare mit dem, was sich zunächst daran associirt, für sich allein schon zu einem gewissen Gesammt-Eindruck zusammen stimmt. Dieß der Grund, weßhalb Landschafts-Maler nicht Alles, was uns schön in der Natur dünkt, auch für ihre Darstellung brauchen können. Wollten sie den genannten Vorzug der innern Einstimmung von alle dem was wir sehen, auch fahren lassen, nachdem sie schon so viel haben fahren lassen müssen, so wäre ihr Werk in jeder Hinsicht geringer, als die wirkliche Landschaft, so aber giebt es uns doch in einer Hinsicht etwas Werthvolleres.

Um wieder auf die Sache einzulenken, so scheint es mir, daß Landschaften, die ich als leidenschaftliche bezeichnet habe, eine gefährliche Klippe für Maler sind. Indem sie die Mittel steigern wollen, durch welche sie gewohnt sind Eindruck auf uns zu machen, verfehlen sie denselben leicht ganz und gar. Von einem Messer, das man zu scharf machen will, legt sich die Schneide um. Es kann Alles, was in solchen Landschaften vorkommt, wahr sein, aber auch Verrenkungen und Verzerrungen des Menschen können wahr sein, und wir malen sie doch nicht, nennen sie unnatürlich, nicht weil sie aus der Natur überhaupt, sondern weil sie aus der Normal- Natur treten, welche selbst dem Ausdruck der Leidenschaften ihr Maß vorgeschrieben hat. Im Landschaftlichen freilich scheint es keine Normal-Natur zu geben, aber eben die ist es, an der sich unsre Anschauung gebildet hat. Sehen wir etwas, was gar zu sehr hievon abweicht, so scheint uns entweder der Maler aus den Schranken der Natur oder die Natur aus ihren eigenen Schranken getreten; und eins ist so schlimm als das andere, denn ersten Falls glauben wir nicht mehr, was wir sehen, und nur der Glaube gebiert das Gefühl; letztern Falles sagen wir uns: die Kunst könnte etwas Besseres thun, als die Momente fixiren, wo die Natur ihrer selbst vergißt; den reinen Ausdruck ihres Wesens möchte ich lieber von ihr sehen. Es mag wahr sein, was ich sehe, aber nicht das zufällig Wahre will ich sehen, sondern das, was wahr ist im Wesen und Grunde der Sache selbst. Die Pyramide soll auf ihrer Basis ruhen, wenn ich mich ihres Baues und ihrer Größe vor ihr stehend ruhig freuen soll. Es ist auch eine Wahrheit, daß sie auf ihrer Spitze balanciren kann; es giebt sogar Naturkräfte, unter deren Einfluß es möglich ist; aber ich werde über Hals und Kopf davon laufen, wenn sie mich etwa Jemand in dieser Lage sehen lassen wollte.

Zuweilen freilich kann es an uns liegen, daß wir für ungewöhnlich halten, was blos für die Verhältnisse, in denen wir geboren und erzogen sind, ungewöhnlich ist.

z. B. wer stets um 8 Uhr aufstand, wird jede Scene, wie sie die Sonne im Sommer täglich um 4 oder 5 Uhr früh hervorbringt, ungewöhnlich finden müssen. Und dann urtheilt er wohl am beßten nicht über die Darstellung solcher Scenen. Von Darstellungen aus fremden Klimaten. wo Natur und Himmel ganz andere Physiognomien gewinnen, scheint Gleiches zu gelten. Das dunkle Blau der südlichen Landschaften scheint Vielen übertrieben. Sie haben es nicht gesehen. Was für Scenen mögen Wasser und Himmel oft auf dem Meere mit einander spielen. Kann man es beurtheilen, wenn man nie auf dem Meere war? Inzwischen geben uns doch hiebei die vorhandenen Kunstwerke einigen, wenn auch ungenügenden, Anhalt.

Ich glaube gern, daß Nr. 2, das Seestück nach Sonnenuntergang, von Achenbach in Düsseldorf 20 Friedrichsd'or, naturgemäß ist; aber ich kann mich an diesem grellen Effect der Natur nicht erbauen, den noch zu vermehren der Maler Alles gethan hat was in seinen Kräften stand. Fast schwarze Wogen, worin Trümmer eines gestrandeten Schiffes theils schwimmen, theils festsitzend über das Wasser hervorragen (ist es Zufall, daß der hervorragende Theil fast kreuzförmig gestaltet ist?), füllen die untere Hälfte, den Vorgrund des ganzen Gemäldes aus. Darüber liegt auf der einen Seite ein graues Wolkengebirge, gegenüber ragt eine dunkle Felsklippe aus dem Wasser hervor; eine fürchterliche Scheere, ein unheilschwangerer Bund; das Wetter aus jenem trieb dieser ihre Beute zu. Der gelbe Himmel darüber sticht schneidend ab gegen das Dunkel unten.

Zerstreut flatternde Seevögel fliegen darüber, als wären es die Seelen der Ertrunkenen, die noch nicht von dem Wrack des Irdischen lassen können. Es ist eine Friedrich'sche Idee. Ein zerstörtes, ödes, irdisches Dasein und ein Himmel, der erbarmungslos darüber glänzt. Sonst leuchtet er versöhnend in das Dunkel; hier nur höhnend mit gelbem Lichte über dem Dunkel.

Mehrere andere Landschaften, welche, weil sie das Ungewöhnliche gesucht haben, uns eben auch gesucht oder gar unwahr scheinen, will ich hier gar nicht erwähnen; da zum Theil zweifelhaft scheint, ob der ungewöhnliche Effect nicht vielmehr nur von der ungewöhnlichen Malerei dessen, was vielleicht sehr gewöhnlich ist, herrührt. Aber folgende zwei will ich nicht übergehen.

Nr. 65. Einblick in einen Urwald in Calabrien bei Stila, von A. F. Elsasser in Rom (600 Thaler). Wenn diese Landschaft Naturwahrheit hat, wie ich nicht bezweifle, so hat sie auch ein werthvolles Interesse; wo nicht, so hätte sie nicht verdient gemalt zu werden; denn der Werth ihres Interesses kann blos in ihrer Wahrheit liegen. Man sieht hier die üppigste Triebkraft junger Vegetation, vermischt mit modernden alten Stämmen; junges Leben mit Leichen; die Kraft hochgewachsener Bäume erliegend dem Fraß des Ungeziefers der Schmarotzerpflanzen; ein wüstes unklares Treiben der Natur, interessant durch seine Ungebundenheit; aber unbefriedigend durch das Gefühl, das uns verbleibt, daß derselbe Moder, welcher den Anfang und die Wurzel des Lebens enthält, auch wieder ihr Ziel ist. Nirgends Zweck und Sammlung. Die Sonne scheint hell in das Chaos, und ihr liederlich sich darin zerstreuendes Licht trägt dazu bei, den Eindruck zu verstärken, daß hier Alles, selbst das was von Oben kommt, einem rohen Naturwalten unterthan ist. Himmel und Berge im Hintergrunde sind übrigens Theaterdecorationen etwas ähnlich, ja das Ganze hat einen theatralischen Anstrich. Ich würde dieses Gemälde am liebsten in einem naturhistorischen Museum aufhängen, wenn es denn doch keine besonderen Galerien giebt, welche Tableaus sammelten, die uns die Geschichte und Charaktere der Natur in den für uns bedeutendsten Zügen schilderten.

Der Licht-Effect in diesem Gemälde ist beabsichtigt, doch Nebensache. Hauptsache dagegen ist er in dem Gemälde Nr. 522, Waldeinsamkeit, von J. W. Schirmer in Düsseldorf (65 Friedrichsd'or). Es ist eine Waldgegend, die in dem dunkeln Vordergrunde hochgewachsene Stämme auf steinigtem Erdreiche mit etwas Wasser und Wild zeigt, während der Hintergrund durch die hineinscheinende Sonne grell und massenhaft vergoldet ist. Der ganze Vordergrund mit seinen Bäumen, Steinen, Moosen u. s. w. ist, soweit er dunkel, von einer bewunderenswürdigen Naturwahrheit, und kommt mir gegen den Hintergrund vor wie ein Parterre mit wirklichen Leuten gegen ein helles Theater, wo die Helden der Scene in einem künstlichen Lichtglanze auftreten. Ich weiß beides nicht zu einem behaglichen Eindrucke zu vereinigen.

Ein ähnliches Thema, obwohl in ganz anderer Auffassung, hat Lessing in Düsseldorf in einem kleinen Gemälde behandelt: Nr. 200, der ruhende Jäger unter alten Eichen. Die Sonne scheint auch hier zwischen die Bäume, aber von der Seite herein, gegen eine kleine Lache zu und nicht grell und blendend, sondern nur hell, erquicklich und tröstlich. Man kann sich, wenn man will, an diesem Gemälde wirklich erbauen. Man versetze sich selber hinein; es wird uns immer grüner und gemüthlicher in der Waldes-Einsamkeit und Stille; der leise Sonnenblick dazwischen fährt uns nicht an, wie der Schein aus Schirmer's Bilde, er fängt erst allmälich an zu leuchten, dann zu wärmen, es gehen uns allerlei Blumen und Bilder dabei auf sinnig, oder wenn wir wollen, philosophisch: wie das Höhere ins einfache gemüthliche irdische Leben hineinscheint; wie es in den verborgensten Winkel des natürlichen Sinnes noch seinen Weg findet; bei Jedem anders, immer neu. So ist es ja mit jedem wahrhaft aus dem Leben der Natur gegriffenen Werke; was es hergiebt, ist unerschöpflich. Ich möchte aber das Bildchen doch nicht bedeutend nennen. Es ist hiemit wie mit den Wundern. Reflectiren wir darauf, so ist jedes Ding ein Wunder; um ein Wunder zu heißen, muß es selbst die Kraft haben uns zur Reflexion zu nöthigen. Wir gehen aber gar zu oft bei solchen Sonnenblicken durch Waldesgrün vorbei, als daß sich ihre Wirkung nicht abgestumpft haben sollte. Was wir alle Tage thun könnten, thun wir keinen Tag. Wie das zu Ungewöhnliche so verfehlt auch das zu Gewöhnliche seine Wirkung auf uns. Inzwischen ist doch das Gewöhnliche hier so hübsch zusammengefaßt, daß wir uns recht wohl einmal bei dieser Gelegenheit auf den Baumstamm setzen könnten, und die Gelegenheit benutzen, dasjenige auszubeuten, was wir so oft in der Zerstreuung, in der wir oder die Natur ist, nicht der Ausbeute werth zu halten pflegen. Wenn nur nicht der fatale Jäger auf dem Baumstamme säße. Es scheint zwar ein ganz gemüthlicher Mann zu sein; es wäre auch für uns Zwei Platz auf dem Baumstamme; aber wie er die Waldes-Einsamkeit einsam genießen möchte, möchte ich es auch.

Andern mag es anders gehen, aber dieser Jäger stört mich. Der Titel des Gemäldes scheint freilich zu zeigen, daß er das Motiv dazu hergegeben hat; aber man braucht ja doch das Gemälde nur anzusehen, um zu wissen, daß hier der Jäger der Landschaft wegen da ist, nicht umgekehrt. Dieser Jäger ergänzt mir aber die Landschaft nicht; er wiederholt sie in einer gewissen Weise; er sagt mir vor, worauf ich dabei zu reflectiren habe. Zudem sehe ich einen Jäger lieber über die Fährte des Wildes, als über den Sonnenschein im Walde, der ihm doch wohl noch gleichgültiger als uns sein mag, nachdenklich. Geht er mit seiner Flinte durch den Wald, und sieht man's ihm an, daß er an nichts denkt als was der Wald eben für den Jäger ist, so ist es der rechte Jäger für die Landschaft, der in sie gehört, wie der Baum und das Wild selber. Lessing hat uns einen allgemeinen Menschen im Jägerrocke hineingesetzt.

Will man sehen, was für ein Unterschied zwischen einem Menschen, der ein Spiegel und der ein Stück der Landschaft ist, statt findet, so vergleiche man mit vorigem Bilde die Landschaft Nr. 378, der Fischfang im Winter, von Wickenberg in Paris (im Privatbesitz). Der alte Fischer, der da sitzt, scheint auch nachdenklich; aber er denkt nicht über die Leere und Oede der Eisfläche, die sich vor ihm ausbreitet, nach; alle tiefsinnigen Betrachtungen, die sich etwa darüber machen lassen, überläßt er uns oder einem Düsseldorfer zu machen. Sein Sinn ist gefangen in dem Eisloche, in dem er die Fische fängt; auch seine Kinder, sein Hund selber passen auf nichts als auf die Fische, die da herauskommen werden, nicht neugierig, denn es ist, was sie täglich sehen; aber es ist eben weiter nichts anderes da, wonach sie sehen sollten. Es ist der Zustand schwebend zwischen Denken und Nichtsdenken, wo ein paar Gedanken ihren Kreislauf immer von neuem in uns machen, der sich in den Mienen ausspricht, ein Zustand, in den ja selbst wir gerathen, wenn wir angeln oder dem Angeln zusehen, hier noch gesteigert durch die steifmachende Wirkung, welche die Kälte und Monotonie der Umgebung auf den Gedankengang zu haben pflegt. Beim Alten trägt sogar das Pfeifchen das Seine dazu bei. Was die Natur selber an das Wasser, den Winter, von Menschen und menschlicher Thätigkeit geknüpft hat, sehen wir in dieser Scene; es wird uns winterlich zu Muthe durchweg, und doch ist es nicht die Trostlosigkeit des Winters, die uns dabei befällt; denn wie viel ist doch dabei, was den Winter versöhnt: die grobe, aber gut verhüllende Kleidung, der Nahrungsquell, der durch das Eis selber durchgebrochen ist, die Flasche beiseit im Korbe, die kräftige, gedrungene Constitution, die der Winter an denen hervorgebracht hat, die sich ihm aussetzen; die Genügsamkeit im Geistigen und Sinnlichen, die sich in ihrer ganzen Erscheinung ausspricht und Alle hier um das enge Loch im Eise versammelt hält; der schöne glatte Spiegel des Eises selbst; der Wagen, der sicher fährt, wo sonst Kähne unsicher schwankten: das alles zusammen läßt uns nicht unbehaglich zu Muthe werden. Vielmehr ist gerade diese Landschaft durch ihre Naturtreue und Gemüthlichkeit diejenige, die wohl am allgemeinsten und ganz ohne Ausnahme angesprochen hat.

Einen Gegensatz in diesem Bezuge bildet damit die nicht weit davon hängende Winterlandschaft von Scheuren, Nr. 289 (im Privatbesitz): nackter Wald mit Schnee; die gemüthliche Staffage darin Aas, Wolf und Raben; die Bäume selber scheinen zu krächzen; es ist der Winter in seiner häßlichsten Stimmung. Aber diese Stimmung ist doch wieder ganz individuell und wahr.

Es sind noch mehr Winterlandschaften da, aber sie waren schon auf der vorigen und vielen andern Ausstellungen; was soll ich sie besprechen. Es ist wahr, der Baum mit kahlen Aesten, der damals hinter dem Hause stand, steht jetzt vielleicht vor dem Hause; die Schlittschuhläufer, die damals links liefen, laufen dießmal etwa rechts; aber was ändert das. Blos den frierenden Jungen vermisse ich dießmal, der sonst in dergleichen kleinen Landschaften angestellt zu sein pflegt, und einmal ein Holzbündel trägt, das andere Mal die Hände in die Hosen steckt. Wahrscheinlich hat er auf andern Ausstellungen zu thun, und kommt erst das nächste Mal wieder.

Als eine Landschaft, die wegen der Art, wie sich das menschliche Treiben mit dem der Natur verbindet, Interesse hat, will ich noch erwähnen: Nr. 355, Gegend in Savoyen, von Watelet in Paris (im Privatbesitz), obschon sie für den ersten Anblick wegen der Zerstückelung, die sie im Ganzen darzubieten scheint, keinen angenehmen Eindruck macht. Es sind Häuser, an einem Bache zwischen Bergen eingebaut, meist Holzhäuser; darin scheint ein Volk zu wohnen, das Gott einen guten Mann sein läßt; denn solange die Häuser stehen, ist nie etwas daran reparirt worden; das Holz liegt dabei, aber man nimmt sich nicht die Mühe, die ausgefaulten Breter am Giebel zu ersetzen; der Balken, der aus der Brücke über den Bach morsch herausgebrochen ist, ist nun der Länge der Brücke nach gelegt, so daß er einen Steg über den Spalt der Brücke bildet, den er vorher als querer ausfüllte; kein Stein ist aus dem Wege geräumt, den die Leute täglich zu gehen haben; dabei tragen sie doch bunte Röcke und Westen; gewiß, diese Leute sind dabei, wenn es gilt zu tanzen und zu singen; nur ihre Häuser und Brücken mögen sie nicht repariren.

Als schöne große Landschaften, werth prächtige Zimmer zu schmücken, die uns erfreuen durch ihre Mannichfaltigkeit, in der sich das Auge ergehen kann, ohne sich doch zerstreut zu fühlen, will ich noch kurz erwähnen: Nr. 48, Ansicht des Thals von Roveredo, von J. Ph. L. Coignet in Paris 250 Friedrichsd'or, und Nr. 129, Kloster Baumburg an der Alb, von Haushofer in München 45 Carolin).

Sechster Artikel.

Es wäre wohl kein übler Vorschlag, bei den Ausstellungen der Kunstvereine ein Buch auszulegen, in welches jeder der Besuchenden einzeichnete, welche Gemälde unter den vorhandenen er für sich wählen würde, wenn ihm die Wahl überlassen bliebe. Ich sage nicht gerade, daß nun die Anzahl der Stimmen auch bestimmt über die Wahl zur Verlosung entscheiden sollte, obschon im Grunde dieß doch der beßte Weg sein müßte, den Geschmack des Publicums zufrieden zu stellen; aber man könnte schätzbare Fingerzeige daraus über diesen Geschmack des Publicums erhalten, der oft ein anderer, zum Theil wahrscheinlich ein schlechterer, zum Theil ein besserer, als der der eigentlichen Kenner sein möchte. Was mir Grund giebt, letztere Vermuthung nicht ganz auszuschließen, will ich hier nicht näher detailliren. Den Geschmack des Publicums aber zu kennen, müßte nach meiner Meinung nicht unwichtig sein für die, welche die Kost für dasselbe zu wählen haben.

Ich will hier selber mein Verzeichniß einreichen, und weil ich den Platz für mich allein benutzen kann, Einiges von Motiven hinzufügen. Jeder wird andere Motive als ich haben, und hienach anders wählen und wählen müssen, wenn er verständig wählt. Die Kunst soll darum individuell sein, um für alle Individualitäten zu sorgen; es kommt nur darauf an, daß weder die Individualität, noch die Sorge für sie eine schlechte sei. Aber eben darum kann nicht Jeder Jedes haben wollen, es wäre denn, daß er die Absicht hätte, ein Magazin nicht blos für sich, sondern für Alle anzulegen. Dann hat er darauf zu sehen, doch nichts aufzunehmen, was werthlos für Jeden ist, was Keiner selber haben möchte.

Was bestimmt im Grunde den Werth eines Kunstwerkes? Meines Erachtens zunächst ein Product aus zwei Factoren, dem Werthe der Idee und dem Werthe der Ausführung. Ein Gemälde, wunderschön gemalt, dessen Idee doch für Niemand Werth hat, ist, seinem Totalwerthe nach betrachtet, eine sehr große Zahl mit Null multiplicirt. Ein Gemälde, dessen Idee hohe geistige Bedeutung für uns hätte, dessen Darstellungsweise aber so unvollkommen wäre, daß uns die Idee dadurch gar nicht zur rechten Erscheinung käme, gäbe ein Product, das nicht minder null wäre, nur durch ein umgekehrtes Verhältniß beider Factoren. In beiden Fällen verschwindet der Werth der lebendigen Wirkung, die ich als Maß des Werthes der Ursache ansehe. Es giebt Fälle, wo einer von beiden Factoren negativ wird; dann wird das Ganze häßlich, mag auch der andere Factor schön sein. Das Volk des großen Publicums pflegt mehr auf den einen, das Volk der Künstler und Kenner mehr auf den andern Factor zu reflectiren. Will man im Ganzen messen, so kann man es immer nur nach dem richtigen Product beider Factoren; inzwischen hängt die Größe jedes Factors für uns nicht allein von den objectiven Bedingungen der Idee und Darstellung, sondern auch von dem subjectiven Werth, den erstere gerade für uns hat, und der subjectiven Kenntniß, die wir von den Erfodernissen einer guten Darstellung haben, ab. Dieß weiter zu detailliren ist hier nicht Zeit und Ort; doch schien es nützlich, den allgemeinen Gesichtspunct anzudeuten.

Ich bin ein Privatmann, der in einer beschränkten Wohnung lebt. In meine Zimmer passen keine nur einigermaßen große Gemälde. Zwar kann eine kleine Wand immer noch ein ziemlich großes Gemälde aufnehmen, aber es müssen nicht Sophas, Pianofortes, Kommoden und Etageren dann noch den Raum damit theilen wollen, so daß es sich ängstlich zwischen ihnen zu drücken scheint. Ein Kunstwerk verlangt überhaupt seinen Platz und ist wählerisch in Betreff seiner Nachbarschaft; es hat gern alle andern Dinge drei Schritte vom Leibe, sogar seines Gleichen. Kleine zwar, welche als Kinder einer Idee zusammen geboren und erzogen sind, läßt man gern zusammen spielen; aber Große wollen jedenfalls ihren eignen Hof haben; und wenn sie ihn zum Spielplatz der Kleinen hingeben, so doch nur für die eignen oder verwandte Kinder; und eben nur zum Spielplatz, nicht zum Arbeitsplatz. Es nimmt sich nicht gut aus, wenn der Palast der Kunst unmittelbar eingebaut ist in die Hütten und Fabriken der Nothwendigkeit. Die Kunst setzt die Nothwendigkeit als so fertig gegründet und abgemacht voraus, daß sie über derselben emporsteigen und sie als Basis, welche ihr nicht Platz nimmt, sondern Platz gewährt, unter die Füße treten kann; sieht man sie selbst noch auf dem nackten Boden zwischen den trägen und schweren Lasten des Bedürfnisses sich ängstend wie sie durchkomme, und ihnen ausweichend, um nicht zu stoßen und nicht gestoßen zu werden, so verliert sie nicht blos ihre Würde, sondern auch ihre rechte Wirkung als Kunst. Manche freilich täfeln ihre Zimmer aus mit Gemälden, weil es sonst an Platz fehlt, alle aufzunehmen, die sie besitzen. Soll das Ganze eine Galerie vorstellen, so ist nichts dagegen zu sagen; man muß sich sogar freuen, wenn Privaten ihre beschränkten Räume dazu hergeben; soll aber das Zimmer noch andre Bestimmungen und die Kunst zugleich ihre eigentliche Bestimmung erfüllen, so wäre wohl viel dagegen zu sagen. Jedenfalls, scheint mir, sollte man seine W o h n s t u b e nicht zur Galerie machen wollen, und es ist gewiß, daß der, der es thut, nichts von der lebendigen Wirkung der Kunst weiß. Galerien sind Ställe, wo die Pferde in Reihe und Glied stehen, und sich besehen, beurtheilen und behandeln lassen; aber nicht ihre Bestimmung erfüllen. Wer reiten kann und will, bringt sie auf eine einsame Bahn. Für das Geld, das man für ein Gemälde mehr ausgiebt, könnte man sich eine Stube mehr miethen; so hätte man 4 Wände mehr zu Gemälden und es wäre mir für mein Privatbedürfniß lieber, nur 1 Gemälde zu wenig, als schon eins zu viel zu haben. Die Kunst ist keine Tapete des Lebens; so sollte man auch ihre Werke nicht zur Tapete des Zimmers machen wollen. Meines Erachtens können Gemälde blos einen entsprechenden Platz in unserm Besitzthum in Anspruch nehmen, als die geistigen Bedürfnisse, die sie zu befriedigen haben, Platz in unserm wirklichen Leben einnehmen; das kann aber nicht mehr sein, als Blüten an einem Strauche; denn einen größern Theil als Empfinden soll Handeln und Wissen in Anspruch nehmen; und wie die Blüten gern durch lange Stiele sich absondern von den Organen des Wachsthums, so sollen nun auch die Kunstwerke sich von den Werkzeugen des Wissens und Handelns in einiger Entfernung zu halten suchen, damit ihre Schönheit frei und herrlich über sie hervortrete. Unabweisliche Collisionen können freilich Ausnahmen bedingen. Unter den zur Pariser Industrie-Ausstellung vom Jahre 1839 eingesandten, aber zurückgewiesenen Sachen befand sich u. a. eine Baßgeige aus gebranntem Thon von einem Töpfer, die als Musik-Instrument, aber auch als Wasserkrug, je nach Gefallen, dienen sollte. Eine Stube, welche zugleich als Geige der Kunst und als Krug des gemeinen Bedürfnisses dienen soll, wird von der Kunstausstellung des Lebens eben so zurückgewiesen werden müssen.

Im Grunde kann ich selber keine Gemälde mehr brauchen; soviel etwa die Wände vertragen, ist da an Kupferstichen; aber ich würde doch gern einen oder den andern Kupferstich mit einem oder dem andern Gemälde vertauschen; nicht nur der Farben, sondern auch der Gegenstände wegen. Da mir aber nur kleine Bilder passen, so beschränkt sich meine Wahl unter den vorhandenen der Ausstellung. Unter den kleinen Bildern selbst interessirt mich bei den einen der Gegenstand oder seine Auffassung nicht hinlänglich, bei andern würde er mich interessiren, aber die mangelhafte Ausführung verdirbt mir ihn. Ich entscheide mich für folgende: Die Anbetung der Hirten von Steinbrück, der Organist von A. v. Bayer, das Innere des Doms in Chur von Demselben, des Großvaters Schlaf von A. Scheffer, der Großpapa von Ghesquière, das Dunkelstündchen von Wagner, die Ansicht der Insel Corfu von Rottmann.

Ich will jetzt setzen, daß meine Verhältnisse ausgedehnter wären, daß mir zahlreichere und weitere Räume, Stuben, die minder mit Gegenständen des täglichen Lebensbedürfnisses angefüllt wären, zu Gebote ständen, daß aber meine individuellen Neigungen dieselben blieben, sich nicht mit erweiterten und daß ich auch keine Galerie anlegen wollte, so würde ich mit den vorigen noch etwa die Wahl folgender verbinden: Die Copie der Moissonneurs nach Robert, der Fischfang im Winter von Wickenberg, der Schwansee bei Hohenschwangau von Heinlein, der Ammersee von Crola, die Mühle im Walde von Scheuren, Kloster Baumburg an der Alb von Haushofer, Stadt-Ansicht mit Auction von Verveer, Kirchgängerin von Blanc. Nicht ungern würde ich mir freilich auch noch manches Andere schenken lassen.

Hier hat man ein Verzeichniß, nach individuellen

Neigungen entworfen, nicht nach dem Urtheil, was überhaupt das Beßte ist; sondern nach der Empfindung, was für eine gewisse Person das Beßte ist, was sie am liebsten um sich haben möchte, was, wenn sie es ansieht, ihr am dienlichsten sein möchte Stimmungen zu unterhalten oder zu erwecken, die ihr für ihre Verhältnisse werthvoll sind. Es ist ein Verzeichniß, nach den beschränkten Neigungen Jemandes entworfen, der von den meisten Verhältnissen des Lebens fern lebt; dem die Bedeutung, die sich daran knüpft, wenn auch bekannt doch nicht geläufig ist; der nicht unempfindlich ist für einen romantischen Reiz des Fernen und Fremden, und, wenn er das gelobte Land nicht selbst betreten kann, sich doch freut es von fern in einem Bilde von Robert oder Rottmann zu sehen; der auch wohl einen gemüthlichen Reiz im Gewöhnlichen und Niedern zu erkennen weiß; dem aber ein Leben in freier Wechselwirkung mit Natur und Menschen, mit Flinten und Pferden, auf der See, unter hohen zackigen Felsen, unter Eis und Bären, unter Schleichhändlern, zu fern liegt, als daß er sich so leicht heimisch in den sich daran knüpfenden Vorstellungen fühlen könnte, und der daher manches Bild, das ihm an sich bedeutender scheint, doch gern denen überläßt, die bedeutendere Griffe in das Thun und Leiden des Lebens gethan oder davon erfahren haben.

Wozu aber trage ich alles dieß vor? Wozu anders, als weil ich glaube, daß es Jeder in seiner Art eben so machen sollte. Geschieht dieß aber wohl? Zum Theil ja, z. B. vom gemeinen Russen, vom Bauer; höher hinauf meist nur von denen, die doch Russen oder Bauern in der Kunst sind, mit der Rohheit des Gefühls noch die Natürlichkeit des Gefühls verbinden. In der That, der Russe hängt nichts in seiner Stube auf als ein Heiligenbild, wovon ihn der Inhalt erbaut, die grelle Farbe und der Goldgrund ergötzt; der Bauer kauft sich etwa das Porträt seines Landesvaters, ein Bild mit marschirenden Soldaten, oder mit irgend einer schön geputzten Frau, gleichviel, was sie vorstellen möge, für ihn ein eben so idealer Gegenstand als höher hinauf eine betende Römerin, eine Kirchgängerin; am liebsten ein Bild, das die größtmögliche Schönheit, die er nun eben fassen kann, mit dem Vorzug verbindet, nur einen Groschen zu kosten. Auch ein Pastor, ein Musiker, wenn sie nur eben nichts von Kunst verstehen, werden sich dasjenige von der Kunst auslesen, was ihnen am dienlichsten ist, ein christliches Bild, ein Porträt von Beethoven, Mozart, Paganini, außerdem noch Das und Jenes nach der individuellen Neigung. Wer aber nur eine leise Tinte von Kunstgeschmack hat, vergißt über der Frage, ob das Gemälde etwas taugt, bald ganz und gar die, ob es etwas für ihn taugt, und wer gar keinen Geschmack und auch keinen natürlichen Sinn hat, sucht es dann entweder dem nachzuthun, bei dem er am meisten vom ersten voraussetzt, oder es gilt, was Hegel in seiner Aesthetik III. S. 88) mit seltener Klarheit darüber sagt: „der Privatmann nimmt, was er kriegen kann.“ Das Blatt nach Heine, die Verbrecher in der Kirche, welches der Leipziger Kunstverein nach der vorigen Ausstellung in Steindruck herausgab, ist gewiß nur ein Blatt für die Mappe. Wie oft aber mag es unter Glas und Rahmen im Zimmer von Personen aufprangen, die, wenn man sie fragte, weßhalb sie es aufhiengen, durchaus keinen andern Grund anzugeben wüßten, als: es sei doch ein schönes Bild. Den Anblick, den sie im Leben fliehen, oder wenn sie ihn einmal gehabt, genug daran haben würden, lassen sie sich von der Kunst gefallen, während diese gerade das, was wir im Leben suchen und ersehnen und nicht erlangen oder festhalten können, uns wenigstens im Bilde schenken und fixiren soll, damit wir zu dem, was die Seele in sich trägt, auch die Form bereit vorfinden.

Hätte ich endlich die Absicht, eine Galerie anzulegen, wo es nicht darauf ankäme, für einen individuellen Geschmack zu sorgen, sondern dem allgemeinen Geschmack ein Gastmahl zu geben, so würde ich von vorstehends genannten Bildern manches weglassen, theils weil die Berücksichtigung allgemeiner Bedürfnisse eine so vollständige Rücksicht auf die eines Einzelnen von selbst ausschließen müßte, theils weil bei dem Wegfalle solcher individuellen Rücksichten nun die Rücksicht auf die Vollkommenheit der Ausführung sich noch stärker geltend machen müßte, zugleich auch Galerien dienen sollen, ein historisches und technisches Interesse an der Kunst zu befriedigen. Werke, welche in Auffassung und Ausführung Originalität mit Verdienst verbinden, welche charakteristisch sind für Künstler von Bedeutung oder für gerechtfertigte Kunstweisen, welche irgend etwas in sich enthalten, was ich nicht wieder so leicht in dieser Art würde finden können, und in denen keiner von beiden Factoren unter dem mittlern Werthe steht, einer davon aber wenigstens sich über dem mittlern Werthe befindet, vorzüglich zu berücksichtigen, stimmt ja wohl mit dem Princip überein, nach welchem gebildete Kenner bei Anlegung solcher Sammlungen verfahren. Bei dieser Wahl nun möchte ich, bis mein Urtheil in Betreff der Ausführung vollkommene Sicherheit gewonnen, nicht diesem allein trauen; es würde mir wünschenswerth sein, einige Künstler zuziehen zu können, welche wissen, was von der Darstellung in diesem oder jenem Kunstzweige gefodert werden kann. Inzwischen würde ich glauben, daß, außer mehrern der früher genannten Bilder, bei sparsamer aber doch nicht blos die Ausführung berücksichtigender Auswahl, die Eisbären-Scene von Biard, die Schleichhändler von Vernet, der Schleichhändler von Poittevin, Cain und Abel von Crolling, Cromwell von Somers, die Zigeuner von Rustige, die Schaafherde von Verboeckhoven, die Aargegend von Scheuren, das ruhende Mädchen von Déstouches Aufnahme verdienten. Zur Erquickung Mancher dürfte es doch auch nöthig sein, die Weintrauben mit Pfirsichen von Preger aufzunehmen. Was mich selbst anlangt, so gestehe ich, daß, da aller Geschmack für solche Gegenstände bei mir auf der Zunge sitzt, es mir stets lieber sein würde, beim Herumgehen auf einer Galerie einen wirklichen Teller mit Weintrauben und Pfirsichen vorgesetzt zu erhalten.

Nach Beantwortung der Frage, welche unter den vorhandenen Gemälden für gegebene Verhältnisse passen, könnte man umgekehrt die Frage stellen: für welche gegebenen Verhältnisse die vorhandenen Gemälde passen? Da möchte es wohl bei vielen schwer fallen, die Antwort zu finden. Ich rechne hieher nicht die scherzhaften Bilder, von welchen die Ausstellung eine ziemliche Anzahl darbietet,* größtentheils nur mittelmäßig oder selbst schlecht ausgeführt, aber doch ergötzlich aufgefaßt. Ein solches kleines spaßhaftes Gemälde, das nicht viel Raum wegnimmt, hängt man wohl, besonders wenn man selbst eine gut gelaunte Wirthschaft führt, in irgend ein Winkelchen, ein Vorzimmer, wo sich die Eintretenden, die Wartenden daran ein- für allemal amüsiren können, ja ich kann mir Jemand denken, der sich eine gemalte Anekdotensammlung anlegen will und eine besondere Stube oder ein besonderes Stück Wand mit solchen Bildern

---

*) Als solche mit gutem Humor ausgeführte Bilder sind namentlich zu erwähnen: vier Bilder, Nr. 306—309, von C. Schröder in Braunschweig: der Gefühlvolle, der Bauer in Verlegenheit, das Malergenie und der Lotteriecollecteur; — Nr. 184, das Loch im Regenschirm von H. Kramer in Berlin; — Nr. 293, ein alter Mann, welcher einem Gimpel vorpfeift, von F. Schiertz in Leipzig; — Nr. 44, der geraubte Liebesbrief von F. Cautaerts in Brüssel; — Nr. 380, der durch Erbschaft reich gewordene Student von F. Wilms in Düsseldorf; — Nr. 524 und 525, das genirte Rendezvous und das gestörte Rendezvous von A. Schmidt in Berlin; — Nr. 67, ein die Wasserheilkunde liebender Schuhmacher von C. v. Enhuber in München.

austäfelt; denn Bilder dieser Art können allerdings nicht mehr Platz verlangen als sie bedecken, weil ihre Wirkung eben auch nicht länger dauern soll als das Auge auf ihnen weilt; schweift es darüber hinaus, so mag auch der Gedanke gleich auf etwas Anderes schweifen. Dagegen würde ich Gemälde wie folgende hieher zählen: Nr. 63, Vorlesung eines Romans zur Zeit Louis XV. von J. J. Eeckhout im Haag; Nr. 18, Alter Mann, mit einem Mikroskop beschäftigt, von einigen Kindern umgeben, von P. G. Bernhard im Haag; Nr. 12, die Anmeldung des Bürgermeisters von S. Bendixen in London; u. m. A.

Ich sage nicht, daß Scenen dieser Art an sich eines Interesses unfähig sind, welches ihnen ihren Platz da oder dort anweisen könnte, denn, wo ein Interesse nicht in dem liegt, was gethan wird, kann es doch in der Art liegen, wie es gethan wird, oder in den Personen, durch die es gethan wird. Werden aber an sich gleichgültige Scenen durch an sich gleichgültige Personen auch noch auf eine an sich gleichgültige Weise ausgeführt, so weiß ich in der That nicht, weßhalb man für diese Summe von Gleichgültigkeit eine Summe von einer gar nicht so gleichgültigen Sache hingeben, und das Tapetenmuster der Wand dadurch unterbrechen soll. Es ist wahr, dergleichen Gemälde können manchmal noch durch Aeußerlichkeiten interessiren, und unstreitig ist z. B. das Eeckhout'sche sogar nur darauf berechnet, uns die Eleganz des Zimmers, der Tracht und Tournure der vergangenen französischen Zeit zur Anschauung zu bringen. Ich will ihm auch aus diesem Gesichtspuncte einen Platz im Boudoir einer selbst eleganten Dame gar nicht streitig machen. Inzwischen, da hier der Factor des ideellen Interesses sehr gering wird, so kann ein solches Gemälde doch eigentlich nur durch äußerste Vollendung der Ausführung den Werth erhalten, welcher ihm Ansprüche verleihen könnte, aus dem Modejournal herauf in goldenem Rahmen an die Wand zu steigen.

Printed in Dunstable, United Kingdom

91231747R10322